U0734140

骨科疾病治疗与术后护理

主编　胡宗华　陈　雪　郗传荣　董吉哲
韩圣超　刘　超　许崇波

黑龙江科学技术出版社

图书在版编目(CIP)数据

骨科疾病治疗与术后护理 / 胡宗华等主编. -- 哈尔滨：黑龙江科学技术出版社，2022.8

ISBN 978-7-5719-1578-0

Ⅰ. ①骨… Ⅱ. ①胡… Ⅲ. ①骨疾病—诊疗②骨疾病—护理 Ⅳ. ①R68②R473.6

中国版本图书馆CIP数据核字（2022）第151966号

骨科疾病治疗与术后护理

GUKE JIBING ZHILIAO YU SHUHOU HULI

主　　编　胡宗华　陈　雪　郗传荣　董吉哲　韩圣超　刘　超　许崇波

责任编辑　包金丹

封面设计　宗　宁

出　　版　黑龙江科学技术出版社

地址：哈尔滨市南岗区公安街70-2号　邮编：150007

电话：（0451）53642106　传真：（0451）53642143

网址：www.lkcbs.cn

发　　行　全国新华书店

印　　刷　哈尔滨双华印刷有限公司

开　　本　787㎜×1092㎜　1/16

印　　张　27

字　　数　685千字

版　　次　2022年8月第1版

印　　次　2023年1月第1次印刷

书　　号　ISBN 978-7-5719-1578-0

定　　价　198.00元

编委会

BIAN WEI HUI

◎主　编

胡宗华　陈　雪　郗传荣　董吉哲

韩圣超　刘　超　许崇波

◎副主编

邹志亭　许和贵　胡世祥　令狐荣伟

仲吉军　王冬雷

◎编　委（按姓氏笔画排序）

王冬雷（安丘市中医院）

令狐荣伟（贵州省桐梓县人民医院）

仲吉军（安丘市中医院）

刘　超（寿光市中医医院）

许和贵（贵州中医药大学第一附属医院）

许崇波（诸城市妇幼保健院）

邹志亭（莱西市市立医院）

陈　雪（四川省德阳市人民医院）

陈秀秀（解放军第960医院）

胡世祥（德州市陵城区人民医院）

胡宗华（日照市东港区日照街道社区卫生服务中心）

郗传荣（泰安市第一人民医院）

董吉哲（聊城市中医医院）

韩圣超（山东省曹县第二人民医院）

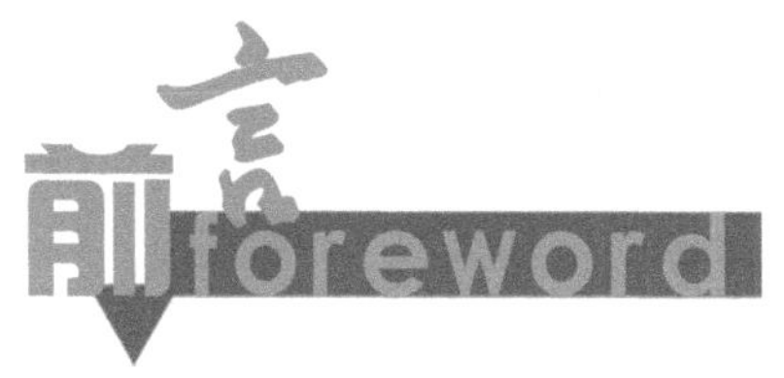

前言

近年来，骨科学发展迅速，新技术层出不穷，临床诊疗技术不断更新，对骨科临床诊疗和护理工作者均提出了新要求。目前，虽然该学科也出版了大量专业著作，为推动骨科学发展起了重要作用，但仍缺少一本既介绍各种新进展、新技术又能结合临床经验提出指导性意见的专著。为此，我们特组织在临床一线工作的、掌握最新动态和技术的，又有丰富的临床实践经验的专家撰写了本书。

本书从临床实用的角度出发，先简要介绍了骨科固定技术，如内固定、夹板固定、石膏固定等；紧接着对骨科护理技术进行说明，包括颈托佩戴、胸腰支具使用、枕颌吊带牵引、防压疮气垫床使用、颈腕吊带使用、骨科轴线翻身等；然后重点对上肢损伤、下肢损伤、脊柱疾病的临床诊疗，骨科疾病的关节镜治疗，骨科疾病的中医诊治进行阐述，该内容紧密结合临床需求，对不同疾病的治疗选择、治疗操作详细介绍，同时融合了编者们数十年临床工作经验；最后对骨科疾病的护理进行补充介绍，以期进一步提升临床诊疗、护理质量，促进患者康复。本书内容新颖、专业性强、语言通俗易懂，是一本对提高骨科基层工作者临床思维能力、诊疗技巧、护理水平大有裨益的参考工具书。

由于骨科学内容日新月异，加之编写时间紧张、编写经验有限，本书可能存在局限性，恳请广大读者见谅，并望批评指正，以便再版时修正。

《骨科疾病治疗与术后护理》编委会

2022 年 6 月

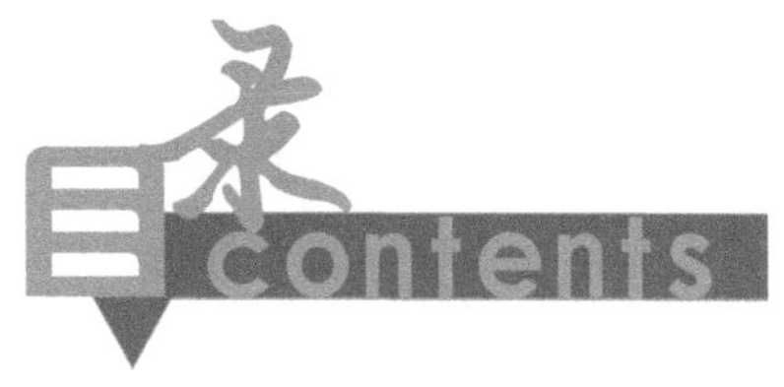
目录
contents

第一章 骨科固定技术

第一节 内 固 定

内固定是骨折复位后，用金属内固定物维持骨折复位的一种方法。临床有两种置入方法：一种是切开后置入固定物；二是闭合复位，在X线透视下将钢针插入固定骨折。内固定是治疗骨折的方法之一，但具有严格的适应证，也具有一定的缺点。在骨伤科随着中西医结合的发展，复位与外固定技术不断地提高，大多数骨折都能得到治愈，但是有些复杂骨折及合并损伤采用非手术治疗效果不佳，仍有切开复位内固定的必要。

一、切开复位内固定的适应证

(1)手法复位与外固定未能达到功能复位的标准，而影响肢体功能者。

(2)骨折断端有肌肉、肌腱、骨膜或神经血管等软组织嵌入，手法复位失败者，如肱骨下1/3骨折伴有神经损伤。

(3)某些血液供应较差的骨折，而闭合复位与外固定不能稳定和维持复位后的位置，应采用内固定，以利于血管长入血液供应不佳的骨折段，促进骨折愈合，如三刃针内固定治疗股骨颈骨折。

(4)有移位的关节内骨折，手法不能达到满意的复位，估计以后必将影响关节功能者，如肱骨外髁翻转骨折、胫骨髁间隆突骨折等。

(5)撕脱性骨折，多因强大肌群牵拉而致，外固定难以维持其对位，如移位较大的髌骨骨折、尺骨鹰嘴骨折等。

(6)血管、神经复合损伤，骨折合并主要神经、血管损伤者，须探查神经、血管进行修复，并同时内固定骨折，如肱骨髁上骨折合并肱动脉损伤。

(7)开放性骨折，在6～8小时之内需要清创，如伤口污染较轻，清创又彻底，可直接采用内固定。

(8)多发性骨折和多段骨折。为了预防严重的并发症和便于患者早期功能活动，对多发骨折某些重要部位可选择内固定。多段骨折难以复位与外固定，应采取手术内固定。

(9)畸形愈合和骨不连造成功能障碍者。

(10)骨折伴有关节脱位，经闭合复位未能成功者，如肱骨外科颈骨折伴肱骨小头脱位。

(11)肌腱和韧带完全断裂者。

二、内固定物的材料要求

用于人体内的内固定物,必须能与人体组织相容,能抗酸抗碱,而不起电解作用,必须是无磁性的,固定后在相当长时间内有一定的机械强度,不老化,不因长时间使用而发生疲劳性折断等。常用的不锈钢材料有镍钼不锈钢、铝合金钢、钛合金钢、钴铬钼合金钢等,以后两种材料较好。但必须是设计合理、制作精细,否则亦会发生弯曲折断,产生骨折再移位,甚至发生骨折迟缓愈合和不愈合。

在选择内固定材料时还应注意:同一部位使用的接骨板和螺钉,必须由同一种成分的合金钢材料制成,否则形成电位差而形成电解腐蚀作用,内固定物不宜临时折弯、变形,否则将损坏钢材内部结构,发生应力微电池,在钢材内部起电解腐蚀作用。因此手术者必须知道内固定物原材料的性能,用过的钢板、螺丝钉不能再使用。手术过程要保护好内固定物,不要损伤表面的光洁度和内部结构等。

三、手术切开内固定的种类及操作方法

(一)不锈钢丝内固定

1.适应证

临床多用于髌骨骨折、尺骨鹰嘴骨折、胫骨髁间隆突骨折、短小骨的斜形骨折、长管骨粉碎骨折等,有较大骨片分离而又无其他固定方法者,均可采用不锈钢丝内固定。

2.操作方法

按正常手术操作,显露骨折断端,如髌骨骨折,可用克氏钢针在上下两骨块钻 2 个相应的孔道,注意孔道应在断面前后中央,以不锈钢丝按褥式缝合的方式穿过 4 个孔道,用巾钳将两骨折块复位夹牢后,拉紧钢丝打结,剪去多余部分,残端埋入软组织下面。如系粉碎性骨折,可行髌骨周边缝合;也可与克氏针联合使用,如张力带固定法。

(二)螺丝钉内固定

1.适应证

一般多与钢板同时应用,在下列情况可单独使用。在骨骼突出部位发生骨折,如股骨、胫骨内外髁骨折,肱骨内外髁骨折,尺骨鹰嘴、内外踝骨折等。长管状骨的斜形及螺旋形骨折,有时也可用几枚螺丝钉作内固定,但必须有坚强的外固定,否则易发生螺丝钉脱出或截断,产生骨折再移位。使用时应注意螺丝钉的方向与骨干相垂直,切勿与骨折线垂直。

长管骨骨折有骨片时,在采用其他内固定器材的同时,也可用螺丝钉将骨片固定于骨折段上。股骨颈骨折可以用加压螺丝钉进行内固定。此种螺丝钉较普通螺丝钉粗,仅螺丝钉头部有螺纹,螺纹宽且深,无螺纹部分直径相对较细,钉的有纹和无纹部分须分别固定于近、远骨折段内,才能起到相互加压作用。钉尾需有一宽的垫圈,以防止钉尾陷于骨内。由于加压螺丝钉多用于骨松质,依靠螺纹将上下骨折段扣紧,故所需用的钻头的直径只需相当于螺丝钉的直径,不能过大,以防松动。

2.操作方法

备好足够数目的不同长短螺丝钉,以便在手术中根据情况选用。以内踝骨折为例说明其操作方法。按常规手术准备,在内踝前方作弧形切口,切开皮肤及深筋膜,注意勿伤及大隐静脉及

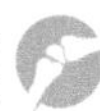

隐神经，向后翻开皮瓣，即可显露骨折部，清除骨折断端血肿或筋膜碎片。以钳夹住骨折块使其复位。在内踝下端三角韧带上作一纵形小切口，暴露内踝尖端，以手摇钻由内踝尖端通向骨折线并向外上方钻一孔道，拧入长短合适的螺丝钉。一端洞壁上有一个可供加压器钩住的小孔，先用螺丝钉将接骨板固定于一侧骨干上，再将加压器固定于另一骨折段上，钩住钢板，拧紧加压器的螺丝，使骨折断端纵向挤压，然后将钢板固定于骨折处，使骨折断端维持压缩力，以消除断端间坏死骨组织吸收后遗留的间隙。

（三）张力性加压钢板内固定

这种钢板是利用特制螺丝钉帽下的斜面和钢板钉孔的“错配”关系而设计的加压钢板，钢板的孔有波浪形斜槽，拧上螺丝钉时，能使骨折断端自动压缩，维持高压。置上钢板时，先将中间两个孔用螺丝固定，之后依次向外固定，每上一枚螺丝钉，骨折端之间即增加一份压力，可消除断端间隙。原设计采用钴基合金或钛基合金制成，手术后可不用外固定。但长期高压内固定，可发生局部骨萎缩，骨折愈合并不能加速，取出钢板后可能再发生骨折。为此目前张力性加压钢板不是理想的内固定材料。

1.适应证

一般用于长骨干骨折，如股骨、胫骨、肱骨、尺桡骨骨折等；也有特制微型钢板以固定掌骨、跖骨等。有的与三翼钉联合应用制成鹅头钉固定股骨转子间和转子下骨折，也有制成 L 形钢板固定股骨髁上骨折。

2.操作方法

(1)切口与显露：以骨折处为中心，在肢体的外侧沿肢体的纵轴作切口，长度应超过钢板，切开皮肤、皮下组织后，由肌间隙进入直达骨折端，避免切开肌肉，减少创伤，沿骨的长轴切开骨膜，范围不宜过大，以放入钢板为度，清除淤血，暴露骨折端。

(2)骨折复位：先行牵引，再以骨撬进行复位，骨折断端勿夹入软组织，对位对线要准确，断端无间隙。如是粉碎性骨折，应将骨块复于原位，不可将骨片游离。如有缺损可取髂骨块植骨，促进骨折愈合。

(3)骨折内固定：对四肢骨折，一般应将钢板放在骨折段的侧方，这样才能起到有效的固定作用，钢板的中点要与骨折线对齐，不可偏向一方。接骨板应放在有肌肉覆盖的部位，如胫骨应放在胫前覆盖的外侧面。钢板应与骨面紧密接触，不可留有空隙。有时为了适应某些特殊部位的要求，可将钢板弯成相应形状或用特制的钢板。钢板安放妥当后，以三爪持骨器固定。之后手持骨钻或电钻，钻头对准钢板孔正中，垂直骨干徐徐钻孔，当钻头将要穿过对侧骨皮质时，其阻力较大，此时不可用力过大，以防钻头突然穿过对侧，伤及重要组织，最好以骨撬保护。最后拧入螺丝钉，以固定式螺丝刀持住螺丝钉，对准钢板孔中央，垂直旋入。螺丝钉不能过长或太短，以越过对侧骨皮质 1～2 个螺纹为宜。冲洗伤口后逐层缝合。根据手术部位和需要，可选择相应的石膏或牵引等外固定。

3.注意事项

(1)钢板与螺丝钉要求同样材料制成，以免在体内发生“电解性炎症”或“化学性脓肿”，钢板表面要光滑，无气孔与裂痕。

(2)螺丝钉与钻头要有一定的比例，一般螺丝钉要比钻头略粗，即螺丝钉直径 4 mm，钻头则为3.5 mm。

(3)螺丝钉最好一次拧入，不可反复多次取出、拧入，以致孔眼变大，减弱固定力量。

(4)合并血管、神经损伤者,一般先行内固定,而后再处理血管、神经。如果主要血管损伤,且时间较长,必须尽快恢复血液循环,可吻合血管,后行骨折内固定。

(5)对骨折不愈合行内固定时,应将骨折端瘢痕组织及硬化骨切除,打通髓腔。以利骨髓腔血循环的重建和骨内膜生长骨痂,必要时在骨折端周围行骨松质植骨。

(6)对畸形愈合者,术前应根据X线片测量好截骨部位及角度,术中根据所测量的截骨角度进行截骨,而后作钢板内固定。

4.术后处理

(1)普通钢板螺丝钉内固定者,术后应给予适当的外固定保护,一般采取石膏、皮牵引或其他外固定。根据X线检查决定外固定时间。

(2)预防感染:术后一般应用抗生素,直至体温降至正常,一般治疗7～10天。

(3)防止肌肉萎缩及关节僵直:制动期间应向患者说明肌肉活动的重要意义,主动的肌肉活动有利于骨痂形成和塑形,减少术后粘连,有利于患肢功能恢复。术后应立即进行手指和足趾的伸屈活动(特别是股四头肌收缩活动),石膏固定以外的关节也应早期活动。上肢骨折患者无特殊情况,一般1～3天即可下地活动;下肢骨折患者术后应在床上锻炼。

(4)钢板弯曲或折断:多由于早期去掉外固定或接骨板放置的位置不当而造成,应尽早手术取出接骨板,重新作内固定。

(5)钢板螺丝钉取出时间应在骨折坚强愈合后4～6个月施行。适当的麻醉下由原切口进入,依次向深层分离,直达钢板,暴露清楚,先将松动的螺丝钉取出。取坚固的螺丝钉时,螺丝刀应垂直螺丝帽沟并用力顶住,勿使滑脱,缓慢取出。如螺丝帽沟较浅不易取出,可用骨膜剥离器撬动钢板,使螺丝钉松动后再取。如螺丝钉已断在骨孔内,一般不必强行取出。

若要取出,可用一枚短的斯氏针尾部向外冲击,或用小骨凿扩大骨孔后取出,但易造成骨折,应慎用。

(四)髓内针内固定

髓内针内固定是用金属长针在髓腔内固定管状骨骨折的一种方法,如内固定材料恰当,方法正确,可牢靠地固定骨折,不但保证骨折对位,而且可以控制骨折断端的旋转及成角畸形。术后可不用外固定,即可早期功能锻炼,为促进骨折愈合和恢复肢体功能创造有利的条件。同时可避免因长期固定而产生的并发症。

1.髓内针内固定方式

(1)闭合法髓内针固定术:不显露骨折端,只在穿入髓内针部位作一小切口,经此切口以骨凿凿开一小骨洞,插入髓内针,在电视X线机控制下,将髓内针缓慢击入骨折处,再将骨折复位,继续穿针达骨折远段内。此法仅限于新鲜骨折,避免了手术切口和剥离骨膜等,感染机会少,手术时间短,患者痛苦少。

(2)开放法髓内针固定术:分为顺行和逆行穿针法两种。常用逆行开放法,此法较简单,穿针方向易掌握,不易造成皮质骨劈裂或卡针现象。①顺行开放髓内针固定术(以股骨干中上1/3处骨折为例):在骨折处外侧切口,依次显露骨折端,不必剥开骨膜。然后在大转子作一小切口,显露大转子之上凹陷处,以骨凿凿开一骨孔,将髓内针尖端插入骨孔内,注意髓内针的嵴背向外侧,凹面向内侧,针尖对准骨髓腔方向,针尾套入打入器,用骨锤打击打入器,当髓内针露出骨折断端时,整复骨折,并以三爪固定器固定骨折处,再将髓内针向远侧骨折段打入髓腔内,直至针尾有孔部露在骨外为止,以便骨折愈合后拔出髓内针,按层缝合伤口。②逆行开放髓内针固定术:先行切开复位，显露骨折断端，将合适的髓内针针尾插入近侧骨折段髓腔内，针尖套上打入器，将髓内针打入髓腔内直至在大转子凹部穿出达皮下，于该处做皮肤切口，显露髓内针尾部，继续向上方打入，待针尖至近侧骨折端水平时，进行骨折复位并固定，针尾套上打入器，将髓内针打入远段骨折髓腔内，针尾孔部留于骨外。冲洗伤口，彻底止血，按层缝合。

2.手术中异常情况处理

(1)打入髓内针发生困难：常因髓内针过粗或因髓内针插入方向不对，针尖抵于骨皮质，或因骨折成角畸形。如果发生进针困难时，不可强行进针，应立即停止，拔出髓内针调整方向，或更换髓内针，即可顺利地击入。

(2)进退两难：如果选针不当，或者髓腔过细，或方向有误，强行将髓内针击入髓腔，必然卡于髓腔内，既不能进，又拔不出来。有时将拔出器的钢钩拉直或折断，也难拔出。此时应拍 X 线片以确定针尖所在的位置。以圆凿将该处骨皮质凿一骨洞，将髓内针逆行顶回拔出。如果失败，只好将外露的髓内针锯断，更换其他固定方法。

(3)髓内针弯曲或针孔处折曲断裂：常因掌握方向不准，把持力和锤击力不稳，或因打入器 V 形座过浅，而造成针孔处弯曲折断。为此，术前应仔细检查 V 形针尾与 V 形座是否相符，深浅是否适宜，如果发现髓内针弯曲，应及时更换，操作时应用力稳妥，方向正确，在击入的过程中，随时检查针的形态及进针方向。

(4)髓内针穿出下骨折段皮质之外：由于插针的方向偏斜，发生骨质折裂。为了避免发生这种情况，除正确插针外，还应在操作过程中，随时注意骨折断端周围有无异常情况，如有针尖露出或骨质劈裂，应立即停止击入，拔出髓内针，调整方向，重新打入。对劈裂之骨块以钢丝固定。

(5)骨折断端分离：打入髓内针后，有时发现骨折断端分离。一般是由于髓内针过粗或方向偏斜所致。应用手向上推顶远端肢体，使断端纵向挤压，消除间隙。如果失败，则拔出髓内针，更换较细的髓内针，重新打入。

(6)对骨折不愈合的处理：骨折不愈合者，在手术中应切除硬化骨质，打通髓腔，髓内针固定后，应在骨折端植骨，以促进骨折愈合。

3.术后并发症

(1)针尾处摩擦疼痛：多为针尾在骨外留得过长，因而产生疼痛或滑囊炎，髋关节活动也受到限制。

(2)感染：多由于消毒不严格或操作粗暴及手术时间过长等因素引起。

(3)髓内针弯曲、折断：多因髓内针质量不佳或过早下地负重，造成髓内针在髓腔内弯曲或折断。如果骨折未愈合，在麻醉和透视下，采用闭合骨折疗法予以矫正，并给予适当外固定。如果髓内针在骨折处折断，重新手术，取出髓内针，改为钢板螺丝钉内固定。如果骨折已愈合，髓内针已折断，但肢体的力线尚好，近段从臀部取出较易，远段髓内针取出则十分困难，说服患者不取，或者在骨折段适当的部位开窗取出。

(胡宗华)

第二节 夹板固定

夹板固定是应用最广泛的骨折外固定物。在骨折整复后，采用不同的材料，如杉树皮、柳木板、竹板、硬纸板等，根据肢体的形态加以塑形，制成适用于各部位的夹板，内加衬垫，使用时置于患肢，并用布带扎缚，以固定垫配合保持骨折整复后位置的固定方法，称为夹板固定法。中医学从肢体功能出发，重视固定与活动在骨折治疗上的作用，在骨折整复后，采用夹板局部外固定。它一方面通过夹板和固定垫的作用，有效地控制了骨折端不利的活动，保持了局部的相对固定；另一方面因不固定骨折的上下关节，为整个肢体和全身活动创造了条件，使肢体在骨折愈合期间，能进行适当的功能锻炼，充分发挥活动对愈合的作用，可以达到骨折愈合与功能恢复同时并进的目的。夹板局部外固定治疗骨折，只要约束力适中，就能保持骨折固定的稳定，且不干扰断端所承受的力学状态，并使断面获得有益于骨折愈合的生理应力，为骨折修复创造了良好的力学环境。因此，采用夹板局部外固定治疗骨折，可以防止关节僵硬、肌肉萎缩、骨质疏松、骨折迟缓愈合和不愈合等并发症的发生，从而收到骨折愈合快、骨组织修复质量高、功能恢复好的效果。

一、夹板外固定的作用机制

夹板外固定是一种积极的能动的固定。从骨伤生物力学出发，根据肢体运动学的原理，通过：①布带对夹板的约束力。②固定垫对骨折断端防止或矫正成角畸形和侧方移位的效应力。③充分利用肌肉收缩活动时所产生的内在动力，使肢体内部动力因骨折所致的不平衡重新恢复到平衡。

其固定的原则是：①应用力量相等而方向相反的外固定力，抵消骨折端的移位倾向力。②以外固定装置的杠杆来对应肢体的内部杠杆。③通过外固定装置和患者的自觉活动与努力，可把肌肉收缩活动由使骨折移位的消极因素转变为维持固定、矫正残余畸形的积极因素。

二、夹板固定的适应证

(1)四肢闭合性骨折。

(2)四肢开放性骨折，创口较小经处理者。

(3)四肢陈旧性骨折适合于手法复位者。

三、夹板局部外固定的形式

(一)夹板局部外固定

适用于一般较稳定的四肢骨干骨折。如肱骨干骨折，桡、尺骨干骨折，胫、腓骨干骨折等。

(二)超关节夹板固定

适用于关节附近及关节内骨折。如肱骨外科颈骨折、肱骨髁上骨折、踝部骨折等。

(三)夹板合并器具固定

适用于关节附近的骨折，不稳定型骨折或下肢骨折等。如肱骨外科颈内收型骨折，采用夹板合并外展支架固定;下肢骨折采用夹板合并结合托架固定等。

(四)夹板固定合并皮肤牵引或骨牵引

适用于股骨干骨折、不稳定型的胫腓骨干骨折、关节面有损伤的关节内骨折等。

四、夹板局部外固定所用的器材

(一)夹板

1.夹板应具有的性能

夹板是局部外固定最主要用具,应具备以下性能:①塑性:便于塑形以适应肢体体形和各部位生理弧度。②韧性:有一定的支持力,能起到外固定的支架作用,不致弯曲劈裂或折断。③弹性:可以适应肢体内部压力的变化,当肢体肌肉收缩夹板可吸收压力发生变形,肌肉舒张时,形变后的夹板可弹性回位,通过固定垫集中放大,作用于骨折断端,发挥它的持续整复作用。④通透性:有利于肢体在固定期间皮肤呼吸代谢正常进行。⑤质轻:不加重肢体的重量。⑥不妨碍X线的穿透。

2.夹板材料的选择

常用的夹板材料有杉树皮、柳木板、竹板、厚纸板、胶合板、铝板、塑料板等。目前市场上销售的多为柳木夹板,柳木具有较好的弹性,适当加热后,可以塑形,按照损伤部位和类型,锯成长宽适宜,并将四角边缘刨光打圆。需要塑形者,用热水浸泡后,再用火烘烤,弯成各种所需要的形状,内粘毡垫,外套袜套,按大小规格配制备用,固定效果较好。在我国南方各地多使用杉树皮制作夹板,因杉树盛产江南各地,取材方便,费用低廉,制作简便,只须用刀剪即可制成合适的夹板,用胶布粘贴杉树皮小夹板的两面后,可以敲锤塑形制成适当的弧度,用于超关节夹板固定,且具有一定的韧性和弹性,有良好的固定作用。制作时,先将杉树皮表面的粗皮削去,按肢体所需长短,宽窄制作成 4 块或 5 块夹板,夹板应修整光滑,两端应剪去锐角或剪成弧形并捶软,垫上棉花,以防夹板两端边缘压伤皮肤。对于手指、足趾、掌骨、跖骨等小骨的骨折或婴幼儿的骨折,可选用小竹片、硬纸板或铝板作为夹板固定材料。

3.夹板制作的要求

夹板的长度随患者肢体长度而定,以利于固定与活动相结合为原则,分超关节固定和不超关节固定两种。不超关节固定的夹板适用于骨干骨折,其长度应等于或接近骨折段肢体的长度,以不妨碍上下关节有利的活动为度。超关节固定适用于关节内或近关节处骨折,其长度通常超出关节 2～3 cm,以能捆住扎带为度。夹板固定一般为 4～5 块,所用夹板宽度的总和应小于患肢周径,约为患肢周径的 4/5,使每块夹板之间留有间隙。夹板过宽过窄,均可影响固定的可靠性。夹板的厚度一般为 2～4 mm,股骨的夹板可以稍厚一些,在夹板内面衬以 5 mm 的毡垫或棉絮,外套袜套或用绷带缠绕即成。

(二)固定垫

又称压垫,利用它所产生的压力或杠杆力,以维持骨折整复后的良好的位置,有时有矫正轻度残余移位的作用,但不可依赖固定垫对骨折段的挤压作用来代替手法复位,否则将引起压迫性溃疡或肌肉缺血性坏死等不良后果。固定垫必须质软,有一定的弹性,能维持一定形态,有一定的支持力,能吸水,可散热,对皮肤无刺激作用。可用棉花、毛边纸或棉毡等材料制作。固定垫内可置金属纱网或金属丝,便于 X 线检查识别其位置。固定垫的大小及厚薄必须根据骨折再移位的倾向及放置的部位而定,厚而小、坚硬的固定垫,容易引起压迫性溃疡;薄而大、柔软的固定垫,又因作用力小,不能有效地发挥其固定作用。

1.固定垫的种类

常用的固定垫有以下几种(图 1-1)。

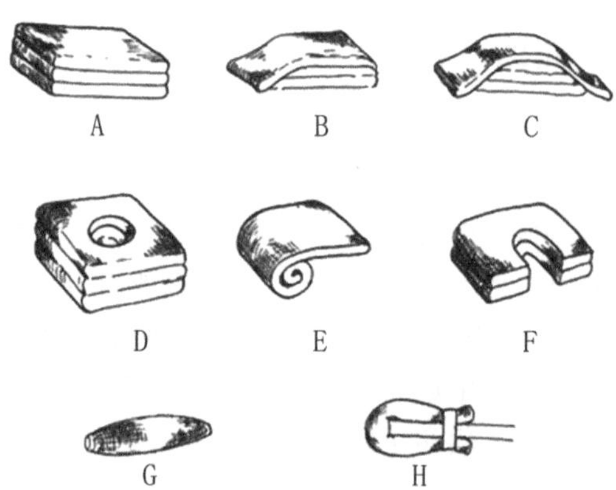

图 1-1 固定垫的种类

A.平垫;B.坡形垫;C.拱桥垫;D.空心垫;E.高低垫;F.合骨垫;G.分骨垫;H.大头垫

(1)平垫:适用于肢体平坦的部位。为方形或长方形,其宽度可稍宽于该侧夹板,用以扩大与肢体的接触面;其长度可根据作用部位而定,一般约 4～8 cm;其厚度可根据患肢局部软组织的厚薄与强弱而定,约为 1.5～3.0 cm。软组织薄弱之处可用较薄的固定垫,软组织丰厚之处可用较厚的固定垫。

(2)坡形垫:适用于肢体斜坡处。做成一边厚、一边薄像斜坡形的固定垫。

(3)拱桥垫:适用于肢体关节附近凹陷处。做成中间厚、两边薄,像拱桥形的固定垫。

(4)空心垫:适用于内、外踝骨折或胫、腓骨骨折等,骨折整复后需在内、外踝处放置固定垫时,为了适应内、外踝的骨隆凸外形,防止局部产生压迫性溃疡,可在平垫中央剪一圆孔。

(5)高低垫:适用于锁骨骨折等,做成一边高一边低的固定垫。

(6)合骨垫:适用于尺骨鹰嘴骨折、肱骨内上髁骨折、髌骨骨折等有分离移位的骨折,复位后,将平垫一侧剪成凹的半月形,用以兜住骨折片,防止再移位。

(7)分骨垫:适用于前臂尺、桡骨骨折,跖骨骨折及掌骨骨折。依据两骨折间的距离,做成一个长条形固定垫,置放于两骨折间隙。

(8)大头垫:适用于肱骨外科颈外展型骨折。在夹板的一端做成一个蘑菇头。

2.固定垫的使用方法

使用时应根据骨折的类型、移位情况来选用适当的固定垫,并将固定垫放置在骨折肢体的一定部位。常用的固定垫放置法有 3 种。

(1)一垫固定法:直接压在骨折部位上或有分离移位的骨折片上。多用于移位倾向较强的撕脱性骨折分离移位或较大的骨折片。如肱骨内上髁骨折、肱骨外髁骨折(空心垫)等。

(2)二垫固定法:将两垫分别置于两端原有移位的一侧,以骨折线为界,不能超过骨折线。适用于有侧方移位倾向或有残余侧方移位的骨折。

(3)三垫固定法:一垫置于骨折有成角移位的角尖处,另两垫置于尽量靠近骨干两端的对侧,三垫形成加压杠杆力。用于成角倾向或残余成角移位的骨折(图 1-2)。

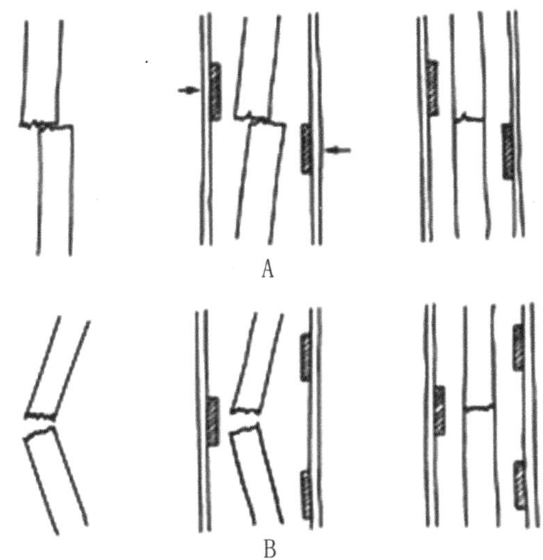

图 1-2 固定垫放置法

A.二垫放置法；B.三垫放置法

固定垫的作用仅限于防止骨折再发生侧方移位或成角移位，以及矫正某些残余的侧方移位和成角移位。临床上不可依赖固定垫进行矫正复位，否则加压过度可造成皮肤压疮甚至肢体缺血坏死。

（三）扎带

用 1～2 cm 宽的布带或绷带折叠成扎带 3～4 条，用以捆绑夹板。

五、夹板固定的操作步骤

在骨折整复前，应先按骨折的部位、类型及患者肢体情况，选择好合适的夹板、固定垫、扎带、敷药等物品，不可勉强凑合应用，必要时可临时改制。骨折复位后，即可进行固定。由于骨折的部位、类型不同，其固定方法也有所不同。现以长骨干骨折为例说明其操作步骤。

（一）外敷药

骨折整复后，在助手维持牵引下，如需外敷药者，应将药膏摊平，厚薄要适宜，面积要宽大。敷药后用绷带缠绕 1～2 周。必须指出的是局部外敷药应仅用于稳定性骨折。

（二）放置固定垫

将选好的固定垫，准确地放置在肢体的适当部位，最好用胶布予以固定。

（三）安放夹板

按照各部位骨折的具体要求，依次安放预制夹板，先放置对骨折固定起主要作用的两块夹板，再放置其他夹板。如为不稳定性骨折可采用续增包扎法，即在放置两块对骨折固定起主要作用的两块夹板后，以绷带包扎 2 周予以固定，再放置其他夹板后，亦用绷带包扎作初步固定。

（四）布带捆扎

术者用 4 条布带捆扎夹板，先捆中间，后捆两端，捆扎时两手须将布带对齐，平均用力，缠绕两周，捆扎的松紧一般以布带捆扎后能在夹板上左右移动 1 cm 为标准，太紧则压伤肢体，影响患肢血液循环，太松不能起到固定的作用。

六、夹板固定后的管理

(1)麻醉清醒前,应轻柔稳妥地搬运,防止骨折再移位。

(2)骨折整复夹板固定术后,应根据骨折部位、受伤机制和原始骨折移位的情况,选用合适的托板或支架将伤肢置于有利于骨折稳定,功能恢复和肢端血液回流的恰当位置。如肱骨外科颈内收型骨折,可用外展支架将伤肢置于肩外展位,小腿骨折可用直角托板置踝关节中立位,并用托架抬高患肢,以防止足下垂引起骨折再移位或成角畸形。

(3)密切观察伤肢的血运情况,特别是固定后3～5天内应注意观察肢端皮肤颜色、温度、感觉及肿胀程度。如发现肢端肿胀、疼痛、温度下降、颜色紫暗、麻木、伸屈活动障碍并伴剧痛者,应及时处理,以防发生缺血性坏死。

(4)经常调整布带的松紧度,一般在复位固定后的3～5天内,因复位的继发性损伤,部分浅静脉回流受阻,局部损伤性反应,患肢功能活动未完全恢复,夹板内压力有上升趋势,应每天将布带调整1次,保持扎带在夹板上左右有1 cm的正常移位度。以后夹板内压力日渐下降,要注意防止扎带过松。2周后肿胀消退,夹板内压力趋向平稳。要定期检查夹板和固定垫的位置,如有移动,应及时调整。注意有无固定的疼痛点,若疼痛点是在固定垫处、夹板两端或骨突处,应及时进行检查,防止产生压迫性溃疡。

(5)定期作X线透视或照片检查,了解骨折是否发生再移位,特别是在复位后2周内要勤于复查,若发生再移位,应再次进行整复。

(6)指导患者进行医疗练功,应将练功的目的、意义和必要性向患者说明,指导并督促其使用正确的练功方法,练功必须遵守以不增加损伤为前提,以恢复肢体固有的生理功能为中心,以主动练功为主,循序渐进,持之以恒地坚持练习。

(7)要把夹板固定的注意事项告知患者或家属,将夹板管理须知的知识交给患者或家属,要求患者及家属参与管理。非住院患者若发现肿胀严重、肢端发凉、疼痛难忍、知觉迟钝、稍加活动则疼痛剧增时,要及时来院检查并作处理。

(胡宗华)

第三节　器具固定

器具固定是指用具有一定硬度和支撑作用的托板、支架等器具,用于固定人体躯干或四肢某部位外面的一种固定方法,具有制动、固定、保护、支撑身体、预防和矫正畸形的作用。在我国古代早已发明有通木、腰柱、竹帘、抱膝器等器具,用于治疗骨折,称之为"接骨之器具",并绘有器具用法图。西医学目前将托板、支架等器具统称为矫形器,它除了用于治疗骨折外,还用于预防和矫正儿童发育过程中的柔软畸形,利用三点力的作用,较长时间的使用,使畸形在发育过程中逐步得到矫正。

器具固定是在骨伤疾病康复治疗中常用的一种固定方法,在骨折的治疗中常与局部夹板固定、持续牵引配合应用。在骨折采用夹板局部固定后,对某些部位的骨折,如关节附近的骨折、股骨干骨折等,往往存在有固定力不足。为了减少形成移位的因素,重新建立肢体内部动力的平

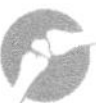

衡，应配合器具固定将肢体置于恰当的位置予以制动，限制其不利于骨折稳定的肢体活动。因骨折虽经整复和固定后，仍有多种潜在因素可以导致骨折断端发生再移位，其中肢体重量是导致骨折断端再移位的重要原因。我国传统医学对骨折进行局部外固定，所采用的夹板分量很轻，几乎不增加肢体的多少重量，上下关节也未被固定。如果将骨折的肢体用器具置于与骨折移位倾向力相反的位置，限制其不利于骨折固定的肢体活动，进行有利于骨折固定的肢体活动，则肢体的重力又可变为维持骨折对位的有利因素。因此，器具固定不仅是骨伤疾病康复的一种重要手段，而且在骨折治疗中占有重要的地位。

器具固定种类很多，构形各异，功能和作用也各有侧重，故其名称有夹板、托板、支架、固定架、矫形架、器具等多种不同。因考虑到随着材料和工艺的进步，器具固定将会有一个新的发展。以后还可做进一步的分类，故本节所述器具多数仍沿用习惯命名。

一、脊柱器具

（一）颈围领

用塑料板材料制成，其固定作用主要是限制颈椎屈伸活动，抗旋转作用较差。临床所用多为聚乙烯泡沫板压制而成，按周径和高度有多种型号，要注意选择合适的型号，使之配戴舒适，确实能起到一定的固定作用（图 1-3）。颈围领配戴时使颈部微屈为宜，以使位于椎体侧后方的椎间孔尽量开大而使颈髓神经元牵拉。颈围领应白天戴，夜晚取下，所戴时间不宜超过 2～3 周，否则易导致颈部肌肉失用性萎缩，对围领产生依赖性而影响预期的效果。主要适用于颈部软组织损伤引起的颈痛，颈椎疾病引起的颈肩臂痛，有一定的制动和减轻颈椎的负荷作用。

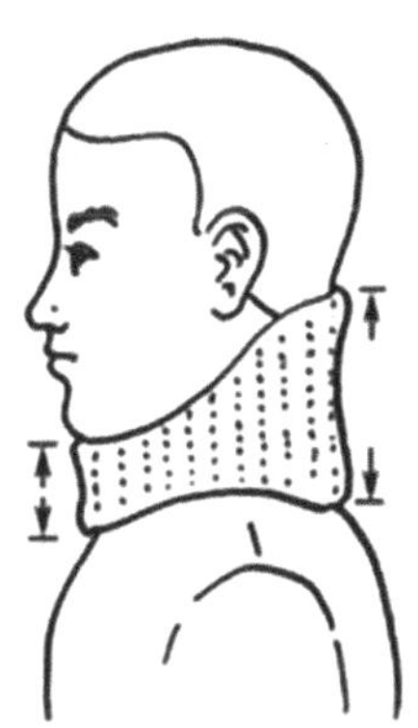

图 1-3　颈围领示意图

（二）枕颌胸固定支架

是将特制的下颌托及枕托，用 4 根连杆支撑在躯干前胸上部和肩部，支撑连杆的长度可调节。除限制活动度外，尚有减轻头颅重量的负荷作用及牵引作用，缺点是张口受限（图 1-4）。可用于治疗颈椎病和外伤引起的颈椎不稳定。

（三）腰围

一般可选用比较厚实的布料制成，采用多层重叠在一起，上部起肋弓处，下部前达腹股沟及耻骨联合处，后部在多层布料内加入 2～4 块有弹性的金属块，两侧为弹性束带，前部正中处，两侧布带可重叠，然后用 5～7 个布带打结固定（图 1-5）。近年来也有用塑料板成型取代后部的金属片，但透气性能差。目前市场上出售的腰围多为人造革制品，可选用合适型号，使之配戴舒适。

腰围主要是通过限制腰椎的活动度及增加腹压来减轻腰椎病变引起的疼痛。戴腰围仅限于腰痛急性发作时配戴，不要在症状消失或缓解后长时间配戴。慢性腰痛患者只能是在体力劳动或长途旅行时配戴，在休息时应把它卸下来。配戴腰围的人，平时应注意加强腰背肌功能锻炼。

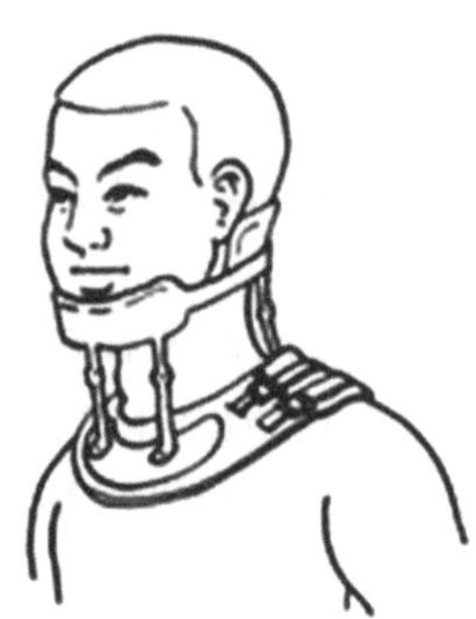

图 1-4　枕颌胸固定支架

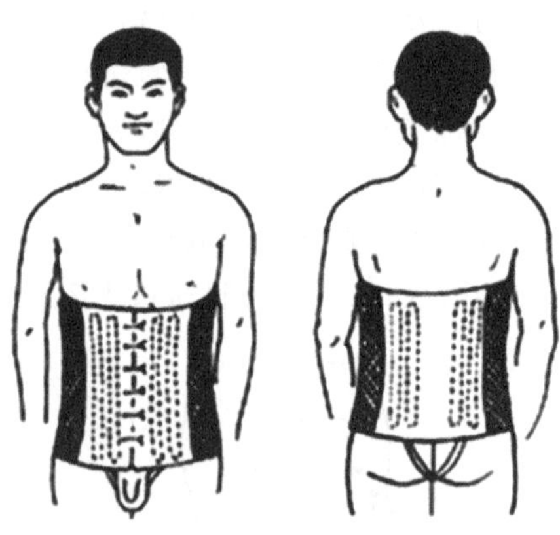

图 1-5　腰围

（四）腰背固定器具

用金属框架制成颈制件，内用毡垫，外用布类或皮革制品包裹，高度及宽度可调节，在胸骨柄及耻骨联合处均匀加压，保持脊柱过伸位。腰背支架能有效地控制腰部前屈，对侧屈和旋转有一定的控制作用(图 1-6)。常用于胸腰椎屈曲型稳定型压缩性骨折及骨折内固定术后，可早期下床活动。

（五）骨盆固定器具

是用木板制成后板和两侧挡板，内置棉垫或毛毡，固定在髂嵴与股骨大转子之间，前方用弹力松紧带拉紧靠拢固定，以稳定骨盆和双侧骶髂关节(图 1-7)。适用于骨盆骨折、耻骨联合分离、骶髂关节分离和骶髂关节炎的患者。

（六）肩胸腰髋固定器具

用铝板制作成 H 型固定架，内衬棉垫或棉毡，外套松软布套，固定时上部两支分别固定于两侧肩部，中间两分支分别固定于两侧腰部，下部两侧分支分别固定于两侧大腿部(图 1-8)。适用于小儿双侧先天性髋关节脱位的外固定。

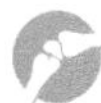

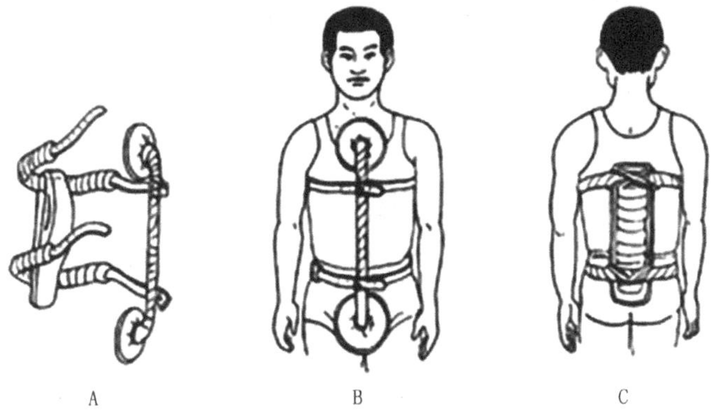

图 1-6　腰背固定器具

A.支架形状；B.固定形式前面观；C.固定形式后面观

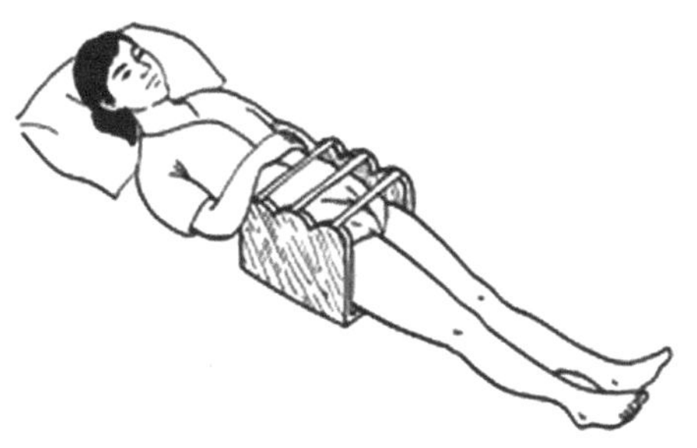

图 1-7　骨盆固定器具

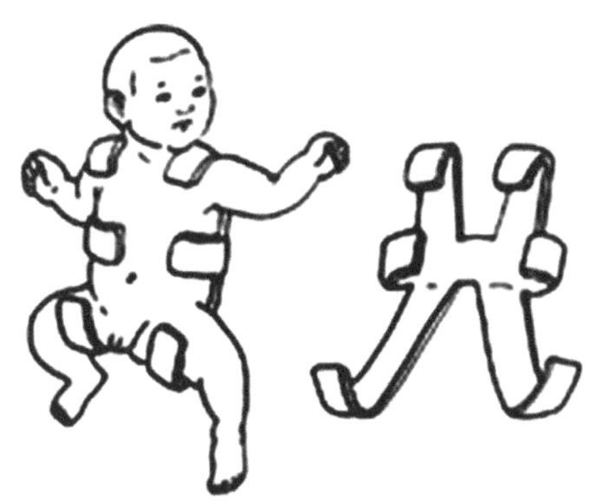

图 1-8　肩胸腰髋固定器具

二、上肢器具

(一)肩外展支架

可用木制、竹制、金属铝合金材料制成。目前市场上出售的外展支架多为铝合金材料制成，其外展角度可调节，肘关节可活动(图 1-9)。亦可以 6～9 cm 宽的铁丝夹板为材料，可根据需要临时制作，其大小易调节，应用方便。分围胸段和上肢段：围胸段用 60～80 cm 长的铁丝夹板弯成弧形，使之符合胸外形，将上肢段固定于躯干部。上肢段分为上臂段和前臂段。前臂段起于尺骨鹰嘴处至手掌，上臂段与前臂段在肘部互相交叉呈 90°角，至手掌部分将夹板屈曲、扭转，使与上臂垂直部下段相接，加强对前臂段的支撑力（图 1-10）。各段连接处以细铁丝捆扎，制作好后，垫以棉花，绷带包扎。主要用于肱骨近端内收型骨折、肱骨干骨折有分离者，为防止肱骨髁上骨折向尺侧倾旋时亦有时应用。

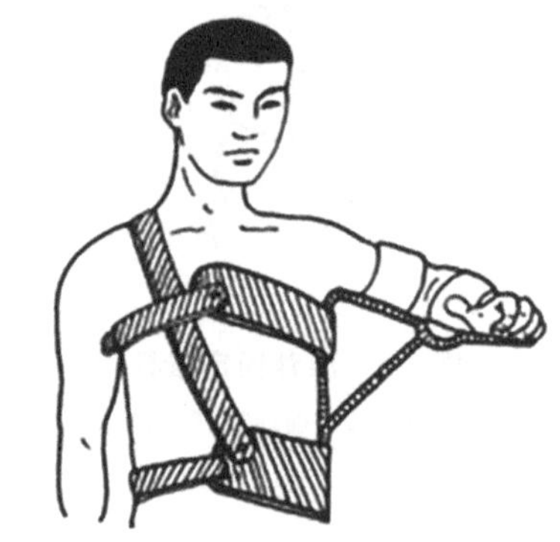

图 1-9　肩外展支架

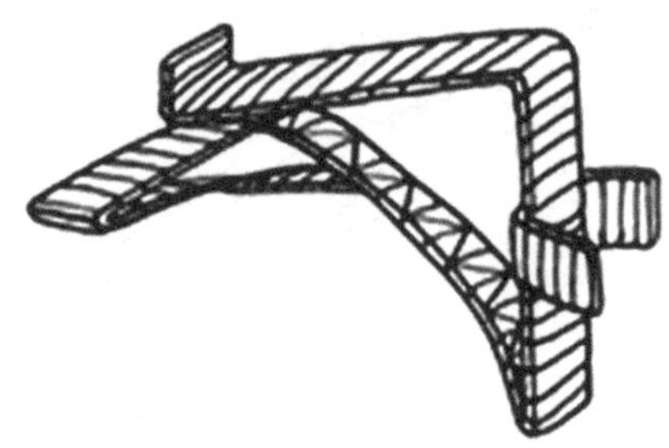

图 1-10　铁丝夹板外展固定架

（二）上肢屈曲形杉树皮托板

用杉树皮材料制作，宽度为上臂周径的 1/5，长度由肱骨大结节至手部掌指关节，在相当于肘关节处围绕夹板贴上宽胶布，搥击成弧形，以屈曲成 90°（图 1-11）。主要用于肱骨干及肘部骨折夹板局部固定后的外层托板，固定肘关节于屈肘位，以防止前臂重量和活动造成骨折再移位。

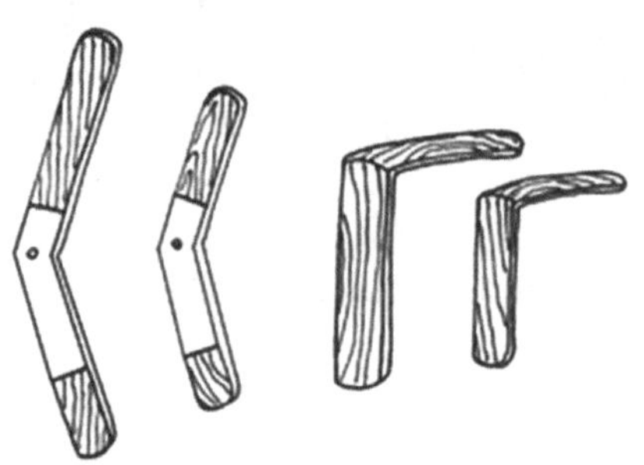

图 1-11　上肢屈曲形杉树皮托板

（三）带柱托板

用轻质的木板制成，长由尺骨鹰嘴至小指的掌指关节，宽 6～7 cm，在掌指关节处放置一小圆柱。主要用前臂骨折夹板固定后的外托板，以防止前臂的旋转。

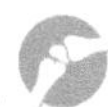

三、下肢器具

(一)下肢桥形架

用铁丝夹板为材料，铁丝夹板的宽度可根据患肢的粗细不同，选用 6 cm、9 cm、25 cm 三种规格的宽度，按照患者躯干及伤肢的轮廓制作，由三部分组成。躯干腰段起于第 3 腰椎棘突平面，止于坐骨结节。围腰段沿髂骨嵴平面围腰而成，周径略大于骨盆部，围腰与腰段相连接处有一倾斜角度，目的是使伤肢外展 20°～40°。患肢部分包括大腿、小腿和足段。支架部分底架从腰段上端至小腿和足段交界处。梯形架横放于大腿和小腿段交界处下方。各段用细铁丝扎紧(图 1-12)。制作好后，外垫棉花，用绷带包缠。桥形架可使下肢各关节置于适当位置，使下肢各组肌群均处于松弛状态，可以减轻不利于骨折固定的肌肉牵拉力，还可以防止股骨远侧段骨折的再旋转移位。适用于协同下肢骨折整复夹板固定后的外部固定。

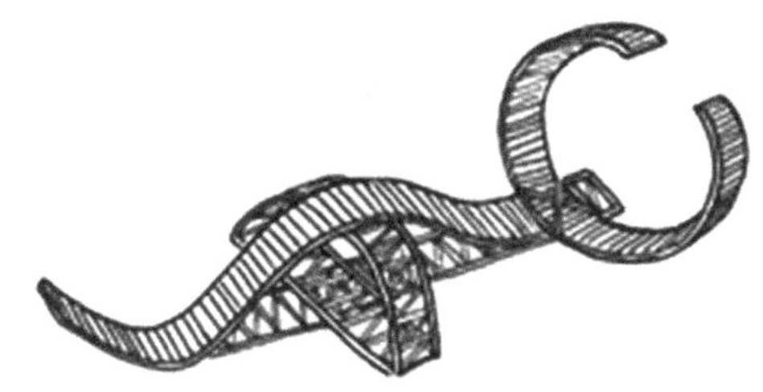

图 1-12 下肢桥形架

(二)下肢后侧托板

用木板制成，长度为从大腿上部至跟腱上方，宽度为 10～12 cm，厚度为 0.5～0.8 cm。托板在相当于腘窝部做成活动的关节，用金属绞链接之，在靠近膝关节部托板两边，各安放螺丝圈，用一直的粗铁丝使一头弯成小圈，拴于托板螺丝圈中，以限制膝关节屈曲活动之用(图 1-13)。主要用于髌骨骨折包膝圈固定的下肢后侧托板，或用于膝关节附近骨折将膝关节置于微屈曲位用。

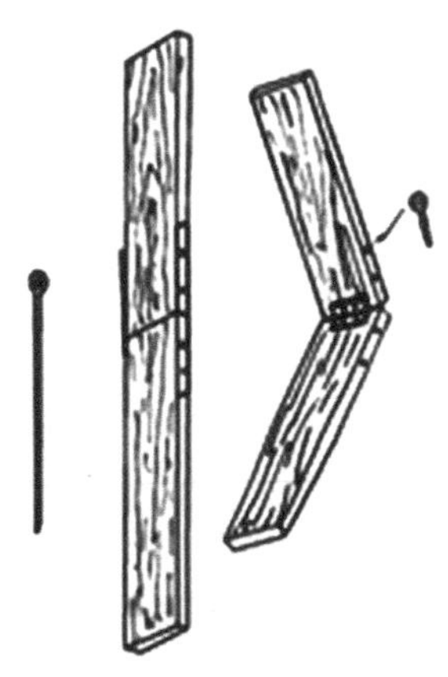

图 1-13 下肢后托板

(三)简易桥形架

用一块铁丝夹板塑形而成分腰段、大腿段、小腿和足段(图 1-14)。适用于婴幼儿股骨骨折。

(四)小腿直角托板

一般用木板,亦可用铁丝夹板制成,用于固定小腿骨折,包括足、踝部的固定,主要是防止足和小腿的旋转移位(图 1-15)。用于小腿和踝部骨折夹板固定术后外层加用,以防止足下垂和骨折远端的旋转移位。

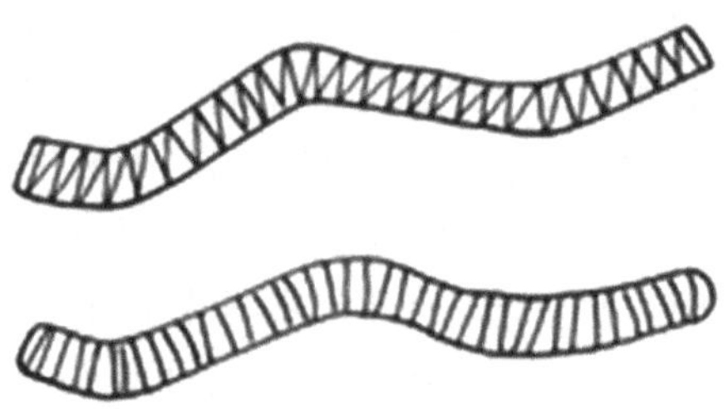

图 1-14　简易桥形架

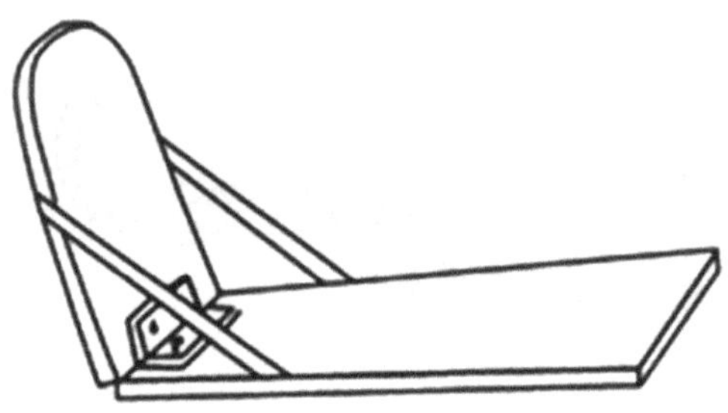

图 1-15　小腿直角托板

(五)内翻足矫正器具

用金属板制成,应用时足部需垫好衬垫,以免受压。用于维持和矫正先天性马蹄内翻足畸形,使患足维持于外展外翻位,以帮助纠正前足内收及跟部内翻畸形(图 1-16)。

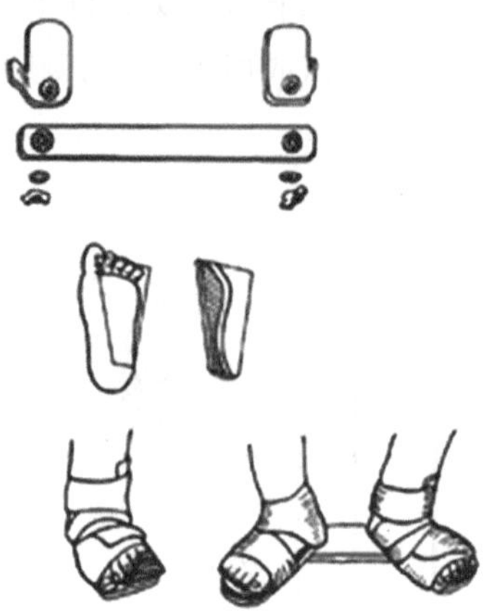

图 1-16　内翻足矫正器具

(六)双髋外展固定器具

利用铝合金支条和撑杆制成双髋外展膝踝足器具,使双髋关节固定在外展 45°、内旋 15°位置上,使股骨头完全容纳于髋臼内,此位置髋关节压力最小(图 1-17)。多用于髋关节脱位和股骨头缺血性坏死的治疗。

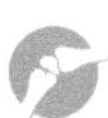

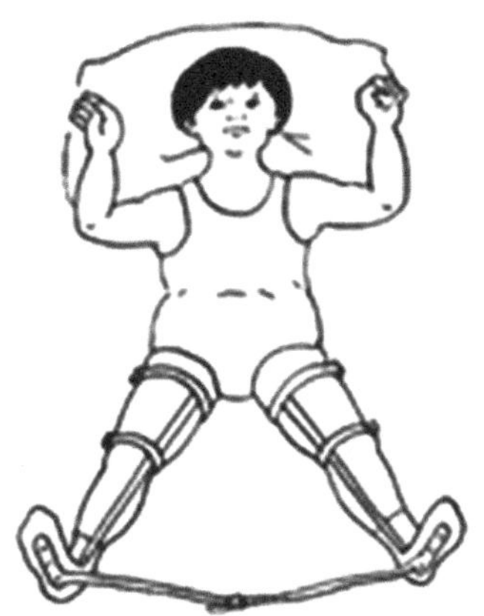

图 1-17 双髋外展固定器具

（胡宗华）

第四节 石 膏 固 定

石膏固定是骨伤科外固定方法之一。医用石膏是天然的硫酸钙石，经过粉碎、加热、脱水而形成的非结晶的粉末，将这种石膏粉末与吸水纱布制成的石膏绷带，在温水中浸泡，缠绕于肢体，干燥后，即变成坚硬的固体，达到塑形、固定的目的。石膏绷带的优点是可塑性大，可随被固定部位的长短、粗细及不同体形任意塑形，固定坚强、搬运便利。但缺点是弹性小，石膏固定后，变成一个坚硬的外壳，当肌肉收缩时，石膏壳不能随着肢体一起活动，尽管制作时比较合适，但当早期肿胀消退或晚期肌肉萎缩时，石膏与肢体之间就有一定的空隙，骨折往往在石膏内变位。石膏绷带又常需固定骨折上下两关节，影响功能锻炼，甚至发生关节强直。因此，过去大部分四肢骨折用石膏固定的，在我国现在差不多为夹板固定所代替，石膏绷带在骨折治疗上已大大缩小其使用范围。但目前对于关节内骨折、手术切开复位后的骨折、骨与关节结核、化脓性骨髓炎、矫形术后及关节融合术后，有时仍需采用石膏固定。

一、常用石膏绷带类型

（一）石膏托

将石膏绷带按需要长度折叠成石膏条带浸泡后敷贴于肢体的一侧，再用纱布绷带包缠固定与成形。一般上肢石膏托需用 10 cm 宽的石膏绷带 10～12 层，下肢石膏托需用 15 cm 宽的石膏绷带 12～15 层。石膏托的宽度一般以能包围肢体周径的 2/3 左右为宜。

（二）石膏夹板

按照做石膏托的方法制作 2 条石膏带，分别置贴于被固定肢体的伸侧及屈侧，用手抹贴于肢体，再用纱布绷带包绕而成。

（三）石膏管型

指用石膏绷带和石膏条带结合包缠固定肢体的方法。亦即在石膏夹板的基础上改纱布绷带为石膏绷带固定，使前后石膏条成一个整体，适用于上肢和下肢。

(四)躯干石膏

指采用石膏条带与石膏绷带相结合包缠固定躯干的方法,常用的躯干石膏有头颈胸石膏、石膏围领、肩人字石膏、石膏背心、石膏腰围及髋人字石膏等。随着新材料、新工艺的不断进步,新的外固定器具的不断出现,涉及躯干部位的大型石膏固定的应用范围已逐渐减少,如硬塑领和充气领代替了石膏围领,肩外展支架代替了肩人字石膏,脊柱器具代替了石膏背心、蛙式外固定器具代替了蛙式石膏等。这些外固定器具因其重量轻、透热性能好、拆装方便等优点,为广大患者所接受。

二、石膏固定的关节功能位置及范围

石膏固定的各关节功能位置和范围见表 1-1。

表 1-1 各关节功能位置和固定范围

骨与关节		功能位置	固定范围
肩关节	肱骨	上臂外展 45°～60°,前屈 30°外旋 15°,肘关节屈肘 90°,前臂稍旋前,拇指尖对准鼻尖为准	肩人字石膏:包括脚、肩、肘及前臂,女性应托起乳房,以防受压
肘关节	尺桡骨	屈肘 90°,前臂一般中立位	自腋部起,下达手掌远侧横纹
腕关节	手部	腕背伸 20°～30°,手半握拳,拇指对掌	肘下至手掌远侧横纹
手指关节	指骨	掌指关节屈曲 60°,指间关节屈曲 30°～45°	前臂至手指
髋关节	股骨	屈曲 15°～20°,外展 10°～15°,外旋 5°～10°	髋人字石膏:从乳头至足趾,必要时包括对侧髋关节,下达膝上部
膝关节	胫腓骨	屈膝 10°～15°,小儿全伸	大腿至足趾
踝关节	跟骨	呈中立位,无内外翻	小腿至足趾
脊柱		尽量按正常生理弧度,两髋稍屈,并适当外展,膝关节稍屈曲	T_4 以上包括头颈部,L_4 以下包括两侧大腿

三、石膏固定技术

(一)体位

如无治疗的特殊需要,石膏固定应保持关节处于功能位。关节功能位是相对的,与职业特点密切相关。对某些关节损伤或其邻近部位的肌腱、韧带断裂,则不能机械地照搬上述关节固定的位置。如跟腱断裂缝合后,应采用屈膝和踝关节跖屈固定,尺骨鹰嘴骨折则用伸肘位,踝关节外翻损伤需用内翻位固定,内翻损伤则需要外翻位固定等。

(二)放置衬垫

应在被固定的肢体上垫一层薄棉花,或穿上袜套,凡骨突部位应加放厚衬垫(图 1-18),以免石膏压伤皮肤而形成褥疮。

(三)制作石膏条

将选择合适宽度的石膏绷带在石膏台上按所需长度铺开,并折叠成条状,边铺边用手压平,一般为6 层,如单纯用作石膏托或石膏夹板固定,可加厚至 10～12 层。超过膝或肘关节的石膏托,上端需加宽加厚。

(四)浸泡石膏绷带

用铁桶盛温热水(40°左右)将石膏绷带卷轻轻置于温水中,下水时石膏一端向桶底,另一端向上,待气冒完后,用双手轻挤石膏绷带两端,挤出多余的水分(图 1-19)。浸透的石膏绷带应立

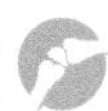

刻使用，否则会变硬，如勉强使用，由于石膏层间不能紧密接触，影响固定。

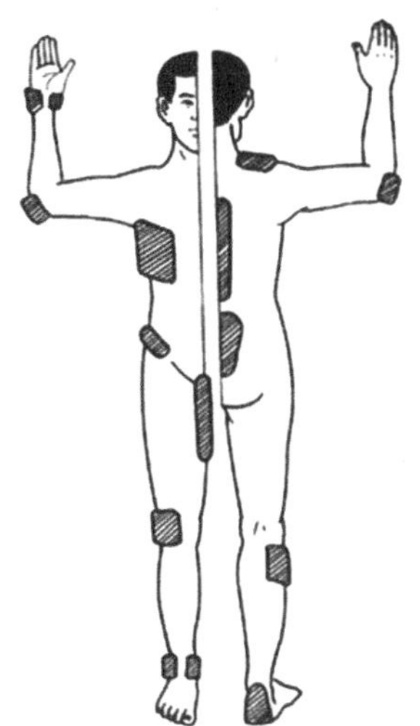

图 1-18　衬垫放置部位

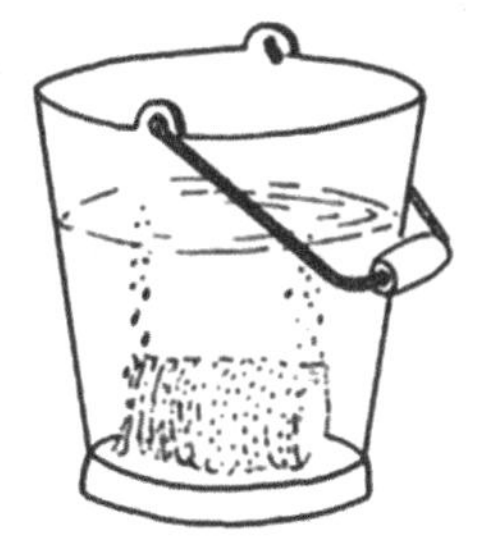
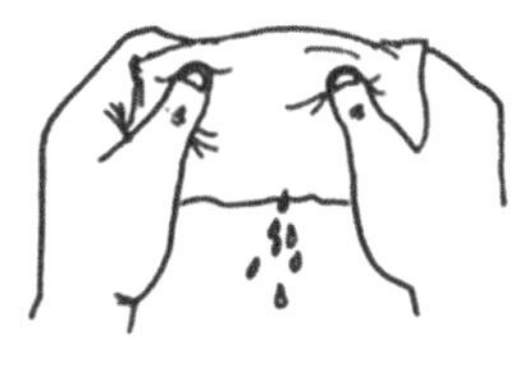

图 1-19　石膏绷带的浸泡与挤水

（五）放置石膏托

将已浸透挤干的石膏托置于需要固定的部位，于关节部为避免石膏皱褶，可将其两侧各横向剪开约 1/5 左右，呈重叠状，而后迅速用手掌将石膏托抹平，挤出中间的空气，使其紧贴皮肤，对单纯用石膏托固定者，上下端翻转呈双层加以塑形，根据天气情况，若气候干燥者，内层需用浸过水的纱布绷带包扎，外层则用干纱布绷带包扎。包扎时一般先在肢体近端缠绕两层，而后再一圈压一圈地依次达肢体远端。

（六）石膏固定

石膏管型者，采用石膏固定法，当石膏托放妥后，再取另一浸透但已挤压干的石膏绷带，徐徐缠绕于患肢，或由上而下，或由大而小，作均匀而螺旋式的移动，卷带边相互重叠 1/3～2/3，切忌漏空，同时不断用手抹平和塑形，使每层之间紧密相接。绷带应与肢体纵轴垂直，为了适应肢体上下的粗细不同，可将绷带宽面下 1/3～2/3 折叠起来，以消灭绷带间的空隙（图 1-20），而不能采取把石膏绷带向上拉紧的方法。在上石膏的过程中，应以手掌托扶石膏，切忌用手指压迫，以免该处凹陷，形成压力点，以致造成术后压迫性皮肤坏死。并应密切注意肢体的功能位置，不可随意改变肢体的伸屈度，以免石膏折断，或造成石膏折叠，引起术后该处压迫性褥疮，甚至肢体坏死。

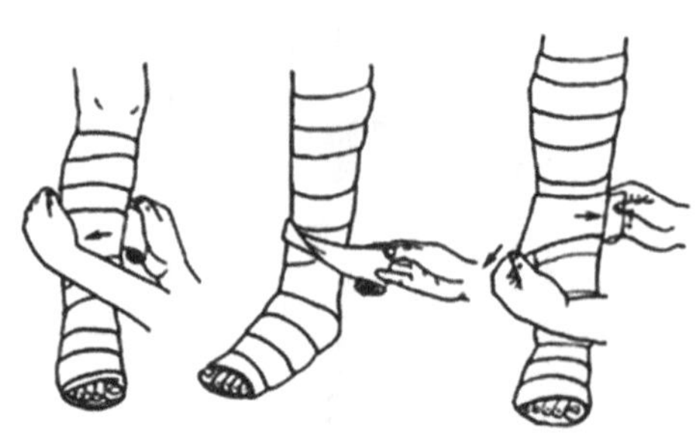

图 1-20　包缠石膏绷带的方法

(七)修整石膏

包扎完毕后,用剪刀剪除过长过多的部分,修整边缘,抹平石膏面,在石膏面上注明骨折类别和上石膏的日期。

四、石膏固定后注意事项

(1)石膏固定完成后,要维持体位直至完全干固,以防折断。应避免肢体屈伸或挤压变扁。为加速石膏的干固,可用电吹风或红外线灯泡烘干。

(2)抬高患肢,以利消肿,下肢可用软枕垫高,上肢可用输液架悬挂,肢体肿胀消退后,如石膏固定过松,失去作用时,应及时更换石膏。

(3)患者应卧木板床,并须用软垫垫好石膏,注意保持石膏清洁,勿使污染,变动体位时,应保护石膏,避免折断或骨折错位。

(4)石膏固定后应防止局部皮肤尤其是骨突部位受压,注意患肢血液循环有无障碍,观察患肢远端的温度和知觉,如有肢体受压现象,应及时将石膏进行全层剖开松解,进行检查,并作相应处理。

(5)石膏固定后应定期进行 X 线摄片检查。

(6)石膏固定期间,应指导患者及时进行未固定关节的功能锻炼。

(7)寒冷季节应注意患肢外露部分保暖,炎热季节,对包扎大型石膏的患者,要注意通风,防止中暑。

(胡宗华)

第二章　骨科护理技术

第一节　颈托佩戴

一、目的

(1)固定、制动、保护、保持颈椎的稳定性。

(2)减少颈椎活动对血管、神经组织的摩擦刺激,控制急性期无菌性炎症的发展,促进炎症、水肿的消除和吸收。

二、评估

(一)评估患者

(1)双人核对医嘱。

(2)核对床号、姓名、病历号和腕带(请患者自己说出床号和姓名)。

(3)评估患者病情、意识状态、配合能力、伤口情况、管路情况及床旁是否有保护性床栏。

(4)告知患者配戴颈托的目的和方法,做好解释工作,以取得配合。

(二)评估环境

安静整洁,宽敞明亮。

三、操作前准备

(一)人员准备

仪表整洁,符合要求。洗手,戴口罩。

(二)物品准备

选择合适颈托,并检查患者所需的颈托尺寸。

四、操作程序

(1)携用物推车至患者床旁,核对床号、姓名、病历号和腕带(请患者自己说出床号和姓名)。

(2)A 护士和 B 护士站于患者床旁两侧,嘱患者穿贴身衣服一件。

(3)C 护士站于床前方,固定患者头颈部,将患者平移至一侧床旁。

(4)协助患者轴线翻身至侧卧位。①C 护士站于床前方,固定患者头颈部,A、B、C 护士同时动作,使患者头、颈随躯干平移至一侧床旁。②C 护士保持固定患者头部,沿纵轴向上略加牵引,A 护士将双手分别置于肩部、腰部,B 护士将双手分别置于腰部、臀部,使头、颈、肩、腰、髋保持在同一水平线上,将患者轴线翻转至侧卧位。

(5)为患者佩戴颈托后片(颈托后片的上缘应靠近枕骨,下缘靠近双肩)。

(6)C 护士仍站于床前方,固定头颈部,A 护士和 B 护士协助患者轴向翻身为平卧位。

(7)为患者佩戴颈托前片,颈托前片的上凹槽应托住下颌,颈托前片边缘压住后片。

(8)系好尼龙搭扣。

(9)检查颈托松紧,一指为宜。

(10)协助患者床旁静坐 15 分钟,观察有无不适症状(如头晕等直立性低血压症状),待患者适应后离床站立。

(11)向患者讲解注意事项。

(12)摘除颈托:①协助患者平卧位于床上。②松开颈托尼龙搭扣,取下颈托前片。③协助患者轴向翻身至侧卧位,取下颈托后片。④协助患者轴向翻身至平卧位,整理床单位,盖好被褥。

五、注意事项

(1)佩戴及摘除颈托时应保持卧位,翻身时应轴向翻身。

(2)如患者喉结较大,可在颈托前片喉结处垫一块纱布,防止压伤皮肤。

(3)颈托佩戴应松紧适宜,保证患者无憋气、不适等症状。

(陈　雪)

第二节　胸腰支具使用

一、目的

(1)固定、限制胸腰椎活动。

(2)减轻疼痛、保护胸腰椎。

(3)矫正脊柱侧凸、畸形。

二、评估

1.评估患者

(1)双人核对医嘱。

(2)核对床号、姓名、病历号和腕带(请患者自己说出床号和姓名)。

(3)评估患者病情、意识状态、配合能力、伤口情况、管路情况及床旁是否有保护性床栏。

(4)告知患者配戴胸腰支具的目的和方法,做好解释工作,以取得配合。

2.评估环境

安静整洁,宽敞明亮。

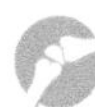

三、操作前准备

(一)人员准备

仪表整洁,符合要求。洗手,戴口罩。

(二)物品准备

选择合适胸腰支具、并检查患者所需的胸腰支具尺寸。

四、操作程序

(1)携用物推车至患者床旁,核对床号、姓名、病历号和腕带(请患者自己说出床号和姓名)。

(2)A 护士和 B 护士站于患者床旁两侧,嘱患者穿贴身衣服一件。

(3)将患者平移至一侧床旁。

(4)协助患者向左侧轴向翻身,使患者取左侧卧位(具体方法见第十三节轴线翻身)。

(5)为患者佩戴支具后片。

(6)协助患者轴向翻身为平卧位。

(7)为患者佩戴支具前片,支具前片边缘压住后片。

(8)系好尼龙搭扣。

(9)检查支具松紧度,一指为宜。

(10)协助患者床旁静坐 15 分钟,观察有无不适症状(如头晕等直立性低血压症状),待患者适应后离床站立。

(11)向患者讲解注意事项。

(12)摘除支具:①协助患者平卧位于床上。②解开支具尼龙搭扣,取下支具前片。③协助患者轴向翻身至侧卧位,取下支具后片。④协助患者轴向翻身至平卧位,整理床单位,盖好被褥。

五、注意事项

(1)佩戴及摘除支具时必须保持卧位。坐位及站立位及其他躯干受力的体位需要佩戴支具,卧床时不需佩戴。

(2)应先佩戴支具后片再佩戴前片,前片边缘压住后片,摘除时应先摘前片,再摘除后片。

(3)注意观察有无皮肤压迫,避免皮肤磨损,应每天清洁皮肤。

(4)支具佩戴应松紧适宜,患者不敢胸闷、憋气为宜。

(陈　雪)

第三节　腰 围 使 用

一、目的

(1)固定、制动腰椎,保持腰椎稳定。

(2)减少腰椎活动对血管、神经组织的摩擦刺激,控制急性期无菌性炎症的发展,促进炎症、水肿的消除和吸收。

二、评估

(一)评估患者

(1)双人核对医嘱。

(2)核对床号、姓名、病历号和腕带(请患者自己说出床号和姓名)。

(3)评估患者病情、意识状态、配合能力、伤口情况、管路情况及床旁是否有保护性床栏。

(4)告知患者配戴腰围的目的和方法,做好解释工作,以取得配合。

(二)评估环境

安静整洁,宽敞明亮。

三、操作前准备

(一)人员准备

仪表整洁,符合要求。洗手,戴口罩。

(二)物品准备

选择合适腰围、并检查患者所需的腰围尺寸。

四、操作程序

(1)携用物推车至患者床旁,核对床号、姓名、病历号和腕带(请患者自己说出床号和姓名)。

(2)A 护士和 B 护士站于患者床旁两侧,嘱患者穿贴身衣服一件。

(3)将患者平移至一侧床旁。

(4)协助患者向左侧轴向翻身,使患者取侧卧位(具体方法见第十三节轴线翻身)。

(5)将腰围左侧向内卷成桶状,放入患者身下,使腰围正中线的位置正对患者脊柱,上缘达肋下缘,下缘至臀裂以下。

(6)协助患者轴向翻身为平卧位。先将腰围内、外固定片粘牢。

(7)检查支具松紧度,一指为宜。

(8)协助患者床旁静坐 15 分钟后离床站立。

(9)向患者讲解注意事项。

(10)摘除支具:①协助患者平卧位于床上。②解开腰围内外两层固定片。③协助患者轴向翻身至侧卧位,取下腰围。④协助患者轴向翻身至平卧位,整理床单位,盖好被褥。

五、注意事项

(1)保证腰围的内外、上下位置正确,腰围上缘位于肋下缘,下缘位于臀裂处。

(2)注意观察有无皮肤压迫,避免皮肤磨损,应每天清洁佩戴处的皮肤。

(3)佩戴腰围期间,不宜负重、不宜弯腰拾物,可蹲下拾物,以直立行坐为主。

(4)腰围佩戴的时间应严格遵循医师的指导。

(陈　雪)

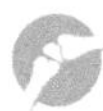

第四节　枕颌吊带牵引

一、目的

固定、制动、解除脊髓压迫及神经根压迫，缓解症状。

二、评估

（一）评估患者

（1）双人核对医嘱。

（2）核对床号、姓名、病历号和腕带（请患者自己说出床号和姓名）。

（3）评估患者病情、年龄、耐受力、意识状态、配合能力及下颌和枕部的皮肤情况。

（4）告知患者枕颌吊带牵引的目的和方法，做好解释工作，以取得配合。

（5）询问患者有无如厕需要，协助患者如厕。

（二）评估环境

安静整洁，宽敞明亮。

三、操作前准备

（一）人员准备

仪表整洁，符合要求。洗手，戴口罩。

（二）物品准备

（1）检查牵引床各部件是否齐全，处于完好备用状态。

（2）选择合适并检查患者所需的枕颌吊带牵引装置及沙袋重量。

（3）以上物品符合要求。

四、操作程序

（1）携用物推车至患者床旁，核对床号、姓名、病历号和腕带（请患者自己说出床号和姓名）。

（2）A 护士和 B 护士分别站于患者床旁两侧，嘱患者穿贴身衣服一件。

（3）协助患者去枕仰卧位，肩下垫一软薄颈枕垫，4～5 cm 厚，抬高床面 30°，保持头高脚低位，颈椎无过屈、过伸和侧屈。

（4）协助医师为患者佩戴枕颌吊带，连接牵引绳及沙袋。

（5）检查牵引装置的稳固、安全和有效性。

（6）告知患者注意事项。

（7）摘除牵引时，应先慢慢取下沙袋，再解除枕颌垫带，告知患者不要立即起身，应静卧 10 分钟后缓慢下床活动。

五、注意事项

（1）检查牵引装置的稳固、安全和有效性。①牵引装置完好，牵引绳无断裂，滑轮活动好。

②枕颌吊带位置居中，牵引装置连接正确、稳固。③牵引力线、鼻尖、颈椎保持在一条直线上。④扩张板水平，牵引绳在滑轮沟槽内。⑤沙袋离开地面30～50 cm。

(2)枕颌吊带不能做大重量、长时间牵引。牵引重量通常为2～3 kg，牵引持续时间应遵守医嘱。

(3)枕颌吊带与皮肤之间垫纱布，注意观察患者枕颌部皮肤情况。

(4)牵引过程中动作应温柔、缓慢，嘱患者不要做扭头动作或随意变换体位，以免引起症状加重。

(5)牵引完毕后应注意询问患者是否出现因佩戴枕颌吊带引起的呼吸、吞咽困难、耳部或下颌压迫感。

（陈　雪）

第五节　无动力助行架使用

一、目的

(1)帮助患者恢复正常行走步态。

(2)协助患者保持身体的平衡。

(3)减少卧床并发症的发生。

二、评估

(一)评估患者

(1)双人核对医嘱。

(2)核对床号、姓名、病历号和腕带(请患者自己说出床号和姓名)。

(3)评估患者病情、年龄、体能、衣着、鞋子、耐受力和配合能力。

(4)告知患者使用助行器的目的和方法，做好解释工作，以取得配合。

(二)评估环境

安静整洁，宽敞明亮、地面干燥、无湿滑、无障碍物。

三、操作前准备

(一)人员准备

仪表整洁，符合要求。洗手，戴口罩。

(二)物品准备

检查助行架的高度、扶手、稳定性，脚底衬垫有无老化磨损。

四、操作程序

核对床号、姓名、病历号和腕带(请患者自己说出床号和姓名)。

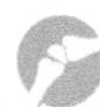

(一)行走

(1)协助患者站立在助行架内中心位置,左右扶手置于患者身体两侧。

(2)患者双手握紧扶手(扶手高度平齐患者股骨大转子的高度,肘关节向内屈 25°～30°),向前移动助行架约一步距离后将助行架保持不动。

(3)双手支撑握住扶手,患肢向前迈出,重心前移,迈腿时助行架保持不动。

(4)健肢向前移动一步,站稳后再将助行架向前移动。

(5)向患者宣教相关内容。

(二)坐下、起身、站立

(1)护士协助患者站在助行架内中心位置,左右扶手置于患者身体两侧。

(2)护士将座椅放置于患者身后正后方一步距离处。

(3)患者双手握紧扶手,双臂伸直,移动健肢向后,使健肢靠近椅子边缘,患肢逐渐向前滑动伸直。

(4)协助患者缓慢将重心逐渐向下向后移动,健肢弯曲,身体坐稳。

五、注意事项

(1)坐下和起身时不要依靠在助行架上,否则容易使助行架翻倒。

(2)以上流程反之则可作为起身站立流程。

(陈　雪)

第六节　拐杖使用

一、目的

(1)保持平衡。

(2)支持保护。

(3)增强肌力。

(4)恢复功能。

(5)预防并发症。

二、评估

(一)评估患者

(1)双人核对医嘱。

(2)核对床号、姓名、病历号和腕带(请患者自己说出床号和姓名)。

(3)评估患者病情、年龄、体能、衣着、鞋子、耐受力和配合能力;手臂、肩部无伤痛,无活动受限。

(4)告知患者使用拐杖的目的和方法,做好解释工作,以取得配合。

(二)评估环境

安静整洁,宽敞明亮,地面干燥、无潮湿、无障碍物。

三、操作前准备

(一)人员准备

仪表整洁,符合要求。洗手,戴口罩。

(二)物品准备

选择合适型号,并检查患者所需拐杖的长度及手柄高度、脚底衬垫有无老化磨损。

四、操作程序

(1)核对患者床号、姓名、病历号和腕带(请患者自己说出床号和姓名)。

(2)拄拐行走:使用拐杖步行前,协助患者靠床边站立,扶拐站立时,挺胸平视,肘内旋 20°~30°,拐杖底部放置于脚尖前 10 cm,再向外侧 10 cm。根据患者的情况,选择正确的步态。

(3)单拐的使用。①将拐置于健侧,将拐杖由健侧向前跨出一步,身体前倾,将身体力量集中于健侧上肢,使前臂有力支撑拐杖,患侧下肢向前移动一步,由拐杖支撑稳定身体,之后健侧下肢向前摆出,使健侧足迈至患侧下肢平行处。②将拐置于健侧,紧实接触并支撑于地面;单拐与患侧下肢同时向前迈出;身体前倾将重心移动至拐杖,支撑稳定身体;健侧下肢向前摆出,使健侧足迈至患侧下肢平行处。

(4)双拐的使用。①双拐行走:将双拐支撑在双脚两侧,保持身体平衡,将双拐迁移一步距离,将患肢移动至双拐间,同时将身体重心前移,摆动健肢移至双拐前方即可。②上楼梯:准备上楼时,协助患者的护士应站在患者的后面,患者移动身体靠近最底层楼梯,两手各持一拐杖,同时支撑,将健肢向前迈上一级楼梯,重心保持支撑在健肢上,再移动双拐和患肢,上到同一层楼梯,不断重复,上楼。③下楼梯:协助患者的护士应站在患者的前面,患者移动身体靠近待下楼梯最高层。两手各持一拐杖,将双拐移至下一层楼梯上,同时患肢跟上,双手支撑稳定后,重心下移,再移动健肢下一层楼梯,不断重复,下楼。

五、注意事项

(1)患者拄拐行走前,应先练习好上臂的肌肉力量,肌力在 5 级以上。

(2)患者在练习扶拐行走的过程中,医务人员应在旁进行保护,密切观察患者的情况,并及时听取患者主诉。

(3)在使用拐杖过程中,主要力量应用在上肢,而非腋窝处。拐杖顶部距腋下要留有 5~10 cm的间隙。太高时会压迫臂丛神经,导致手臂麻痹或麻木;太低时增加腰椎后弯,引起姿势不良、背部疼痛。使用不当时会发生跌倒,臂神经丛受损,甚至影响患肢的复原。

(4)应及早发现患者的不正确站立和行走姿势,以及时予以纠正。

(5)患者需要休息时为患者准备一把椅子。

(6)渐进性增加行走的活动。

(陈　雪)

第七节　防压疮气垫床使用

一、目的

防止压疮。

二、评估

(一)评估患者

(1)双人核对医嘱。

(2)核对床号、姓名、病历号和腕带(请患者自己说出床号和姓名)。

(3)评估患者病情、意识状态、配合能力、自理能力、压疮风险、体重和体型。

(4)告知患者使用气垫床的目的和方法,做好解释工作,以取得配合。

(二)评估环境

安静整洁,宽敞明亮,电源插座位置,注意保护隐私。

三、操作前准备

(一)人员准备

仪表整洁,符合要求。洗手,戴口罩。

(二)物品准备

检查气垫床有无破损、潮湿,连接管路有无打折弯曲。

四、操作程序

(1)核对患者床号、姓名、病历号和腕带(请患者自己说出床号和姓名)。

(2)检查用物:气垫连接管有无破损、是否通畅,连接是否紧密,接口、电源线是否完好。

(3)将气垫带有充气囊面向上,气垫上再铺一床棉褥;在气垫的进气口和气泵的出气口之间用专用导管连接,将气泵的电源插好,打开电源开关。充气完好,可以使用。

(4)快速手消毒剂消毒双手。

(5)返回治疗室,洗手,做好记录,再次核对医嘱。

(6)停止使用气垫时,应首先切断气泵的电源开关,再取下气垫床。气垫床消毒可用75%乙醇擦拭,待晾干后可直接使用。

五、注意事项

(1)气垫的使用应根据患者体重将气泵调至最佳压力,当空床时应及时关闭气泵,避免气垫充气时间过长。

(2)备皮或注射、输液完毕要严格检查所有物品,防止针头或其他利器将气垫划破。

(3)要注意固定好气泵,将气泵置于干燥清洁稳固牢靠的位置,在使用中要防止连接导管打折，以免影响气体流通。

(4)电源开关上的绿色指示灯亮，提示气泵开始工作。当调节器旋转处的白点向左时，气垫充气减少而变软；白点向右时，气垫充气增多而变硬。

(5)将气垫擦洗干净后方置于干燥清洁的地方，注意防潮、防灰尘。

(陈　雪)

第八节　抗血栓压力袜使用

一、目的

有效改善静脉循环，减少腿部静脉逆流和淤血，积极预防和治疗静脉曲张，有助于防止出现深静脉血栓症和肺部栓塞。

二、评估

(一)评估患者

(1)双人核对医嘱。

(2)核对床号、姓名、病历号和腕带(请患者自己说出床号和姓名)。

(3)评估患者皮肤有无皮炎、坏疽，近期是否接受过皮肤移植手术。患肢伤口渗血情况、精神状况和配合程度。评估患肢肿胀程度，是否有深静脉血栓。

(4)告知患者穿戴抗血栓弹力袜的目的和方法，做好解释工作，以取得配合。

(二)评估环境

安静整洁，宽敞明亮，注意保护隐私。

三、操作前准备

(一)人员准备

仪表整洁，符合要求。洗手，戴口罩。

(二)物品准备

选择合适型号、按要求检查抗血栓压力袜完整性及弹性情况。

四、操作程序

(1)核对患者床号、姓名、病历号和腕带(请患者自己说出床号和姓名)。

(2)将手伸进袜子直至脚后跟处。抓住压力袜后跟中间，将袜子由内向外翻出。将其小心套在后脚跟处，确保脚后跟正好位于压力袜后跟处。开始将压力袜平拉过脚踝和小腿。按上述方法将另一侧穿好。

(3)将呼叫器放于患者可触及之处，告知患者如有不适及时通知护士，整理床单位。

(4)快速手消毒剂消毒双手。

(5)返回治疗室，洗手，做好记录，再次核对医嘱。

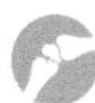

五、注意事项

(1)使用的过程中，如果发现皮肤有红、肿、痛、皮疹，脚趾呈蓝紫色、有麻木感或压力带经常脱落，请移除压力袜，并请主管医师或护士检查压力袜的大小是否合适。

(2)对于腿长型压力袜织法变化的地方应位于膝盖以下 2.5～5 cm 处，要将压力袜平拉至股根部，防滑带应位于股根部，以防袜套滑脱。对于膝长型压力袜，袜跟应位于脚踝以下 2.5～5.0 cm处。

(3)任何情况下请勿反转袜跟，请勿将压力袜任何其他部分覆盖在膝盖上。

(4)不能折叠，否则压力加倍。

(5)对于糖尿病或血管病患者，必须经常进行皮肤检查，出现破溃、皮疹要及时通知医师。

(6)避免扭转或过度拉扯袜子。

(陈 雪)

第九节 气压式血液循环驱动器使用

一、目的

增强静脉血液流动，防止出现深静脉血栓和肺部栓塞。

二、评估

(一)评估患者

(1)双人核对医嘱。

(2)核对床号、姓名、病历号和腕带(请患者自己说出床号和姓名)。

(3)评估患者皮肤有无皮炎、坏疽，近期是否接受过皮肤移植手术；患肢伤口渗血情况、精神状况及配合程度；评估患肢肿胀程度，是否有深静脉血栓。

(4)告知患者进行气压式血液循环驱动器治疗的目的和方法，做好解释工作，以取得配合。

(二)评估环境

安静整洁，宽敞明亮，电源插座位置，注意保护隐私。

三、操作前准备

(一)人员准备

仪表整洁，符合要求。洗手，戴口罩。

(二)物品准备

气压式血液循环驱动器，将压力带充气，连接管有无破损、是否通畅，接口是否完好，连接是否紧密，电源线是否完好。

四、操作程序

(1)核对患者床号、姓名、病历号和腕带(请患者自己说出床号和姓名)。

(2)使用固定床钩,将主机悬挂于患者床尾,抬起一侧下肢,选择与之相匹配的腿套,平铺于床上,再将下肢放于腿套中央。由上至下依次粘好搭扣。连接管置于肢体上方,膝盖部位暴露于腿套之外。按上述方法将另一侧穿好。连接电源,打开开关。

(3)再次核对患者信息。

(4)将呼叫器放于患者可触及之处,告知患者如有不适及时通知护士,整理床单位。

(5)快速手消毒剂消毒双手。

(6)护士返回治疗室,洗手,做好记录,再次核对医嘱。

(7)理疗时间结束后,将气压式血液循环驱动器取下。由上至下依次解开搭扣,抬起下肢,取出腿套。按上述之方法取下另一侧腿套。

(8)携气压式血液循环驱动器返回治疗室,乙醇擦拭后整理腿套、连接管、主机及电源线妥善保存。

五、注意事项

(1)未拔引流管的患者妥善固定引流管,以防脱落。

(2)对于糖尿病或血管病的患者,必须经常进行皮肤检查。

(3)膝盖部位应暴露于腿套之外。

(4)使用过程中,经常检查皮肤有无红肿及任何可以导致组织坏死的早期迹象,必要时终止治疗。

(5)腿套避免与皮肤直接接触,以免引起皮肤不适。

(陈　雪)

第十节　颈腕吊带使用

一、目的

悬吊患肢,减轻肿胀,保护患肢。

二、评估

(一)评估患者

(1)双人核对医嘱。

(2)核对床号、姓名、病历号和腕带(请患者自己说出床号和姓名)。

(3)评估患者教育水平及患者的机体状况,患肢末端血运、渗血、伤口引流情况,颈部情况,患者身高、体型与相应颈腕吊带型号匹配。

(4)告知患者使用颈腕吊带的目的和方法,做好解释工作,以取得配合。

(二)评估环境

安静整洁,宽敞明亮,注意保护隐私。

三、操作前准备

(一)人员准备

仪表整洁,符合要求。洗手,戴口罩。

(二)物品准备

选择合适型号、检查颈腕吊带结构是否完好,各连接处是否稳固。

四、操作程序

(1)核对患者床号、姓名、病历号和腕带(请患者自己说出床号和姓名)。

(2)患者坐位或立位,将颈腕吊带悬挂胸前,协助患者将患肢放置于颈腕吊带托内。

(3)将吊带放在衣领外面,无衣领时,颈部要用棉垫衬托。

(4)根据患者情况调节颈腕吊带的长度,使患肢平心脏。

(5)请患者复述宣教相关内容。

(6)如有不适及时通知护士。

五、注意事项

(1)伤口留置引流的患者要妥善放置引流瓶、袋,勿打折、脱出引流管,将引流瓶、袋低于伤口放置,保证有效引流。

(2)患肢有石膏外固定的患者要密切观察末端血运情况。

(陈 雪)

第十一节 自体血回输装置

一、目的

术后将引流出的血液回输至患者体内,减少术后失血。

二、评估

(一)评估患者

(1)双人核对医嘱。

(2)核对床号、姓名、病历号和腕带(请患者自己说出床号和姓名)。

(3)评估患者生命体征、病情变化、意识状态,伤口引流出血量≥200 mL,自体血回输装置连接时间,检查静脉通路是否通畅。

(4)评估自体血回输器回输的有效时间及负压档次。

(5)告知患者自体血回输的目的和方法,做好解释工作,以取得配合。

(二)评估环境

安净整洁,宽敞明亮。

三、操作前准备

(一)人员准备

仪表整洁,符合要求。洗手,戴口罩。

(二)物品准备

治疗车上层放置输血盘1个,一次性输血器1个,生理盐水250 mL,一次性胶布1个。以上物品符合要求,均在有效期内。治疗车下层放置医疗废物桶、生活垃圾桶、锐器桶。

四、操作程序

(1)携用物推车至患者床旁。

(2)核对患者床号、姓名、病历号和腕带(请患者自己说出床号和姓名)。

(3)生理盐水250 mL静脉输注。

(4)血袋放在低于引流的位置。

(5)将伤口负压引流管接头处的管夹夹闭,负压调节钮调至"0"档。

(6)记录储血罐中的引流量。

(7)按压装置上负压泵开关,使血液流入集血袋。

(8)记录回输血量,监测患者生命体征及病情变化。

(9)将储血袋置于输液架上,连接输血器(先用生理盐水250 mL静脉输注)调整滴速(按静脉输血操作规程进行输入)。

(10)血液回输完毕,打开伤口负压引流管接口处的管夹,将负压调节钮调至规定档次。

(11)再次核对患者信息,快速手消毒剂消毒双手,推车回治疗室,按要求处理用物。

(12)准确记录伤口引流量、回输血量及患者病情变化,生命体征。

五、注意事项

(一)心理护理

患者对自身输血这一新技术不甚了解,可能有怀疑和恐惧心理。护士向患者和家属详细说明自身血回输优点及输异体血的危害,使患者有良好的心理准备,解除恐惧心理。

(二)常规护理

入院时常规测体重,监测生命体征,观察患者精神状态。在术前须做好各项常规检查,以评估患者有无自身输血的禁忌证。

(三)熟悉引流装置的性能

熟练掌握术后引流血回输装置的使用方法,正确连接引流装置各管道,配合医师安全操作。

(四)严格执行无菌操作

术后引流血回输应严格遵守无菌操作规程,检查各管道连接处是否密闭,有无漏气现象,如出现异常情况应及时更换。

(五)严防血液被污染

长时间在体外保存的血液容易被细菌污染,且随着放置时间的延长,其有效成分如纤维蛋白原、血小板和凝血因子大量消耗。必须准确记录每小时引流量,严格掌握引流血回输时间,超过术后6小时的引流血不予回输。

(六)严格掌握适应证和禁忌证

本法适用于术中,术后出血量<1 000 mL 的中小手术。有严重贫血、恶性肿瘤、关节局部感染、全身其他器官或有潜在感染者禁用。

(七)严密观察病情变化

从关节腔内引流出来的血液、腔内细胞组织、骨碎屑、脂肪颗粒、骨水泥等可能随引流液被回输,造成肺栓塞、脂肪栓塞、血栓形成等;在回输过程中要严密观察患者生命体征、引流量、尿液颜色及有无输血反应,并做好详细记录,观察疗效及有无肺功能障碍、败血症、血小板减少等并发症。

(陈 雪)

第十二节 骨科患者制动

一、目的

控制制动部位肿胀和炎症,避免再损伤,促进损伤部位愈合,矫正或预防损伤部位畸形及挛缩。

二、评估

(一)评估患者

(1)双人核对医嘱。

(2)核对床号、姓名、病历号和腕带(请患者自己说出床号和姓名)。

(3)评估患者病情、身体状况、肌肉和关节活动情况,诊断和治疗,评估制动部位及制动原因,自理能力,非制动部位的活动能力,制动部位、损伤部位感觉、运动、循环情况(静脉曲张、慢性皮炎)及皮肤情况等。

(4)告知患者及家属制动的目的和方法,做好解释工作,以取得配合。

(二)评估环境

安静整洁,宽敞明亮,注意保护隐私。

三、操作前准备

(一)人员准备

仪表整洁,符合要求。洗手,戴口罩。

(二)物品准备

选择合适牵引重量,并检查牵引绳是否牢固、牵引架固定及滑轮是否灵活;皮牵引装置外观结构是否完好,各连接处是否稳固。

四、操作程序

(一)核对信息

患者床号、姓名、病历号和腕带(让患者说出自己的床号和姓名)。

(二)头部制动

(1)采用多种方法(头部固定器、支架、沙袋等)或手法(双手或双膝)使患者头部处于固定不动状态。

(2)观察受压处皮肤情况。

(3)头部制动睡眠时,可在颈部两侧放置沙袋。

(4)新生儿可采用凹式枕头制动,2 岁以上患者可使用头部固定器,并可与颈椎和头部固定装置一起使用,不宜与真空夹板一起使用。

(三)石膏固定

(1)石膏固定后注意观察患肢末梢的温度、皮肤颜色及活动情况,评估患肢是否肿胀。

(2)观察伤口有无渗血、渗液和异味,伤口渗血少可用记号笔标记每次观察到出血渗入石膏的印迹,以便动态评估出血程度。大量出血时往往聚积于石膏底部,闻及异味及时通知医师。

(3)四肢石膏固定者,抬高患肢;髋人字石膏用软枕垫起腰凹,悬空臀部。

(4)石膏未干前,不可在石膏上覆盖被毯;保持石膏清洁,避免水、分泌物、排泄物等刺激皮肤。

(5)防止石膏断裂,尽量避免搬动。在石膏未干前搬动患者,须用手掌托住石膏,忌用手指捏压;石膏干固后有脆性,采用滚动法翻身,勿对关节处实施成角应力(石膏固定的关节避免行成角的活动以防止石膏断裂:如石膏固定的膝关节避免主动屈曲活动)。

(6)保持石膏末端暴露的指(趾)及指(趾)甲的清洁,并注意保暖。

(7)石膏内皮肤瘙痒,禁用木棍等硬物插入石膏管型,以免造成皮肤破损。

(8)预防关节僵直和肌肉萎缩,石膏固定时指导患者进行石膏内肌肉收缩运动(肌肉的等长收缩运动),逐渐进行石膏外关节、肌肉运动及下床站立和行走。

(9)石膏取出后,可用温热湿毛巾湿敷于石膏固定部位皮肤,轻轻擦拭,去除皮肤表面坏死上皮组织,勿强行撕脱,可用凡士林涂擦。

(四)夹板固定

(1)选择合适的夹板长度、宽度及固定的方式。

(2)两块夹板置于患肢的内外侧,并跨越上下两关节,夹板下加垫并用绷带或布带固定。

(3)观察患肢血供情况、夹板固定松紧度及疼痛情况等;可抬高患肢,使其略高于心脏平面,减轻患肢肿胀。

(五)牵引

(1)观察肢端皮肤颜色、温度,桡动脉或足背动脉搏动,毛细血管充盈情况,指(趾)活动情况。

(2)下肢牵引抬高床尾,颅骨牵引则抬高床头。

(3)小儿行双腿悬吊牵引时,注意皮牵引是否向牵引方向移动。

(4)邓乐普(Dunlop)牵引治疗肱骨髁上骨折时,牵引时要屈肘 45°,肩部离床。

(5)枕颌带牵引时,颈部两侧放置沙袋制动,避免颈部无意识的摆动,颌下垫小毛巾,经常观察颌下、耳郭及枕后皮肤情况,防止压疮;颈下垫小软枕,减轻不适感。

(6)股骨颈骨折、转子间骨折时摆正骨盆,患肢外展,足部置中立位,可穿丁字鞋,防止外旋。

(7)骨牵引者,每天用 75%乙醇消毒针孔处 1~2 次。

(8)牵引须保持一定的牵引力,持续牵引并保持牵引有效。保持牵引肢体位置(外展中立位)及牵引的连续性,不可随意改变牵引重量、放松牵引绳和挪动牵引架及牵引弓,重锤应悬空不可

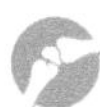

随意上提，保持牵引与反牵引平衡。

(9)下肢牵引时，牵引腿套松紧适度，以免腿套滑脱或压迫局部皮肤造成循环障碍，定时观察足跟部及内、外踝皮肤有无压红，预防压疮。

(10)对于下肢牵引的患者，注意防止压迫腓总神经，根据病情，每天主动或被动做足背伸活动，防止关节僵硬和跟腱挛缩。

五、注意事项

(1)根据不同的制动方法，观察患者局部和全身的情况。

(2)协助患者采取舒适体位，减轻疼痛；每 2～3 小时协助翻身 1 次，观察皮肤受压情况。

(3)观察局部皮肤的完整性，血液循环情况。

(4)向患者及家属说明使用约束物的原因及目的，取得理解与合作。

(5)指导患者进行功能锻炼。

(6)告知患者及家属不可移动牵引装置、不得去除石膏内棉垫和夹板，如有不适及时通知医务人员。

(陈　雪)

第十三节　骨科轴线翻身

一、目的

(1)协助颅骨牵引、脊椎损伤、脊柱手术的患者在床上翻身。

(2)预防脊椎再损伤和关节脱位。

(3)预防压疮，增加患者舒适感。

二、评估

(一)评估患者

(1)双人核对医嘱。

(2)核对床号、姓名、病历号和腕带(请患者自己说出床号和姓名)。

(3)评估患者病情、意识状态、配合能力、管路情况和床旁是否有保护性床栏。

(4)告知患者操作目的和过程，取得患者配合。

(二)评估环境

安静整洁，宽敞明亮。

三、操作前准备

(一)人员准备

仪表整洁，符合要求。洗手、戴口罩。

(二)物品准备

治疗车上层放置软枕 2 个、快速手消毒剂。以上物品符合要求，均在有效期内。

四、操作程序

(1)携用物推车至患者床旁，核对患者床号、姓名、病历号和腕带(请患者自己说出床号和姓名)。

(2)向患者解释操作目的和过程，取得患者配合。

(3)将床移至易操作位置，固定床轮刹车，松开被尾。A 护士固定患者头部，沿纵轴向上略加牵引，B、C 护士移去枕头并置于治疗车上，同时放下床栏。

(4)A 护士固定患者头部，B、C 护士站于患者同侧，掀开被子(注意保护患者隐私)，B 护士将患者双臂置于胸前。

(5)患者有颈椎损伤时，A 护士保持固定患者头部，沿纵轴向上略加牵引，使头、颈随躯干一起缓慢移动；B 护士将双手分别置于肩部、腰部；C 护士将双手分别置于腰部、臀部，使头、颈、肩、腰、髋保持在同一水平线上，将患者平移至 B、C 护士同侧床旁，并翻转至侧卧位，翻身角度不可超过 60°。

(6)观察患者伤口、管路以和身体受压部位情况。

(7)将一软枕放于患者背部支撑身体，为患者头下垫枕，保持头、颈、躯干处于同一水平，另一软枕放于两膝之间并使双膝呈自然弯曲状。

(8)整理床单位，询问患者是否舒适。

(9)拉起保护性床栏，将床移回原位并固定，将呼叫器放于患者枕边。

(10)操作后用快速手消毒剂消毒双手，推车回治疗室，按要求整理用物。

(11)洗手，并记录翻身时间。

五、注意事项

(1)翻转患者时，应注意保持脊椎平直，以维持脊柱的正确生理弯度，避免由于躯干扭曲，加重脊柱骨折、脊髓损伤和关节脱位。翻身角度不可超过 60°，避免由于脊柱负重增大引起关节突骨折。

(2)患者有颈椎损伤时，勿扭曲或者旋转患者头部，以免加重神经损伤引起呼吸肌麻痹而死亡。

(3)翻身时注意为患者保暖并防止坠床。

(4)准确记录翻身时间。

(5)患者无颈椎损伤时，可由两位操作者完成轴线翻身。

(6)颈椎损伤高危时期(伤后或手术后 1 周内)，可酌情减少翻身次数，避免过勤翻动，或根据病情暂不翻身。

(7)翻身前进行评估

翻身前要评估患者痰液的多少、黏稠度，先行化痰吸痰，然后再翻身。

(8)病情变化急救：①翻身过程中，一旦出现呼吸困难加重，面色苍白或发绀加重，要立即停止翻身，取平卧位。②根据病情给予吸氧，必要时吸痰，清除鼻内分泌物，舌后坠者上口咽通气道，保持呼吸道通畅，患者大多可恢复。③一旦出现意识丧失、呼吸、心脏骤停，应立即通知医师，行人工心肺复苏术，抢救生命。

(陈　雪)

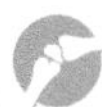

第十四节 膝关节穿刺

操作者需经骨科培训及考核合格后方可在医师的督导下独立执行此注射操作。

一、目的

对不明原因的膝关节肿胀积液进行穿刺检查及关节腔注射药物进行治疗。

二、评估

(一)评估患者

(1)双人核对医嘱处方,核对患者姓名、年龄、病历号/就诊卡号,药物名称、剂量(含浓度、药量)、给药途径、时间、方法。遵医嘱注射。

(2)评估患者意识状态、自理能力和合作程度。

(3)核对患者姓名、年龄、病历号/就诊卡号,请患者说出姓名、年龄并与“注射证明单”患者信息进行核对。

(4)了解患者用药史、过敏史和不良反应史。

(5)询问患者是否了解所需注射药品内容、剂量、用法、时间等内容,并与“注射证明单”进行核对;告知操作目的、方法、注意事项和配合要点;对关节腔注射可能会引起注射部位出血的情况给予告知。

(6)查看注射部位皮肤情况(皮肤颜色、有无皮疹、感染及皮肤瘢痕)。有出血倾向者禁止注射。

(二)评估环境

安静整洁,宽敞明亮。

三、用物准备

(一)人员准备

仪表整洁,符合要求。按六步洗手法洗手,戴口罩。

(二)物品准备

操作台上放置注射盘(安尔碘、无菌棉签等)、5 mL 注射器、20 mL 注射器、注射药品。以上物品符合要求,均在有效期内。

(1)双人核对药物标签、药名、浓度、剂量、有效期、给药途径。

(2)检查:药品瓶口有无松动,瓶身有无破裂,药液有无浑浊、变质。

(3)检查无菌注射器、安尔碘、无菌棉签等,包装无破损,在有效期内。

(三)治疗车准备

治疗车上层放置注射盘(安尔碘、无菌棉签等)、快速手消毒剂。下层放置生活垃圾桶、医疗废物桶、锐器桶。

四、操作程序

(1)与患者核对患者信息、处方内容等。

(2)协助患者采取适当体位(卧位/半卧位)。

(3)选择适当穿刺点:髌骨上缘的水平线与髌骨外侧垂直线的交点为穿刺点,紧贴髌骨后方进针。

(4)常规消毒后,操作者一手固定穿刺部位皮肤,另一手持针穿刺,进入关节腔内即可抽取关节积液或注射药物。

(5)拔穿刺针,覆盖无菌敷料,以手指压迫数分钟,胶布固定。

(6)再次核对患者姓名、年龄及处方药品内容。

(7)观察无不良反应并协助患者起身后方可离开。

(8)按医疗废物分类处理原则处理用物。

(9)按六步洗手法洗手或快速手消毒剂消毒双手,根据需要整理书写注射记录。

五、注意事项

(1)遵医嘱及药品说明书使用药品。

(2)选择两种药物同时注射时,应注意配伍禁忌。

(3)注射前、中、后仔细核对,做好三查八对,并询问有无药物过敏史。

(4)严格无菌操作,以免引起关节腔感染。

(5)穿刺时边抽边进针。

(6)当刺入血管抽出新鲜血时,应退出少许,改变方向再进针。

(7)遵医嘱对抽出的关节液必要时送检。

(8)关节腔内有明显积液者根据医嘱穿刺后应做加压包扎,适当固定。

(陈　雪)

第三章 上肢损伤

第一节 锁骨骨折

锁骨骨折是临床常见的骨折之一，占全身骨折的6%左右，各种年龄均可发生，但青壮年及儿童多见。发病部位以中1/3处最多见。

一、病因、病机

（一）间接暴力

间接暴力是引起锁骨骨折最常见的暴力，如跌倒时，手掌、肘部或肩部触地，传导暴力冲击锁骨发生骨折，多为横断形或斜形骨折。骨折内侧因胸锁乳突肌的牵拉作用向后上移位，外侧因上肢的重力作用和胸大肌的牵拉作用向前下方移位（图3-1）。

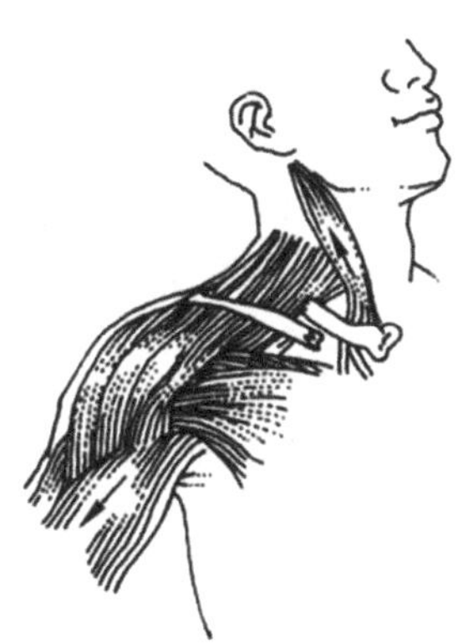

图3-1 锁骨骨折移位

（二）直接暴力

暴力从前方或上方作用于锁骨，可发生锁骨的横断或粉碎性骨折，幼儿多为横断或青枝骨折。骨折移位严重时可伤及锁骨下方的臂丛神经，锁骨下动、静脉。

二、临床表现

锁骨全长均位于皮下，骨折后局部有肿胀和压痛，触诊可摸到移位的骨折端，可闻及骨擦音和触到异常活动，患肩下沉，并向前、内倾斜。患者常用健侧手掌托起患肢肘部，以减轻因上肢的重量牵引所引起的疼痛;同时头部向患侧偏斜,使胸锁乳突肌松弛而减轻疼痛。患肢活动功能障碍。幼儿因不能自述疼痛部位,畸形可不甚明显。但若不愿活动上肢,且于穿衣伸手入袖或上提患肢有啼哭等症状时,应仔细检查是否有锁骨骨折。锁骨骨折刺破皮肤或损伤臂丛神经及锁骨下血管者也较为常见,且多为青枝骨折。

三、诊断与鉴别诊断

锁骨骨折的患者通过外伤史,临床的症状、体征及X线检查诊断并不困难。锁骨外侧1/3骨折需与肩锁关节脱位相鉴别。骨折患者一般疼痛、肿胀更加明显,有骨折的特有症状、骨擦音和异常活动等。X线片可以明确诊断。

四、治疗

(一)儿童青枝骨折及成人无明显移位的骨折

可用三角巾或颈腕吊带悬吊2～3周即可痊愈。

(二)锁骨有移位骨折复位法

骨折端局部血肿内麻醉。患者坐在凳子上,两手叉腰挺胸。首先进行牵引。

(1)一助手立于患者背后,用两手反握两肩前下腋侧,两侧向外后上扳提,同时用一个膝部顶住患者背部胸椎棘突,使骨折远侧端在挺胸的作用及助手两手向后上扳提的作用下,两骨折端被牵引拉开,两骨折端的轴线在一条直线上,多数可自行复位(图3-2)。

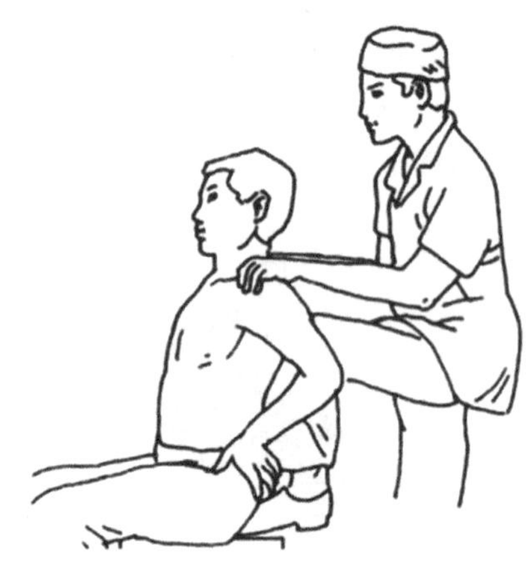

图3-2 锁骨骨折手法复位

(2)上述的牵引方法,向后上扳提的作用力较大,而向外的牵引力则较弱,常因远侧骨折端向外的牵引力不够,影响手法复位。因此,另一助手一手推顶伤侧胸壁,另一手向外牵拉伤肢上臂,协助第一助手缓缓将远侧骨折牵开,再行手法复位。

(3)手法复位,在助手牵引的情况下,术者立于患者面前,用两拇指及示指摸清并捏住两骨折端向前牵拉,即可使骨折复位。或用两拇指摸清两骨折端,并以一拇指及示指捏住近侧骨折端向前下侧牵拉,同时另一手拇指及示指捏住远侧骨折端向后上方推顶,也可使骨折端复位(图3-3)。

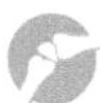

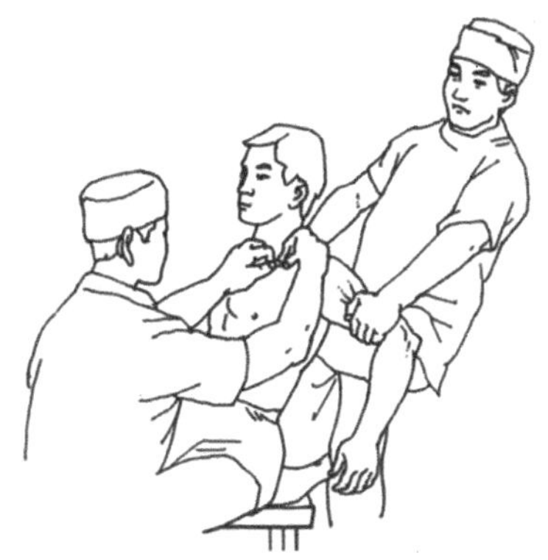

图 3-3　锁骨骨折手法复位

手法复位后，将向外的牵引力稍放松一些，使对位的两骨折端互相嵌紧，然后进行外固定。

(三)外固定方法

1."8"字形绷带固定

将棉垫或纸压垫放置于两骨折端的两侧，并用胶布固定；两侧腋窝放置棉垫，用绷带行"8"字形缠绕固定，绷带经患侧肩部腋下，绕过肩前上方，横过背部至对侧腋下，再绕过对侧肩前上方，经背部至患侧腋下，包绕 8～12 层，缠绕绷带时应使绷带的两侧腋部松紧合适，以免引起血管或神经受压(图 3-4)。

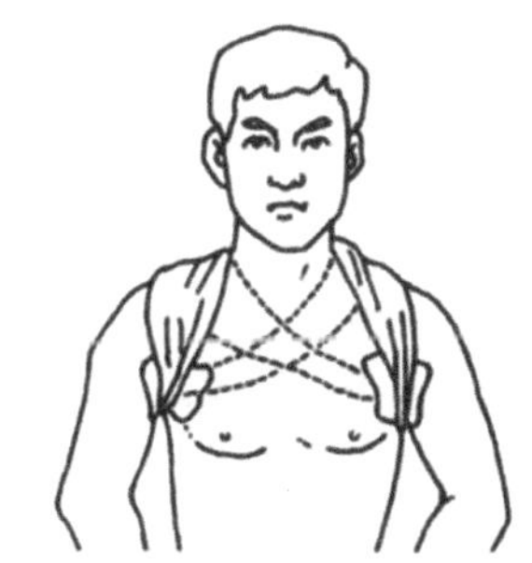

图 3-4　锁骨骨折"8"字绷带固定法

2.双圈固定

用绷带缠绕棉花制作好大小合适的绷带圈两只，于手法复位前套于两侧腋部，待骨折复位后，用棉垫或纸垫将两骨折端上下方垫压合适，并用胶布固定。从患者背侧拉紧此两布圈，在其上下各用一布带扎牢，维持两肩向外、向上后伸；另用一布带将两绷带圈于胸前侧扎牢，以免双圈滑脱(图 3-5)。

用以上两种固定方法固定后，如出现手及前臂麻木感或桡动脉搏动摸不清，表示固定过紧，有压迫血管或神经的情况，应立即给予固定适当放松，直至症状完全解除为止。

(四)手术治疗

手法治疗难获满意疗效者或多发性骨折等情况，可行手术治疗。

五、预防与调护

骨折整复固定后，平时应挺胸抬头，睡觉时应平卧位，肩胛骨间稍垫高，保持双肩后仰，有利于骨折复位。固定初期可作腕、肘关节的屈伸活动。中、后期逐渐作肩关节功能练习，尤其是肩关节的外展和内,外旋运动。肩部长时间固定,易出现肩关节功能受限,所以早期功能锻炼十分必要。

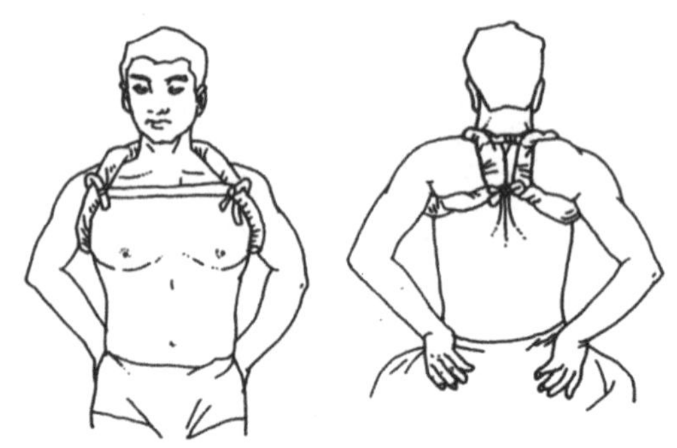

图 3-5　锁骨骨折双圈固定法

(韩圣超)

第二节　肩胛骨骨折

肩胛骨位于两侧胸廓后上方,周围有丰厚的肌肉覆盖,骨折较为少见。肩胛骨对上肢的稳定和功能起着重要的作用,骨折后如不能得到正确治疗,可能会对上肢功能造成严重影响。

一、骨折分类

(一)按部位分类

肩胛骨骨折按解剖部位可分为肩胛体骨折、肩胛冈骨折、肩胛颈骨折、肩胛盂骨折、喙突骨折和肩峰骨折等。肩胛体和肩胛冈骨折最为常见,其次为肩胛颈骨折,然后是肩胛盂骨折、肩峰骨折、喙突骨折,不少骨折属于上述各类的联合骨折。另外,还有肌肉和韧带附着点的撕脱骨折、疲劳或应力骨折。

1.肩胛盂关节内骨折

此类骨折可进一步分为六型。

(1)Ⅰ型盂缘骨折:通常合并肩关节脱位。

(2)Ⅱ型骨折:是经肩胛盂窝的横形或斜形骨折,可有肩胛盂下方的三角形游离骨块。

(3)Ⅲ型骨折:累及肩胛盂的上1/3,骨折线延伸至肩胛骨的中上部并累及喙突,经常合并肩锁关节脱位或骨折。

(4)Ⅳ型骨折:骨折线延伸至肩胛骨内侧。

(5)Ⅴ型骨折:是Ⅱ型和Ⅳ型的联合类型。

(6)Ⅵ型骨折:是肩胛盂的严重粉碎性骨折。

2.喙突骨折

根据骨折线与喙锁韧带的位置关系,可进一步分成两型。

(1)Ⅰ型骨折:位于韧带附着点后方,有不稳定倾向。

(2)Ⅱ型骨折:位于韧带前方,稳定。

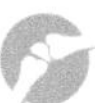

(二)按关节内外分类

根据骨折是否累及肩盂关节面,肩胛骨骨折可分为关节内骨折和关节外骨折。关节外骨折根据稳定性,又可进一步分为稳定的关节外骨折和不稳定的关节外骨折两种。

1.关节内骨折

此类骨折为涉及肩胛盂关节面的骨折,常合并肱骨头脱位或半脱位。肩胛盂骨折中只有10%有明显的骨折移位。

2.稳定的关节外骨折

此类骨折包括肩胛体骨折、肩胛冈骨折和一些肩胛骨骨突部位的骨折。单独的肩胛颈骨折,一般较稳定,也属稳定的关节外骨折。

3.不稳定的关节外骨折

此类骨折主要指合并锁骨中段移位骨折的肩胛颈骨折,即"漂浮肩"损伤,该损伤常由严重暴力引起,此种骨折造成整个肩胛带不稳定。由于上臂的重力作用,它有向尾侧旋转的趋势。常合并同侧肋骨骨折,也可损伤神经血管束,包括臂丛神经。

二、临床表现及诊断

肩胛骨骨折根据外伤史、症状、体征及X线检查,可明确诊断。

(一)病史

1.体部骨折

常为直接暴力引起,受伤局部常有明显肿胀,皮肤常有擦伤或挫伤,压痛也很明显,由于血肿的刺激可引起肩袖肌肉的痉挛,使肩部运动障碍,表现为假性肩袖损伤的体征。但当血肿吸收后,肌肉痉挛消除,肩部主动外展功能即恢复。喙突骨折或肩胛体骨折时,当深吸气时,由于胸小肌和前锯肌带动骨折部位活动可使疼痛加剧。

2.肩胛盂和肩胛颈骨折

多由间接暴力引起,即跌倒时肩部外侧着地,或手掌撑地,暴力经肱骨传导冲击肩胛盂或颈造成骨折。多无明显畸形,易于漏诊。但肩部及腋窝部肿胀、压痛,活动肩关节时疼痛加重,骨折严重移位者可有肩部塌陷,肩峰相对隆起呈方肩畸形,犹如肩关节脱位的外形,但伤肢无外展、内收、弹性固定情况。

3. 肩峰骨折

肩峰突出于肩部,多为自上而下的直接暴力打击,或由肱骨突然强烈的杠杆作用引起,多为横断面或短斜面骨折。肩峰远端骨折,骨折块较小,移位不大;肩峰基底部骨折,远侧骨折块受上肢重量的作用及三角肌的牵拉,向前下方移位,影响肩关节的外展活动。

(二)X线检查

多发损伤患者或怀疑有肩胛骨骨折时,应常规拍摄肩胛骨X线片,常用的有肩胛骨正位、侧位、腋窝位和穿胸位X线片。注意肩胛骨在普通胸部正位片上显示不清,因为肩胛骨与胸廓冠状面相互重叠。此外,还可根据需要加拍一些特殊体位平片,如向头侧倾斜45°的前后位平片可显示喙突骨折。CT检查能帮助辨认和确定关节内骨折的程度和移位,以及肱骨头的移位程度。因为胸部合并损伤的发生率高,胸片应作为基本检查方法的一部分。

(三)合并损伤

诊断骨折的同时,应注意检查肋骨、脊柱及胸部脏器的损伤。肩胛骨周围有肌肉和胸壁保护，所以只有高能量创伤才会引起骨折。由于肩胛骨骨折多由高能量直接外力引起，因此合并损伤发生率高达35%～98%。合并损伤常很严重，甚至危及生命。然而，在初诊时却常常漏诊。最常见的合并损伤是同侧肋骨骨折并发血气胸，其次是锁骨骨折、颅脑闭合性损伤、头面部损伤、臂丛损伤。肩胛骨合并第1肋骨骨折时，因可伤及肺和神经血管，故特别严重。

三、治疗

绝大多数肩胛骨骨折可采用非手术方法治疗，只有少数患者需行手术治疗。由于肩胛骨周围肌肉覆盖多，血液循环丰富，骨折愈合快，骨折不愈合很少见。

（一）肩胛体和肩胛冈骨折

肩胛体和肩胛冈骨折一般采用非手术治疗，可用三角巾或吊带悬吊制动患肢，早期局部辅以冷敷，以减轻出血及肿胀。伤后1周内，争取早日开始肩关节钟摆样功能锻炼，以防止关节粘连。随着骨折愈合，疼痛减轻，应逐步锻炼关节的活动范围和肌肉力量。

（二）肩峰骨折

如肩峰骨折移位不大，或位于肩锁关节以外，用三角巾或吊带悬吊患肢，避免作三角肌的抗阻力功能训练。如骨折块移位明显，或移位到肩峰下间隙，影响肩关节运动功能，则应早期手术切开复位内固定。手术取常规肩部切口，内固定可采用克氏针张力带钢丝，骨块较大时也可选用拉力螺钉内固定。如合并深层肩袖损伤，应同时行相应治疗。

（三）喙突骨折

对不稳定的Ⅰ型骨折应行手术治疗。对单纯喙突骨折可以保守治疗，因为喙突是否解剖复位对骨折愈合及局部功能没有影响。但如合并有肩锁分离、严重的骨折移位、臂丛受压、肩胛上神经麻痹等情况，则需考虑手术复位，松质骨螺钉固定治疗。

（四）肩胛颈骨折

对无移位或轻度移位的肩胛颈骨折，可采用非手术方法治疗。用三角巾制动患肢2～3周，4周后开始肩关节功能锻炼。

肩胛颈骨折在冠状面和横截面成角超过40°或移位超过1 cm时，需要手术治疗。根据骨折片的大小和骨折的类型，内固定物是在单纯的拉力螺钉和支撑接骨板之间选择。使用后入路，单个螺钉可从后方拧入盂下结节。骨折片很大时，应在后方使用1/3管状接骨板支撑固定，使带有关节面的骨片紧贴于肩胛骨近端的外缘。接骨板与直径为3.5 mm的皮质骨拉力螺钉的结合使用，增加了固定的稳定程度。合并同侧锁骨骨折的肩胛颈骨折，即“漂浮肩”损伤，由于肩胛骨很不稳定，移位明显，应采用手术治疗。通常先复位固定锁骨，锁骨骨折复位固定后，肩胛颈骨折常常也可得到大致的复位，如肩胛骨稳定就不需切开内固定肩胛颈骨折；如锁骨复位固定后肩胛颈骨折仍不能有效复位，或仍不稳定，就需进一步手术治疗肩胛颈骨折。

（五）肩胛盂骨折

肩胛盂骨折只占肩胛骨骨折的10%，而其中有明显骨折移位者占肩盂骨折的10%。对大多数轻度移位的骨折可用三角巾或吊带保护，早期开始肩关节活动范围的练习。一般制动6周，去除吊带后，继续进行关节活动范围及逐步开始肌肉力量的锻炼。

1.Ⅰ型盂缘骨折

如骨折块面积占肩盂面积的25%（前方）或33%（后方），或移位＞10 mm将会影响肱骨头的稳定并引起半脱位现象，应考虑手术切开解剖复位和内固定。目的在于重建骨性稳定，以防止

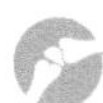

慢性肩关节不稳。以松质骨螺钉或以皮质骨螺钉采用骨块间加压固定(图 3-6)。如肩盂骨块粉碎,则应切除骨碎片,取髂骨植骨固定于缺损处。小片的撕脱骨折,一般是肱骨头脱位时由关节囊、唇撕脱所致。前脱位时发生在盂前缘,后脱位时见于盂后缘。肱骨头复位后,采用三角巾或吊带保护3～4 周。

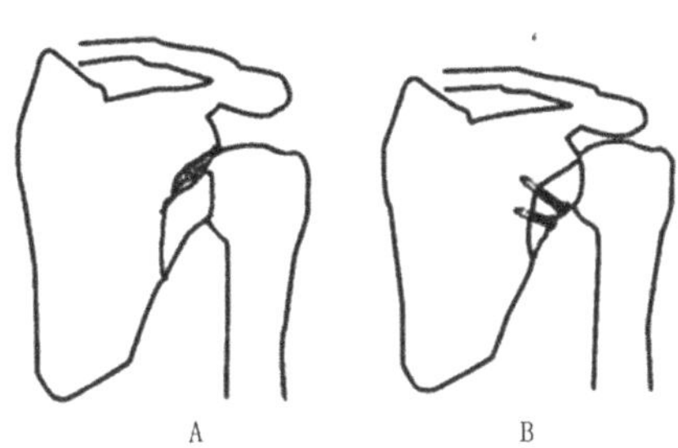

图 3-6 盂缘骨折松质骨螺钉内固定

A.盂缘骨折;B.松质骨螺钉内固定

2.Ⅱ型骨折

如果出现台阶移位 5 mm 时,或骨块向下移位伴有肱骨头向下半脱位,应行手术复位固定。可采用后方入路,复位盂下缘骨折块,以拉力螺钉向肩胛颈上方固定。也可采用易调整外形的重建钢板,置于颈的后方或肩胛体的外缘固定。

3.Ⅲ～Ⅴ型骨折的手术指征

骨折块较大合并肱骨头半脱位,采用肩后方入路,复位盂下缘骨折块,以拉力螺钉向肩胛颈上方固定。也可采用易调整外形的重建钢板,置于肩胛颈的后方或肩胛体的外缘固定;关节面台阶≥5 mm,上方骨块向侧方移位或合并喙突、喙锁韧带、锁骨、肩锁关节、肩峰等所谓肩上部悬吊复合体(SSSC)损伤时,可采用后上方入路复位骨折块,采用拉力螺钉,将上方骨折块固定于肩胛颈下方主骨上。手术目的是防止肩关节的创伤性骨关节炎、慢性肩关节不稳定和骨不愈合。

4.Ⅵ型骨折

较少见,也缺乏大宗病例或对照研究结果指导治疗。由于盂窝严重粉碎,不论骨块移位与否或有无肱骨头半脱位的表现,一般都不行切开复位。可采用三角巾悬吊制动,或用外展支架制动,也可采用尺骨鹰嘴牵引,早期活动锻炼肩关节。如果肩上方悬吊复合体有严重损伤,可行手术复位、固定,如此可间接改善盂窝关节面的解剖关系。

5.肩胛盂骨折关节镜手术

修复骨性 Bankart 骨折,先经标准的后方入路施行诊断性关节镜。通常情况下,关节视野最初会被骨折血肿所阻挡。使用关节镜刨刀清除骨折血肿,最终可观察到骨折块。尽可能低地定位前方入路,使得经该入路到达下方肩胛盂具有最大可能性。然后建立前上外侧入路(ASL),该入路不仅是重要的观察入路,也是重要的操作入路。重要的是在所有 3 个关节内入路中都使用关节镜套管,可在各个入路之间便捷地转换关节镜和器械,以获得理想的视野和操作通道。然后确认所有的伴随病变。在发现 Bankart 骨折之后,便必须将其游离。经前方入路或前上外侧入口放入 15°关节镜下剥离器,将骨折块完全抬起并游离。在骨折块完全游离后,应去除所有的软组织使之新鲜花,以求取得最大的骨性愈合。在取得充分游离后,用抓钳进行暂时性复位。然后用螺丝固定骨折块,随后评估固定的牢固性和复位情况。

(六)上肩部悬吊复合体损伤

上肩部悬吊复合体(SSSC)是在锁骨中段和肩胛体的外侧缘间组成的一个骨和软组织环，由肩盂、喙突、喙锁韧带、锁骨远端、肩锁关节和肩峰组成。SSSC 的单处损伤，不会影响其完整性，骨折移位较小，只需保守治疗；两处损伤则会影响其完整性，可能会引起一处或两处明显移位，对骨折愈合不利，影响其功能。对这种骨折，只要有一处或两处存在不能接受的移位，就应行切开复位内固定。即使只固定一处，也有利于其他部位骨折的间接复位和稳定。

(韩圣超)

第三节　肩袖损伤

一、功能解剖

肩关节外侧有两层肌肉，外侧层为三角肌，内侧层为冈上肌、冈下肌、肩胛下肌及小圆肌。其肌肉和腱性部分在肱骨头的前、上、后方形成袖套样组织，附着于肱骨大结节和解剖颈的边缘，称为肩袖。

肩袖可使肱骨头与肩胛盂紧密接触，使肩关节在运动或静息状态下均能对抗三角肌的收缩，防止肱骨头被拉向肩峰，以三角肌的拮抗作用保持肩关节的稳定。不仅如此，肩袖还以杠杆的轴心作用协助肩关节进行外展和旋转。其中冈上肌能使上臂外展及轻度外旋，冈下肌和小圆肌在肩下垂时能使上臂外旋，肩胛下肌在肩下垂时能使上臂内旋，所以有人将肩袖又称为“旋转袖”。

冈上肌、肩胛下肌的肌腱伸出在喙肩弓的下方，当肩关节在内收、外展、上举、前屈及后伸等大范围运动时(如吊环、蛙泳、体操等)，冈上肌与肩胛下肌在喙肩弓下被反复夹挤、频繁碰撞而造成损伤。在解剖上，冈上肌、冈下肌腱止点末端 1.5 cm 长度内是无血管的“危险区”，有人认为这是肌腱近侧滋养血管与来自骨膜的微细血管的吻合交接处，此处血供应减弱，是肌腱退行变性和撕裂的好发部位。

二、发病原因

肩袖损伤的发病原因学说较多，主要有以下各点。

(一)撞击学说

肩撞击综合征首先由 Neer(1972)提出，他在解剖 100 例肩关节中发现 11 例的肩盂边缘有骨刺出现和肩峰前突下骨赘增生，这是肩袖与肱骨头多次反复撞击的结果。冈上肌腱从喙肩弓下方穿出向外下方附着于肱骨大结节，肩关节前屈时很容易被肩峰前突所撞击(图 3-7)。

(二)退变学说

肩袖疾病的病因是多方面的，肩袖肌腱维持肱骨头的稳定，其力臂较短，又在肱骨的顶端即突出部分，容易发生肌腱退行变。其病理表现往往是细胞变性坏死，钙盐沉积，纤维蛋白玻璃样变性，肌纤维部分断裂，肩袖止点出现潮线复制及不规则。退变后的肌腱在运动中稍加用力即行断裂，一般在 40 岁以上者易发生。

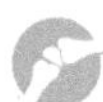

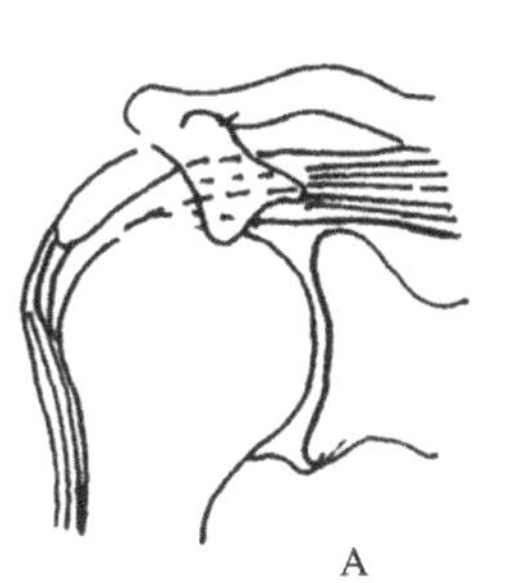
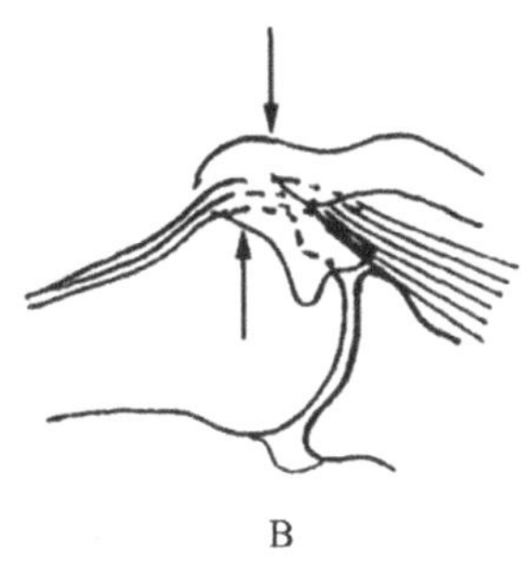

A　　B

图 3-7　肩袖撞击损伤示意

A.肩自然下垂；B.肩外展撞击

(三)创伤学说

由于创伤导致肌腱损伤已不容置疑。例如，肩关节脱位无其他合并伤，复位后肩关节仍不能外展，其根源很可能就是肩袖损伤。肱骨头大结节撕脱骨折大多伴有不同程度的肩袖损伤。运动损伤在肩袖损伤中占有一定的比例。暴力作用于肩袖造成急性损伤的方式较多，主要有以下几种。

(1)肩部被直接撞伤，造成冈上肌腱损伤。

(2)上臂突然过度内收，冈上肌被极度牵拉而撕裂。

(3)上臂接受纵轴牵拉暴力而使肩袖损伤。

(4)暴力从腋下向上冲击，冈上肌受到顶撞对冲而损伤。

三、损伤机制

体操运动员在单杠、吊环、高低杠上运动时进行“转肩”“压十字”动作，标枪投掷运动员上臂上举做反弓爆发力时，因反复外展、急剧转肩，肩袖受到摩擦、劳损、牵拉，造成肌腱纤维反复磨损变性，呈慢性炎症样改变，同时可发生肩峰下滑囊炎症改变和退行性改变。这种情况也可见于游泳时的肩部旋转、举重时的抓举、篮球的转手及排球的扣球动作等。追问病史大多有一次损伤史可以追溯，但也有部分运动员何时损伤难以清晰回忆。

肩袖损伤的病理牵涉到肌腱、关节软骨、滑囊及肩峰。在正常情况下，冈上肌、冈下肌对抗三角肌的收缩力，拉紧肱骨头使其在一定的范围内活动。一旦冈上肌、冈下肌损伤(急性或慢性)，三角肌丧失拮抗力量，收缩时肩峰下组织与肩峰撞击，关节盂和肱骨头因机械力量受到破坏，出现关节退行变。肩袖肌腱损伤后发生玻璃样变性或断裂，断端之间充斥瘢痕并发生挛缩。肩袖损伤时因局部渗血、出血及积液，加上机械性压迫和劳损，终于产生肩峰下滑囊炎。滑囊壁玻璃样变性，滑膜浅层出现纤维素，导致组织增生和粘连。由于反复劳损和机械力的重复叩击，肩峰骨膜增厚，刺激成骨细胞产生骨唇，造成肩关节活动受限或疼痛(图 3-8)。

四、症状及诊断

(一)慢性损伤

此型较为多见。肩痛不明显，当上臂外展至某一特定部位时突然疼痛而停止活动。平时能全程参加训练，但成绩进步不快，有肩部不舒适的感觉。

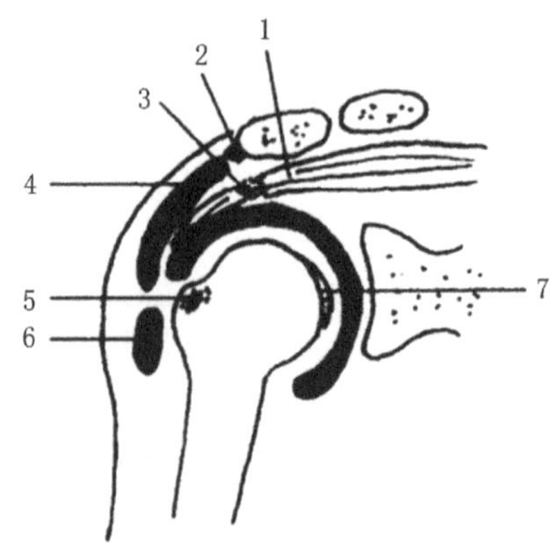

图 3-8　肩袖损伤病理变化

1.肩袖钙化；2.肩峰骨赘；3.肩袖断裂（冈上肌）；4.肩峰下滑囊炎；
5.肱骨大结节骨质硬化；6.三角肌下滑囊炎；7.肱骨头软骨退变

（二）亚急性损伤

此型最多见。系反复慢性挫伤积累而形成。检查肩外展试验：伤者伸肘旋后位，做肩部外展运动至80°～110°时出现肩部疼痛，外展动作突然中止或卡住，这可能是肩袖与喙肩韧带或肩峰摩擦挤压造成。一些病例训练前做好准备活动后外展时无疼痛。多数病例按压肩外侧肱骨大结节部位有压痛，肩关节外展和上臂抗阻内外旋有疼痛。如已迁延时日，未经正规治疗可出现三角肌萎缩现象。

（三）急性损伤

此型少见。大多为一次急性损伤所致。肩部疼痛、活动受限均较显著。检查臂下落试验：将患肩被动外展90°位去除扶持，患肢不能维持外展，伤臂迅速下落，说明肩袖明显损伤。

五、治疗

（一）非手术治疗

（1）由急性炎症或急性损伤所形成的肩部剧烈疼痛，应暂停训练。可将上臂外展30°位支架外固定，卧床休息3天后可适当活动。

（2）慢性或亚急性损伤，可用1%普鲁卡因溶液10～20 mL加入泼尼松龙1 mL局部封闭，疗效非常理想。

（3）物理治疗：人工太阳灯、紫外线（4～5生物剂量）及直流电碘离子透入对肩袖损伤的康复有明显的辅助作用。

（4）运动训练适当改变，慢性挫伤可继续一般训练，对于引起疼痛的外展动作可适当减少或避免，要加强三角肌力量训练。

（二）手术治疗

肩袖肌腱断裂如面积较大，断端分离较多，残端缺血或经非手术治疗4～6周后症状未见改善，可选择手术治疗。术中可将断端褥式缝合，如不能对合，取阔筋膜修补缝合。也可在肱骨大结节上钻孔缝合肩袖，术后以外展支架将患肢固定于外展、前屈及外旋位，6周后拆除外固定积极进行功能锻炼活动。

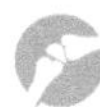

六、预防

(1)在进行大范围转肩运动训练前应循序渐进并加强肩关节各组肌肉力量训练,如三角肌肌力加强训练等。

(2)每次训练前应严格认真做好准备活动,以适应运动,减少损伤。

(韩圣超)

第四节 复发性肩关节脱位

一、病因

复发性脱位的发生主要取决于初次脱位时的损伤程度。初次脱位的创伤程度、发生年龄、是否顺利复位、复位后的固定等因素均与日后的复发相关;一般来讲,初次脱位的创伤越大、年龄越小、复位困难、复位后的固定不足均易导致复发性脱位的发生。肩关节脱位复发的病理方面有以下几种原因。

(1)盂唇从关节盂腔的前缘上剥离,肩盂前方或前下方的盂唇一旦剥离,非手术治疗下愈合困难,易导致盂肱关节前方不稳。

(2)肩关节囊过度松弛,盂肱中韧带松弛或断裂,肩关节囊的前壁松弛及膨胀不易修复。随脱位次数增加,其松弛程度加重。

(3)肩关节前脱位时,肱骨头撞向关节盂缘,可导致肱骨头的后外侧面因撞击导致骨缺损。该部位的凹陷性骨缺损,使肱骨头外旋到达一定角度,加上后伸动作即可促使肱骨头的缺损部位自肩盂的边缘向前滑出,导致再次脱位。

二、分型

肩关节脱位可依据以下几方面来进行分型和决定治疗,即不稳的方向、程度和病程,引起不稳的原发创伤,患者的年龄、心理状态及伴随疾病情况。

(一)肩关节脱位的分型

1.按方向分型

分为前脱位、后脱位及上、下脱位。约97%的复发性脱位为前脱位,约3%为后脱位,上、下脱位极为罕见。

2.按程度分型

分为半脱位或全脱位。

3.按病程分型

分为急性、亚急性、慢性或复发性。如果肱骨头脱位超过6周,被称为慢性脱位。

4.按与脱位有关的创伤分型

分为创伤性脱位,即由一次单独的创伤即可造成的脱位;微创伤性脱位(获得性的),即肢体运动时反复的创伤造成了关节囊盂唇复合体的塑性变形。

5.随意性脱位

随意性脱位即一些患有后方不稳定的患者能通过选择性地收缩肌肉，使其肩关节随意地脱位。对这些患者应以心理治疗为主。另外，对患有原发性神经肌肉疾病或综合征而伴发的复发性脱位，应首先进行药物治疗。

（二）患者的年龄

患者的年龄对于预后极为重要。依年龄常分为 20 岁以下、20～40 岁和 40 岁以上。

三、诊断

复发性肩关节脱位，有经常脱位的病史，当上臂外展、外旋和后伸时，即可发生脱位。但肩关节复发性半脱位的患者，症状不典型，有的患者诉说有肩关节滑进与滑出的感觉，有的无任何不适，常被漏诊。检查时应双侧对比，进行双肩关节的全面检查。观察肩部是否有萎缩，有无压痛，压痛部位和程度。检查双肩的主动与被动活动范围，评价三角肌、肩袖与肩胛骨稳定肌肉的肌力。此外，还有一些特殊检查可帮助判断肩关节的稳定性。

（一）肱骨头推移试验

上臂 0°外展位，检查者一手固定肩胛骨，另一只手握住肱骨头施加压力，观察肱骨头在关节盂中前后移位的程度。

（二）陷窝试验

分别在上臂 0°和 45°外展位，牵拉患侧上肢远端，观察肱骨头与肩峰间的陷窝，测量肱骨头与肩峰间距离，并分为三级，＜1 cm 为 1＋，1～2 cm 为 2＋，＞2 cm 为 3＋，0°外展位时，半脱位更多地提示旋转间隙的松弛；而 45°外展位时，半脱位则提示下盂肱韧带复合体的松弛。

（三）负荷和位移实验

患者仰卧位，在肩胛骨平面，将肢体在各个角度外展、外旋。检查患者的右肩时，检查者的左手握住肱骨近端，右手轻握住肘部。用左手在肱骨近端向前方施压，观测移位程度及脱位点。移位程度被分为0～3 级。1 级，移位超过对侧正常肢体；2 级，肱骨头滑至关节盂缘的上方，但可自行复位；3 级，脱位。检查左肩时相反。

（四）前方恐惧试验

将肩关节外展 90°，屈肘 90°，肩部在向前的压力下，轻度外旋上肢。此时患肩关节前侧不稳定的患者一般可产生一种恐惧感。

（五）复位试验

用于检查击球运动员的不稳定，患者仰卧位，肩关节外展 90°并外旋，检查者在肱骨的后部向前方施压，如果患者出现疼痛或脱位的恐惧感，对肱骨施以向后的压力，使肱骨头复位于关节内，疼痛或恐惧感消失，解除向后的压力，疼痛或恐惧感又出现，提示前不稳定。

（六）其他

存在后方不稳定时，要判断患者是否能将肩关节随意脱位。如果患者有掌指关节过伸超过 90°、肘膝关节过伸、双肩关节松弛、拇指能被动触及前臂等表现提示存在韧带普遍松弛。

通过病史及体格检查一般能诊断肩关节不稳，常规 X 线检查可进一步支持诊断。X 线检查包括肩关节的前后位与腋窝侧位平片。如仍不能得出结论，必要时可行 MRI 扫描或 CT 关节造影。

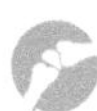

四、治疗

(一)复发性肩关节前脱位的治疗

虽然已有 100 多种手术及更多的改良方法来治疗创伤性复发性肩关节前方不稳定，但却没有一种最好的方法。要获取满意效果需依据不同的病理特点选择手术方法。复发性肩关节前脱位的手术方法可分为下列几类：①修复关节囊前壁，加强肩关节前方稳定性的手术，常用的有 Bankart 手术和Putti-Platt手术。②肌肉止点移位，加强肩关节前壁的手术，常用的有Magnuson 手术。③骨移植术：使用移植骨块修复肩盂的缺损，同时肌肉韧带的"悬吊作用"可有效地防止脱位复发，常用的是 Latarjet 术和 Bristow 术。

1.Bankart 手术

盂唇与关节囊在关节盂缘分离或关节囊较薄时，有行 Bankart 手术的指征。该手术的优点是可矫正盂唇缺损并将关节囊重叠加固；主要缺点是手术操作较困难。

(1)患者体位：患者取仰卧位，患肩垫高，头端摇高 20°，整个肩部消毒并铺单。

(2)切口及显露：从喙突部至腋皱襞作一直切口，于胸大肌、三角肌间沟进入，将头静脉及三角肌牵向外侧，显露喙突及附着其上的肱二头肌短头、喙肱肌与胸小肌联合腱，向内侧牵开联合腱。如果显露困难，可行喙突截骨，先自喙突的尖部沿其纵轴钻一骨孔，以利于喙突重新固定。

(3)手术方法：骨刀截断喙突，将喙突尖与附着的联合腱一起向内下方牵开，注意勿损伤肌皮神经。外旋肩关节，显露整个肩胛下肌肌腱，如发现有裂口，在肱骨头上方修补该裂口，如果打算把肩胛下肌肌腱从关节囊上游离下来，则应在切断肩胛下肌肌腱后，切开关节囊前修补该裂口。如果打算水平切开肩胛下肌及其肌腱，则应在切开肩胛下肌前修补该裂口。切开肩胛下肌的方法有：①二头肌间沟的外侧约 1 cm 处，锐性垂直分离肩胛下肌腱。②仅切开肩胛下肌肌腱的上 3/4，下 1/4 保留于原位以保护腋神经及其下方的血管。③沿肩胛下肌肌纤维方向分开。外旋肩关节打开关节囊，如关节囊松弛或多余，那么在关节囊修补过程中，应收紧松弛部分。外旋肩关节，垂直切开关节囊，如发现有 Bankart 损伤，则通过盂缘的 3 个骨孔将关节囊重新固定于关节盂缘，打孔前，用刮匙刮净肩胛颈边缘及前关节盂缘。促进关节囊附着并与骨组织愈合。骨孔距关节盂缘 4～5 mm。然后将关节囊的外侧部与关节盂缝合。检查肩关节的活动，外旋应能达到 30°。缝合前关节囊的所有剩余开口，将肩胛下肌肌腱缝回原位，如截断喙突，则要用 1 枚螺纹钉重新固定。

(4)术后处理：吊带固定肩关节，以防止外旋。第 3 天解除吊带，进行肩关节摆动锻炼。3 周后，开始肌肉等长收缩锻炼。3 个月后，进行抗阻力锻炼。6 个月时应恢复肩关节的全部功能。

2.Putti-Platt 手术

该方法的优点是不论肱骨头外上方是否缺损，不论盂唇是否脱落，均可防止肱骨头再脱位；缺点是术后肩关节外旋受限。

(1)手术方法：大部分与 Bankart 手术相似，主要不同在于重叠缝合关节囊和肩胛下肌肌瓣。用褥式缝合法将关节囊的外侧瓣缝在肩胛骨颈部软组织上，内旋上臂，并下压上臂近端，然后收紧结扎缝线。将关节囊的内侧瓣重叠缝于外侧瓣的浅层，然后将肩胛下肌向外侧移位，缝于肱骨头大结节处的肩袖肌腱上或肱二头肌沟处。缝合后肩胛下肌的张力应以肩关节仅能外旋 35°～45°为宜。这样就形成一个抵御再脱位的结实的屏障。但当前关节囊组织结构较差或如果后肱骨头缺损较大需行手术以限制外旋时，这种重叠手术的作用极小。

(2)术后处理:同 Bankart 手术。

3.Magnuson-Stack 手术

由 Magnuson 与 Stack 设计,该方法将肩胛下肌的止点由小结节移至大结节,由于这种手术的成功率较高,且简单可行,因而目前非常流行。其缺点是不能矫正盂唇及关节囊的缺损,且术后外旋受限。外旋恢复正常的患者会出现复发。

(1)手术方法:手术入路同 Bankart 手术,显露肩胛下肌后,外旋上臂,沿肩胛下肌的上、下缘做一切口,游离肩胛下肌至小结节的附着部。在肱骨小结节处将肩胛下肌凿开,附着一薄骨片,但不要损伤肱二头肌腱沟,将肩胛下肌向内侧掀起,显露肩关节囊。内旋上臂,显露肱骨大结节,在大结节部位选择新的附着点,其标准是以能限制肩关节 50%的外旋。选定新附着点后,在新的附着点骨皮质上凿楔形骨槽,骨槽外侧壁钻 3~4 个小孔,将肩胛下肌腱连同附着的骨片用粗丝线缝在骨槽内。将肩胛下肌上、下缘与邻近组织间断缝合,逐层缝合关闭切口。

(2)术后处理:同 Bankart 手术。

4.Bristow 手术

手术指征为关节盂缘骨折、慢性破损或前关节囊肌肉等支持组织结构不良。喙突转位的位置是否正确是手术成败的关键。喙突转位后必须贴近关节盂前缘,而不是超越。手术的关键在于:①喙突转位点在关节盂中线以下,距关节盂内侧缘 5 mm 以内。②固定螺钉应不穿透关节面,并过关节盂后方皮质骨。③喙突与肩胛骨之间产生骨性融合。

该手术的主要缺点是:①术后产生内旋挛缩。②不能矫正盂唇或关节囊的病理状况。③可能损伤肌皮神经。④肩胛下肌相对短缩,降低了内旋力量。⑤破坏了肩关节原有的解剖结构,损伤喙肩弓。

(1)手术方法:取肩关节前切口,于胸大肌、三角肌间沟进入,显露喙突及其上附着的联合腱。切断喙突,将喙突尖及与其附着的腹股沟镰与喙肩韧带移向远端,注意保护肌皮神经。然后,找到肩胛下肌的上下界限,顺其肌纤维方向,约在该肌的中下 1/3,由外向内劈开肩胛下肌,显露前关节囊。同法劈开前关节囊。探查关节内的病理变化。如果关节囊及盂唇从关节盂前缘剥离,用缝线将其缝合于新的骨床上。骨膜下剥离,显露肩胛颈前部。转位点位于关节盂中线以下,距关节盂内侧缘5 mm。在这一位置,钻一个直径 3.2 mm 的骨孔,穿过肩胛颈的后部皮质,测深,在喙突尖钻一个同样直径的孔。去除肩胛颈的所有软组织并使其表面粗糙。间断缝合关节囊,将转位的喙突尖及其附着的肌肉穿过肩胛下肌的水平裂隙固定于肩胛颈,用 1 枚适当长度的松质骨螺钉将喙突尖固定于肩胛颈。检查肌皮神经不被牵拉,间断缝合肩胛下肌纵裂,逐层缝合切口。

(2)术后处理:肩关节制动 1 周,然后悬吊制动 3~4 周,并进行肩关节摆动锻炼。6 周后,不负重增加活动范围。3~4 个月时进行非接触性运动。6 个月后进行接触性运动。定期摄片,以观察转位的喙突或螺纹钉位置的变化。螺钉松动,应及时去除。可能仅有50%~70%的患者产生骨愈合,其余患者可产生牢固的纤维连接。

5.关节镜下 Latarjet 术

最近数年,在成功切开 Latarjet 手术及关节镜技术和器械改进的基础上,国际上开始尝试将高难度的切开 Latarjet 手术在关节镜下完成,既保留了切开手术稳定性好的优点,又采用了微创技术。关节镜 Latarjet 拥有许多优势,包括在肩胛盂前颈部提供了清楚的视野,可以准确地放置骨块和螺钉;可同时治疗伴随病理损伤;降低了肩关节术后粘连和僵硬的风险等。2010 年,

Lafosse 报道全关节镜下 Latarjet 手术是一个可行但高难度的技术，需要很长的学习曲线及一定程度的专业知识和技能。Latarjet 手术区附近有臂丛神经和腋血管，是一个有潜在危险的手术，需要对肩胛下肌、喙突和臂丛神经解剖的完全掌握。这一技术的开展使肩关节复发性前脱位的治疗全面微创化。

(二)复发性肩关节后脱位的治疗

1.保守治疗

肩关节后方不稳定的初期应采用非手术治疗。治疗包括以下内容。

(1)教育指导患者避免特殊的、可引起后方半脱位的随意动作。

(2)进行外旋肌与三角肌后部的肌力锻炼，锻炼恢复肩关节正常的活动范围。经过至少4～6 个月恰当的康复治疗后仍不能好转，并且疼痛与不稳定影响日常生活和工作，在排除了习惯性脱位且患者的情绪稳定后，则应手术治疗。

2.手术治疗

多年来已有多种类型的手术用于矫正肩关节后方不稳定，包括后关节囊肌腱紧缩术、关节囊后壁修复术，如反 Bankart 与反 Putti-Platt 手术，肌肉转位术，骨阻挡术及关节盂截骨术。

(1)后关节囊肌腱紧缩术：后关节囊肌腱紧缩术基本上是一种改良的反 Putti-Platt 手术，由 Hawkins 和 Janda 提出。可用于肩关节反复遭受向后的创伤或有一定程度内旋丧失的运动员或体力劳动者。

手术方法：患者取侧卧位，患肢消毒铺单，应使其可被自由搬动。从肩峰后外侧角的内侧 2 cm处开始做纵向切口，延伸至腋后部。顺肌纤维方向钝性剥离分开下方的三角肌，显露冈下肌与小圆肌。将上肢置于旋转中立位，平行关节线，垂直切开冈下肌肌腱与关节囊，注意保护小圆肌或腋神经。切开关节囊后，缝定位线，将肱骨头半脱位，检查关节，外旋上肢，将关节囊外侧缘缝合于正常的后关节盂盂唇上。如果盂唇已被剥离，在关节盂上钻孔固定关节囊的边缘。将关节囊内侧部与冈下肌向外侧缝合于关节囊外侧缘的表面。上肢应能内旋约 20°。缝合三角肌筋膜，常规缝合切口。

术后处理：上肢用支具或肩“人”字石膏制动于外展 20°并外旋 20°位。非创伤性脱位的患者，制动6 周。创伤性脱位的患者，制动 4 周。然后除去支具，开始康复训练，先被动锻炼，后主动锻炼，一般经6 个月的积极锻炼，患者才能重新参加体育运动或重体力工作。

(2)关节盂截骨术。①手术方法：患者取侧卧位。切口同后关节囊肌腱紧缩术，显露三角肌肌纤维。在肩峰后角内侧 2.5 cm 处，顺三角肌肌纤维方向向远端将三角肌劈开 10 cm，向内、外侧牵开三角肌，显露下方的冈下肌与小圆肌。然后，将小圆肌向下翻至关节囊水平。切断冈下肌肌腱并将其翻向内外侧，注意勿损伤肩胛上神经。垂直切开关节囊显露关节。于关节盂缘截骨，截骨部位不要超过关节盂面内侧0.6 cm，以免损伤肩胛上神经。骨刀边推进，边撬开截骨部，使后关节盂产生向外侧的塑性变形。截骨不应穿出前方，恰好止于肩胛骨的前侧皮质部，以形成完整的前侧皮质、骨膜软组织链，使移植骨不用内固定即能固定于截骨处。然后从肩峰取约 8 mm×30 mm 的移植骨，用骨刀撬开植骨处，插入移植骨。维持上肢于旋转中立位。将内侧关节囊向外并向上牵拉缝在外侧关节囊的下面。将外侧关节囊向内并加上牵拉缝在内侧关节囊上。然后在上肢旋转中立位修复冈下肌肌腱。②术后处理：术后石膏或支具维持上肢于外展 10°～15°并旋转中立位。6～8 周拆除石膏，循序渐进开始康复锻炼。

(韩圣超)

第五节　肩锁关节脱位

一、病因

肩锁关节脱位通常由暴力自上而下作用于肩峰所致。坠落物直接砸在肩顶部后，锁骨下移，由于第1肋骨阻止了锁骨的进一步下移，如果锁骨未骨折，则肩锁、喙锁韧带断裂，同时可伴有三角肌和斜方肌锁骨附着点的撕裂，肩峰、锁骨和喙突的骨折，肩锁纤维软骨盘的断裂和肩锁关节的关节软骨骨折。锁骨的移位程度取决于肩锁和喙锁韧带、肩锁关节囊及斜方肌和三角肌的损伤程度。

二、分型

Urist根据关节面解剖形态和排列方向，把肩锁关节分为3种形态(图3-9)：①Ⅰ型，冠状面关节间隙的排列方向自外上向内下，即锁骨端关节面斜形覆盖肩峰端关节面；②Ⅱ型，关节间隙呈垂直型排列，两个关节面相互平行；③Ⅲ型，关节间隙由内上向外下，即肩峰端关节面斜形覆盖锁骨端关节面。Ⅲ型的结构居于稳定型，Ⅰ型属于不稳定型。在水平面上，肩锁关节的轴线方向由前外指向后内。

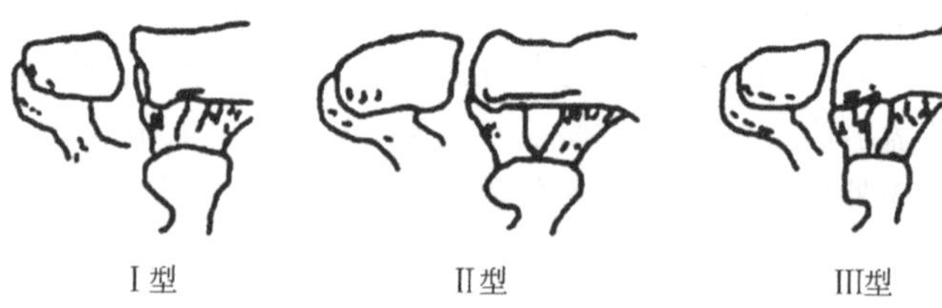

图3-9　肩锁关节3种形态

三、分类

Rockwood等将肩锁关节脱位分为Ⅰ～Ⅵ型(图3-10)。

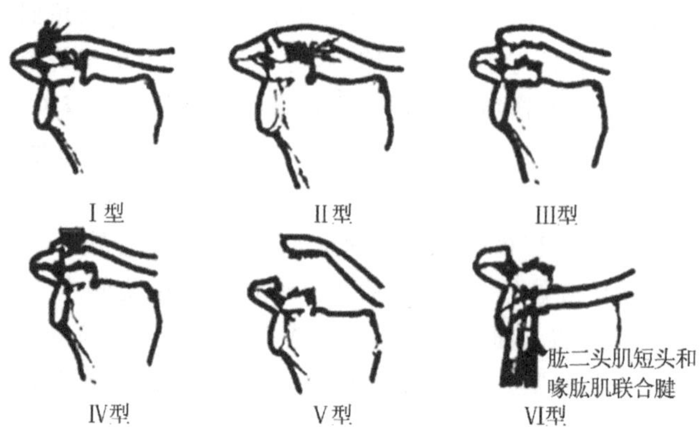

图3-10　肩锁关节损伤分6型

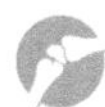

(一) Ⅰ型

Ⅰ型指肩锁关节的挫伤，并无韧带断裂和关节脱位，肩锁关节稳定，疼痛轻微，早期X线片阴性，后期可见锁骨远端骨膜的钙化。

(二) Ⅱ型

由更大的外力引起，肩锁韧带和关节囊破裂，但喙锁韧带完好，肩锁关节不稳定，尤其是在前后平面上不稳定。X线片上可看到锁骨外侧端高于肩峰，但高出的程度小于锁骨的厚度，肩锁关节出现明显的疼痛和触痛，但必须拍摄应力下的X线片来确定关节不稳定的程度。

(三) Ⅲ型

损伤肩锁韧带和喙锁韧带及锁骨远端三角肌附着点的撕裂。锁骨远端高于肩峰至少一个锁骨厚度的高度。

(四) Ⅳ型

损伤的结构与Ⅲ型损伤相同，但锁骨远端向后移位进入或穿过斜方肌。

(五) Ⅴ型

损伤三角肌与斜方肌在锁骨远端上的附着部均从锁骨上分离，肩锁关节的移位程度为100%～300%，同时在锁骨和肩峰之间出现明显的分离。

(六) Ⅵ型

损伤较少见，由过度外展使肩锁韧带和喙锁韧带撕裂所致，锁骨远端移位至喙突下、肱二头肌和喙肱肌联合腱后。

四、临床表现及诊断

查体有局部疼痛、肿胀及肩锁关节不稳定伴锁骨远端移位，X线片可以帮助评价损伤的程度。患者直立，摄双侧肩锁关节的前后位平片，然后进行两侧比较。必要时可在患者腕部悬挂4.5～6.8 kg的重物，可以观察到肩锁关节的不稳定，重物最好系在患者腕部，避免让患者用手握，以使上肢肌肉能够完全放松。

五、治疗

(一)非手术治疗

Ⅰ型损伤通常采用吊带制动，配合局部冰敷、止痛药物治疗。Ⅱ型损伤的治疗方法与Ⅰ型相似，如果锁骨远端移位的距离不超过锁骨厚度的1/2，可应用绑扎、夹板或吊带制动2～3周，但必须在6周以后才能恢复举重物或参加体育运动。

(二)手术治疗

对于Ⅲ、Ⅳ、Ⅴ、Ⅵ型损伤应行手术治疗，手术方法有许多种，可以分为5个主要类型：①肩锁关节复位和固定。②肩锁关节复位、喙锁韧带修复和喙锁关节固定。③前两种类型的联合应用。④锁骨远端切除。⑤肌肉转移。常用的手术方法如下所述。

1.喙锁韧带缝合、肩锁关节克氏针内固定术(改良 Phemister 法)

通过肩部前内侧的 Thompson 和 Henry 入路，显露肩锁关节、锁骨外侧端及喙突。探查肩锁关节，去除关节盘或其他妨碍复位的结构，然后褥式缝合肩锁韧带，暂不要打结，接着逆行穿出克氏针，整复脱位的肩锁关节后顺行穿入，使其进入锁骨2.5～4.0 cm。通过前后位和侧位(腋部)X线片检查克氏针的位置和复位的情况。如二者均满意，于肩峰外侧边缘将克氏针折弯90°

并剪断，保留0.6 cm的钩状末端以防止其向内侧移位，旋转克氏针，将末端埋于肩峰下软组织内，修复肩锁关节囊和韧带，并将预先缝合喙锁韧带的线收紧打结，修复斜方肌和三角肌止点的损伤。术后处理用肩胸悬吊绷带保护，术后 2 周去除绷带并拆线，开始主动活动，8 周在局麻下拔除克氏针。克氏针的折断和移位是常见的并发症。

2.喙锁关节的缝线固定术

做一个弧形切口显露肩锁关节、锁骨的远端和喙突，显露肩锁关节，彻底清除关节盘或其他碎屑，褥式缝合断裂的喙锁韧带，暂不打结。用直径约为 0.7 cm 的钻头在喙突上方的锁骨上前后位钻两个孔，在喙突基底的下方穿过 1 根不吸收缝线，并向上穿过锁骨的两个孔，复位肩锁关节，打紧缝线，这样缝线就可不绕住整个锁骨，以避免缝线割断锁骨。如果仍有前后向不稳定，可按 Phemister 法用 1 枚克氏针固定肩锁关节，最后收紧打结喙锁韧带的缝线，修复肩锁关节囊，缝合撕裂的三角肌和斜方肌。术后处理同改良 Phemister 法。

3.喙锁关节螺钉内固定及喙锁韧带缝合术（改良 Bosworth 法）

通过前内侧弧形切口显露肩锁关节和锁骨末端，向远外侧牵开三角肌以暴露喙突尖和喙锁韧带（图 3-11）。同 Phemister 法一样，检查肩锁关节，去除关节盘或其他妨碍复位的结构，缝合喙锁韧带，暂不要打结，用直径为 4.8 mm 的钻头在锁骨上垂直钻一个孔，此孔在锁骨复位后应同喙突基底在同一直线上。复位锁骨，用另外一个直径为 3.6 mm 的钻头通过先前在锁骨上钻好的孔在喙突上再钻一个孔，选择一个合适长度的 Bosworth 螺钉穿过两孔，拧紧螺钉使锁骨上表面与肩峰上表面平齐，收紧打结喙锁韧带缝线，修复撕裂的斜方肌和三角肌止点。术后用悬吊带制动，1 周后去除悬吊，开始轻微的主动功能锻炼，2 周拆线，术后 6～8 周取出螺钉，10 周内避免超过 90°的外展运动和举重物。

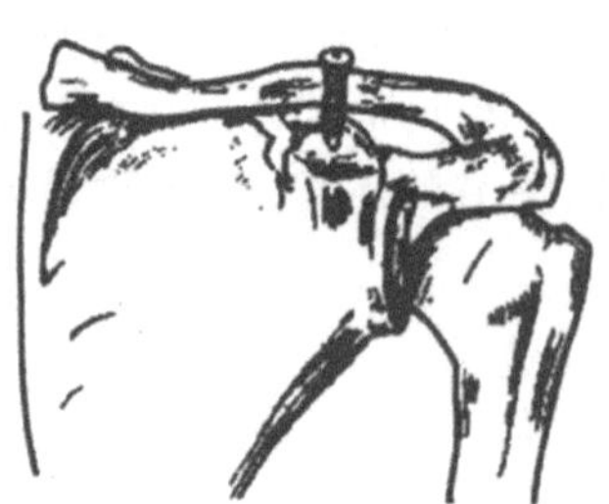

图 3-11　**改良** Bosworth **法**

4.锁骨远端切除术

通过前方弧形切口显露肩锁关节、锁骨外侧端及喙突，沿锁骨长轴切开关节囊和肩锁上韧带，骨膜下剥离显露锁骨，然后修复关节囊和韧带，用咬骨剪或摆动锯在骨膜下自下外方斜向内上方截除 1 cm 长的锁骨外侧端，挫平上缘残端。褥式缝合损伤的喙锁韧带，暂不打结，交叉穿入 2 枚克氏针，将锁骨外侧端维持在正常位置。术后悬吊制动 1 周，进行轻微的主动环绕运动，2 周拆线，增加活动量，4 周内避免抬举重物，8 周内避免体育活动。

5.喙肩韧带移位加强肩锁关节术

通过前内侧弧形切口显露肩锁关节、锁骨外侧端及喙突，切断喙肩韧带在喙突前外侧缘的起点，向下推压锁骨外侧段，复位肩锁关节，用克氏针 1～2 枚，贯穿固定肩锁关节，将喙肩韧带向前上翻转，固定缝合于锁骨外侧端前方，修复肩锁韧带和喙锁韧带。术后处理同 Stewart 法。

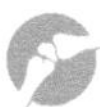

6.喙肩韧带移位重建喙锁韧带术

同 Neviaser 法显露肩锁关节、锁骨外侧端及喙突，切断喙肩韧带在肩峰前内侧缘的起点（图 3-12）。在锁骨外侧端相当于喙突尖的上方行锁骨切骨术，切骨线由内下向外上倾斜，切除锁骨外侧端约 2 cm。在切骨端近侧 1 cm 处，于锁骨前壁钻两个骨孔，以细钢丝或粗丝线在喙肩韧带的肩峰端作褥式缝合，两线端分别经髓腔，从锁骨的骨孔引出。下压锁骨，恢复正常喙锁间距，抽紧缝线，结扎固定，使喙肩韧带移入锁骨断端的髓腔内。

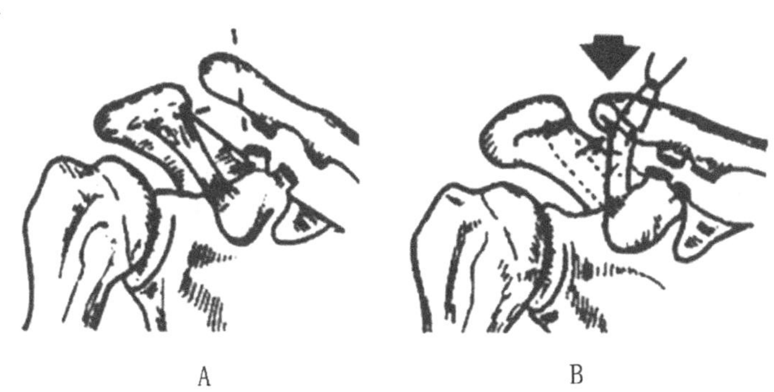

图 3-12 Weaver **法喙肩韧带移位重建喙锁韧带术**

A.切除锁骨外侧端，切断喙肩韧带；B.喙肩韧带移入锁骨断端的髓腔内

术后用 Velpeau 绷带固定患肩 4 周，之后改用三角巾悬吊 4 周，术后 8 周去除悬吊，进行康复训练。

7.Dewar 手术

显露肩峰、肩锁关节及锁骨外侧端，自肩峰和锁骨外侧端前方切断三角肌附着点，行骨膜下剥离，显露肩锁关节。切除破碎的肩锁关节囊，软骨盘，显露锁骨外侧端并切除 1.0 cm。切开喙突上方的锁骨前方骨膜，将锁骨前面 1.5～2.0 cm 的皮质骨制成粗糙面，于骨粗糙面中央由前向后钻孔备用。切开胸肌筋膜，显露喙突及其下方的肱二头肌短头、喙肱肌和胸小肌。在肱二头肌短头、喙肱肌和胸小肌之间作由下而上的逆行分离，至喙突前、中 1/3 交界处，环形切开骨膜，在喙突角部由前向后钻备用。以骨刀在喙突前、中 1/3 处截骨，使喙突骨块连同肱二头肌短头腿和喙肱肌一起向下翻转，以 1 枚适当长度的加压螺钉贯穿固定喙突骨块于锁骨前方原钻孔部位。将三角肌前部重新缝合。

术后三角巾悬吊患臂 3 周，3 周后练习上举及外展活动，6～8 周后即可负重功能训练。

8.锁骨钩钢板内固定、喙锁韧带缝合术

近年采用锁骨钩钢板内固定，喙锁、肩锁韧带缝合治疗肩锁关节脱位（图 3-13）取得满意疗效。该方法固定牢靠，并可早期行肩关节功能锻炼，又无克氏针内固定断裂后游走的危险。

9.关节镜下微创治疗肩锁关节脱位

随着关节镜技术的发展，微创理念不断的推广，传统的切开复位手术已经逐渐地被小切口微创手术和关节镜手术所取代，关节镜下手术治疗肩锁关节脱位被越来越多的临床医师和患者所接受，并取得了较好的疗效。

(1)关节镜下螺钉固定肩锁关节：采用这种手术方法的优点是，关节镜下直视喙突下面的结构，有助于选择合适长度的空心钉，并将空心钉置于合适的位置。螺钉固定可以防止锁骨脱位，并防止肩锁关节复位不良。还有助于检查肩关节和肩峰下间隙的损伤。

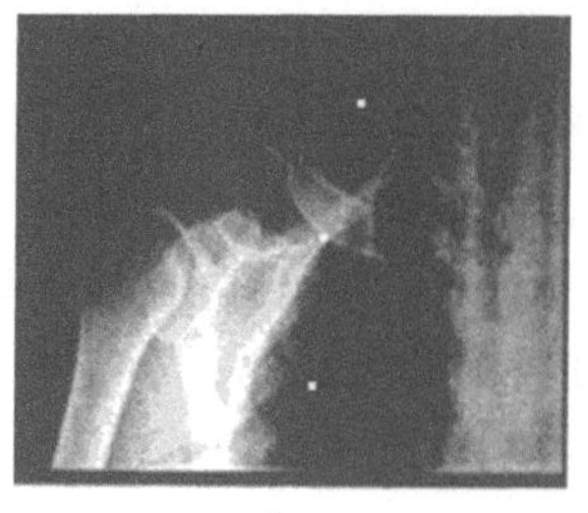
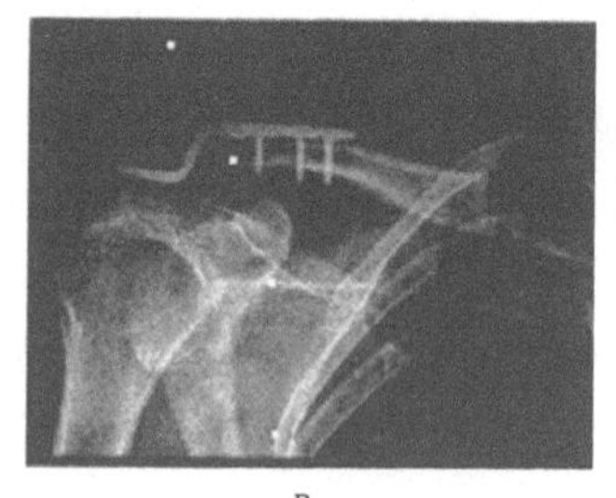

A　　B

图 3-13　肩锁关节脱位锁骨钩钢板内固定、喙锁韧带缝合术

A.术前 X 线片;B.术后 X 线片

(2)关节镜下喙肩韧带转位重建喙锁韧带:喙肩韧带可以防止肱骨头向上方移位,以及保持前后向的稳定性。因此,对于巨大肩袖损伤的患者不适于此类手术。使用喙肩韧带转位重建喙锁韧带不仅使肩锁关节得到重建,而且喙肩韧带为新生的细胞和胶原纤维提供了支撑结构。此外,这种术式还保留了胸肩峰动脉的肩峰支,有利于组织愈合。术中没有破坏肩锁关节周围的稳定结构,患者术后可早期活动患肢。

(3)关节镜下纽扣钢板重建喙锁韧带:采用纽扣钢板重建喙锁韧带,无须再次手术拆除内固定钢板,带襻纽扣钢板生物力学强度大,能够满足生物力学需求,术后对肩关节外展和上举活动影响小,有利于早期功能锻炼,可减少肩锁关节炎和肩关节粘连的发生。

(韩圣超)

第六节　肱骨近端骨折

一、解剖特点

肱骨近端包括肱骨头、小结节、大结节及外科颈。肱骨头关节面呈半圆形,朝向上、内、后方。在肱骨头关节面边缘与大小结节上方连线之间为解剖颈,骨折少见,但骨折后对肱骨头血运破坏明显,极易发生坏死;大、小结节下方的外科颈,相当于圆形的骨干与两结节交接处,此处骨皮质突然变薄,骨折好发于此处。大结节位于肱骨近端外上后方,为冈上肌、冈下肌和小圆肌提供止点,向下移行为大结节嵴,有胸大肌附着。小结节居前,相当于肱骨头的中心,有肩胛下肌附着,向下移行为小结节嵴,有背阔肌及大圆肌附着。结节间沟内有肱二头肌长头腱经过。

二、损伤机制

肱骨近端骨折多为间接暴力所致。对于老年患者,与骨质疏松有一定关系,轻或中度暴力即可造成骨折。常见于在站立位摔伤,即患肢外展时身体向患侧摔倒,患肢远端着地,暴力向上传导,导致肱骨近端骨折。对于年轻患者,其受伤暴力较大,多为直接暴力。

大结节骨折时,在冈上肌、冈下肌和小圆肌的牵拉下向后上方移位;小结节骨折时,在肩胛下肌的牵拉下向内侧移位。外科颈骨折时三角肌牵拉使骨折端短缩移位,胸大肌使远折端向内侧移位。

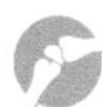

三、骨折分类

(一)骨折分类法的发展

肱骨近端骨折的分类不但能充分区别和体现肱骨近端骨折的特点,并能对临床治疗有指导意义。1986 年,Koher 根据骨折线的位置进行了骨折的解剖分类,分为解剖颈、结节部和外科颈,但没有考虑骨折的移位,对临床治疗的意义不大。Watson-Jones 根据受伤机制将肱骨近端骨折分为内收型和外展型,有向前成角的肱骨近端骨折,肩内旋时表现为外展型,而肩外旋时表现为内收型损伤。所以临床诊断有时会引起混乱。1934 年,Codman 描述了肱骨近端的 4 个解剖部分,即以骺线为基础,将肱骨近端分为肱骨头、大结节、小结节和干骺端四个部分。1970 年 Neer 发展 Codman 理念,基于肱骨近端的四个解剖部分,将骨折分为一、二、三、四部分骨折。4 个解剖部分之间,如骨折块分离超过 1 cm 或两骨折块成角大于 45°,均称为移位骨折。如果两部分之间发生移位,即称为两部分骨折;三个部分之间或四个部分之间发生骨折移位,分别称为三部分或四部分骨折(图 3-14)。任何达不到此标准的骨折,即使粉碎性骨折也被称为一部分骨折。Neer 分类法对临床骨折有指导意义,所以至今广为使用。肱骨近端骨折除 Neer 分类法外,AO 分类法在临床应用也较多。

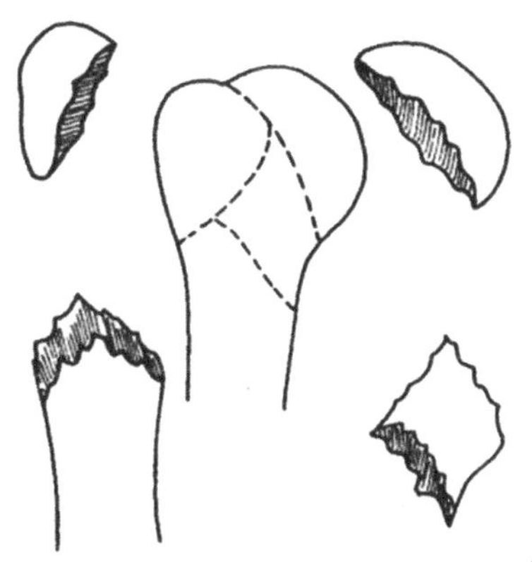

图 3-14 肱骨近端四个解剖结构

(二)Neer 分类

Neer(1970)在 Codman 的四部分骨块分类基础上提出的 Neer 分类(图 3-15)包括因不同创伤机制引起的骨折的解剖位置、移位程度、不同骨折类型的肱骨血运的影响及因为不同肌肉的牵拉而造成的骨折的移位方向,对临床治疗方法的选择提供可靠的参考。

Neer 分类法骨折移位的标准为:相邻骨折块彼此移位大于 1 cm 或成角大于 45°。

1.一部分骨折(包括无移位和轻度移位骨折)

轻度移位骨折是指未达到骨折分类标准的骨折,无移位和轻度移位骨折占肱骨近端骨折的 85%左右,又常见于 60 岁以上老年人。骨折块因有软组织相连,骨折稳定,常采用非手术治疗,前臂三角巾悬吊或石膏托悬吊治疗即可。

2.二部分骨折

二部分骨折指肱骨近端四部分中,某一部分移位,临床常见外科颈骨折和大结节撕脱骨折,为二部分骨折。小结节撕脱或单纯解剖颈骨折少见。

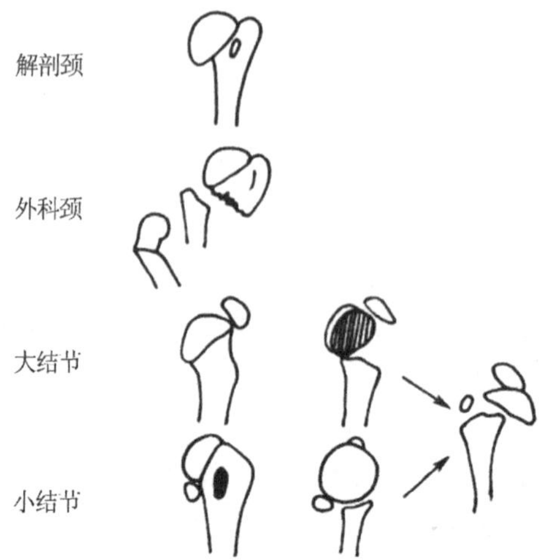

图 3-15 肱骨近端骨折 Neer 分型

(1)大结节骨折:多种暴力可引起大结节骨折,如肩猛烈外展、直接暴力和肩关节脱位等。骨折后,主要由于冈上肌的牵拉可出现大结节向上、向后移位,骨折后往往合并肩袖肌腱或肩袖间隙的纵形撕裂。大结节撕脱骨折可以被认为是特殊类型的肩袖撕裂。

(2)外科颈骨折:发生于肱骨干骺端、大结节与小结节基底部。多见,占肩部骨折的 11%,外科颈骨折由于远端胸大肌和近端肩袖牵拉而向前成角。临床根据移位情况而分为内收型和外展型骨折。

(3)解剖颈骨折:单纯解剖颈骨折临床少见,此种骨折由于肱骨头血运破坏,造成骨折愈合困难、肱骨头坏死率高的特点。

(4)小结节骨折:单纯小结节骨折少见,多数与外科颈骨折同时发生。

3.三部分骨折

三个主要结构骨折和移位,常见为外科颈骨折合并大结节骨折并移位,肱骨头可因肩胛下肌的牵引而有内旋移位。CT 扫描及三维成像时可清楚显示。三部分骨折时,肱骨头仍保留较好的血运供给,故主张切开复位内固定。

4.四部分骨折

四个解剖部位均有骨折和移位,是肱骨近端骨折中最严重的一种,约占肱骨近端骨折的 3%,软组织损伤严重,肱骨头的解剖颈骨折使肱骨头血供系统破坏,肱骨头坏死率高。若行内固定手术,应尽可能保留附着的软组织结构。四部分骨折因内固定手术后并发症多,功能恢复缓慢,对 60 岁以上老年人,人工肱骨头置换是手术适应证。

5.骨折脱位

在严重暴力时,肱骨近端骨折可合并肱骨头的脱位,脱位方向依暴力性质和方向而定,可出现前后上下甚至胸腔内的脱位,临床二部分骨折合并脱位常见,如大结节骨折并脱位。

6.肱骨头劈裂骨折

严重暴力时,除引起肱骨近端骨折、移位和肱骨头脱位外,还可造成肱骨头骨折或肩盂关节面的塌陷。肱骨头关节面塌陷骨折如达到或超过关节面的 40%,应考虑人工肱骨头置换;肱骨头劈裂伴肩盂关节面塌陷时,应考虑盂肱关节置换术。

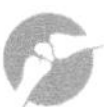

(三)AO 分类法

A 型骨折是关节外的一处骨折。肱骨头血循环正常,因此不会发生头缺血坏死。B 型骨折是更为严重的关节外骨折。骨折发生在两处,波及肱骨上端的三个部分。一部分骨折线可延及到关节内。肱骨头血循环部分受到影响,有一定的肱骨头缺血坏死发生率。B_2 型骨折是干骺端骨折无嵌插,骨折不稳定,难以复位,常需手术复位内固定。C 型骨折是关节内骨折,波及肱骨解剖颈,肱骨头血液供应常受损伤,易造成肱骨头缺血坏死。

AO 分类较复杂,临床使用显得烦琐,但分类法包括了骨折的位置和移位的方向,还注重了骨折块的形态结构,同时各亚型间有相互比较和参照,对临床治疗更有指导意义。而 Neer 分类法容易操作,但同一类型骨折中缺少进一步的分类。对同一骨折不同的影像照片,不同医师的诊断会有不同的结果。

四、临床表现及诊断

肩部的直接暴力和肱骨的传导暴力均可造成肱骨近端骨折,骨折患者肩部疼痛明显,主、被动活动均受限,肩部肿胀、压痛、活动上肢时有骨擦感。患肢紧贴胸壁,需用健手托住肘部,且怕别人接触伤部。诊断时还需注意有无病理性骨折的存在。肱骨近端骨折可能合并肩关节脱位,此时局部症状很明显,肩部损伤后,由于关节内积血和积液,压力增高,可能会造成盂肱关节半脱位,待消肿后半脱位能自行恢复。单纯肱骨近端骨折合并神经、血管损伤的机会较少,如合并肩关节脱位,在检查时应注意有无合并神经血管损伤。

骨折的确诊和准确分型依赖于影像学检查,而影像学检查的质量直接影响对骨折的判断。虽然投照中骨折患者伤肢摆放位置上不方便,会增加痛苦,但应尽可能帮助患者将伤肢摆放在标准体位上。肱骨近端骨折检查通常采用创伤系列投照方法。包括肩胛骨标准前后位,肩胛骨标准侧位及腋位等体位。通过三种体位投照,可以从不同角度显示骨折移位情况。

肩胛骨平面与胸廓的冠状面之间有一夹角,通常肩胛骨向前倾斜 35°～40°,因此盂肱关节面既不在冠状面,也不在矢状面上。通常的肩关节正位片实际是盂肱关节的轻度斜位片,肱骨头与肩盂有一定的重叠,不利于对骨折线的观察,拍摄肩胛骨标准正位片,需把患侧肩胛骨平面贴向胶片盒,对侧肩向前旋转 40°,X 线球管垂直于胶片(图 3-16)。正位片上颈干角平均为 143°,是垂直于解剖颈的轴线与平行肱骨干纵轴轴线的交角,此角随肱骨外旋而减少,随内旋而增大,可有 30°的变化范围。肩胛骨侧位片也称肩胛骨切线位或 Y 形位片。所拍得的照片影像类似英文大写字母 Y(图 3-17)。其垂直一竖是肩胛体的切线位投影,上方两个分叉分别为喙突和肩峰的投影,三者相交处为肩盂所在,影像片上如果肱骨头没有与肩盂重叠,需考虑肩关节脱位的可能性。腋位 X 线片上能确定盂肱关节的前后脱位,为确定肱骨近端骨折的前后移位及成角畸形,提供诊断依据(图 3-18)。

对新鲜创伤患者,由于疼痛往往难于获得满意的各种照相,此时 CT 扫描及三维重建具有很大的帮助,通过 CT 扫描可以了解肱骨近端各骨性结构的形态,骨块移位及旋转的大小及游离移位骨块的直径。CT 扫描三维重建更能提供肱骨近端骨折的立体形态,为诊断提供可靠的依据。MRI 对急性损伤后骨折及软组织损伤程度的判断帮助不大。

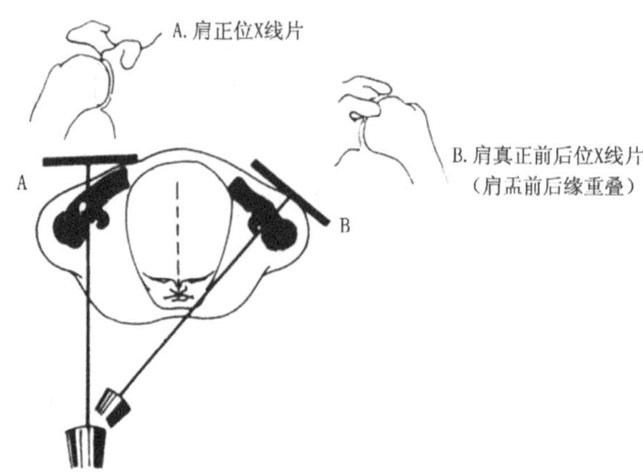

图 3-16 肩真正前后位 X 线片拍摄法及其投影

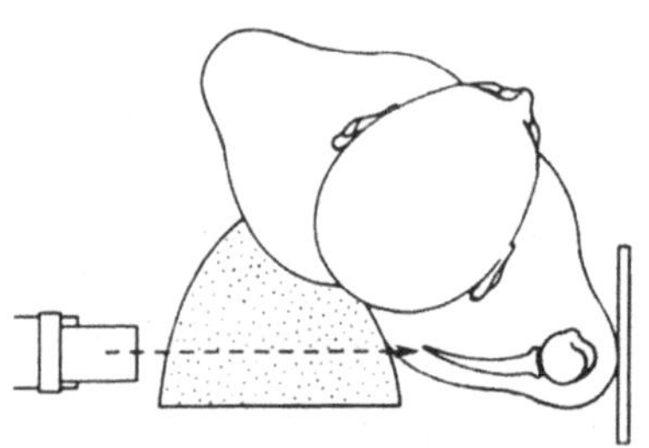

图 3-17 肩真正侧位 X 线片拍摄法

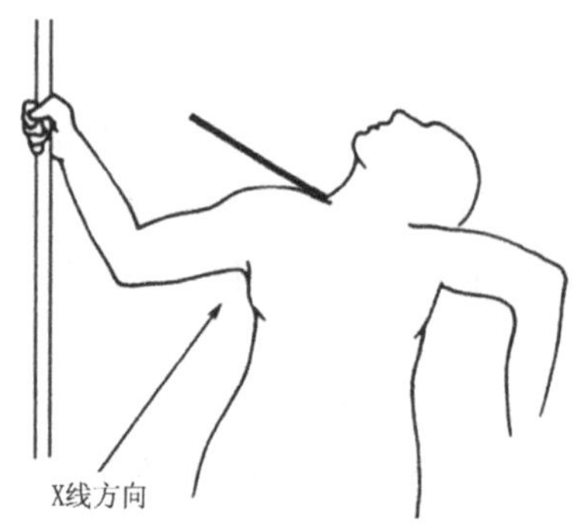

图 3-18 标准腋位投照

五、治疗

肱骨近端骨折的治疗效果直接影响肩关节的功能，治疗原则是争取骨折早期解剖复位，保留肱骨头血运，合理可靠的骨折固定，早期功能锻炼，减少关节僵硬和肱骨头坏死的发生。肩关节是全身活动最大的关节，关节一定程度的僵硬或畸形愈合，由于代偿的功能，一般不会造成明显的关节功能障碍。治疗骨折方法的选择需综合考虑骨折类型、骨质量条件、患者的年龄、功能要求和自身的医疗条件。肱骨近端骨折中有 80%～85%为轻度移位骨折，Neer 分型中为一部分骨折，常采取保守治疗；二部分骨折中，部分外科颈骨折可以保守治疗，大结节骨折明显移位者尽可能行手术复位，以免骨折愈合后，引起肩峰下撞击和影响肩袖功能。而三、四部分骨折中只要情况允许，应尽可能行手术治疗。肩关节脱位的患者，无论有无骨折，有学者主张行关节镜内清理，撕脱盂唇缝合修复，以免引起肩关节的再脱位；肱骨头劈裂多需要手术探查或固定或切除。

（一）一部分骨折

肱骨近端虽有骨折线，但骨折块的移位和成角均不明显。骨折的软组织合页均有保留，肱骨头的血运也保持良好。骨折相对比较稳定，一般不需再闭合复位或切开复位，尽可能采取非手术治疗。通过制动维持骨折稳定，减少局部疼痛和骨折再移位的可能，早期功能锻炼，一般可以取得较为满意的治疗效果。

常用颈腕吊带或三角巾悬吊，可把患肢固定于胸前，肘关节 90°屈曲位，腋窝垫一棉垫，保护皮肤，如上肢未与胸壁固定，患者仰卧休息时避免肘部支撑。固定 3 周左右即可开始做上臂摆动和小角度的上举锻炼，定期照 X 线片观察是否有继发性的移位，4 周后可以练习爬墙，3 个月后可以部分持重。

（二）二部分骨折

1.外科颈骨折

原则上首选闭合复位，克氏针固定或用外固定治疗。闭合复位需在麻醉下进行。全麻效果好，肌间沟麻醉不完全。肌肉松弛有利于操作，复位操作手法应轻柔，复位前认真阅片和分析暴力机制，根据受伤机制及骨折移位方向，按一定的手法程度复位，切忌粗暴盲目地反复复位。这样不但难以成功，反而增加损伤，复位时尽可能以 X 线透视辅助。骨折断端间成角大于 45°时，不论有无嵌插均应矫正，外科颈骨折侧位片上多有向前成角畸形，正位有内收畸形。整复时，先行牵引以松开断端间的嵌插，然后前屈和轻度外展骨干，以矫正成角畸形，整复时牵引力不要过大，避免骨折端间的嵌插完全解脱，以免影响骨折间的稳定。复位后三角巾悬吊固定或石膏托固定。

骨折端间完全移位的骨折，近骨折块因大、小结节完整，旋转肌力平衡，因此肱骨头没有旋转移位。远骨折端因胸大肌的牵拉向前，故有内侧移位，整复时上臂向远侧牵引，当骨折近端达到同 水平时，轻度内收上臂以中和胸大肌牵拉的力量，同时逐渐屈曲上臂，以使骨折复位，正位片呈轻度外展关系。整复时助手需在腋部行反牵引，并以手指固定近骨折块，同时帮助推挤骨折远端配合术者进行复位，复位后适当活动肩关节，可以感觉到骨折的稳定性，如果稳定，可用三角巾悬吊或石膏固定。如果骨折复位后不稳定，可行经皮克氏针固定。克氏针固定一般需 3 根克氏针。自三角肌点处向肱骨头打入两枚克氏针，再从大结节向内下干骺端打入第 3 枚克氏针。克氏针需在透视下打入，注意不要损伤内侧的旋肱血管。旋转上臂观察克氏针位置满意、固定牢固，再处理克氏针尾端，可以埋于皮下，也可留在皮外，三角巾悬吊，早期锻炼，6 周左右拔除克氏针。

如骨折端有软组织嵌入，影响骨折的复位，二头肌长头腱卡于骨折块之间是常见的原因。此时需采取切开复位内固定治疗。手术操作应减少软组织的剥离，可以依据具体情况选择松质骨螺钉、克氏针、细线缝合固定或以钢板螺钉固定。

总之，外科颈骨折时，不管移位及粉碎程度如何，断端间血运比较丰富，只要复位比较满意，内、外固定适当，骨折基本能按时愈合。

2.大结节骨折

移位大于 1 cm 的结节骨折，由于肩袖的牵拉，骨块常向上方移位，此时会产生肩峰下撞击和卡压，影响肩关节上举活动，且肩袖肌肉松弛、肌力减弱，往往需切开复位内固定。

肩关节前脱位合并大结节撕脱骨折。一般先行复位肱骨头，然后观察大结节的复位情况，如无明显移位可用三角巾悬吊，如有移位＞1 cm，则手术切开内固定为宜。现有学者主张肱骨头脱位时，应当修复损伤的盂唇和关节囊，以免关节脱位复发。

3.解剖颈骨折

单纯解剖颈骨折少见。由于骨折时肱骨头血运遭到破坏，因此肱骨头易发生缺血性坏死，对于年轻患者，如有肱骨头移位建议早期行切开复位内固定。术中操作应力求减少软组织的剥离，减少进一步损伤肱骨头的血运。尤其是头的边缘如有干骺端骨质相连或软组织连接时，肱骨头有可能由后内侧动脉得到部分供血而免于坏死，内固定方式可用简单的克氏针张力带固定，也可用螺钉或可吸收钉固定。

4.小结节骨折

单独小结节骨折极少见，常合并肩关节后脱位。骨块较小不影响肩关节内旋时，可行悬吊保守治疗。如骨块较大，且有明显移位时，会影响肩关节的内旋，则应切开复位螺丝钉内固定术。

(三)三部分骨折

三部分骨折中常见类型是外科颈骨折合并大结节骨折，由于损伤严重，骨折块数量较多，手法复位常难以成功，原则上需手术切开复位；三部分同时骨折时由于肱骨头血运常受到破坏，肱骨头坏死有一定的发生率，有报告为3%～25%不等。手术治疗的目的是将移位骨折复位，重新建立血供系统，尽量减少软组织剥离，可用钢丝克氏针张力带固定，临床也常用解剖型钢板螺钉内固定，这样可以早期功能锻炼。对有骨质疏松的老年患者，临床使用AO的LCP系统锁定型钢板取得了较好的效果，对骨缺损患者可以同时植骨，但对骨质疏松非常严重，估计内固定可能失败的患者，可一期行人工肱骨头置换术。

(四)四部分骨折

四部分骨折常发生于老年人，骨质疏松患者。比三部分骨折有更高的肱骨头坏死发生率，有的报告高达13%～34%，目前一般均行人工肱骨头置换术。对有些患者，由于各种原因，不能行人工肱骨头置换术，也可切开复位，克氏针张力带内固定术，基本能保证骨折愈合，但关节功能较差，肩关节评分不高。但这些患者，对无痛的肩关节也很满足。但年轻患者，四部分骨折，一般主张切开复位内固定术。

人工肱骨头置换术首先由Neer在1953年报告，在此之前，肱骨近端的严重粉碎性骨折只能采用肱骨头切除术或肩关节融合术治疗。人工关节的应用为肱骨近端骨折的治疗提供了更多的选择，对某些特殊骨折患者有着内固定无法达到的效果。1973年Neer重新设计出新型人工肱骨头(NeerⅡ)型，经过几十年的应用和改进，目前人工肱骨头置换术治疗肱骨近端骨折已达到83%以上的优良效果。

(五)骨折合并脱位

1.二部分骨折合并脱位

此类以大结节骨折最常见，此时应先急诊复位，复位后大结节骨折往往达到同时复位，如大结节仍有明显移位，则应切开复位内固定。

肱骨头脱位合并解剖颈骨折时，此时肱骨头血管破坏严重，宜考虑行人工肱骨头置换术。肱骨头脱位合并外科颈骨折时，可先试行闭合复位脱位的肱骨头，然后再行外科颈骨折复位。如闭合复位不能成功，则需手术切开复位，同时复位和固定骨折的外科颈。

2.三部分骨折脱位

一般均需切开复位肱骨头及移位的骨折，选择克氏针、钢板螺钉均可，尽可能减少软组织的

 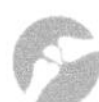

剥离。

3.四部分骨折脱位

由于肱骨头解剖颈骨折失去血循环，应首先考虑人工肱骨置换术。手术复位肱骨头时，应常规探查关节囊及盂唇，应缝合修补因脱位引起的盂唇撕裂，可用锚钉或直接用丝线缝合，防止肱骨头再次脱位。

(1)肱骨头压缩骨折：肱骨头压缩骨折一般是关节脱位的合并损伤，肱骨头压缩面积小于20%的新鲜损伤，可进行保守治疗；后脱位常发生较大面积的骨折，如肱骨头压缩面积达20%～45%时，可造成肩关节不稳定，引起复发性肩关节脱位，需将肩胛下肌及小结节移位于骨缺损处，以螺钉固定；压缩面积大于40%时，需行人工肱骨头置换术。

(2)肱骨头劈裂骨折或粉碎性骨折：临床不多见，此种骨折因肱骨头关节面破坏，血运破坏严重，加之关节面内固定困难，所以一般需行人工肱骨头置换术。年轻患者尽可能行切开复位内固定，尽可能保留肱骨头。

（韩圣超）

第七节 肱骨干骨折

一、解剖特点

自胸大肌附着处上缘至肱骨髁上为肱骨骨干。近端肱骨干横断面呈圆周形，远端在前后径上呈狭窄状。内、外侧肌间隔将上臂分成前间隔和后间隔。前间隔包括肱二头肌、喙肱肌和肱肌。肱动、静脉及正中神经、肌皮神经及尺神经沿肱二头肌内侧走行。后间隔包含肱三头肌和桡神经。桡神经穿过肱三头肌在后方骨干中段走行于桡神经沟内，在臂中下1/3处穿过外侧肌间隔至臂前侧，骨折移位时易受到损伤。

二、损伤机制

(一)直接暴力

直接暴力是造成肱骨干骨折的常见原因，如打击伤、机械挤压伤、火器伤等，可呈横断骨折、粉碎性骨折或开放骨折。

(二)间接暴力

如摔倒时手或肘部着地，由于身体多伴有旋转或因附着肌肉的不对称收缩，发生斜形或螺旋形骨折。

(三)旋转暴力

以军事或体育训练的投掷骨折，以及掰手腕所引起的骨折最为典型，多发生于肱骨干的中下1/3处，主要由于肌肉突然收缩，引起肱骨轴向受力，导致螺旋形骨折。

由于肱骨干上的肌肉作用，骨折后常呈典型的畸形。当骨折线在胸大肌止点近端时，由于肩袖的作用，骨折近端呈外展和内旋畸形，远端由于胸大肌的作用向内侧移位；当骨折线位于胸大肌以远、三角肌止点以近时，骨折远端由于三角肌的牵拉向外侧移位，近端则由于胸大肌、背阔肌及大圆肌的牵拉作用向内侧移位；当骨折线位于三角肌止点以远时，骨折近端外展、屈曲，远端则向近端移位。

三、骨折的分类

同其他骨折的分类一样，肱骨干骨折可依据不同的分类因素构成多种分类方式。根据骨折是否与外环境相通，可分为开放和闭合骨折；因骨折部位不同，可分为三角肌止点以上及三角肌止点以下骨折；由于骨折程度不同，可分为完全骨折和不完全骨折；根据骨折线的方向和特性又可分为纵、横、斜、螺旋、多段和粉碎性骨折；根据骨的内在因素是否存在异常而分为正常和病理骨折等。

四、肱骨干骨折的临床症状和体征

同其他骨折一样，肱骨干骨折后可出现疼痛、肿胀、局部压疼、畸形、反常活动及骨擦音等，骨科医师不应为证实骨折的存在而刻意检查骨擦音，以免增加伤者的痛苦和桡神经损伤。对于不完全或无移位的骨折，单凭临床体检很难判断，所以对可疑骨折的患者必须拍 X 线片。拍片范围包括肱骨的两端、肩关节和肘关节。对于高度怀疑有骨折的患者，即使在急诊拍片时未能发现骨折也不要轻易下无骨折的结论，可用石膏托暂时固定两周后再拍片复查，若有不全的裂纹骨折此时因骨折线的吸收而显现出来。若骨折合并桡神经损伤，可出现垂腕、手部掌指关节不能伸直、拇指不能伸展和手背虎口区感觉减退或消失。肱骨干骨折的患者应当常规检查患肢远端血运的情况，包括对比两侧桡动脉搏动、甲床充盈、皮肤温度等，必要时可行血管造影，以确定有无肱动脉损伤。

五、治疗方法

近几十年来，骨折固定技术有了极大的提高，治疗手段远比过去丰富，在具体实施何种治疗方案时必须考虑如下因素：骨折的类型和水平、骨折的移位程度，患者的年龄、全身健康情况、与医师的配合能力、合并伤的情况，患者的职业及对治疗的要求等，此外经治医师还应考虑本身所具备的客观设备条件，掌握各种操作技术的水平、经验等。经过全面分析比较后再确定一最佳治疗方案。根本原则是：有利于骨折尽早愈合，有利于患肢的功能恢复，尽可能减少并发症。

(一)闭合治疗

近几十年来的骨科著作中，均强调绝大多数的肱骨干骨折可经非手术治疗而痊愈，国外的文献报道中其成功的比例甚至可高达 94%以上。但在临床实际工作中能否达到如此高的比例仍值得商榷。此外，现代的就医人群已对骨科医师提出了更高的要求，即不仅要获得良好的最终治疗结果，而且希望治疗过程中尽量减少痛苦，在骨折愈合期间有相对高的生活质量，甚至仍能够从事一些工作。那种令患者在石膏加外展架上苦撑苦熬数个月，夜间无法平卧的传统治疗方式很难为多数患者所接受。依现代的治疗观点，闭合治疗的适应证应结合患者的具体情况认真审视后而定。

1.适应证

可供参考的适应证如下。

(1)移位不明显的简单骨折(AO 分类：A_1、A_2、A_3)。

(2)有移位的中、下 1/3 骨折(AO 分类：A_1、A_2、A_3 或 B_1、B_2)经手法整复可以达到功能复位

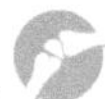

标准的。

2.闭合治疗的复位标准

肱骨属非负重骨，轻度的畸形愈合可由肩胛骨代偿，其复位标准在四肢长骨中最低，其功能复位的标准为：2 cm 以内的短缩、1/3 以内的侧方移位、20°以内的向前、30°以内的外翻成角及15°以内的旋转畸形。

3.常用的闭合治疗方法

(1)悬垂石膏：应用悬垂石膏法治疗肱骨干骨折已有半个多世纪的历史，目前在国内外仍有相当多的骨科医师在继续沿用。此法比较适合于有移位并伴有短缩的骨折或者斜形、螺旋形的骨折。悬垂石膏应具有适当的重量，避免过重或过轻，其上缘至少应超过骨折断端 2.5 cm 以上，下缘可达腕部，屈肘 90°，前臂中立位，在腕部有三个固定调整环。在石膏固定期间，前臂需始终维持下垂，以便提供一向下的牵引力。患者夜间不宜平卧，而采取坐睡或半卧位(这是使用悬垂石膏的不便之处)。吊带需可靠地固定在腕部石膏固定环上，向内成角畸形可通过将吊带移至掌侧调整，反之向外成角则通过背侧的固定环调整。后成角和前成角，可利用吊带的长短来调整，后成角时加长吊带，而前成角则缩短吊带。使用悬垂石膏治疗应经常复查拍 X 线片，开始时为1～2周，以后可改为 2～3 周或更长的间隔时间。石膏固定期间应注意功能锻炼，如握拳、肩关节活动等，减少石膏固定引起的不良反应。对某些患者，如肥胖或女性，可在内侧加一衬垫，以免由于过多的皮下组织或乳房造成的成角畸形。当骨折的短缩已经克服、骨折已达到纤维性连接时，可更换为 U 形石膏。

悬垂石膏曾成功地治愈过许多患者，但也不乏骨折不愈合或延迟愈合的例子。故治疗期间应注意密切观察，若固定超过 3 个月仍无骨折愈合迹象，已出现失用性骨质疏松时，应考虑改用其他方法，如切开复位内固定加自体植骨，不要一味地坚持下去，以避免最后因严重的失用性骨质疏松导致连内固定的条件都不具备，丧失有利的治疗时机，对中老年患者更应注意这点。

(2)U 形或 O 形石膏：多用于稳定的中下 1/3 骨折复位后，或应用其他方法治疗肱骨干骨折后的继续固定手段。所谓 U 形即石膏绷带由腋窝处开始，向下绕过肘部，再向上至三头肌以上。若石膏绷带再延长一些，使两端在肩部重叠则成为 O 形石膏。U 形石膏有利于肩、腕和手部的关节功能锻炼(图 3-19)，而 O 形石膏的固定稳定性更好一些。

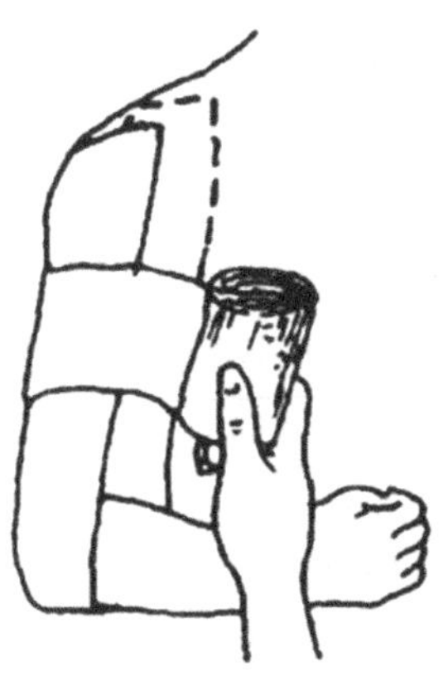

图 3-19 U 形石膏

(3)小夹板固定：对内外成角不大者，可采用二点直接加压方法(利用纸垫)；对侧方移位较多，成角显著者，常可用三点纸垫挤压原理，以使骨折达到复位。不同水平的骨折需用不同类型的小夹板，如上1/3骨折用超肩关节小夹板，中1/3骨折用单纯上臂小夹板，而下1/3骨折需用超肘关节小夹板固定。其中尤以中1/3骨折的固定效果最为理想(图3-20)。

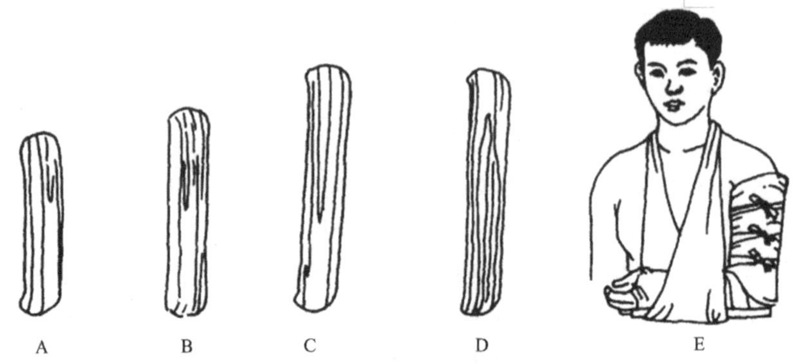

图3-20 小夹板固定治疗肱骨干骨折

A.内侧小夹板；B.前侧小夹板；C.后侧小夹板；D.外侧小夹板；E.小夹板固定后的外形

利用小夹板治疗肱骨干骨折时，经治医师需密切随诊，观察病情的变化，根据肢体肿胀的程度随时调整夹板的松紧度，避免因固定不当而引起并发症，同时鼓励患者在固定期间积极锻炼患肢功能。

(4)其他治疗方法：采用肩人字石膏、外展架加牵引或鹰嘴骨牵引等治疗肱骨干骨，但多数情况下已经较少使用。

(二)手术治疗

如果能够正确掌握手术指征并配合以高质量手术操作，绝大多数的肱骨干骨折可以正常愈合。同时可以减少因长期石膏或小夹板等外固定带来的邻近关节僵硬、肌肉萎缩和失用性骨质疏松等不利影响，甚至可在在固定期间从事某些非负重性工作，治疗期的生活质量相对较高。不利的方面是：所花费用较多，需二次手术取出内固定物，手术本身具有一定的风险等。

1.手术治疗的适应证

(1)绝对适应证：①保守治疗无法达到或维持功能复位的。②合并其他部位损伤，如同侧前臂骨折、肘关节骨折、肩关节骨折，伤肢需早期活动的。③多段骨折或粉碎性骨折(AO分型：B_3、C_1、C_2、C_3)。④骨折不愈合。⑤合并有肱动脉、桡神经损伤需行探查手术的。⑥合并有其他系统特殊疾病而无法坚持保守治疗的，如严重的帕金森病。⑦经过2～3个月保守治疗已出现骨折延迟愈合现象，开始有失用性骨质疏松的(如继续坚持保守治疗，严重的失用性骨质疏松可导致失去切开复位内固定治疗的机会)。⑧病理性骨折。

(2)相对适应证：①从事某些职业对肢体外形有特殊要求，不接受功能复位而需要解剖复位的。②因工作或学习需要，不能坚持较长时间的石膏、夹板或支具牵引固定的。

2.手术治疗的方法

(1)拉力螺丝钉固定：单纯的拉力螺钉固定只能够用于长螺旋形骨折，而且术后常需要外固定保护一段时间，优点是骨折段软组织剥离较少，骨折断端的血运影响小，正确使用可缩短骨折愈合时间。

(2)接骨钢板固定：尽管带锁髓内钉的使用趋于增多，但现阶段接骨钢板仍在较广的范围内继续应用，缘于其操作简单，易于掌握，无须C形臂X线透视机等较高档辅助设备。钢板应有足

够长度，螺钉孔数目不得少于 6 孔，最好选用较宽的 4.5 mm 动力加压钢板(DCP 或 LC-DCP)，远近骨折段至少各由 3 枚螺钉固定，以获得足够的固定强度。对于短斜形骨折尽量使用 1 枚跨越骨折线的拉力螺钉，而粉碎性骨折最好同时植入自体松质骨(图 3-21)。AO 推荐的手术入路是后侧切口(Henry，1966)，将钢板置于肱骨干的后侧，而且在骨折愈合后不再取出。但国内多数骨科医师愿意采用上臂前外侧入路，将钢板放置在骨干的前外侧，在骨折愈合后取出内固定物也相对比较容易。

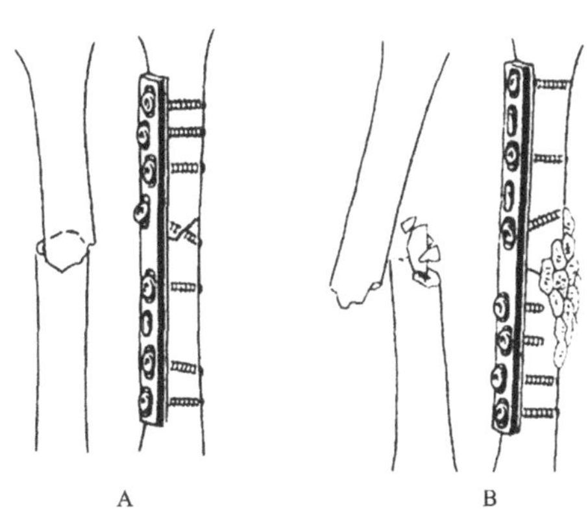

图 3-21　肱骨干骨折钢板螺钉内固定

A.横形骨折的固定方法；B.如为粉碎性骨折应Ⅰ期自体松质骨植骨

(3)带锁髓内针固定：随着带锁髓内针的普及应用，以往的 Rush 针或 V 形针、矩形针已较少使用。使用带锁髓内针的优点是：软组织剥离少，术后可以适当负重，用于粉碎性骨折时其优点更为突出。由于是带锁髓内针，其尾端部分基本与肱骨大结节在同一平面，对肩关节功能影响不大(近期可能有一定影响)。使用时刻采用顺行或逆行穿针方法，与股骨或胫骨不同的是，其近端锁钉一般不穿过对侧皮质(避免损伤腋神经)，而远端锁钉最好采用前后方向(避免损伤桡神经)(图 3-22)。

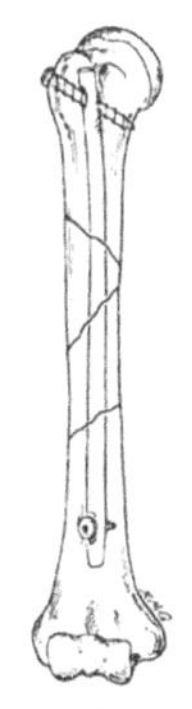

图 3-22　髓内针治疗肱骨干骨折(顺行穿针)

(4)外固定架固定：从严格意义上讲，外固定架固定是一种介于内固定和传统外固定之间的一种固定方式，其有创、有固定针进入组织内穿过两侧皮质，必要时可切开直视下复位。优点是创伤小，固定相对可靠，愈合周期比较短，不需二次手术取出内固定物，对邻近关节干扰小。缺点是针道可能发生感染，尽管其固定物已经比其他外固定方式轻便了许多，但仍有不便，用于中上 1/3 骨折时可能影响肩关节活动。肱骨干骨折多用单边固定方式，有多种比较成熟的外固定架可供选择，治疗成功的关键在于熟悉和正确使用，而不在于外固定架本身。

(5)Ender 针固定：采用多根可屈件的髓内针——Ender 针固定，现国内少数医院的医师仍在应用。利用不同方向插针和三点固定原理，可较好地控制骨折端的旋转，成角。操作比较简单，既可顺行也可逆行打入。术前需要准备比较齐全的规格、型号，包括不同长度和直径的Ender针。切忌强行打入，否则可造成骨质劈裂和髓内针穿出髓腔。

(韩圣超)

第八节　肱骨内上髁骨折

肱骨内上髁骨折多发生在少年和儿童。发生的高峰年龄在 11～12 岁。这个年龄组，肱骨内上髁系属骨骺，尚未与肱骨下端融合，故易于撕脱，也通称肱骨内上髁骨骺撕脱骨折。成人内上髁骨化中心与肱骨远端发生融合，因此单纯的肱骨内上髁骨折比较少见。屈腕肌群和内侧副韧带附着于内上髁，因此由于软组织的牵拉原因，肱骨内上髁骨折骨块常常移位。急性骨折常常是由于内上髁直接暴力或肘急性外翻伸直牵拉力所致。慢性损伤常为反复肘外翻所致，包括反复俯卧撑和投掷运动。尺神经走行在肱骨内上髁后方的尺神经沟内。发生肱骨内上髁骨时可使尺神经受到牵拉、挫伤等，甚至连同骨折块一起嵌入肘关节间隙内，导致尺神经损伤。

一、损伤机制

常为平地跌倒或投掷运动致伤。当肘关节伸直位摔倒时手部撑地，上肢处于外展位，外翻应力使肘关节外翻，同时前臂屈肌群猛然收缩牵拉，引起肱骨内上髁骨折。在儿童，内上髁是一个闭合比较晚的骨骺，在未闭合以前骺线本身就是潜在的力学弱点。跌倒时前臂屈肌腱的猛烈收缩牵拉或肘部受外翻应力作用而引起肱骨内上髁骨骺分离。内上髁骨块或骨骺可被牵拉向下向前，并旋转移位。若肘关节内侧间隙暂时被拉开，或发生肘关节后外侧脱位，撕脱的内上髁(骨骺)可被夹在关节内。

二、分型与诊断

(一)分型

根据肱骨内上髁(骨骺)撕脱骨折块移位程度及肘关节变化，可分为 4 型(图 3-23)。

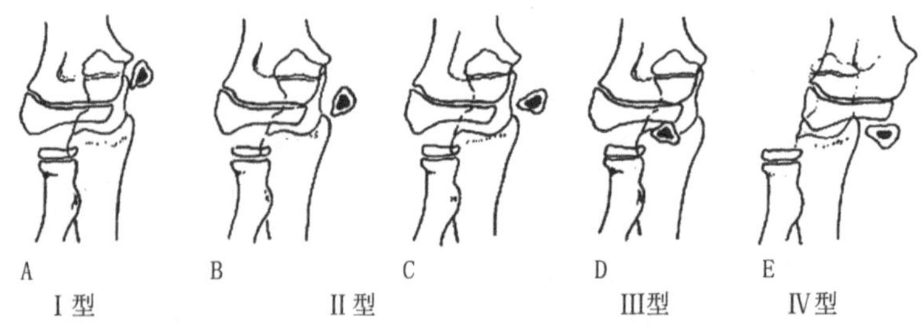

图 3-23　肱骨内上髁骨折的分型

Ⅰ型：仅有骨折或骨骺分离，移位甚微。

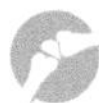

Ⅱ型：撕脱的内上髁骨块向下有移位，并向前旋转移位，可达关节水平。

Ⅲ型：撕脱的内上髁骨折块嵌夹在关节内，并有肘关节半脱位。

Ⅳ型：肘关节后脱位或后外侧脱位，撕脱的骨块夹在关节内。

（二）诊断

1.临床表现

儿童比成年人多见。受伤后肘部疼痛，特别是肘内侧局部肿胀、压痛。肘内侧和内上髁周围软组织肿胀，正常内上髁的轮廓消失。肘关节活动受限，前臂旋前、屈腕、屈指无力。临床检查肘关节后方的等腰三角形关系不存在。合并肘关节脱位者，肘关节外形明显改变，功能障碍也更为明显，常合并有尺神经损伤症状。

2.影像学表现

5～7岁以上的儿童肱骨内上髁骨骺已经骨化，肱骨内上髁骨骺分离X线表现为点状骨骺与肱骨远端分离较远，可并有向下移位，局部软组织肿胀。

3.鉴别诊断

肱骨内上髁骨骺，在6～10岁时出现，18岁左右闭合，但有时可能有不闭合者，应注意与骨折鉴别。

三、治疗

肱骨内上髁骨折非手术治疗后，即使是纤维愈合而非骨性愈合，同样可能获得一个无痛的肘关节。闭合性骨折者，如果骨折明显不稳定，或者有骨片嵌在关节内，应手术探查关节，对骨折进行复位内固定；如果怀疑尺神经卡压，应予手术探查，并对骨折进行复位内固定；如果骨折移位超过5 mm，透视下复位不稳定难以维持，建议手术治疗，切开复位内固定。

（一）非手术治疗

1.适应证

Ⅰ型无移位的肱骨内上髁骨折，无须复位操作，仅用上肢石膏固定即可，为期3～5周。拆除石膏后进行功能锻炼。有移位骨折Ⅱ～Ⅳ型，均宜首选手法复位。

2.操作方法

局麻或全麻下施行手法复位。将肘关节置于屈曲90°～100°，前臂旋前，使前臂屈肌放松。术者用拇指推开血肿，将骨折块自下向上方推按，使其复位。但复位的骨折对位极不稳定，很容易发生再移位。因此，在上肢石膏固定时，注意定型前在内上髁部用鱼际加压塑形。4～5周后拆除外固定，进行功能锻炼。

合并肘关节脱位者，在肘关节复位过程中，移位的内上髁骨折片常可随之复位。如果肘关节已获复位，而内上髁尚未复位，也可再施手法复位。

肱骨内上髁嵌夹于关节内的复位。助手将伤肢前臂外展并使之外翻，使肘关节内侧张开，然后将前臂旋后并背屈腕部和手指，使屈肌迅速拉紧，再将肘关节伸展。借助肘内侧张开，屈肌牵拉的力量，将肱骨内上髁拖出关节间隙之外，再按上述操作方法将肱骨内上髁整复，加上肢石膏、将伤肢固定于功能位。

（二）手术治疗

1.适应证

（1）骨折明显移位（>5 mm），骨折块夹在关节内或旋转移位，估计手法复位很难成功。

(2)经闭合复位失败者,宜手术治疗。

(3)合并尺神经损伤,应予手术复位及神经探查。

(4)开放性骨折。

2.手术操作

臂丛麻醉下取肘内侧标准切口,切开皮肤及皮下组织即可暴露骨折断端,清除血肿。如骨折块较大,尺神经沟可被累及,应显露并游离尺神经,用橡皮片将尺神经向外侧牵开。确认骨折片及近端骨折面,屈肘 90°,前臂旋前位,放松屈肌对骨折片的牵拉,复位骨折片用巾钳临时固定。

儿童的肱骨内上髁骨骺骨折可采用粗丝线缝合,在骨折片的前侧和外侧贯穿缝合骨膜、肌腱附着部及部分松质骨,能够保持其稳定。如骨折片较大,用丝线固定不稳,宜用 2～3 枚克氏针交叉固定,令其尾端露于皮外,缝合伤口。术后用上肢石膏功能位固定 4～6 周(图 3-24),拆除石膏并拔除克氏针。对于成年人骨折片较大的可用松质骨螺丝钉固定。对于成年人骨折片较小,不易行内固定者,为避免日后尺神经的刺激和压迫,可以切除,并将屈肌腱止点附着部缝合于近侧骨折端处。术后用石膏托固定 4～5 周。

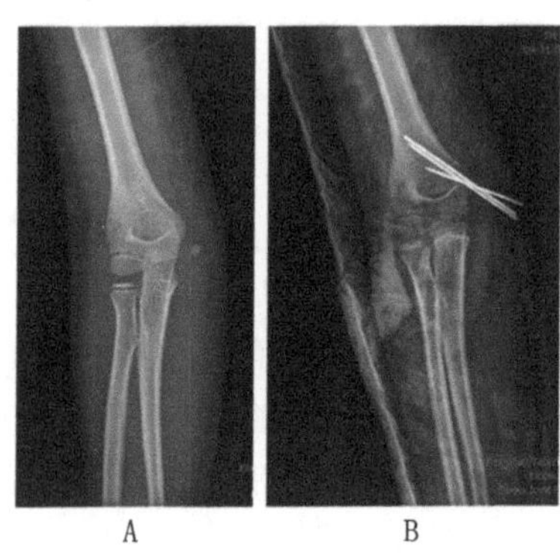

A　　B

图 3-24　肱骨内上髁骨折Ⅱ型 3 枚克氏针内固定术后石膏固定

A.术前;B.术后

陈旧性肱骨内上髁撕脱骨折,只要无尺神经症状及肘关节功能障碍者,不必处理。骨折片明显移位,骨折片黏附关节囊前影响肘关节伸展或伴有尺神经症状者,可施行开放复位尺神经游离松解,必要时进行尺神经前置手术。陈旧性内上髁骨折片若复位困难时,也可以切除之。合并尺神经损伤应予以检查,如较严重可同时做尺神经前置手术。

四、并发症

(一)肘内翻

肘内翻是本病最常见的并发症,有时伴有肘关节脱位,注意尺神经有无损伤。肘内翻是远折端内侧骨皮质压缩塌陷,复位或维持复位不佳和重力性内侧移位尺侧所致,与骨骺生长速度无关,远折端旋转移位导致肘内翻,是由于旋转支点多在较宽厚的外侧髁,内侧髁失去支撑,再加上肢体的重力及肌肉牵拉的力量造成内侧倾斜之故。轻度肘内翻无须处理。肘内翻超过 15°,畸形明显者可行髁上截骨矫形手术。

(二)骨不连

若骨不连患者没有任何症状,可不作处理。若出现疼痛、肘部活动受限,可进行手术瘢痕切除植骨内固定。

(三)尺神经麻痹

有尺神经麻痹的患者经手术松解或前置后,症状几乎都能得到改善。

(韩圣超)

第九节　肱骨髁上骨折

肱骨髁上骨折又名臑骨下端骨折,系指肱骨远端内外髁上方的骨折,以儿童(5～8岁)最常见。据统计约占儿童全身骨折的26.7%,肘部损伤的72%。

与肱骨干相比较,髁上部处于骨疏松与骨致密交界处,后有鹰嘴窝,前有冠状窝,两窝间仅有一层极薄的骨片,承受载荷的能力较差,因此,不如肱骨干坚固,是易于发生骨折的解剖学基础。肱骨内、外两髁稍前屈,并与肱骨干纵轴形成向前30°～50°的前倾角,骨折移位可使此角发生改变(图3-25)。肱骨滑车关节面略低于肱骨小头关节面,前臂伸直、完全旋后时,上臂与前臂纵轴呈10°～15°外翻的携带角,骨折移位可使携带角改变而成肘内翻或肘外翻畸形(图3-26)。

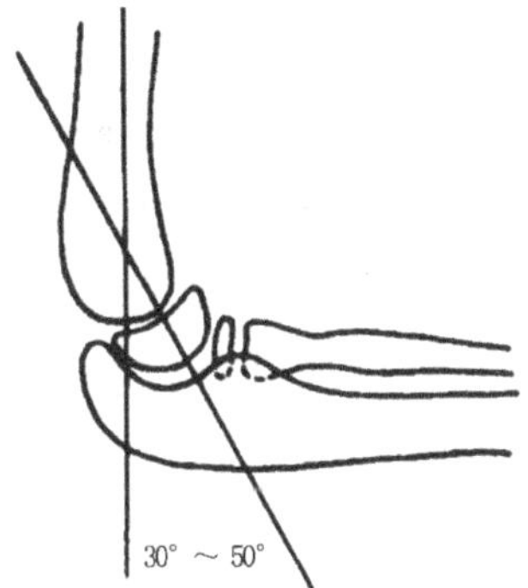

图3-25　肱骨下端的前倾角

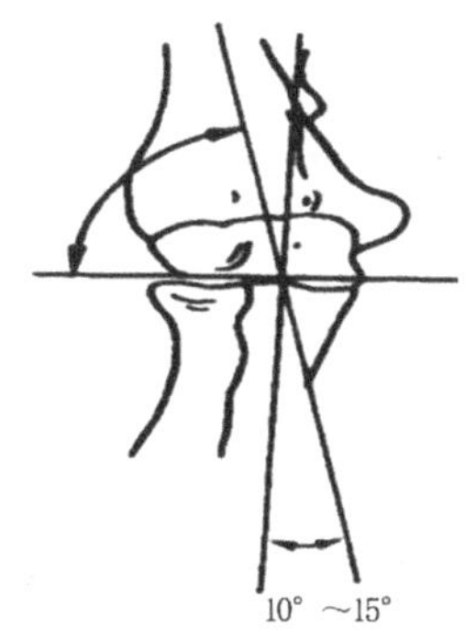

图3-26　肱骨下端的携带角

肱动、静脉和正中神经从上臂的下段内侧逐渐转向肘窝部前侧,由肱二头肌腱膜下通过而进入前臂。桡神经通过肘窝前外方并分成深、浅两支进入前臂,深支与肱骨外髁部较接近。尺神经紧贴肱骨内上髁后方的尺神经沟进入前臂。肱骨髁上部为接近骨松质的部位,血液供应较丰富,骨折多能按期愈合(图3-27)。

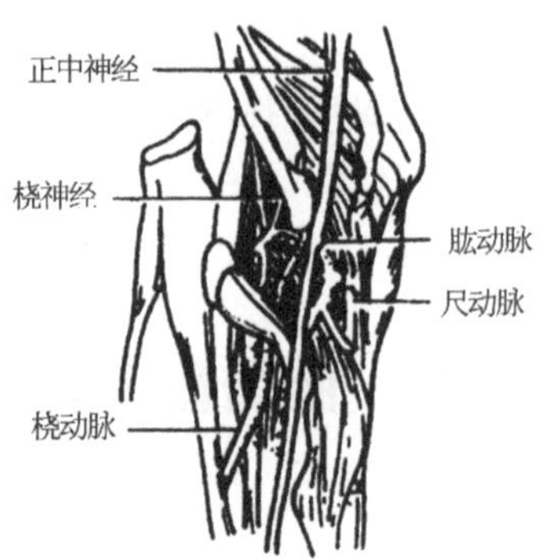

图 3-27　肘窝部的神经和血管

一、病因病机

肱骨髁上骨折多由于间接暴力所致。根据受伤机制不同，肱骨髁上骨折可分为伸直型和屈曲型两种。

（一）伸直型

此型约占 95%，受伤机制为跌倒时手部着地，同时肘关节过伸及前臂旋前，地面的反作用力经前臂传导至肱骨下端，致肱骨髁上部骨折。骨折线方向由后上方至前下方斜行经过。骨折的近侧端向前移位，远侧端向后移位（图 3-28），并可表现为尺偏移位，或桡偏移位，或旋转移位。尺偏移位为骨折远段向后、内方向移位。暴力作用除造成伸直型骨折外，还同时使两骨折端的内侧产生一定的压缩，或形成碎骨片，骨折近段的内侧有骨膜剥离。此类骨折内移和内翻的倾斜性大，易发生肘内翻畸形（图 3-29）。桡偏移位为骨折远端向后、外侧方移位，患肢除受上述暴力作用而致伸直型骨折外，还造成两骨折断端的外侧部分产生一定程度的压缩，骨折近段端的外侧骨膜剥离（图 3-30）。伸直型肱骨髁上骨折移位严重者，骨折近侧端常损伤肱前肌并对正中神经和肱动脉造成压迫和损伤。

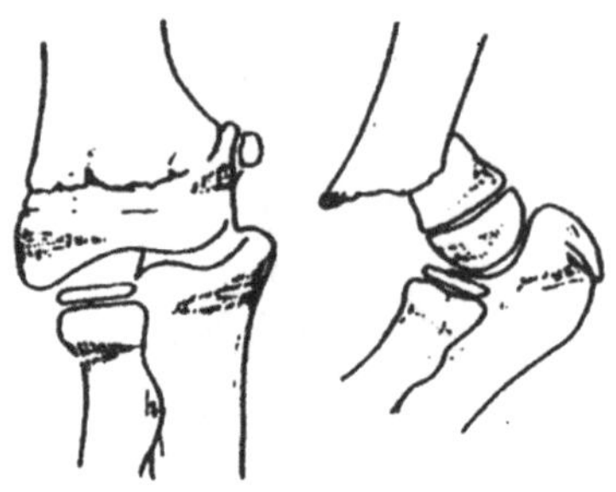

图 3-28　肱骨髁上骨折伸直型

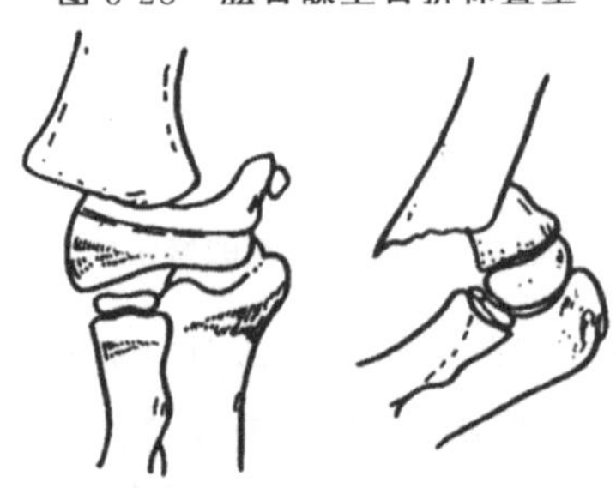

图 3-29　肱骨髁上伸直尺偏型骨折

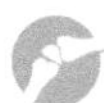

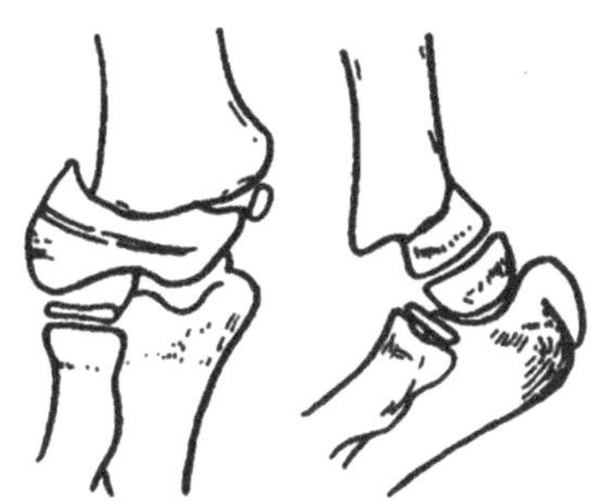

图 3-30　肱骨髁上伸直桡偏型骨折

(二)屈曲型

此型约占5%,受伤机制系跌倒时肘关节处于屈曲位,肘后着地,外力自下向上,尺骨鹰嘴由后向前撞击肱骨髁部,使之髁上部骨折。骨折线自前上方斜向后下方,骨折远侧段向前移位,近侧段向后移位(图 3-31)。骨折远端还同时向内侧或外侧移位而形成尺偏型骨折或桡偏型骨折。

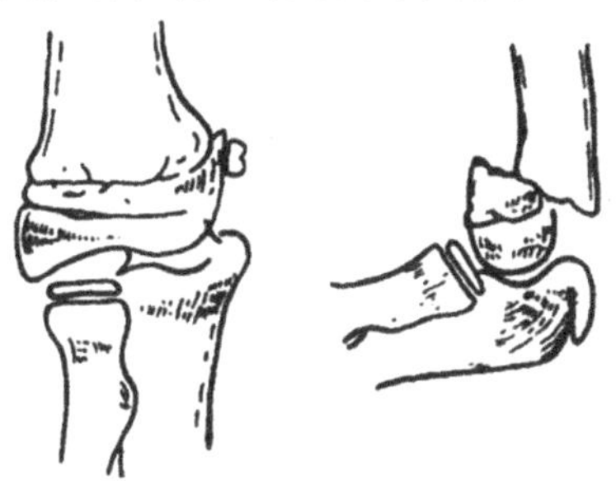

图 3-31　肱骨髁上屈曲型骨折

若上述暴力较小,可发生青枝骨折或移位不大的裂纹骨折,或呈轻度伸直型、屈曲型骨折。

二、诊断

伤后肘部弥漫性肿胀,肱骨干骺端明显压痛,或有异常活动,患肢抬举与肘关节活动因痛受限。偶见肘前皮肤有局限性紫斑。尺偏型骨折或桡偏型骨折可造成肘内翻或肘外翻畸形。骨折移位大时可使神经血管挫伤或受压,伸直型骨折容易挫伤桡神经与正中神经,屈曲型骨折易损伤尺神经。

损伤严重患者延误治疗或处理不当可出现前臂缺血症状,表现为肢痛难忍、桡动脉搏动消失、皮肤苍白、感觉异常和肌肉无力或瘫痪,即所谓“5P”征。手指伸直引起剧烈疼痛为前臂屈肌缺血早期症状,很有参考价值,但若神经缺血同时存在则此征可为阴性。急性前臂屈肌缺血常因患肢严重创伤出血,或外固定包扎过紧使筋膜间室压力升高而致组织微循环障碍所致,又称筋膜间室综合征。

肱骨髁上骨折一般通过临床检查多能作出初步诊断,肘部正侧位X线检查有利于了解骨折类型和移位情况。裂纹骨折有时需照斜位片才能看清楚骨折线,如果两骨折端不等宽或有侧方移位而两侧错位的距离不等,则说明骨折远端有旋转移位。

有移位的肱骨髁上骨折,特别是低位伸直型肱骨髁上骨折,骨折远端向后上方移位,肘后突起,前臂相对变短,畸形类似肘关节后脱位,二者需鉴别(表 3-1)。

表 3-1 伸直型肱骨髁上骨折与肘关节后脱位的鉴别

鉴别要点	伸直型肱骨髁上骨折	肘关节后脱位
肿胀	严重	较轻
肘后三角	关系正常	关系紊乱
弹性固定	无	有
触诊	肘窝可触及不平的近折端	可触及光滑的肱骨下端
瘀斑及水疱	有	无
疼痛	严重	轻

三、治疗

肱骨髁上骨折的复位要求较高，必须获得正确的复位。儿童的塑形能力虽然较强，但肱骨髁上骨折的侧方移位和旋转移位不能完全依靠塑形来纠正，故侧方移位和旋转移位必须矫正。若骨折远端旋前或旋后，应首先矫正旋转移位。尺偏型骨折容易后遗肘内翻畸形，多由尺偏移位或尺侧骨皮质遭受挤压而产生塌陷嵌插，或内旋移位未获矫正所致。因此，复位时应特别注意矫正尺偏移位，尺侧倾斜嵌插，以及内旋移位，矫正尺偏移位时甚至宁可有轻度桡偏，不可有尺偏，同时使远折端呈外旋位，以防止发生肘内翻。不同类型的骨折可按下列方法进行治疗。

(一)整复固定方法

1.手法整复夹板固定

无移位的青枝骨折、裂纹骨折或有轻度前后成角移位而无侧方移位的骨折，不必整复，可选用超肘关节夹板固定 2～3 周即可；对新鲜有移位骨折，应力争在肿胀发生之前，一般伤后 4～6 小时进行早期的手法整复和小夹板外固定；对严重肿胀，皮肤出现张力性水疱或溃烂者，一般不主张手法整复，宜给予临时固定，卧床休息，抬高患肢，待肿胀消退后，争取在 1 周内进行手法整复；对有血管、神经损伤或有缺血性肌挛缩早期症状者，在严密观察下，可行手法整复，整复后用一块后托板作临时固定，待血运好转后，再改用小夹板固定或采用牵引治疗。

(1)整复方法：患者仰卧，前臂置于中立位。采用局部麻醉或臂丛神经阻滞麻醉。两助手分别握住上臂和前臂在肘关节伸直位(伸直型)或屈曲位(屈曲型)沿者上肢的纵轴方向进行拔伸，即可矫正重叠短缩移位及成角移位。

若骨折远端旋前(或旋后)，应首先矫正旋转移位，助手在拔伸下使前臂旋后(或旋前)。然后术者一手握骨折近段，另一手握骨折远段，相对横向挤压，矫正侧方移位。

最后再矫正骨折远端前、后移位。如为伸直型骨折，术者以两拇指在患肢肘后顶住骨折远端的后方，用力向前推按。其余两手第 2～5 指放于骨折近端的前方，并向后方按压，与此同时，助手将患肢肘关节屈曲至 90°即可复位；如为屈曲型骨折，术者以两拇指在肘前方顶住骨折远段前方向后按压，两手第 2～5 指置于骨折近端的后方，并向前方端提，同时助手将患肢肘关节伸展到 60°左右即可复位。

尺偏型骨折复位后，术者一手固定骨折部，另一手握住前臂，略伸直肘关节，并将前臂向桡侧伸展，使骨折端桡侧骨皮质嵌插并稍有桡倾，以防肘内翻发生。桡偏型骨折轻度桡偏可不予整复，以免发生肘内翻。两型骨折复位后，均应用合骨法，即在患肢远端纵轴叩击、加压，使两骨折断端嵌插，以稳定骨折端。髁上骨折有重叠、短缩移位时，复位手法以拔伸法和两点按正法为主，

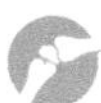

不宜用折顶法，以防尖锐的骨折端刺伤血管神经。

(2)固定方法：肱骨髁上骨折采用超肘夹板固定。夹板长度应上达三角肌水平，内、外侧夹板下超肘关节，前侧夹板下至肘横纹，后侧夹板至鹰嘴下。夹板固定前应根据骨折类型放置固定垫。伸直型骨折，在骨折近端前侧放一平垫，骨折远端后侧放一梯形垫。兼有尺偏型的把一塔形垫放在外髁上方，另一梯形垫放在内髁部(图 3-32)。兼有桡偏型的把一塔形垫放在内髁上方，另一梯形垫放在外髁部。屈曲型骨折，在骨折近端的后方放一个梯形垫，因骨折远端的前方有肱动、静脉和正中神经经过，故只能在小夹板的末端加厚一层棉花以代替前方的平垫(图 3-33)，内外侧固定垫的放置方法与伸直型骨折相同。

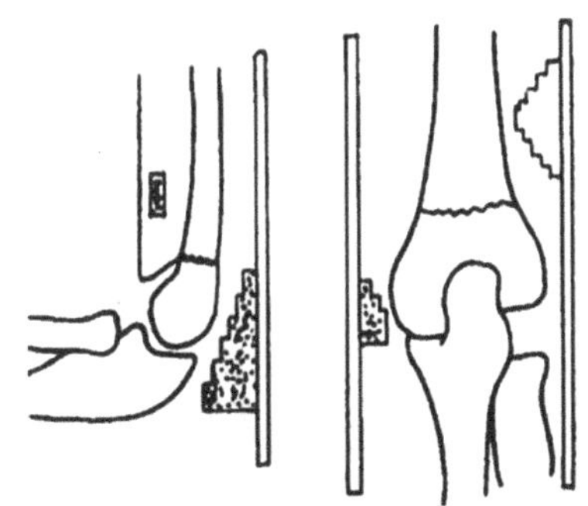

图 3-32 肱骨髁上伸直型骨折固定垫安放示意

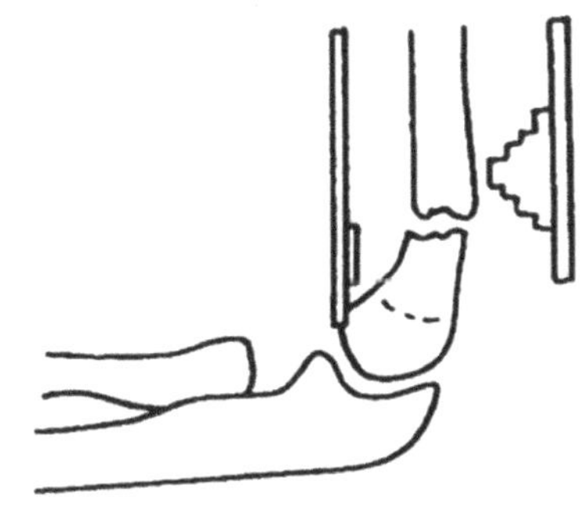

图 3-33 肱骨髁上屈曲型骨折前后加垫法

放置固定垫后，依次放好四块夹板，由助手扶持，术者扎缚固定。伸直型骨折应固定肘关节于屈曲 90°～110°位 3～4 周。屈曲型骨折应固定肘关节于屈曲 40°～60°位 2 周，而后再换夹板将肘关节改屈肘 90°位固定 1～2 周。

2.骨牵引复位固定

(1)适应证：对新鲜的有严重移位的骨折，因肿胀严重、疼痛剧烈或合并有血管、神经损伤，不宜立即进行手法整复者；或经临时固定，抬高患肢等治疗后，局部情况仍不宜施行手法复位者；或低位不稳定的肱骨髁上骨折，经手法复位失败者。

(2)方法：行患肢尺骨鹰嘴持续牵引(图 3-34)。2～3 天时肿胀可大部分消退，做 X 线检查，若骨折复位即可行小夹板外固定或上肢石膏外展架固定(图 3-35)。

3.闭合穿针内固定

(1)适应证：尺偏型或桡偏型不稳定性骨折。若合并血管神经损伤，或肿胀严重、有前臂高压症者则不宜使用。

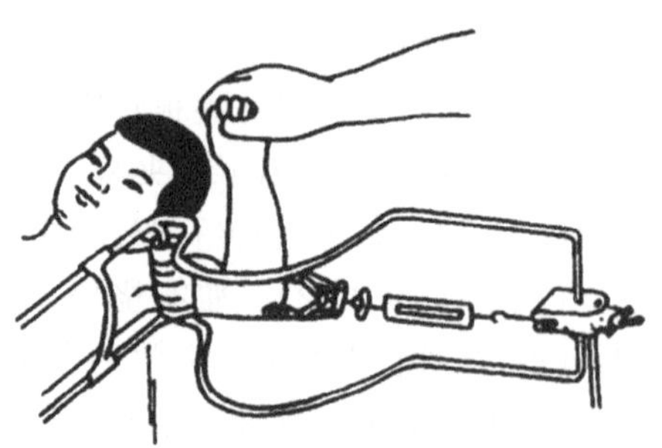

图 3-34　上肢尺骨鹰嘴牵引固定

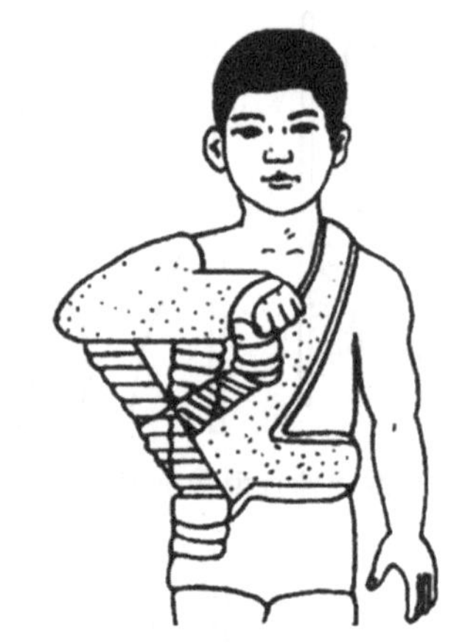

图 3-35　髁上骨折复位后外展架固定

(2)方法：手术操作在带影像 X 线监视下进行，常规无菌操作。仰卧患肢外展位，臂丛神经阻滞麻醉或全麻，两助手对抗牵引、纠正重叠畸形，术者根据错位情况，先纠正旋转、侧方移位，再纠正前后移位，而后给予穿针内固定。常用的穿针固定方法有 4 种。①经内、外髁交叉固定：用直径 2 mm 左右的克氏针于外髁的外后下经皮刺入抵住骨皮质，取 1 枚同样的克氏针从内髁的最高点(不可后滑伤及尺神经)向外上呈 45°左右进针，与第 1 枚针交叉固定(图 3-36)。②经外髁交叉固定：第 1 枚针进针及固定方法同上，第 2 枚针进针点选在距第 1 枚针周围 0.5～1.0 cm 处，进针后与第 1 枚针交叉穿出近折端内侧骨皮质(图 3-37)。③经髁间、外髁交叉固定：第 1 枚针从鹰嘴外缘或正对鹰嘴由下向上经髁间及远、近折端而进入近折端髓腔，维持大体对位；第 2 枚针从肱骨外髁向内上，经折端与第 1 枚针交叉固定(图 3-38)。④经髁间、内髁交叉固定：髁间之针同上，另取 1 枚针从内髁的最高点向外上呈 45°左右进针，交叉固定(图 3-39)。

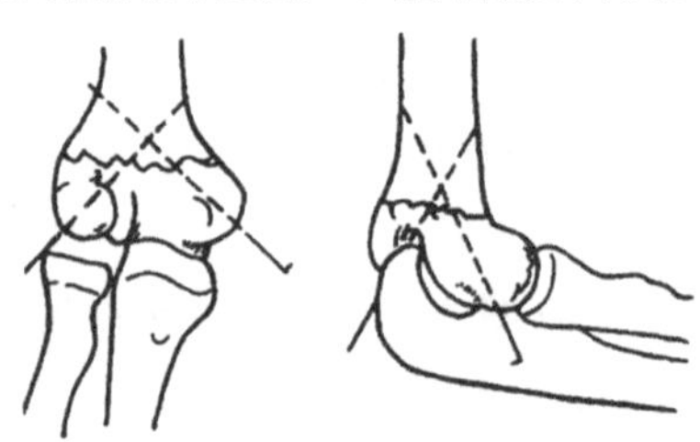

图 3-36　经内、外髁交叉固定

固定满意后，将针尾弯曲埋于皮下，针孔用无菌敷料包扎。外用小夹板辅助固定，屈肘悬吊

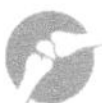

前臂。术后注意观察患肢血液循环情况,3周后拔钢针。对复位后较稳定者,可选择经内髁、外髁交叉固定。对严重桡偏型骨折,可选用经外髁交叉固定,或经髁间、外髁交叉固定。对严重尺偏移位者,可选用经髁间、内髁交叉固定。

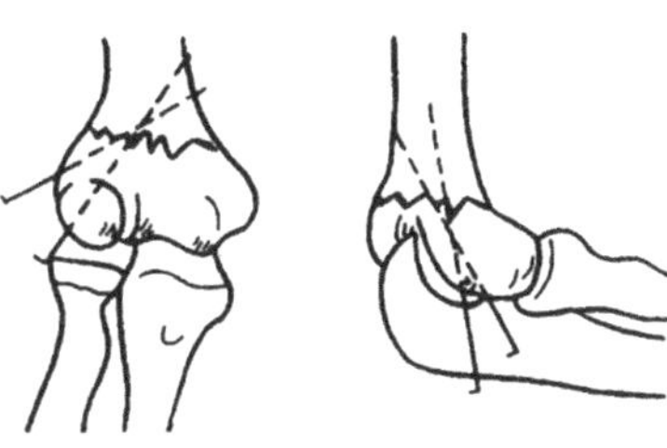

图3-37 经外髁交叉固定

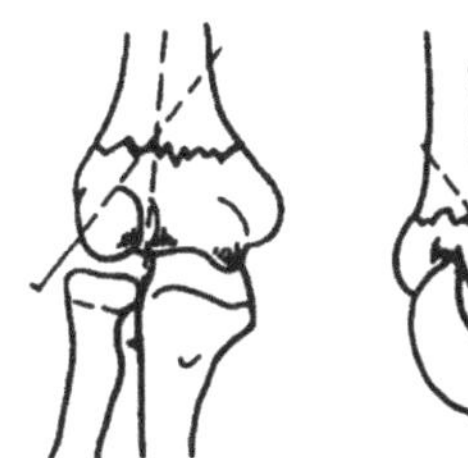
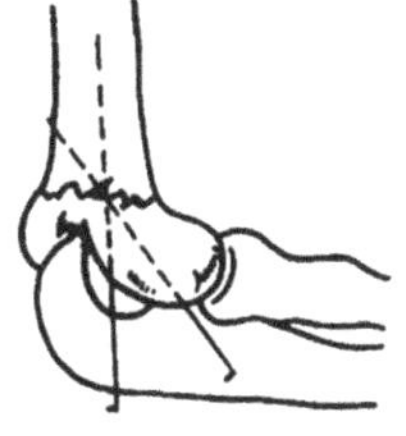

图3-38 经髁间、外髁交叉固定

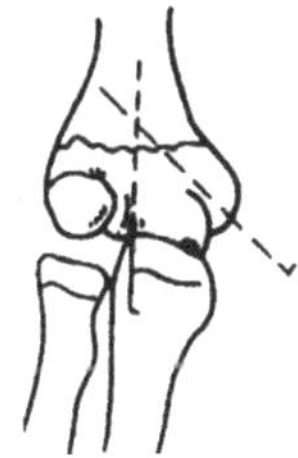
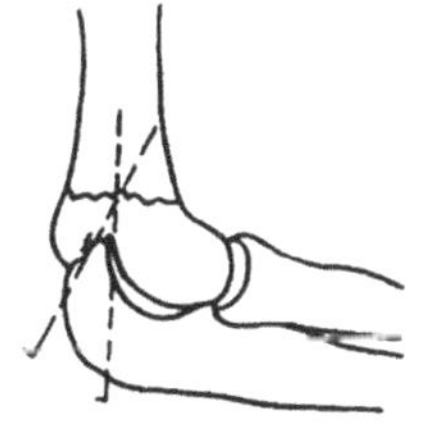

图3-39 经髁间、内髁交叉固定

4.切开复位内固定

(1)适应证:经手法复位失败者,可施行切开复位内固定。

(2)手术方法:臂丛麻醉,手术取外侧切口,暴露骨折端,将其复位,应用克氏针从内外侧髁进针贯穿骨折远端和近端,交叉固定,针尾埋于皮下,上肢石膏功能位固定,3～4周拆除石膏,拔钢针后进行功能锻炼。

(二)药物治疗

骨折初期肿胀、疼痛较甚,治宜活血祛瘀、消肿止痛,可内服和营止痛汤加减。肿胀严重,血运障碍者加三七,丹参;并重用祛瘀、利水、消肿药物,如茅根、泽兰之类。外敷跌打万花油或双柏散。如局部有水疱,可在刺破或穿刺抽液后,再外敷跌打万花油。中期宜和营生新、接骨续损,可内服续骨活血汤,合并神经损伤者应加补气活血、通经活络之品,如黄芪、地龙、威灵仙等。后期宜补气血、养肝肾、壮筋骨,可内服补肾壮筋汤。解除夹板固定后,用舒筋活络,通利关节的中药熏洗。

(三)功能康复

肱骨髁上骨折一经整复与小夹板固定后,即可进行功能锻炼。早期多做握拳、腕关节屈伸活动,在7～10天内不做肘关节的屈伸活动。中期(2周后)除做早期锻炼外,可加做肘关节的屈伸活动和前臂的旋转活动；如为上臂超肘小夹板固定，可截除前、后侧夹板的肘关节以下部分，便于练功。但须注意，屈曲型骨折肘关节不能做过度屈曲活动，伸直型骨折不能做肘关节过度伸展活动，以防止骨折端承受不利的剪力，影响骨折愈合。后期骨折临床愈合后，解除外固定，并积极主动锻炼肘关节屈伸活动，严禁暴力被动活动，以免发生损伤性骨化，影响肘关节活动功能。

四、并发症的处理

（一）肘内翻

肘内翻是常见的并发症，肘内翻发生的原因有如下几种：①骨折时损伤了肘部骨骺，生长不平衡，认为是外上髁和肱骨小头骨骺受到刺激所致，外髁生长速度增加而产生畸形；在生长发育过程中，无移位的骨折亦会导致携带角改变；②尺偏移位致两骨折端的内侧被挤压塌陷或形成碎骨片而缺损，虽经整复固定，而尺偏移位倾向存在，从而导致迟发性尺偏移位；③骨折远端沿上臂纵轴内旋，导致骨折远端骑跨于骨折近端，再加骨折远端的肢体重力，肌肉牵拉和患肢悬吊于胸前时的内旋影响，使骨折的远端产生内倾内旋运动而导致肘内翻的发生；④正位 X 线片示骨折线由内上斜向外下，复位时常易将骨折远段推向尺侧，导致尺偏移位。

肘内翻畸形以尺偏移位者发生率高，多发生在骨折后 3 个月内，可采取下列预防措施：①力争一次复位成功，注意保持两骨折端内外侧骨皮质的完整；②闭合复位后肢体应固定于有利骨折稳定位置，伸直尺偏型骨折应固定在前臂充分旋后和锐角屈肘位；③通过手法过度复位使内侧骨膜断裂，消除不利复位因素；④不稳定骨折或肢肿严重不容许锐角屈肘固定者，骨折复位后应经皮穿针固定，否则牵引治疗；⑤切开复位务必恢复骨折正常对线，携带角宁可过大，莫取不足，内固定要稳固可靠。

轻度肘内翻无须处理，肘内翻＞15°畸形明显者可行髁上截骨矫正。通常用闭合式楔形截骨方法，从外侧切除一楔形骨块。

手术取外侧入路，在肱三头肌外缘切开骨膜，向前后适当剥离显露干骺端，按设计截骨。保留内侧楔尖皮质及皮质下薄层骨松质并修理使具有适度可塑性，缓缓闭合截骨间隙使远近截骨面对合，检查携带角是否符合要求，肘有无过伸或屈曲畸形，然后用两枚克氏针固定，闭合切口前拍正侧位片观察。术后长臂前后石膏托固定，卧床休息 1～2 周，然后下地活动，以免石膏下滑使携带角减小。

（二）Volkmanns 缺血挛缩

该病为髁上骨折最严重的并发症，可原发于骨折或并发血管损伤病例，发病常与处理不当有关。出血和组织肿胀可使筋膜间室压力升高，外固定包扎过紧和屈肘角度太大使间室容积减小或无法扩张是诱发本病至关因素，由于间室内压过高直接阻断组织微循环，或刺激压力感受器引起反射性血管痉挛而出现肌肉神经缺血症状，故又称间室综合征。

前臂屈肌缺血症状多在伤后或骨折复位固定后 24～48 小时内出现，此期间宜住院密切观察，尤其骨折严重移位病例。门诊患者应常规交代注意事项，预 6～12 小时内返诊复查血运。

间室综合征出现是肌肉缺血挛缩的先兆，主要表现肢痛难忍，皮温低，前臂掌侧间室严重压痛和高张力感，继而手指感觉减退，屈肌力量减弱，脉搏可存在。一旦出现以上症状应紧急处理：去除所有外固定，伸直肘关节，观察 30～60 分钟无好转。使用带灯芯导管测量间室压力，临界压力为4.0 kPa(30 mmHg)，压力高于此值或高于健侧应考虑手术减压。无条件测压者亦可根据临床症状作出减压决定，同时探查血管，为争取时间术前不必常规造影，有必要时可在术中进行。

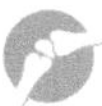

单纯脉搏消失而肢体无缺血症状者，可能已有充足的侧支循环代偿，无须手术处理，只需密切观察。大多数患者脉搏可逐渐恢复。

(三)神经损伤

肱骨髁上骨折并发神经损伤比较常见，发生率5%～19%。大多数损伤为神经传导功能障碍或轴索中断，数天或数月内可自然恢复，神经断裂很少见。移位严重的骨折闭合复位有误伤神经血管危险，或使原有神经损伤加重，恢复时间延长和因瘢痕增生而致失去自然恢复机会。因此，许多学者对合并神经损伤的肱骨髁上骨折主张切开复位治疗。

神经损伤的早期处理主要为支持疗法，被动活动关节并保持功能位置。伤后2～3个月后临床与肌电图检查皆无恢复迹象应考虑手术探查松解。

(刘　超)

第十节　肱骨髁间骨折

肱骨髁间骨折为关节内骨折，又称肱骨髁上T形或Y形骨折，临床较少见，多发生于青壮年，仅占全身骨折的0.48%。

肱骨髁间部位前有冠状窝，后有鹰嘴窝，下端的肱骨滑车内外两端较粗，中段较细，呈横置的线轴形。肱骨小头与肱骨滑车之间亦有一纵沟，该处是肱骨下端的薄弱环节，遭受暴力，可产生纵形劈裂。与肱骨滑车相对的尺骨半月切迹关节面呈角尖向上的“△”形，中间有一纵形嵴，内外侧缘亦较锐利，形似刃口朝上的石斧。跌倒时肘部着地，暴力作用于肘部使尺骨半月切迹对肱骨下端有楔入的作用力，再加上与肱骨小头相接对的桡骨小头向上的冲击分力等，都是造成肱骨髁间骨折的因素。

一、病因病机

肱骨髁间骨折的病因与肱骨髁上骨折病因基本相同，也为间接暴力所致。

(一)伸直型

由高处掉下或跌倒时，肘关节伸直位或半屈曲位，以手按地，外力沿前臂向上传导，至肱骨下端，先致肱骨髁上骨折。外力继续作用，使尺骨的半月切迹和桡骨头向上冲击。同时由上向下的身体重力，使骨折的近折端向下冲击，上下的挤切力致肱骨的内外髁间纵形劈裂，形成肱骨髁间骨折。由于挤切力较重，故劈裂的内外髁常呈分离旋转移位，且向后移位。此型骨折较多见(图3-40)。

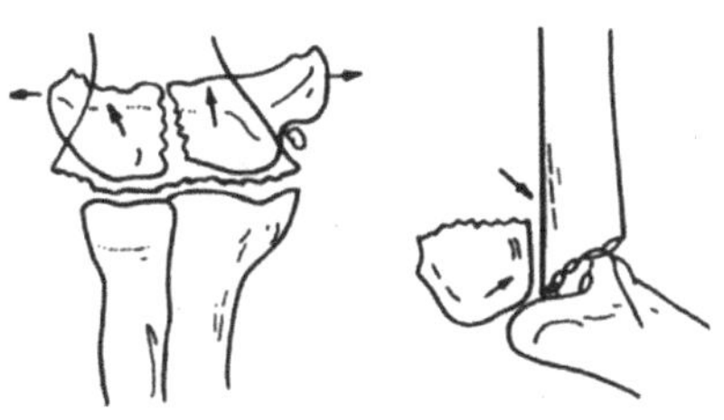

图3-40　伸直型肱骨髁间骨折

(二)屈曲型

跌倒时,肘关节屈曲,肘后着地,或打击碰撞肘部,暴力作用于尺骨鹰嘴,力量经尺骨半月切迹和桡骨头向上向前撞击,形成肱骨髁上骨折。同时将肱骨两髁纵形劈开,致远折端向前移位(图 3-41)。

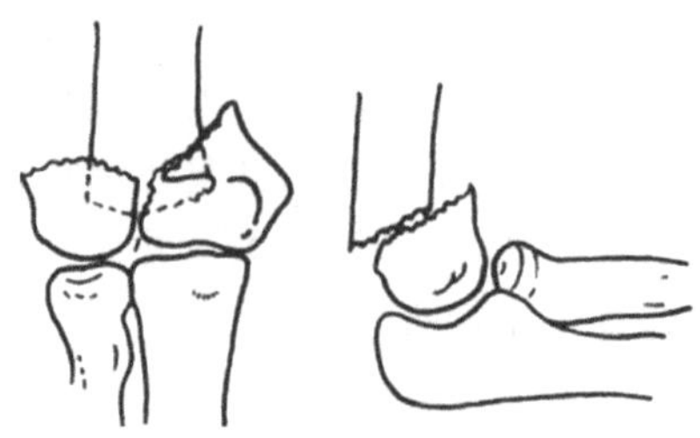

图 3-41 屈曲型肱骨髁间骨折

肱骨髁间骨折除了按受伤机制和骨折移位而分为伸直型与屈曲型外,也可按骨折线形态分为"T"形、"Y"形、"V"形。或按骨折移位程度分为:① Ⅰ型,骨折无移位或轻微移位,关节面平整;② Ⅱ型,骨折有移位,但无两髁旋转及分离,关节面基本平整;③ Ⅲ型,骨折内外髁均有旋转移位,关节面不平;④ Ⅳ型,肱骨髁部碎成 3 块以上,关节面严重破坏(图 3-42、图 3-43)。

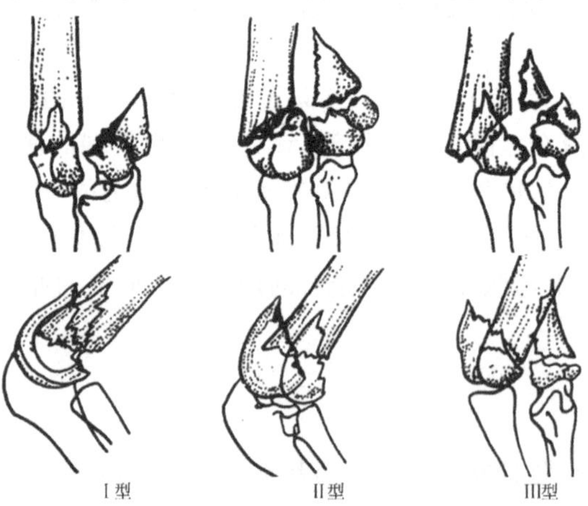

图 3-42 伸直内翻型骨折的分类

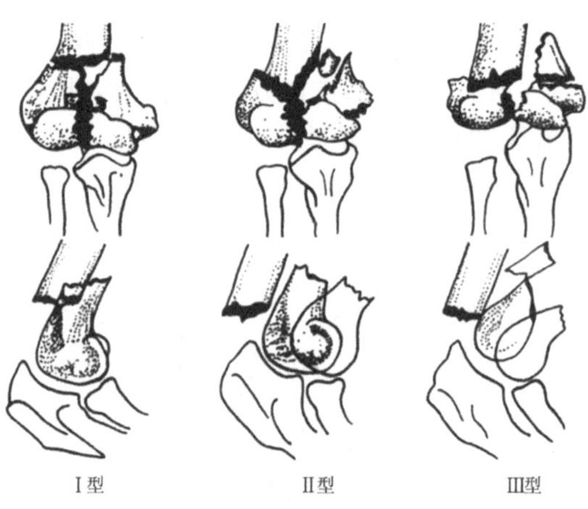

图 3-43 屈曲内翻型骨折的分类

肱骨髁间骨折属严重的关节内骨折，骨折移位严重时，骨折端可穿破皮肤而形成开放性骨折。如同肱骨髁上骨折一样，骨折端亦可损伤肱动、静脉及正中神经和尺、桡神经。骨折后期则易发生创伤性关节炎。

二、诊断

伤后肘部剧烈疼痛并迅速肿胀，常出现肘部畸形。皮肤有青紫瘀斑，压痛明显。因疼痛不能主、被动活动肘关节。触诊可扪及明显骨擦音及异常活动，并可摸到突起的骨折端。有倒“八”字旋转分离移位者，触诊内外髁间距离较健侧宽，肘后三角关系紊乱(图 3-44)。合并有血管、神经损伤者，有桡动脉搏动减弱或丧失，手部温度降低，皮肤颜色苍白，感觉和运动功能丧失。

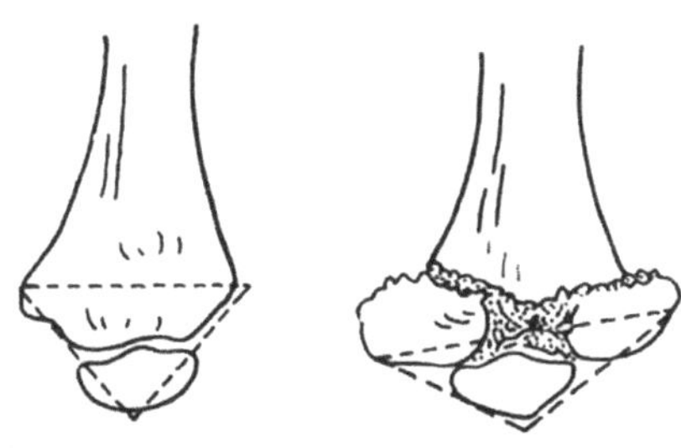

图 3-44 肱骨髁间骨折倒“八”字形移位肘后三角有改变

肱骨髁上骨折与肱骨髁间骨折均为肱骨髁部骨折，都可分为伸直型和屈曲型，都有关节肿胀、疼痛、畸形、功能障碍，其鉴别要点见表 3-2。

表 3-2 肱骨髁上骨折与肱骨髁间骨折的鉴别

鉴别要点	肱骨髁上骨折	肱骨髁间骨折
发病年龄	多发于儿童	好发于成人
发病率	多见，占全身骨折的 7.48%	少见，占全身骨折的 0.48%
骨折类型	大部分属关节外骨折，少数为关节内骨折	属关节内骨折
肘后三角	关系正常	关系改变
合并症	易合并血管神经损伤	血管神经损伤少见
后遗症	肘内翻高达 60%	肘关节功能障碍多

三、治疗

(一)整复固定方法

1.手法整复夹板固定

无移位裂纹骨折或仅有轻度前后成角移位的骨折，可不复位，如同肱骨髁上骨折一样，行超肘夹板外固定。有移位骨折可行手法复位。

(1)整复方法：①局部麻醉或臂丛神经阻滞麻醉后，患者仰卧，肩外展 70°～80°，屈肘 50°(屈曲型)或 90°(伸直型)，前臂中立位。一助手双手握患肢上臂做固定，另一助手两手握住患肢前臂，保持上述肘关节屈曲位置，再沿上臂纵轴方向进行拔伸。②先整复两髁的倒“八”字形旋转分离移位。术者面对患者，以两手的拇、示、中指分别捏住内、外髁部，向中心挤按。在挤按的同时，还须做轻微的摇晃手法，使齿状突起的骨折端相互嵌合，直至两髁宽度和髁部外形与健侧相同为止。术者亦可采用两手掌相对挤按内、外髁部，使纵行骨折线嵌合。③整复尺偏或桡偏移位。术者一手握住内、外髁部，另一手握住骨折近端，如为尺偏移位，术者将骨折远端髁部向外推转，将骨折近端向内推按。如为桡偏移位，轻者可不整复，较重者，术者可将骨折远段向内推转，近段向外推按。若骨折无尺偏或桡偏移位，此步可以省去。④整复前后移位。如为伸直型骨折，助手加大牵引力，使缩短、重叠移位改善后，术者将髁部向前方端提，将骨折近段向后推按。如为屈曲型者，术者将骨折远端的髁部向后方推按，骨折近段向前端提。复位成功后，术者双手握住骨折端做固定，由助手进行夹板固定。

(2)固定方法：肱骨髁间骨折也采用超肘夹板固定，固定垫的安放及固定包扎方法，均参照肱骨髁上骨折。但肱骨髁间骨折有较重的倒“八”字旋转分离移位者，在内、外髁部各加一空心垫。内、外侧夹板下端应延长到内、外髁下 3～5 cm，缚扎完毕后在超出肘的夹板延长部位再用胶布条横形粘贴一圈，以加强两夹板的远端固定力(图 3-45)。

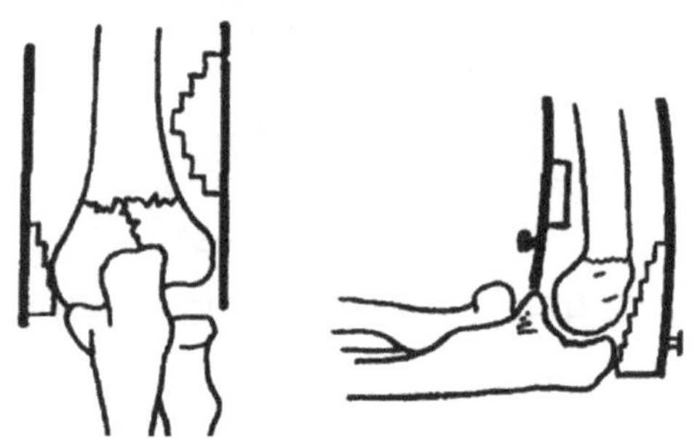

图 3-45　肱骨髁间骨折夹板固定加垫法

伸直型骨折应固定肘关节于屈曲 90°位 4～6 周。屈曲型骨折应固定肘关节于半伸直位 3 周，而后改为屈肘 90°位继续固定 2～3 周。

2.骨牵引复位固定

对骨折端有明显重叠、分离和旋转移位，或粉碎性骨折、关节面不整齐，经手法整复而不成功者，均可采取尺骨鹰嘴牵引治疗。

患者取仰卧位，上臂外展与躯干成 70°～80°，前臂中立位，肘关节屈曲 90°。尺骨鹰嘴部的牵引负重2～3 kg。牵引 2～3 天后，骨折端的重叠移位一般都能得到纠正，应拍 X 线片检查，对未能自行复位者，应及时行手法整复，术后用小夹板超肘固定。骨牵引治疗肱骨髁间骨折，要求在 1 周内达到满意的对位，即骨折端的重叠移位消失，两髁间无分离及前后方移位，关节面平整。

3.闭合穿针内固定

在 X 线透视和无菌操作下进行。麻醉后在保持患肢牵引下从肘内外侧各穿入一钢针，经皮进入内上髁和外上髁，撬拨整复旋转移位，再用手法整复髁间部分离和髁上部移位。最后将两钢针分别穿入对侧骨片行内固定，完成操作后，常用小夹板固定 5～6 周。

亦有学者在上述穿针的基础上，由内、外髁分别向近端穿针固定(图 3-46)，或采用经皮闭式穿针的方法使其成为“串珠”状，从外髁向内髁穿针，针的远端回缩皮下抵住内髁皮质，在内外加压的情况下形成沿轴线的合力，有稳定骨折的作用，且因克氏针是在关节以上贯穿于两髁之间，可在不去钢针的情况下练习患肘的屈伸活动，符合动静结合的原则。穿针时应注意克氏针必须在两侧骨片的中点，与肱骨干保持垂直，由滑车的上缘通过，不可进入关节间隙，以免造成关节面损伤及妨碍术后的功能练习，同时要防止神经和血管的损伤。

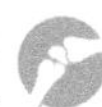

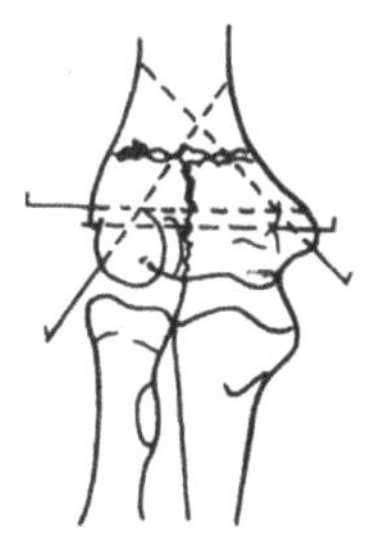

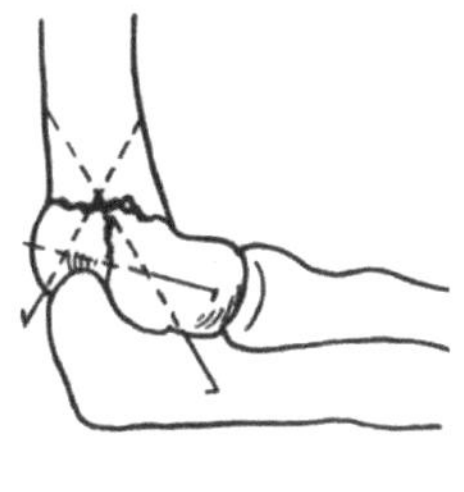

图 3-46　肱骨髁间骨折闭合穿针内固定

4.切开复位内固定

臂丛神经阻滞麻醉下，患者仰卧位，常规消毒铺巾。取肘后侧正中切口。首先找到内髁处的尺神经，并用橡皮条牵开加以保护。为清楚显露，可采用将肱三头肌肌腱舌形切开或截断鹰嘴的暴露法。骨折暴露后清除血肿，辨认肱骨下端骨折块移位方向及骨折线、关节面，然后将其复位。

Ⅰ度骨折时，将内髁和外髁分别用钢板螺丝钉与骨折近端固定(图 3-47)。在两髁之间可不用固定而仍能得到很稳定的效果。术后不用外固定，1 周后开始肘关节的屈伸活动。

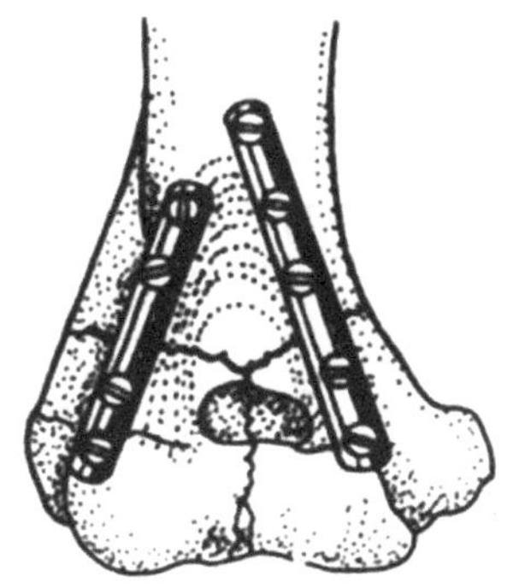

图 3-47　Ⅰ度骨折的固定方式

Ⅱ度骨折时，因内侧三角形骨折片复位后有完整的骨膜维持其稳定，故先将内外髁用一枚骨松质螺丝钉做横穿固定，再将外髁与骨折近端与钢板固定(图 3-48)，术后无须外固定。

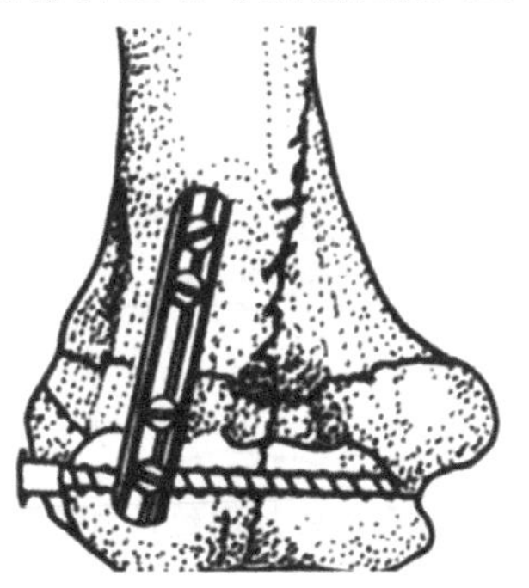

图 3-48　Ⅱ度骨折的固定方式

Ⅲ度骨折时，可在Ⅱ度骨折固定的基础上，将内侧三角形骨块复位后，再用一枚螺丝钉将其固定(图 3-49)。若碎块较多，大的折块复位固定后，小折块尽量用克氏针固定。术后的处理原则是早期活动关节，如在术中发现内固定不甚牢固，可适当推迟关节活动时间。

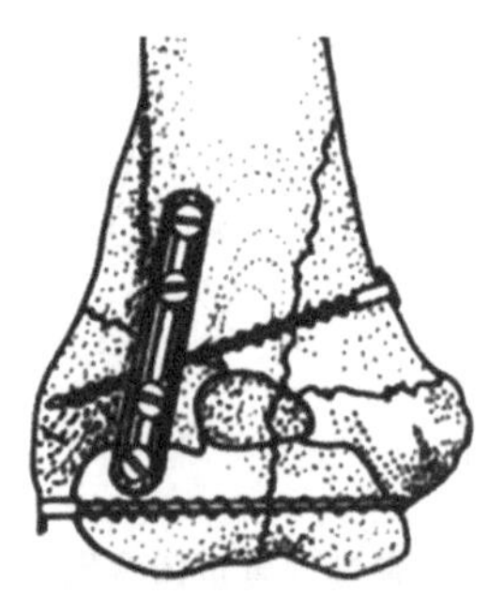

图 3-49　Ⅲ度骨折的固定方式

近年来，在内固定方法上，Y 形钢板固定（图 3-50）和克氏针加钢丝张力带固定（图 3-51）均有较好的疗效。为使患者能在术后尽早地开始功能锻炼，最好采用肘内、外侧方切口，而不取后入路。Ⅳ度骨折关节面粉碎严重者，内固定难以牢固，术后应使用短期外固定。对高龄患者，可不做手术，三角巾悬吊，早期活动关节也可获得不错的结果。患肢悬吊在胸前和及早进行肘关节的屈伸活动，利用尺骨鹰嘴的模造作用而能形成一定范围的活动度，最终能满足一般的日常生活需要。

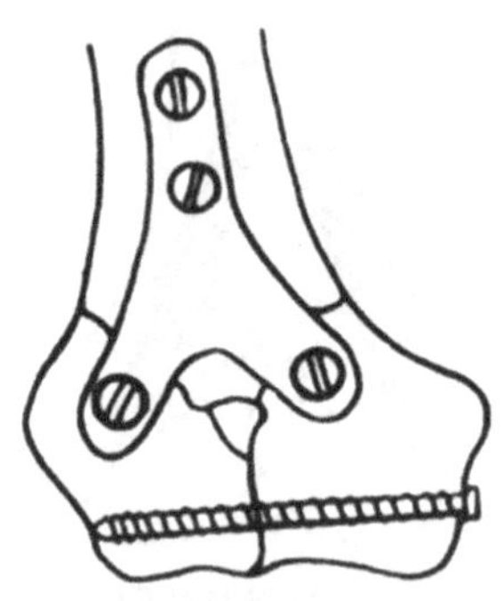

图 3-50　Y 形钢板加拉力螺钉固定

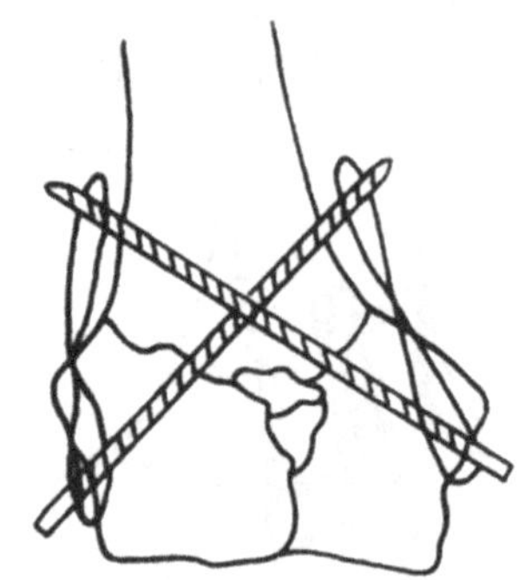

图 3-51　克氏针加钢丝张力带固定

（二）药物治疗

同肱骨髁上骨折。

（三）功能康复

本骨折无论采取什么方法治疗，都应强调早期进行合理的功能锻炼。一般要求复位后即开始做伸腕握拳活动，1 周后在无痛的情况下做肘关节屈伸活动。最初活动的幅度不宜过大，但要持之以恒。以后活动的次数和时间逐渐增加，2～3 周后肘关节一般应有 40°～50°的活动范围。

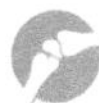

如患者的自主活动能力较差，医护人员可用揉按理顺等轻柔的手法按摩肘关节，帮助肘关节屈伸。但要强调在无痛情况下进行，不能操之过急，以免造成骨化性肌炎或影响骨折的愈合。

（刘 超）

第十一节 肱骨外上髁骨折

肱骨外上髁骨折是常见的儿童肘部骨折之一，是外髁骨骺分离，并且是关节内骨折。骨折块大部分由软骨组成，患者年龄越小，则软骨越多。在X线片显示仅为肱骨外髁的骨骺化骨中心与干骺端骨折片，而软骨不显影。实际上骨折块相当大，几乎等于肱骨下端骨骺的一半，故在临床上对骨折块的大小要给予充分的估计。对这种骨折处理不当，常发生骨不连、肘外翻畸形、迟发性尺神经损伤及上下尺桡关节不稳等，造成肘关节功能障碍。

一、损伤机制

肱骨外上髁骨折多由间接暴力所致，跌倒时手部先着地，前臂多处于旋前，肘关节稍屈曲位，大部分外力沿桡骨传至桡骨头，再撞击肱骨外髁而发生骨折。当多合并肘外翻应力，伸肌牵拉等因素造成骨折时，骨折线由外髁上部斜向下内达滑车桡侧部。骨块常包括桡侧干骺端骨片，肱骨小头骨骺，骨折块也常因在损伤时尺骨冠状突撞击滑车，致使骨折块包含有滑车的外侧部。由于肘关节致伤的瞬间所处的位置不同，骨折线由内下向外上、后延伸，骨折块可包括肱骨外上髁骨骺、肱骨小头骨骺、滑车外侧部及属于肱骨小头之上的一部分干骺端。

二、损伤类型

肱骨外上髁骨折多由间接复合外力造成，可因外力方向、前臂旋转及内收牵拉而产生不同的类型。根据骨折后骨折块移位情况，分为4型。

Ⅰ型：骨折无移位。从桡骨传来的暴力冲击肱骨小头，造成肱骨外上髁骨折，由于暴力较小，骨折未移位，骨膜未撕裂。X线正位片可见肱骨外髁部干骺端有骨折线，而骨折无移位，侧位片无异常或见无移位裂缝骨折。

Ⅱ型：骨折块向侧方、前方或后方移位，但无旋转。骨折端间隙增大轻度移位者，骨膜部分撕裂；重度移位者，完全撕裂，复位后骨块不稳定，在固定中可发生再移位。X线正位片可见肱骨外上髁骨折块向桡侧移位，侧位片骨折块向前、后侧移位或无移位。

Ⅲ型：骨折块向侧方、前方或后方移位，并且有旋转。由于局部深筋膜、骨膜完全断裂，加之前臂伸肌的牵拉，骨折块纵轴向外旋转移位可达90°～180°；在横轴上也可发生向前或向后的不同程度的旋转。肱尺关节无变化。X线正位片可见肱骨外上髁骨折块向桡侧移位，侧位片骨折块向前、后侧移位的同时两骨折面大小不等。

Ⅳ型：肱骨外髁骨骺骨折块可侧方移位、旋转移位，同时肘关节可向桡侧、尺侧及后方脱位。关节囊及侧副韧带撕裂，肘部软组织损伤严重。X线正位片可见肱骨外上髁骨折块翻转移位，同时伴有向桡侧的移位，侧位片骨折块翻转移位的同时伴有向前、后侧移位，如两骨折面大小不等，则考虑伴有旋转移位。

三、临床表现

肱骨外上髁骨折后，肘关节肿胀，以外侧为明显，并逐渐扩散，可以扩散至整个关节。骨折脱位型之肿胀最为严重。肘外侧出现瘀斑，逐渐扩散可达腕部。伤后2～3天皮肤出现水疱。肘部疼痛，肘关节呈半屈状。肘外侧明显压痛，甚至可发生肱骨下端周围压痛。移位型骨折，可能触到骨擦音及活动骨块。可发生肘外翻畸形，肘部增宽，肘后三点关系改变，肘关节活动丧失。被动活动时疼痛加重，旋转功能一般不受限。

X线片显示肱骨小头的骨折线多超过骨化中心的1/2，或不通过肱骨小头骨化中心，而通过肱骨小头与滑车间沟。通常在干骺端处有一骨折线，骨折块可向外侧移位。骨折脱位型者，正位片显示骨折块连同尺桡骨可向桡侧或尺侧移位，侧位片上可向后侧移位，偶可见向前移位者。

四、诊断与鉴别诊断

外伤史，伤后肘部疼痛，肿胀，肘呈半屈曲位。肘外侧局限性或广泛压痛，有骨擦感，成人X线可清楚显示骨折线及骨折块，对移位的判断也比较容易。儿童期肘部的骨化中心出现和闭合时间差别很大，在X线表现仅是外髁骨化中心移位，诊断时必须加以注意。

因儿童骨骺骨化不全，特别是2岁以下的幼儿，应注意与肱骨下端全骺分离及肱骨小头骨骺分离相鉴别：肱骨下端全骺分离，表现为肘关节普遍肿胀，以及周围性压痛，外形类似肱骨髁上骨折或肘关节后脱位，但肘后三角关系正常；只有伴脱位的肱骨外上髁骨折其三角关系方失常。

五、治疗

肱骨外上髁骨折属于肘关节内骨折。骨折后发生创伤性关节炎多在15～20年的远期出现。所以无论采用何种方法治疗，应该要达到解剖复位或近似解剖复位，否则最终必将发生肘关节畸形和创伤性关节炎而导致关节功能障碍。

(一)手法复位

1.Ⅰ型骨折(无移位骨折型)

无移位的肱骨外上髁骨折，应用上肢石膏托固定，伤肢肘关节屈曲90°，前臂略旋后位，固定4周后拆除石膏，进行肘关节伸屈运动和前臂旋转活动功能锻炼。

2.Ⅱ型骨折(侧方移位骨折型)

应首选闭合复位。通常采用局麻或臂丛麻醉，肘伸直，内翻位使外侧间隙加大，前臂旋后、腕部伸直位，使伸肌群放松，用拇指推移骨折块。如果骨折块向外后方移位，拇指将骨块向前内侧推移使之复位。X线检查证实已复位者，可用长臂后石膏托或夹板固定4～6周，固定时间依据复位后稳定情况，取伸肘或屈肘位及前臂旋后位。

3.Ⅲ型骨折(旋转移位骨折型)

采用闭合复位。要结合X线片摸清骨折块的方位，使肘关节处于内翻、前臂旋后位。术者一手拇指扣压肱骨外上髁骨折块，其他4指拖住肘关节尺侧，另一手握住伤肢腕部，屈肘90°，使伤肘内翻，增大外侧间隙，用手指矫正旋转移位的骨折块，推入关节内，再向肘关节间隙按压，使骨折块的骨折面对合近侧骨折面，再将肘关节外翻促使骨折块复位。固定方法及时间，同侧方移位型。若复位确已成功，则可扪及肱骨外髁骨嵴平整，拇指压住骨折块进行活动时，肘关节屈伸活动良好，且无响声。

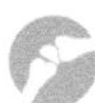

4.Ⅳ型骨折（骨折脱位型）

肘关节脱位合并肱骨外上髁骨折时，因牵引会使骨折块翻转，故禁止牵引。术者一手拇指扣压肱骨外上髁骨折块，其他4指拖住肘关节尺侧，术者另一手握伤肢腕部，先将肘关节外翻，用力推压肱骨外上髁骨折块及桡骨小头，同时挤压肱骨下端尺侧，肘关节脱位即可复位，骨折块也通常随之复位，使骨折转为Ⅰ型骨折或Ⅱ型骨折。如果手法粗暴，复位时用力不当，骨骺骨折块可能发生旋转，变为Ⅲ型骨折，此时按Ⅲ型骨折复位。复位后，上肢用石膏固定，在石膏定型之前，于肱骨外髁部加压塑性，以增强骨折复位的稳定度。

（二）手术治疗

肱骨外上髁骨折是一种关节内而且又累及骨骺的骨折。为恢复骨关节形态功能，减少骨关节的生长及活动障碍，其最适宜的处理方法应该是手术切开使其完全解剖复位，然后稳定内固定。内固定主要有克氏针固定、松质骨螺钉固定及粗丝线缝合固定等。

1.适应证

包括：①Ⅲ型骨折严重移位或旋转移位；②局部明显肿胀，影响手法复位或手法复位失败者；③某些陈旧性移位骨折。

2.手术操作

臂丛或全身麻醉，取肘外侧切口，切开皮肤和皮下组织，即能暴露骨折部，清除关节内血肿，辨明骨折块翻转移位的方向和移位的程度，然后拨动外髁骨折块，并使其复位，必须注意肱骨近侧骨折面，有半个滑车，骨折块尾端要和滑车对位。复位后，用电钻在肱骨下端桡侧缘于骨折外侧各钻一骨孔，贯穿10号丝线，收缩结扎丝线时，要保持骨折块对位稳定。结扎稳定后，轻轻活动肘关节，了解其稳定性。如果不满意，可在该缝合部的前、后各加强固定一针。逐层缝合切口，肘关节屈曲90°，前臂中立位石膏固定。4周后拆除石膏，行肘关节屈曲运动、前臂旋转功能锻炼。

本法与螺丝钉或克氏针内固定比较，具有下列优点：①操作简单，容易掌握；②术中对骨骺很少加重损伤；③术中不需要剥离软组织，可保留骨骺的部分血液供应；④能较稳定维持复位的位置，并对抗伸肌拉力。克氏针固定无此作用，会移位；⑤此种方法，可避免再次手术拔取金属内固定。

另一种内固定采用克氏针，将骨折块复位后交叉穿入2枚克氏针，将骨折块固定，克氏针尾端露于皮外，术后石膏固定3周，3周后拔除克氏针，石膏继续固定2～3周。也可在外上髁下横穿松质骨螺丝钉固定，术后用石膏托固定4周，除去石膏，开始活动肘关节。

陈旧性肱骨外上髁骨折，移位不严重，预计不造成肘部形态和功能障碍者，一般不主张手术治疗。在3个月以内，骨折有明显移位、不愈合者，采用切开复位内固定治疗。

六、并发症

（一）骨不连合并肘外翻畸形

其原因是损伤使关节软骨翻转，无法和骨折面愈合，肱骨远端桡侧骨骺软骨板损伤，导致早期闭合，致使肱骨远端发育不均衡造成肘外翻。外翻明显者，可行截骨矫正。

（二）迟发性尺神经炎或麻痹

由于肘外翻畸形的牵拉，或尺骨鹰嘴对尺神经的撞击，均可导致尺神经炎，发现后应及早行尺神经前置手术，以免发生麻痹。

(三)肱骨下端鱼尾样改变

绝大多数病例骨折愈合后,X线片上显示肱骨下端呈鱼尾状畸形。原因是滑车骨折块部分软骨损伤后的营养发生障碍,导致缺血性坏死。这种X线畸形改变并不影响关节功能,故临床意义不大。

(刘　超)

第十二节　肱骨小头骨折

Hahn在1853年第一次提出,Kocher自1896年起对此骨折倾注了许多精力进行研究,又称之为Kocher骨折。肱骨小头骨折是一种不太常见的肘部损伤,各种年龄组均可发生。单纯肱骨小头骨折以成年人多见,合并部分外髁的肱骨小头骨折多发生在儿童。本骨折是关节内骨折,常因有些骨折较轻,骨折片较小且隐蔽而容易漏诊或误诊,从而导致延误治疗。

一、骨折分类

Kocher和Lorenz将肱骨小头骨折分为两类。

(一)Ⅰ型

完全骨折又称Hahn-Steinthal型,骨折发生在肱骨小头基底部,骨折线位于冠状面,包含一个较大块骨质的小头,亦可累及相邻的滑车桡侧部。

(二)Ⅱ型

部分骨折又称Kocher-Lorenz型,主要累及关节软骨,几乎不包含骨组织。

Wilson(1933)又提出了第Ⅲ型,即关节面向近侧移位,且嵌入骨组织,也有人将其称为肱骨小头关节软骨挫伤,是致伤外力不足以导致发生完全或部分骨折,早期行普通X线检查多不能明确诊断。

二、临床表现与诊断

常由桡骨头传导的应力所致,故有时可合并桡骨头骨折。最为常见的致伤方式是跌倒后手掌撑地,外力沿桡骨传导至肘部;或跌倒时处于完全屈肘位,外力经鹰嘴冠状突传导撞击肱骨小头所致。急诊患者除了肘关节积血肿胀、活动受限以外,局部症状不突出,多于拍照X线片时发现,前臂旋转不受限制是其特点。临床上应注意将肱骨小头骨折与外髁骨折进行鉴别。外髁的一部分即关节内部分是肱骨小头骨折,不包括外上髁和干骺端;而外髁骨折除包括肱骨小头外,还包括非关节面部分,常累及外上髁。

其典型X线表现如下:侧位片常常可以看到肱骨下端前面,相当于滑车平面有一薄片骨块影,因骨折块包含有较大的关节软骨,故实际的骨折片要比X线片所显示的影像大得多。值得注意的是侧位片上一般很难发现骨折块的来源,需要观察其正位X线片究其来源。正位片由于肱骨小头骨折块大都移位于肱骨下端前方,与肱骨远端重叠,故在肘关节正位片上一般都看不到骨折块影而易致漏诊。但如仔细观察其正位X线片,可以发现其肱桡关节间隙增宽,肱骨侧关节面毛糙,失去正常关节面的光滑结构。如出现此典型改变,再加上侧位片肱骨前下端有骨折块

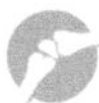

影出现，一般不难做出肱骨小头骨折的诊断。

三、治疗

争议颇多，包括非手术方法（进行或不进行闭合复位）、骨块切除及假体置换。不论是采取闭合或切开复位，都应争取获得解剖复位，因为即使轻度移位亦可影响关节活动。若不考虑骨折类型，要想获得良好疗效，术后康复至关重要。

（一）非手术治疗

对无移位骨折可行石膏后托固定3周。对成人移位骨折，并不建议闭合复位；儿童和青少年移位骨折，可首选闭合复位，可望获得快速而完全的骨愈合。

如有可能，可对Ⅰ型骨折试行闭合复位，伸肘位对前臂进行牵引，直接对骨折处进行施压以获得复位。对肘部施加内翻应力，可使外侧开口加大，有利于骨折复位。一旦复位满意，应保持屈肘，由桡骨头的挤压作用来维持骨折块的复位。尽管有人强调应在最大屈肘位固定以维持复位，但应注意对严重肿胀者应减少屈肘，以防出现缺血性挛缩。前臂旋前有助于桡骨头对骨折块的稳定作用。完全复位后，应将肘部制动3～4周。

（二）手术治疗

手术难度较大，因为即使获得了解剖复位，也做到了术后早期活动，仍可能发生部分或完全性的肘关节僵硬。

因骨折块位于关节囊内，并且常旋转90°，充分的手术显露很有必要。可采取后外侧入路，在肘肌前方进入关节，注意保护桡神经深支。此切口稍偏前方，优点是术中可以避开后方的肱尺韧带，减少发生后外侧旋转不稳定的危险，且不易损伤桡神经深支。若术中或原始损伤累及了后外侧韧带复合体，应在术中行一期修补，并可将其与骨骼进行锚式固定，术后将前臂置于旋后位短期制动，以维护这种修补术的效果。

术中固定可采用松质骨螺钉、克氏针及可吸收螺丝钉固定骨折块，其中以松质骨螺钉的固定效果最好，螺丝钉可自后方向前旋入固定。手术目的是恢复关节面解剖，并给予稳定固定，以允许术后早期活动。若骨折块不甚粉碎，复位满意后用松质骨螺钉固定稳定可靠，术后则不必进行制动，可立即进行屈伸功能锻炼，临床疗效较为满意。对粉碎严重的骨折，普通螺钉或克氏针固定常很难达到理想效果，则可采用外固定架固定。若骨折块太小或严重粉碎，则可考虑行碎骨块切除。对移位骨折，Smith认为骨折块切除的疗效优于进行闭合或切开复位，并建议早期行切除术，而不是伤后4～5天血肿和渗出开始机化时手术。术后只用夹板或石膏制动2～3天即可开始进行关节活动。骨折块切除术后发生桡骨向近端移位和下尺桡关节的异常并不多见。如果确实因骨折块太小，无法进行复位及固定，遗留在关节内又将成为游离体，进行早期切除有助于功能恢复；但对完全骨折，尤其是骨折累及滑车桡侧时，早期进行骨折块的切除显然不合适，将造成关节活动受限和外翻不稳定。

Jakobsson建议用金属假肢来重建肱骨远端关节面，以避免发生肱骨小头骨折块的无菌性坏死和维持肘关节稳定性，但此种治疗没有得到普遍开展。

对陈旧性骨折伴明显移位而影响肘关节功能时，无论受伤时间长短，都应将骨折块切除。通过手术包括软组织松解、理疗和功能锻炼，肘关节功能将得到明显改善。反之，如行切开复位内固定，即使达到解剖复位，效果也不理想。

（刘　超）

第十三节　尺骨鹰嘴骨折

尺骨近端后方位于皮下的突起称为鹰嘴，其与前方的尺骨冠状突构成半月切迹，此切迹恰与肱骨滑车形成关节。这个关节提供了肘关节屈伸运动，其内在结构增加了肘关节的稳定性。除少数尺骨鹰嘴撕脱骨折外，大多数病例是波及半月切迹的关节内骨折。

一、损伤机制

尺骨鹰嘴位于皮下，容易受到损伤。造成骨折的损伤可为间接暴力。当跌倒，手掌着地时，肘关节呈半屈状。肱三头肌猛烈收缩，即可造成尺骨鹰嘴撕脱骨折；或在肘部着地时，肱骨下端直接撞击尺骨半月切迹关节面，加上肱三头肌向相反方向牵拉，导致鹰嘴骨折，甚者可造成肘关节前脱位。直接暴力打击，可能导致尺骨鹰嘴粉碎性骨折。只要在骨折发生的瞬间，肌肉收缩力量不是很强烈，骨折移位就不会很明显。

二、骨折分类

鹰嘴骨折属关节内骨折，可由直接暴力或间接暴力引起，可分为以下 3 型。

Ⅰ型骨折：影响关节面的近侧 1/3。

Ⅱ型骨折：影响关节面的中 1/3。

Ⅲ型骨折：影响关节面的远侧 1/3。

此外，Ⅲ型骨折可伴有桡骨近端向前移位。

三、临床表现及诊断

鹰嘴骨折属于关节内骨折，常发生关节内出血和渗出，导致肿胀和疼痛。压痛比较局限，骨折端可触及凹陷，并伴有疼痛。肘关节呈半屈状，伸屈功能障碍。不能抗重力伸肘是可以引出的最重要体征，表明肱三头肌的伸肘功能丧失，伸肌装置的连续性中断，此体征的出现与否对确定治疗方案非常重要。有时合并尺神经损伤。

X 线片可以显示骨折，骨折类型和移位程度。应尽可能拍摄一个真正的侧位片，以准确掌握骨折的特点。正位 X 线片也很重要，它可呈现骨折线在矢状面上的走向。

四、治疗

在治疗尺骨鹰嘴骨折时，须强调 3 个问题：①要求准确复位，恢复光滑的关节面。如错位愈合，关节面变得高低不平，则会引起活动受限、延迟康复和并发创伤性关节炎；但若能早期开始活动，骨痂可能在生长中塑形，成为光滑的关节面，则不一定会发生创伤性关节炎；②固定应有足够的强度，以容许在 X 线片上尚未证明有完全愈合之前，就能主动开始功能锻炼；③鹰嘴突是肱三头肌的止点，治疗的另一目的是恢复正常的伸肘功能。

(一)手法复位

1.无移位骨折

骨折不完全,无须复位,确诊后即用屈肘45°～90°长臂石膏托固定,2～3周后拆除石膏。

2.轻度移位骨折

在无麻醉下将肘关节置于130°～140°位,使肱三头肌放松。术者握紧伤肢的上臂,一手用鱼际抵于鹰嘴尖部,用力推按,使骨折对合复位。复位后肘部伸130°,石膏托固定3周后拆除开始功能锻炼。

(二)手术治疗

骨折移位明显,经手法复位失败或不宜手法复位者均应采用手术切开复位内固定治疗。移位鹰嘴骨折的治疗目的是:①维持肘关节的伸肘力量;②避免关节面不平;③恢复肘关节的稳定性;④防止肘关节僵硬。

1.克氏针张力带钢丝固定

此法适用于冠状突近端的非粉碎性鹰嘴骨折,尤其适用于撕脱骨折和横形骨折。张力带钢丝固定的手术方法:切口起于鹰嘴近端2.5 cm,与鹰嘴外缘平行,紧贴尺骨骨干的外侧缘向远端延长7.5 cm。显露尺骨鹰嘴骨折两断端,整复骨折块。此时关节面应做到对合平整不留台阶,以免远期发生创伤性关节炎。在尺骨远侧骨块距骨折线2.5～3 cm处,从一侧向另一侧钻孔,通过肱三头肌腱膜预置18号不锈钢钢丝一段并绕过鹰嘴顶端。再由尺骨鹰嘴近端向骨折远端平行打入2 mm克氏针2枚,与关节面平行,针尾在骨表面留有约0.5 cm。远端可穿透尺骨掌侧皮质少许,针尾折弯。再将预置之钢丝绕过2个针尾,助手用复位钳维持骨折复位,术者将钢丝在尺骨鹰嘴表面环形绑扎,并收紧钢丝,剪去多余钢丝残端。透视检查,并被动活动肘关节不受影响,缝合切口。传统的"8"字张力带固定法将2枚克氏针打入尺骨骨髓腔内,这样随着时间的延长克氏针容易松动,露于骨折近端的针尾易刺激局部滑膜形成滑囊炎,甚至进一步退出,刺破皮肤造成局部感染。因此推荐将克氏针穿透尺骨掌侧皮质少许,这样可将克氏针牢固固定于两侧皮质,不易松动。克氏针张力带钢丝固定术后可不用外固定,术后7～10天即可开始轻度主动和辅助被动活动。

2.髓内固定

此法适用于鹰嘴粉碎性骨折及远端骨块和桡骨头向前脱位者,牢固的固定可防止脱位复发。尺骨鹰嘴粉碎性骨折者必须避免鹰嘴的弓形关节面减少。此外,若合并尺骨干骨折也可使用髓内钉固定两骨折。需要指出的是,若使用髓内螺钉固定尺骨鹰嘴骨折,所应用的螺钉必须有足够的长度以获得对尺骨远端髓腔的牢固把持,而且只使用1枚长螺钉可能阻止不了肱三头肌牵拉所致的鹰嘴骨折分离。宜选用两枚螺钉垂直于骨折线平行打入,或联合使用8字形张力带钢丝联合固定。

髓内钉可不切开骨折部,采取闭合法插入或采用切开显露骨折部法插入(伸直肘关节,切口从鹰嘴突的近侧2 cm处开始,沿桡侧缘向远侧延伸5～6 cm)。如用闭合法,只需在鹰嘴尖端作一0.3～0.5 cm的小切口,用一根直径与尺骨髓腔相符的细斯氏钉,从鹰嘴突尖端钻入,方向对准髓腔。待钉尖到达骨折处,暂停钻入,利用骨外的钉尾,控制骨折片,进行闭合复位。X线透视确认复位和钉的位置,如复位和钉的方向准确,继续将钉钻入,直至仅有2～3 cm长的钉尾露在骨外为止,缝合切口。如屈肘后,骨折片有分离趋势,则需切开显露骨折部,加用"8"字形钢丝固定。若鹰嘴骨折伴有尺骨干骨折,髓内钉采用逆行法钉入,钉入时由助手保持已复位的鹰嘴位置。

3.钢板内固定

粉碎性骨折伴有骨缺损时,使用张力带固定加压可能造成尺骨鹰嘴短缩,可应用1/3管型钢板、重建钢板或3.5 mm LCP达到坚强固定。切口从鹰嘴突的近侧2 cm处开始,沿其桡侧缘向远侧延伸7～8 cm,切开骨膜,显露骨折部。将骨折准确复位,用巾钳维持复位。将钢板充分塑形以适合尺骨鹰嘴的形状,先用2枚螺钉将钢板固定于近端尺骨鹰嘴上,再应用牵开器对骨折进行加压,完成固定后,再用拉力螺钉固定骨折。术后石膏托外固定肘关节于屈曲90°、前臂中立位2～3周。去除外固定后,行肘关节功能活动练习。

4.尺骨鹰嘴切除术

切口以鹰嘴为中心纵行切开,长约10 cm。为了保护尺神经,可先从尺神经沟中将其游离,用橡皮条牵开。在肱三头肌腱膜和鹰嘴后侧筋膜上做一U形切口,使腱膜瓣的远侧端位于骨折的远侧约0.5 cm处。将U形腱膜瓣向远侧翻转,用巾钳钳住骨折片,用刀切除之。修齐骨折远折片的断面。使肘伸直,将腱膜瓣缝回原处,先缝两侧,然后重叠缝合腱膜瓣的远端及骨膜与深筋膜。通常屈肘90°位时,腱膜的张力不致很大。将尺神经移至肘关节前面。此手术过程需注意:①切除鹰嘴的范围不能超过冠状突的水平,并须保留半月切迹的远侧垂直;②由于切除鹰嘴后容易损伤尺神经,因此须将其移至肘前。

五、预后及并发症

鹰嘴主要由松质骨组成,鹰嘴骨折经过良好的复位及坚强的固定后,骨折断端间获得了紧密的接触,愈合较快,预后良好。但对于关节面损伤超过60%或术后关节面仍有移位超过2 mm者预后较差。术后,患者的主要不适是肘部活动受限,特别是伸肘受限。

(刘　超)

第十四节　尺骨冠突骨折

尺骨冠状突骨折多是由于肘关节屈曲位着地时,尺骨冠状突与肱骨滑车撞击所致。尺骨冠状突骨折系关节内骨折,单纯尺骨冠状突骨折比较少见,临床上常可合并有肘关节后脱位、桡骨小头粉碎性骨折、尺骨鹰嘴粉碎性骨折、肱骨内髁骨折及其他损伤,极易漏诊或误诊,常需CT检查协助诊断。

一、尺骨冠状突的解剖

尺骨冠状突是位于尺骨近端前面的骨性突起,属于尺骨半月形滑车凹关节面的一部分,尺骨冠状突参与和肱骨滑车构成屈戌关节。冠状突在结构上可分为3个部分:①向前方的突起形成冠状突尖,其基底外侧面形成桡骨头切迹,参与上尺桡关节的组成。②向前内侧的突起形成前内侧面。③非关节面部分也有一小隆起,称为高耸结节为肘内侧副韧带前束的止点。在屈肘30°～120°范围内,内侧副韧带复合体前束的前部是肘关节最主要稳定结构,可对抗外翻,维持肘内侧的稳定。尺骨冠状突对抗肱二头肌、肱肌及肱三头肌牵拉尺骨向肘后移位的作用,是维持肘关节

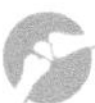

稳定的主要结构，根据 Heim 提出的肘关节稳定环的四柱理论，冠突是前柱及内侧柱的重要组成部分，因此恢复冠状突的解剖结构及恢复重建肘内侧副韧带连续性，是治疗的理论基础。

二、骨折分型

尺骨冠状突骨折的分型主要有 2 种。

（一）Regan-Morrey 分型

根据侧位 X 线片上冠状突骨折块的高度将其分为 3 型：Ⅰ型，骨折累及冠状突尖；Ⅱ型，骨折累及的冠状突高度为 50%以下；Ⅲ型，骨折累及冠状突基底，超过冠状突高度的 50%。

（二）O'Driscoll 分型

根据冠状突骨折的部位、大小和损伤机制提出了 O'Driscoll 分型，见表 3-3。

表 3-3 冠状突骨折的 O'Driscoll 分型

分型	骨折部位	亚型	特征
Ⅰ	冠状突尖部	1	骨折高度≤2 mm（即片状骨折）
		2	骨折高度>2 mm
Ⅱ	冠状突前内侧面	1	前内侧缘骨折
		2	前内侧缘＋冠状突尖部骨折
		3	前内侧缘＋高耸结节（±冠状突尖部）骨折
Ⅲ	冠状突基底	1	冠状突体部和基底部骨折
		2	经鹰嘴骨折脱位时的冠状突基底部骨折

三、诊断

（一）临床表现

在肘部扭伤或摔倒时患肢着地后出现肘关节脱位、桡骨头骨折或肘关节疼痛性活动受限，均需考虑冠状突骨折的可能性。临床表现为肘部肿痛，伸屈活动受限，骨折引起的肘部肿痛多局限于肘前方，压痛点多位于肘横线中点。除了常规的 X 线摄片外，需注意进行血管神经状况的评估。

（二）辅助检查

绝大多数尺骨冠状突骨折可通过肘关节正侧位 X 线片发现。正位 X 线片上肱尺关节内侧关节间隙可发现软骨下骨出现双线征。冠状突前内侧面骨折时，内翻应力下 X 线片上可出现楔形征，楔形征或肘关节内侧间隙变窄提示尺骨相对滑车发生了后内侧旋转半脱位。CT 扫描能清楚地显示骨折部位、骨块大小及移位情况。必要时可行 MRI 检查，减少冠突骨折漏诊的发生，MRI 扫描还可以帮助评估侧副韧带及关节囊的损伤情况。

四、治疗

若诊断或治疗不当，可导致肘关节脱位的并发症，如习惯性肘关节脱位、肘关节僵硬、屈伸功能受限、创伤性关节炎、肘关节不稳定、尺神经炎、异位骨化等。

（一）非手术治疗

对于手术指征的把握，目前比较公认的观点是 Morrey 提出的，Ⅰ型骨折无论是否合并肘关节脱位可行非手术治疗，早期活动可达到满意的疗效；Ⅱ型稳定型骨折也可采取非手术治疗。但需要注意的是当合并桡骨头骨折、肘关节后脱位时，冠状突骨折则属于严重损伤，必须行手术治疗。非手术治疗可采取手法复位石膏托固定屈肘 90°、前臂旋后位，4～6 周。

(二)手术治疗

冠状突骨折合并桡骨头骨折及肘关节后脱位需手术治疗；对所有Ⅲ型骨折也建议手术治疗；冠状突前内侧面骨折是关节内骨折，其形态和大小影响肱尺关节的稳定性，孤立的前内冠状突骨折如存在关节面不连续和肘关节脱位倾向，也需要手术治疗。手术入路的选择与尺骨冠状突骨折合并的肘关节损伤的类型有关。①外侧入路：主要适用于合并有桡骨头骨折的冠状突骨折。于桡侧腕伸肌长、短头之间分离，由于伸肌总腱多合并有损伤，因此一般无须太多剥离即可显露肱桡关节。如果伸肌总腱没有损伤，需将其劈开。注意保护进入旋后肌的骨间背神经，避免造成神经损伤。②后侧入路：主要适用于尺骨冠状突骨折合并尺骨鹰嘴骨折。常规肘后正中切口，可直接暴露尺骨鹰嘴。注意游离并保护尺神经，由于尺骨鹰嘴已经骨折，当清除关节腔内积血后，屈曲肘关节即可通过尺骨鹰嘴骨折骨折线暴露尺骨冠状突。③内侧入路：适用于单纯尺骨冠状突骨折，于尺侧屈腕肌二头起点之间分离，即可显露骨折端。需要注意保护尺神经。小的冠状突骨折块最好采用缝线固定，其目的是保留前方关节囊的止点和肘关节前方的骨性支撑。当冠状突骨折块较大且患者骨量较好时可采用螺钉固定。通常需要 2 枚螺钉以达到足够的固定强度。冠状突前内侧面骨折和大块冠状突基底部骨折，也可采用钢板内固定，预弯的冠状突钢板、小的 T 形钢板或者重建钢板都可以应用。对于陈旧性和粉碎程度严重的冠状突骨折，很难进行骨折内固定手术，此时为保持肘关节稳定性，常需行结构性植骨重建冠状突。

需要注意的是，对于尺骨冠状突骨折，韧带结构及软组织的修复十分重要。Ring 等的研究表明，冠状突尖为关节内结构，冠状突骨折后骨块通常与前方关节囊相连。且认为Ⅰ型骨折的机制为剪切而非撕脱。故对于此型的处理需修补前关节囊。对于Ⅱ型、Ⅲ型骨折前方关节囊的修复降低了后方不稳及外翻不稳的风险。

术后屈肘 90°石膏托外固定，1 周后拆除石膏外固定进行功能锻炼。若骨折内固定不够坚强，可适当延长石膏外固定时间，术后 6 周行抗阻力功能锻炼。

五、并发症

肘关节僵硬、异位骨化、尺神经卡压、创伤性骨关节炎和肘关节不稳定是手术后常见的并发症。

(刘　超)

第十五节　桡骨头半脱位

桡骨头半脱位也叫牵拉肘，是发生在小儿外伤中最为常见的损伤之一。常见发病年龄为 1～4岁，其中 2～3 岁最为多见。也可偶见于学龄前儿童，甚至小学生。

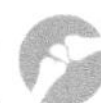

一、病因病机

常由于大人牵着患儿走路，上台阶时在跌倒瞬间猛然拉住患儿手致伤；或从床上拉起患儿，拉胳膊伸袖穿衣；或抓住患儿双手转圈玩耍等原因，患儿肘关节处于伸直，前臂旋前位突然受到牵拉而致。

目前有关本病的发病机制仍未得到明确的统一认识，过去认为小儿桡骨头发育不完全，桡骨头的周径比桡骨颈部的周径小，环状韧带松弛，不能牢固保持桡骨头的位置，当受到牵拉时，桡骨头自环状韧带下滑脱，致使环状韧带嵌在肱桡关节间。但近年来有些学者通过尸检发现婴幼儿桡骨头的周径反而比桡骨颈的周径大，而且桡骨头也并非圆形而是椭圆形，矢状面直径比冠状面大，当伸肘、前臂旋前位牵拉肘关节时，环状韧带远侧缘附着在桡骨颈骨膜处发生横断撕裂，此时桡骨头直径短的部分转到前后位，所以桡骨头便自环状韧带的撕裂处脱出，致使环状韧带嵌在肱桡关节间(图 3-52)。因环状韧带滑脱不超过桡骨头的一半，故一般很容易复位。总之，有关本病的发病机制尚需进一步探讨和研究。

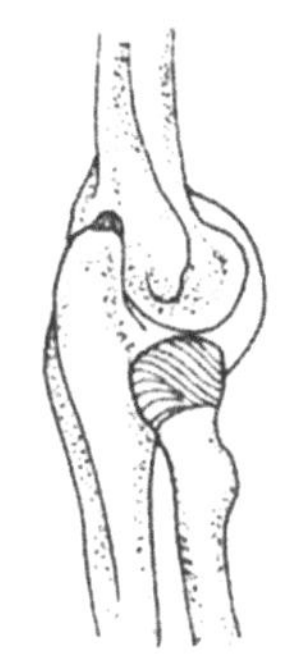

A. 环状韧带正常解剖关系

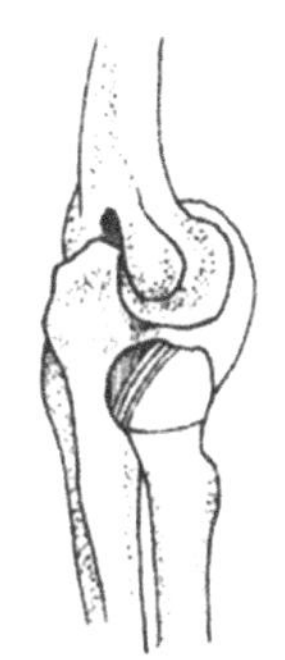

B. 肘受到牵拉后，环状韧带远端附着处撕裂，桡骨头部分脱出，环状韧带剥离部滑进肱桡关系

图 3-52　牵拉肘的创伤解剖

二、临床表现与诊断

患儿受牵拉伤后，疼痛哭闹，拒绝使用患肢，前臂常处于旋前，肘关节半屈曲位。上肢不敢上举，肘不敢屈曲。桡骨头部位可有压痛，但无明显红肿。肘关节屈伸稍受限，但前臂旋后明显受限。X 线片表现正常。结合有牵拉外伤史而不是跌打摔伤即可考虑为本病。有时在临床检查及拍片过程中，不知不觉已经复位。

三、治疗

(一)非手术治疗

1.复位

以右侧为例，术者右手握住患儿前臂及腕部，左手拇指放于桡骨头外侧，先轻轻牵引，然后将前臂旋后屈肘，当桡骨头复位时可感觉到弹响，此时疼确立即消除，患儿即刻停止哭闹，并能屈肘上举，开始使用患肢拿东西。若不能复位，术者左手握住患儿肘部，拇指放于桡骨头内侧，先轻轻牵引，然后右手将前臂旋前，同时左手拇指向外侧推压桡骨头即可复位。有时桡骨头脱位时间长、复位后需经过一段时间之后症状才能消除。

2.固定

复位后无须特殊外固定，简单用三角巾悬吊患肢于屈肘功能位1周即可。另外应嘱咐家长避免再牵拉伤患肢。若反复多次发生脱位时，复位后患肢应适当用石膏托制动2周左右。

3.练功方法

固定期间无须特殊练功，去除固定后应避免再次牵拉伤患肢。

4.药物治疗

无须药物治疗。

(二)手术治疗

无特殊情况，闭合手法复位均能获得成功而不需行手术治疗。但对年龄较大的患儿用手法复位失败，需行手术切开复位并修复环状韧带。

四、合并症

本病复位后，除未予制动而且多次受到牵拉易导致习惯性桡骨头半脱位外，一般无其他合并症发生。

(刘　超)

第四章 下肢损伤

第一节 股骨颈骨折

股骨颈骨折占股骨近端骨折的53%，其中无移位(包括嵌插性骨折)骨折占33%，有移位骨折占67%。股骨颈骨折存在的问题：①骨折不愈合。②股骨头缺血坏死。近年来由于内固定技术的进步，骨折不愈合率大大降低，但股骨头缺血坏死率仍无改善。

一、股骨颈骨折分型

股骨颈骨折分型可归纳为4类：①根据骨折的解剖部位；②根据骨折线的方向(Pauwels分型)；③根据骨折移位的程度(Garden分型)；④AO分型。

(一)解剖部位分型

将股骨颈骨折分为头下型、经颈型和基底型三型。骨折位置越接近股骨头，缺血坏死发生率越高。但各型的X线表现受投照角度影响很大，影响临床实际的准确评估。目前此类分型已很少应用。

(二)骨折线方向分型

Pauwels(1935)根据骨折线走行提出Pauwels分型(图4-1)，认为Pauwels夹角度数越大，即骨折线越垂直，骨折端所受到的剪式应力越大，骨折越不稳定，不愈合率随之增加。

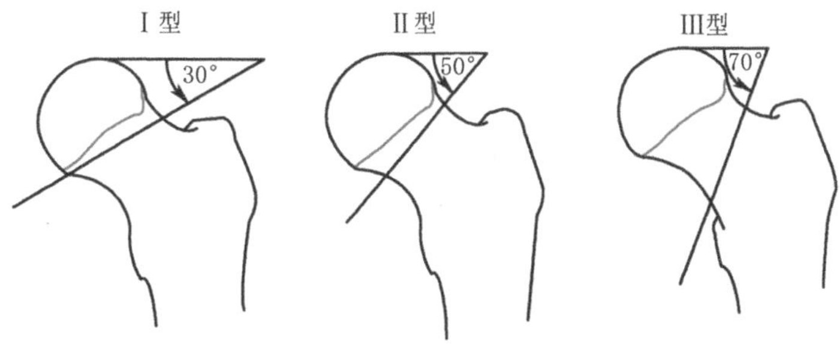

图4-1 Pauwels分型

但该分型存在两个问题，第一，投照X线时股骨颈与X线片必须平行，这在临床上难以做到。第二，Pauwels分型与股骨颈骨折不愈合及股骨头缺血坏死无明显对应关系。

(三)骨折移位程度分型

Garden 分型是目前应用最广泛的股骨颈骨折分型,根据骨折移位程度分为Ⅰ～Ⅳ型(图 4-2)。Ⅰ型:不全骨折。Ⅱ型:完全骨折无移位。Ⅲ型:完全骨折有移位。Ⅳ型:完全骨折完全移位。Garden 发现随着股骨颈骨折移位程度递增,不愈合率与股骨头缺血坏死率随之增加。

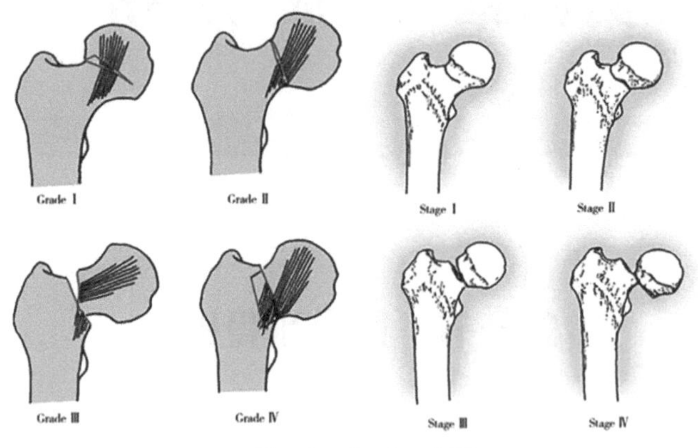

图 4-2 Garden 分型

(四)AO 分型

将股骨颈骨折归类为股骨近端骨折中的 B 型(图 4-3)。

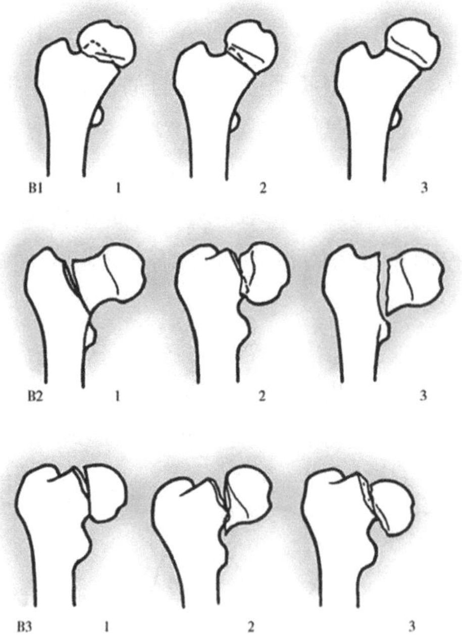

图 4-3 AO 分型

B1 型:头下型,轻度移位。1.嵌插,外翻≥15°;2.嵌插,外翻<15°;3.无嵌插

B2 型:经颈型。1.经颈部基底;2.颈中部,内收;3.颈中部,剪切

B3 型:头下型,移位。1.中度移位,内收外旋;2.中度移位,垂直外旋;3.明显移位

二、股骨颈骨折的治疗原则

无移位及嵌插型股骨颈骨折(Garden Ⅰ,Ⅱ型)占所有股骨颈骨折的 15%～33%。无移位的

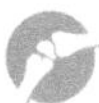

股骨颈骨折虽然对位关系正常，但稳定性较差。嵌插型股骨颈骨折端相互嵌插，常有轻度内翻。由于骨折端嵌入松质骨中，其内在的稳定性也不可靠。Lowell 认为嵌插型股骨颈骨折只要存在内翻畸形或股骨头后倾超过 30°便失去了稳定性。由于嵌插型股骨颈骨折的患者症状轻微，肢体外旋、内收、短缩等畸形不明显，骨折端具有一定的稳定性，因此，对此是采取保守治疗还是手术治疗存在争议。

目前认为，对于无移位或嵌插型股骨颈骨折，除非患者有明显的手术禁忌证，均应考虑手术治疗，以防止骨折再移位，并减少患者卧床时间，减少骨折并发症发生。

移位型股骨颈骨折（Garden Ⅲ，Ⅳ型）的治疗原则：①解剖复位；②骨折端加压；③稳定的内固定。

移位型股骨颈骨折如患者无手术禁忌证均应采取手术治疗。

手术时机：由于股骨颈骨折的患者多为老年人，尽快手术可以大大减少骨折并发症发生及原有心肺疾病的恶化。目前多数学者主张应在 6～12 小时之内急症手术。

术前牵引：对于手术之前是否需要牵引争议较大。对于移位型股骨颈骨折，首先应尽早施行手术（6～12 小时之内）。如由于某种原有无法急症手术，并非需要常规牵引。如行术前皮肤或骨骼牵引，一定要保持肢体处于中立位或轻度屈曲外旋位，以避免肢体处于伸直内旋位对于血运的继续损害。

股骨颈骨折的复位：骨折的解剖复位是股骨颈骨折治疗的关键因素。直接影响骨折愈合及股骨头缺血坏死的发生。Moore 指出，X 线显示复位不满意者，实际上股骨颈骨折端接触面积只有 1/2。由于骨折端接触面积减少，自股骨颈基底向近端生长的骨内血管减少或生长受阻，因而降低了股骨头颈血运。

复位的方法有两种，闭合复位和切开复位。应尽可能采取闭合复位，只有在闭合复位失败，无法达到解剖复位时才考虑切开复位。

（一）闭合复位

1.McElvenny 法

将患者置于牵引床上，对双下肢一同施行牵引；患肢外旋并加大牵引；助手将足把持住后与术者把持住膝部一同内旋；肢体内旋后将髋关节内收。McElvenny 认为解剖复位及外展复位均不稳定，主张使股骨颈骨折远端内侧骨皮质略内移，使其位于股骨头下方，以使其稳定性增加。因此提出在复位完成以后自大转子向内侧用力推骨折远端，至远端内移（图 4-4）。

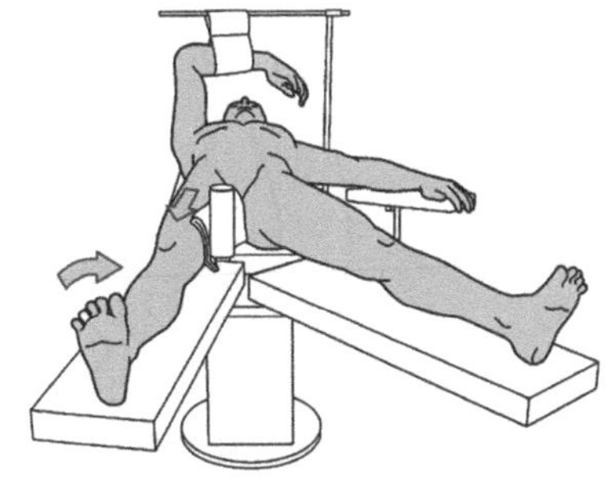

图 4-4 McElvenny **法**

2.Leadbetter 法

Leadbetter 采用髋关节屈曲位复位方法：首先，屈髋 90°后行轴向牵引，髋关节内旋并内收。然后轻轻将肢体置于床上，髋关节逐渐伸直。放松牵引，如肢体无外旋畸形即达到复位(图 4-5)。

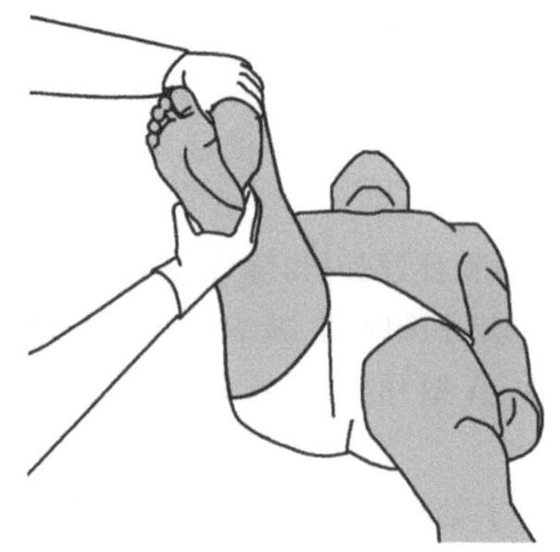

图 4-5 Leadbetter 法

(二)复位的评价

X 线评价：闭合复位后，应用高质量的 X 线影像对复位的满意程度进行认定。Simon 和 Wyman 曾在股骨颈骨折闭合复位之后进行不同角度 X 线拍片，发现仅正侧位 X 线片显示解剖复位并未真正达到解剖复位。Lowell 提出：股骨头的凸面与股骨颈的凹面在正常解剖情况下可以连成一条 S 型曲线，一旦在 X 线正侧位任何位置上 S 型曲线不平滑甚至相切，都提示未达到解剖复位。

Garden 提出利用“对位指数”(后被称为 Garden Index)对股骨颈骨折复位进行评价。Garden lndex 有两个角度数值：在正位 X 线片上，股骨颈内侧骨小梁束与股骨干内侧骨皮质延长线的夹角正常为 160°，在侧位 X 线片上股骨头中心线与股骨颈中心为一条直线，其夹角为 180°(图 4-6)。Garden 研究了大量病例后发现股骨颈骨折复位后，在正侧位 X 线片上 Garden lndex＜155°病例组中，股骨头缺血坏死率近为 7%，而 Garden lndex＞180°病例组中，股骨头缺血坏死率达 53.8%。Garden 认为，如果复位后 Garden lndex 在 155°～180°之内即可认为复位满意。

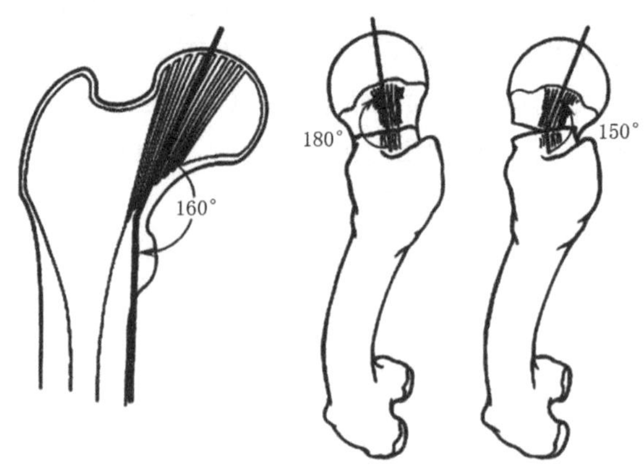

图 4-6 Garden 对位指数

尽管有些学者认为外展位复位可以增加骨折端的稳定性，但目前大多数学者均提出应力求达到解剖复位。只有解剖复位，才可以最大限度地获得股骨头血运重建的可能性。

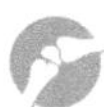

(三)复位后的稳定性

股骨颈骨折复位后稳定与否很大程度上取决于股骨颈后外侧是否存在粉碎。如果后外侧粉碎则失于后外侧有效的骨性支撑,随后常发生复位失败以致骨折不愈合。因此,对于伴有后外侧粉碎的股骨颈骨折,可考虑一期植骨。

(四)切开复位

一旦闭合复位失败,应该考虑切开复位,即直视下解剖复位。以往认为切开复位会进一步损害股骨头颈血运。近年来,许多学者都证实切开复位对血运影响不大。Banks 的结论甚至认为切开复位后不愈合率及股骨头缺血坏死率均有下降。其理由是,首先切开复位时关节囊切口很小,而解剖复位对血运恢复起到了良好的作用。切开复位可采用前侧切口或前外侧切口(Watson-Jones 切口)。有人提出,如存在股骨颈后外侧粉碎,则应选择后方切口以便同时植骨。但大多数学者认为后方切口有可能损害股骨颈后外侧残留的血运,故应尽量避免。

(五)股骨颈骨折的内固定手术方法

应用于股骨颈骨折治疗的内固定物种类很多。内固定的原则是坚强固定和骨折端加压。但必须强调解剖复位在治疗中至关重要。各种内固定材料均有自身的特点和不足。医师应该对其技术问题及适应证非常熟悉以选择应用。

三翼钉作为治疗股骨颈骨折的代表性内固定物曾被应用多年,由于其本身存在许多问题而无法满足内固定原则的要求,在国际上早已弃用。目前经常应用的内固定材料可分为多针、螺钉、钩钉、滑动螺钉加侧方钢板等。

1.多针

多针固定股骨颈骨折为许多学者所提倡(图 4-7)。多针的种类很多,主要有 Moore、Knowles、Neufeld 等。多针固定的优点主要是可在局麻下经皮操作,从而减少出血、手术死亡及感染的危险。其缺点:①固定强度不足。②在老年骨质疏松的患者中,有在股骨转子下进针入点处造成骨折的报道。③存在固定针穿出股骨头的可能。多针固定总的牢固强度较弱,因此主要试用于年轻患者中无移位的股骨颈骨折(Garden Ⅰ、Ⅱ型)。

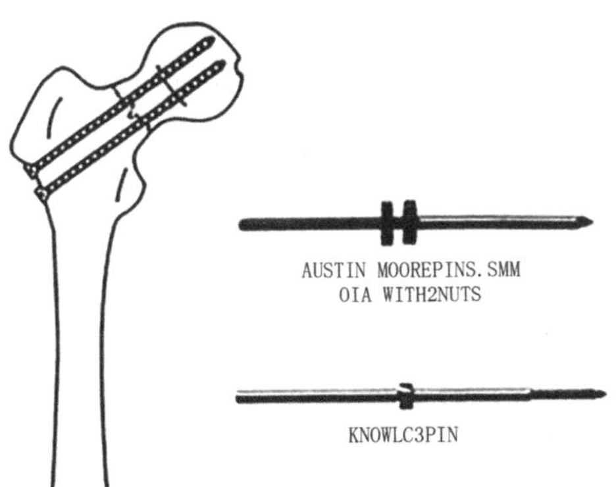

图 4-7　多针固定

2.钩钉

Stromgqvist 及 Hansen 等人设计了一种钩钉治疗股骨颈骨折。该钉插入预先钻孔的孔道后在其顶端伸出一个小钩,可以有效地防止钉杆穿出股骨头及向外退出,手术操作简便,损伤小(图 4-8)。

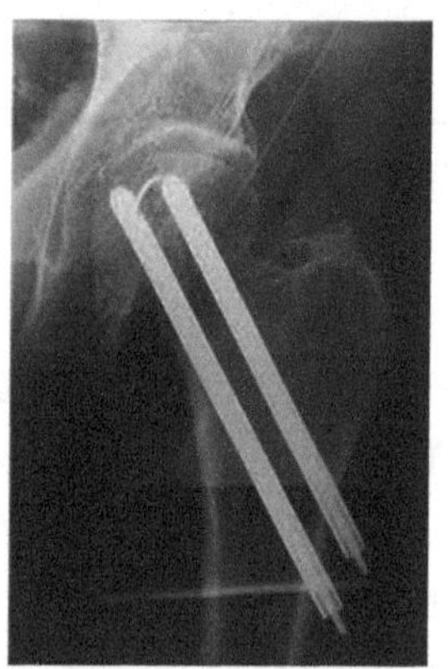

图 4-8 Hansen 钉

3.加压螺钉

多根加压螺钉固定股骨颈骨折是目前主要提倡的方法，其中常用的有 AO 中空加压螺钉、Asnis 钉等（图 4-9）。中空加压螺钉的优点有骨折端可获得良好的加压力；3 枚螺钉固定具有很高的强度及抗扭转能力；手术操作简便，手术创伤小等。由于骨折端获得加压及坚强固定，骨折愈合率提高。但对于严重粉碎性骨折，单纯螺钉固定的支持作用较差，有继发骨折移位及髓内翻的可能。

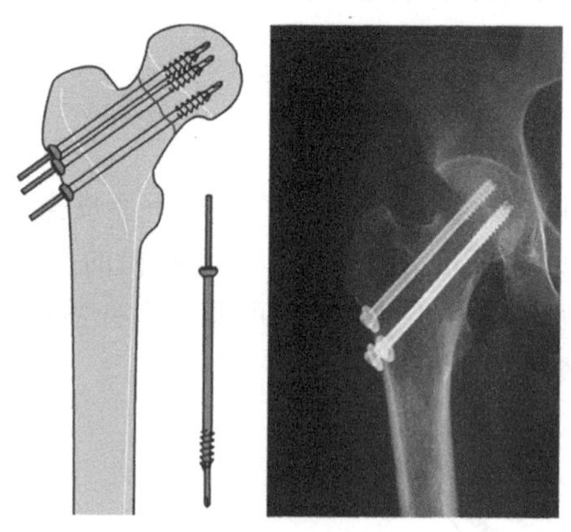

图 4-9 中空加压螺钉

4.滑动螺钉加侧方钢板

滑动螺钉加侧方钢板主要有 AO 的 DHS 及 Richards 钉（图 4-10）。其特点是对于股骨颈后外侧粉碎，骨折端缺乏复位后骨性支持者提供可靠的支持。其头钉可沿套管滑动，对于骨折端产生加压作用，许多学者指出，单独应用时抗扭转能力较差，因此常在头钉的上方再拧入一颗加压螺钉以防止旋转。

5.内固定物在股骨头中的位置

对于内固定物在股骨头中的合理位置存在较大的争议。Cleceland、Bailey、McElvenny 等人均主张在正侧位 X 线片上，内固定物都应位于股骨头中心。任何偏心位置的固定在打入时有可能造成股骨头旋转。另外股骨头中心为关节下，致密的骨质较多，有利于稳定固定。Fielding、Pugh、Hunter 等人则主张内固定物在 X 线片正位上偏下，侧位上略偏后置放，主要是为了避免髋关节内收，外旋时内固定物切割股骨头。Lindequist 等人认为远端内固定物应尽量靠近股骨

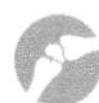

颈内侧，以利用致密的股骨距来增加其稳定性。尽管存在争议，目前一致的看法是由于血运的原因，内固定物不应置于股骨头上方。关于内固定物进入股骨头的深度，应距离股骨头关节面大约5 mm为宜。

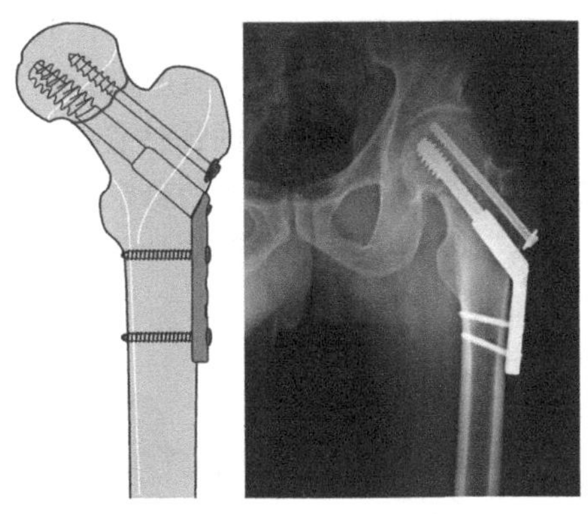

图 4-10 动力髋螺钉(DHS)

（刘 超）

第二节 股骨转子间骨折

股骨转子间骨折多发生于老年人。女性发生率为男性的3倍，老年患者致伤原因多为摔伤。而年轻患者致伤原因多为高能损伤，如交通伤、高处坠落伤等，需注意是否合并股骨头，股骨颈，髋臼骨盆，脊柱及胸腹部损伤。

一、损伤机制

多数患者的股骨转子间骨折为跌倒所致的低能量损伤，并主诉转子部受到直接撞击。由于患者多为老年人。其跌倒的原因与其原有疾病所引起的步态异常有关。如心脑疾病，视力听觉障碍，骨关节疾病等。此类患者中合并其他部位骨折的发生率为7%～15%。常见有腕部，脊柱，肱骨近端及肋骨骨折。

高能量所致的股骨转子间骨折较为少见，多为机动车伤和高处坠落伤，其骨折类型多为逆转子间骨折或转子下骨折。Barquet发现在此类患者中合并同侧股骨干骨折的发生率为15%。如不注意则容易漏诊。

二、放射学诊断

标准的正侧位X线片对于正确诊断尤为重要。正位X线片应包括双侧髋关节。对于患侧应施以轻度内旋牵引，以消除患肢外旋所造成的重叠影像，从而对于骨折线方向，小转子是否累及，骨折粉碎和移位的程度做出正确判断。标准侧位X线片可以显示后侧骨折块及其移位程度。健侧X线片可以帮助医师了解正常的股骨颈干角及骨质疏松情况，以便正确选择治疗方法。多数情况下普通X线足以诊断。极个别患者由于骨折无移位而X线显示阴性，但主诉髋部疼痛并体检高度怀疑时需行 CT 或 MRI 检查。

三、骨折稳定性评估

股骨近端所受的生理应力在负重时分解为：①垂直分力，使股骨转子间骨折后的股骨头颈发生内翻移位。②沿股骨颈轴线的分力，使骨折端获得加压（图 4-11）。在骨折愈合之前，肢体负重时垂直分力由内固定材料所承载。骨折的稳定性的评估直接关系到骨折的复位，内固定材料的选择决定术后能否肢体负重。骨折的形态决定骨折的稳定性及骨折复位后的稳定性。内侧弓（小转子）的完整性及外侧壁（大转子）是否累及直接影响骨折的稳定性。

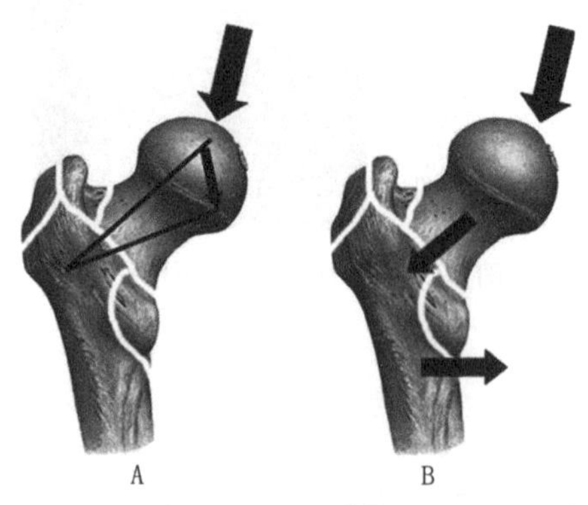

图 4-11　骨折所受应力

A.内翻应力；B.轴向应力

四、分型

近 50 年来文献报告关于股骨转子间骨折的分型超过 10 种。大致可分为：①基于骨折形态的描述（Evans；Ramadier；Decoulx；Lavarde 等）。②对于骨折稳定性的评估（Tronzo；Ender；Jensen 改良 Evans 分型；AO 等）。

（一）Evans 分型

Ⅰ型：无移位的 2 部分骨折。

Ⅱ型：移位的 2 部分骨折。

Ⅲ型：3 部分骨折，后外侧壁不完整（合并大转子骨折）。

Ⅳ型：3 部分骨折，内侧弓不完整（合并小转子骨折）。

Ⅴ型：4 部分骨折，后外侧壁，内侧弓均不完整（合并小转子骨折）。

R 型：逆转子间骨折。

其中Ⅰ、Ⅱ型为稳定型。其余均为不稳定型，大小转子的粉碎程度与复位后骨折的稳定性成反比。

（二）AO 分型

将股骨转子间骨折纳入其整体骨折分型系统中。归为 A 类骨折。A1 为简单骨折。A2 为粉碎性骨折。A3 为转子下骨折。每型中根据骨折形态又分为 3 个亚型。AO 分型便于进行统计学分析。

股骨转子间骨折稳定与否取决于两个因素：①内侧弓的完整性（小转子是否累及）。②后侧皮质的粉碎程度（大转子粉碎程度）。另外，逆转子间骨折非常不稳定。小转子骨折使内侧弓骨

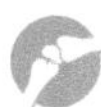

皮质缺损而失去力学支持，造成髋内翻。大转子骨折则进一步加重矢状面不稳定。其结果造成股骨头后倾。逆转子间骨折常发生骨折远端向内侧移位，复位不良则会造成内固定在股骨头中切割。骨折的不稳定是内固定失用（弯曲，断裂，切割）的因素之一。

五、治疗

股骨转子间骨折多见于老年人，保守治疗所带来的肢体制动和长期卧床使骨折并发症的发生难以避免。牵引治疗无法使骨折获得良好复位，骨折常常愈合于短缩，髋内翻的畸形状态，从而造成患者步态异常。因此，手术治疗，牢固固定是股骨转子间骨折的基本治疗原则。

（一）保守治疗

保守治疗只在某些情况下考虑应用。对于长期卧床肢体无法活动的患者，患有全身感染疾病的患者，手术切口部位皮肤损伤的患者，严重内科疾病无法耐受手术的患者，保守治疗更为安全。保守治疗根据患者治疗后有无可能下地行走可以归为两类方法。对于根本无法行走的患者无须牵引或短期皮牵引。止痛对症治疗。积极护理防止皮肤压疮。鼓励尽早坐起。对于有希望下地行走的患者，骨牵引 8～12 周。力求骨折复位。定期拍 X 线片，对复位和牵引重量酌情进行调整。去除牵引后尽快嘱患者功能练习及部分负重。骨折愈合满意后可行完全负重。

保守治疗并发症较多，如压疮、尿道感染、关节挛缩、肺炎及血栓等。因此，近年来一致认为，如患者伤前能活动，股骨转子间骨折的治疗原则是骨折的坚强内固定及患者术后早期肢体活动。保守治疗只适于不能耐受麻醉及手术的患者（如近期心肌梗死患者），以及伤前不能活动且伤后无明显不适患者。Horowitz（1966）报道在转子间骨折患者中，牵引治疗组死亡率达 34.6%，而内固定组死亡率为 17.5%。近年由于手术技术的提高，内固定材料的不断发展，手术并发症的发生大大减少。手术治疗股骨转子间骨折已成为首选方法。

（二）手术治疗

手术治疗的目的是使骨折得以良好复位，牢固固定，以允许患者术后早期肢体活动及部分负重。从而尽快恢复功能。

骨折能否获得牢固固定取决于以下因素：①骨骼质量；②骨折类型；③骨折复位质量；④内固定物的设计；⑤内固定物在骨骼中的置放位置。

（三）手术时机

Bottle 等人的研究显示（2006），24 小时以后手术患者死亡率明显增加。目前，多数学者认为伤后 48 小时手术较为安全。在最初 12～24 小时内应该对于患者进行全面检查，对于异常情况予以积极纠正。其中包括血容量的补充，吸氧及原有疾病的相关药物治疗。与此同时，进行充分的术前计划和麻醉准备。

1.骨折复位

骨折的良好复位是下一步治疗的关键。如果复位不佳，不论选择哪种内固定材料都难以获得满意的固定。

对于稳定型骨折，轴向牵引，轻度外展内旋即可获得解剖复位。由于骨折端扣锁后完整的内侧弓可以提供稳定的力学支持，任何内固定物置入后均可得到牢固固定。

对于不稳定骨折，难以达到完全解剖复位。强行将大，小转子解剖复位使手术创伤增加，且解剖复位往往不易维持。目前多数学者主张对于不稳定骨折恢复股骨颈干的解剖关系即可，而无须追求完全解剖复位。

2.内固定材料

近年来治疗股骨转子间骨折的内固定材料不断发展更新,其中常用的标准内固定物可分为两类:①髓外固定(滑动加压螺钉加侧方钢板):Medoff Plate 钉板,Richards 钉板,DHS 等。②髓内固定:Ender 针,PFN,Gamma 钉,PFN-A,Intertan,Asian IMHS 等。

(1)髓外固定材料。

滑动加压螺钉加侧方钢板固定:20 世纪 70 年代,滑动加压螺钉加侧方钢板应用于股骨转子间骨折的治疗。其基本原理是将加压螺钉插入股骨头颈部以固定骨折近端,在其尾部套入一侧方钢板以固定骨折远端。由于滑动加压螺钉加侧方钢板系统固定后承受大部分负荷直至骨折愈合;固定后股骨颈干角自然恢复、骨折端特别是骨距部分可产生加压力、目前已成为股骨转子间骨折的常用标准固定方法。如发现大转子粉碎,可加以支持钢板或螺钉等以固定大转子。

头钉置放的合理位置:Baumgaertner(1995)首先提出 TAD 值的概念。TAD 值是指正常解剖状态下股骨头颈中轴线在正侧位与股骨头关节面交点与头钉顶点的距离之和。Baumgaertner 等认为 TAD 值(头钉的尖顶距)是可以独立预测头钉切出的最重要因素(不稳定骨折,患者年龄也是头钉切出的预测因素)。他们分析了 198 例转子间骨折患者(其中 16 例头钉切出),发现 TAD 值≥27 mm,无头钉切出;TAD 值>45 mm,头钉切出率增加至 60%。他们建议,如术中导针置入后 TAD 值>25 mm,需考虑重新复位或改变导针位置。TAD 值的测量方法如图 4-12 所示。

内上方固定应该避免。其原因:①股骨头内上方骨质薄弱,内固定难以牢固。切割发生率较高。②外侧骺动脉位于股骨头上方偏后,该动脉供应股骨头大部分血运。头钉内上方置放极易损伤外侧骺动脉而引起股骨头缺血坏死。

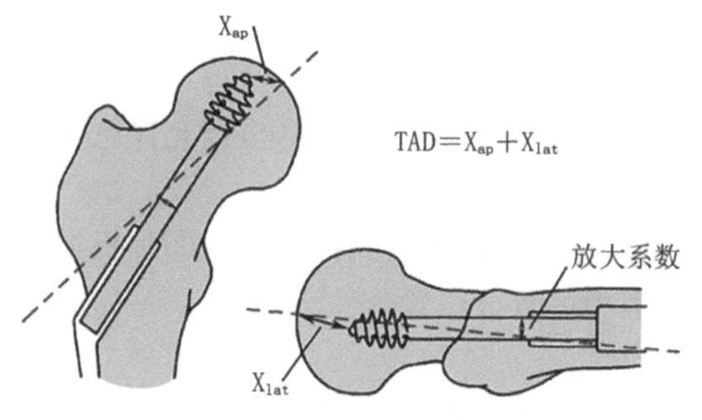

图 4-12 TAD 测量

头钉进入的深度:应位于股骨头关节面下方 5~12 mm。此区域骨质致密,螺钉拧入后具有良好的把持作用。头钉进入的深度如果距离股骨头关节面 12 mm 以上则把持作用明显减弱,螺钉松动及切割的发生率增加。

(2)髓内固定:髓内固定可分为顺行髓内针和逆行髓内钉(弹性髓内针)两类。

弹性髓内针:1970 年 Enders 等人首先报道应用 3 根较细而且更有弹性的髓内针治疗股骨转子间骨折,在股骨转子部可分别放置于压力、张力骨小梁处,提高了固定的稳定性,在 20 世纪 70~80 年代得到广泛应用。其优点:①手术时间短,创伤小,出血量少;②患者肢体功能恢复快;③感染率低;④骨折延缓愈合及不愈合率低。缺点有术后膝关节疼痛;髓内针脱出;髓内针穿出股骨头;术后外旋畸形愈合等。近年来,Enders 针在成人股骨转子间骨折的应用逐渐减少。仅用于小儿下肢骨干骨折。

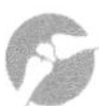

顺行髓内针：顺行髓内针固定股骨转子间骨折在近年来有很大发展，主要有 Gamma 钉、PFN,PFN-A,Intertam,Asian IMHS 等。其特点是通过髓内针插入一螺栓至股骨头颈(Inter-locklng)。其优点：①有固定角度的螺栓可以维持复位后的股骨颈干角；②有效地防止旋转畸形；③骨折闭合复位，髓内固定使骨折端血运干扰减少，提高骨折愈合率；④中心位髓内固定，内固定物所受弯曲应力较钢板减少，内固定物断裂发生率降低。Gamma 钉近端部分直径较大，固定牢固。生物力学结果发现固定之后股骨近端所受应力明显减少而股骨远端所受应力是增加的。因此，在靠近钉尾部的股骨远端常发生继发骨折。文献报道的发生率为 1%～8%。另外其头钉较为粗大，又只是单枚螺钉。抗旋转能力较差，螺钉在股骨头中切割的发生率较高。一般认为髓内固定对于骨折端血运干扰小，手术创伤轻微。骨折愈合率高。但手术操作要求较高。固定之前骨折需获得良好复位。在某种情况下只有外展位才能获得复位而在此位置髓内针则无法打入。另外髓内针操作技术的学习曲线较长。目前普遍认为，对于稳定型股骨转子间骨折髓外固定即可。而对于不稳定型股骨转子间骨折，特别是反转子间骨折，由于髓内针属中心位固定而具有很好的抗弯能力，应视为首选。

(四)在股骨转子间骨折治疗中有几个问题特别需要注意

1.逆转子间骨折

由于该部位本身的力学不稳定性，髓内固定应为首选。并尽可能闭合复位以保留骨折端血供，以保证骨折愈合。如果只能采取髓外固定则应选择 DCS。DCS 对于骨折近端的支持固定可以防止骨折近端向外移位，而 DHS 对于骨折近端没有任何控制作用，股骨头颈的拉力螺钉又可以在套筒内滑动，股骨头颈所受到的轴向应力可以造成骨折近端向外侧移动从而使复位丢失，因此 DHS 在逆转子间骨折应该禁用。

2.外侧壁破裂，不稳定性增加

外侧壁是内固定材料把持的唯一部位，同时也是维持骨折固定后稳定性的重要因素。外侧壁的破裂，使得多数内固定材料(髓内固定，DHS)的近端失去骨性支持而又不存在任何固定，因而骨折端极不稳定。常见的移位有两种：①骨折近端向外侧移位。②骨折发生旋转移位(旋转性切割)。此时头钉并没有穿出股骨头，但在股骨头中的位置明显改变。旋转移位发生后，患者臀中肌肌力减弱因而出现臀肌步态。外侧壁破裂的原因：①原始破裂。②医源性损伤。对于原始存在外侧壁破裂的股骨转子间骨折应该在 DHS 基础上附加转子钢板固定，或采取股骨近端钢板固定，以加强外侧壁的支持。对于外侧壁薄弱存在潜在劈裂风险的股骨转子间骨折，Gotfried 设计并应用 PCCP 钢板，对于控制骨者近端的旋转移位非常有效。

3.股骨转子间骨折钢板固定

目前随着锁定钢板的普及应用，一些医师对于股骨转子间骨折采用锁定钢板固定。很多公司纷纷推出各种股骨近端锁定钢板。应该明确，钢板固定是偏心固定，抗弯曲应力强度较差，不适当的负重后钢板断裂率很高，不应作为常规固定方式。其适应证很严格：①外侧壁严重破裂。②某些翻修手术(如 DHS 失效后股骨头颈中部不适合置放常规头钉)。

4.髓内钉固定后隐性出血

髓内钉的固定曾被认为创伤较小。但临床发现对于软组织的创伤与髓外固定无异。近年来很多医师特别注意到髓内钉固定后隐性出血问题。患者术后明显大腿肿胀，有时伴有大片皮下淤血。血红蛋白明显降低。祝晓忠等在对于 PFNA 固定的股骨转子间骨折患者围术期的研究发现，围术期总出血量 706～937 mL，其中 80%为隐性出血。Foss 等人的研究显示股骨转子间骨折髓外固定组平均出血量547 mL而髓内固定组平均出血量高达1 473 mL。因此老年股骨转子间骨折髓内固定后要密切观察患者血红蛋白，血细胞比容的变化，必要时积极输血纠正。

选择不同的内固定方法，除根据医师操作技术熟练程度、内置物供应情况及价格等因素以外，仅由原始骨折类型、骨折粉碎程度及骨质疏松严重程度去综合分析，或可得出以下的意见：髓外固定适用于AO分类之A1和A2-1型稳定转子间骨折，如果患者骨折虽然稳定但有严重之骨质疏松亦应选用带锁髓内固定。对于A2-2、A2-3型和A3型应选用带锁髓内固定。

5.外固定支架

外固定支架治疗股骨转子间骨折时有报道。其优点是手术操作简便，创伤轻微。缺点是术后活动不方便，近端针道感染率较高，膝关节活动受限。需严格进行针道护理。主要应用于严重多发创伤及老年体弱多病，无法耐受内固定手术的患者。

6.人工关节置换

人工关节置换术主要应用于严重粉碎股骨转子间骨折并伴有严重骨质疏松的患者，其目的在于减少卧床时间，早期下地部分或全部负重。由于股骨转子间骨折常累及股骨矩，使得人工关节置换后的稳定性降低，因此适应证的选择非常严格。

（刘　超）

第三节　股骨干骨折

股骨干骨折是发生于股骨小转子远侧5 cm以远至距股骨内收肌结节5 cm以内的骨折，占成人股骨骨折的36.27%，主要见于21～30岁年轻男性和31～40女性。在AO分型中，A型占70.26%，B型占18.17%，C型占11.57%。其中中段骨折最常见，开放性骨折少见，双侧股骨干骨折往往合并其他系统的损伤，死亡率高达1.5%～5.6%，少数股骨干骨折会伴有内侧血管的损伤。

一、损伤机制

（一）直接暴力

高能量损伤，如车祸撞击，挤压，枪击等，常见于年轻患者，多导致横行或粉碎性骨折。

（二）间接暴力

（1）高能量损伤，杠杆作用、扭转作用，如高空坠落、疲劳行军等，常见于年轻患者。

（2）低能量损伤，病理性骨折，常见于老年患者。间接暴力多导致斜形或螺旋形骨折。

二、骨折分型

股骨干骨折常用的分型系统为AO-OTA分型系统，根据AO-OTA分型系统将股骨干骨折分为三型。A型为简单骨折：A1亚型为螺旋骨折，A2亚型为短斜形骨折，A3亚型为横断骨折。B型为楔形骨折，B1亚型为螺旋形蝶形骨块；B2亚型为斜行蝶形骨块；B3亚型为粉碎的蝶形骨块。C型为复杂骨折，C1亚型为复杂螺旋形骨折；C2亚型为节段性骨折；C3亚型为复杂不规则形骨折。

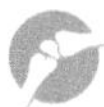

三、治疗方法

(一)非手术治疗

牵引是治疗股骨干骨折历史悠久的方法，可分为皮牵引和骨牵引，皮牵引只在下肢损伤的急救和转运时应用。骨牵引在1970年以前是股骨干骨折最常用的治疗方法(图4-13)，现在则只作为骨折早期固定的临时方法，骨牵引有足够的力量作用于肢体使骨折获得复位，通常使用胫骨结节骨牵引或股骨髁上骨牵引，股骨髁上骨牵引比胫骨结节骨牵引能够对骨折端提供更为直接的纵向牵拉，但在骨折愈合后膝关节僵直的发生率较高。

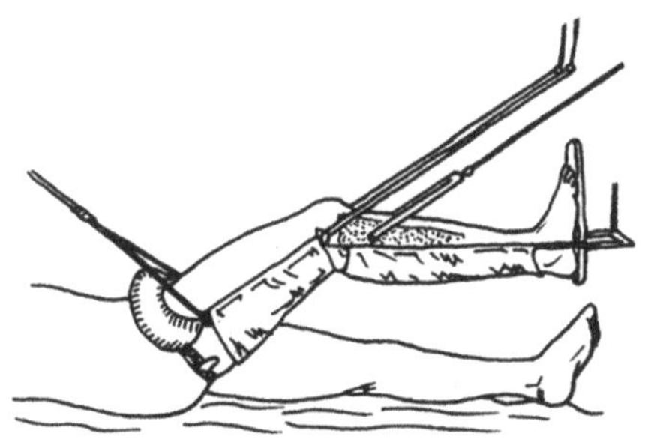

图4-13　应用Thomas架进行骨牵引

虽然股骨干骨折的治疗已转移到手术治疗，但患者偶尔也必须采取牵引治疗，过去几十年在治疗开放和闭合损伤方面取得了成功，仍需要掌握这方面的知识。

(二)手术治疗

1.外固定架

由于外固定架的固定针经常把股四头肌与股骨干固定在一起，所形成的瘢痕能导致永久性的膝关节活动丧失，另外股骨干骨折外固定架固定针横穿髂胫束和股外侧肌的肌腹后针道感染率高达50%，所以现在外固定架不能作为闭合股骨干骨折的常规治疗方法。外固定架可作为一种股骨干骨折临时固定。外固定架固定股骨干骨折最主要适应证常用于多发创伤，这种损伤由于合并其他损伤需要进行快速、稳定的固定；外固定架固定股骨干骨折还用于Ⅲ型开放性骨折。这些患者一旦情况改善，可将其更换为内固定(接骨板或髓内针)，多数学者认为2周内更换为内固定是安全的。超过2周应在取出外固定架后全身应用抗生素和局部换药，2周后再更换为内固定。

2.接骨板

切开复位接骨板内固定现在不再是治疗股骨干骨折的首选方法。其手术适应证包括髓腔极度狭窄的骨折；邻近骨折的骨干有畸形；股骨干骨折合并同侧股骨颈骨折；合并血管损伤需广泛暴露以修补血管的严重骨折；多发创伤不能搬动的患者等。

接骨板内固定的优点主要有直视下骨折切开复位可以获得解剖或近解剖复位；不会增加骨折以远部位损伤，如股骨颈骨折和髋臼骨折等；不需要特殊的设备和放射科人员。缺点一是固定所需要广泛剥离软组织、形成股四头肌瘢痕、大量失血。二是接骨板固定属偏心固定，力臂比髓内针长1～2 cm，增加了内固定失效的危险。文献所报告的内固定的失效率是5%～10%，股骨干骨折接骨板内固定的感染率高于保守治疗和闭合复位髓内针内固定，感染率是0～11%。三是由于接骨板下骨皮质的血供受到损害或产生的应力遮挡效应，可造成接骨板取出后发生再骨折。

简单的骨折，最少也应该应用10孔的宽4.5的接骨版。对于粉碎性骨折，骨折端两侧至少有5枚螺丝钉的距离。过去推荐每侧至少8层皮质固定，现在接骨板的长度比螺丝钉的数目更重要。应用长接骨板和少的螺丝钉固定并没有增加手术的创伤，螺丝钉经皮固定接骨板。每侧3枚螺丝钉固定，生物力学最大化，1枚在接骨板的末端，1枚尽可能接近骨折端，1枚在中间增加接骨板和骨的旋转稳定性。横断骨折可以预弯接骨板，通过加压孔加压骨折端。斜型骨折应用通过接骨板的拉力螺丝钉加压骨折端。对于粉碎性骨折采用接骨板固定时应用牵开器复位股骨干骨折以获得正常的力线和长度，不追求绝对的解剖复位，避免了一定要获得解剖复位而对骨折端软组织进行的广泛剥离，也不剥离骨折端，并使用桥接接骨板代替加压接骨板，骨痂由骨膜形成而不是一期愈合，缩短了愈合时间，明显改善了接骨板固定的临床疗效。

尽管接骨板有许多缺点，但只要正确选择其适应证，正确掌握放置接骨板的手术技术，也可取得优良的结果。

3.带锁髓内针

股骨干大致呈直管状结构，是进行髓内针固定的理想部位。髓内针有多个优点：第一，髓内针所受到的负荷小于接骨板，使得它不易发生疲劳折断；第二，骨痂受到的负荷是逐渐增加的，刺激了骨愈合和骨塑形；第三，通过髓内针固定可以避免由于接骨板固定所产生的应力遮挡效应而导致的骨皮质坏死。在理论和实践中，髓内针固定比其他形式的内固定和外固定还有许多优点。虽然进行闭合髓内针固定需要特殊的设备和放射技术人员，但是它容易插入，而且不需要接骨板固定时的所进行的广泛暴露和剥离。因为闭合髓内针技术没有破坏骨折端的血肿，也没有干扰对骨折愈合早期起关键作用的细胞和体液因子，所以闭合髓内针技术是股骨骨折的一种生物固定，较小的手术剥离和减少感染率。

(1)顺行带锁髓内针(髓内针从近端向远端插入)：闭合复位顺行带锁髓内针固定是治疗股骨干骨折的金标准。愈合率可高达99%，而感染率和不愈合率很低(<1%)。顺行带锁髓内针几乎适合于所有股骨干骨折。闭合带锁髓内针的临床结果大部分取决于术前、术中仔细计划。包括髓内针的长度和直径：长度应在股骨残留骺线和髌骨上缘之间，直径不<10 mm；体位、复位方法和是否扩髓和锁钉的数目。精确的髓内针入点是非常关键的，开孔应在转子中线的后侧和大转子窝的转子突出的内侧。这样保证开孔将位于冠状面和矢状面股骨干髓腔轴线上。对于所有骨折进行常规静力锁定可以减少继发于没有认识到的粉碎性骨折的术后内固定失效。

(2)逆行髓内针(髓内针从远端向近端插入)：逆行髓内针的主要优点是入点容易，骨折复位不影响其他部位的损伤。主要适应证有同侧股骨干骨折合并股骨颈骨折、髋臼骨折、胫骨骨折、髌骨骨折和胫骨平台骨折。相对适应证是多发创伤的患者，双侧股骨干骨折，肥胖患者和孕妇。对于多发骨折或多器官损伤的患者，平卧位对患者的稳定最好，逆行髓内针插入能够快速地完成，双侧股骨干骨折用逆行髓内针固定不用变换体位，血管损伤的患者需要修复血管，可以快速插入不锁定的髓内针有利于血管修复，肥胖的患者，顺行髓内针入点非常困难，而逆行髓内针较容易。

逆行髓内针的禁忌证是膝关节活动受限和低位髌骨，不能够合适插入髓内针，转子下骨折由于逆行髓内针对稳定性的担心，也不易选用逆行髓内针；开放骨折有潜在的感染的危险，导致膝关节感染，也不可以选择逆行髓内针。

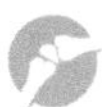

(三)术后康复

1.指导活动

闭合髓内针术后,患者尽早能够忍受的肌肉和关节活动。指导患者股四头肌力量练习和渐渐负重,所有患者应尽早离床活动,对于多发创伤患者,即使仅仅坐起来也可减少肺部并发症。

2.特殊类型骨折的治疗

未合并其他部位骨折和软组织损伤的股骨中段简单的横断和短斜骨折,用闭合髓内针治疗容易。但是多数股骨干骨折的部位和类型复杂可能合并其他损伤,所以多数股骨干骨折治疗时需要在标准髓内针做一些改进,以下常见情况是股骨干骨折特殊治疗。

(1)粉碎性骨折:粉碎性骨折是高能量损伤的标志。粉碎性骨折常伴随大量失血或开放性骨折,发生全身并发症如脂肪栓塞综合征也高。静力锁定带锁髓内针已取代其他方法用于治疗粉碎性骨折。这些髓内针可达到远近端的髓腔,恢复股骨的轴线,没必要复位粉碎性骨折,骨折块自髓腔移位 2 cm,不影响骨折愈合,在此部位将形成丰富的骨痂。在系列 X 线片的研究中,在骨折愈合过程中移位的皮质骨块成角和移位逐渐减少。不建议用髓内针加钢丝捆绑骨折块这种方法,这种方法是引起骨折愈合慢或不愈合的主要原因。

(2)开放性股骨干骨折:股骨干开放性骨折通常是由高能量的损伤引起,还可能合并多个器官的损伤。股骨干开放性骨折过去几十年的临床研究表明积极的手术治疗更能取得明显效果。Ⅰ和Ⅱ型的开放性骨折髓腔没有肉眼污染最好急症用髓内针治疗。ⅢA 开放股骨干骨折如果清创在 8 小时内可行髓内针固定,如果存在清创延迟或ⅢB 损伤,可选择外固定架治疗。股骨干开放性骨折合并多发创伤的患者,应用外固定架固定治疗。对于动脉损伤需要修补的骨折(ⅢC)外固定架是最好的稳定,因为它能快速完成血管修复后再调整。肢体血供恢复后,外固定架可以换成接骨板或髓内针。ⅢC 开放性骨折合并多发损伤不稳定的患者,有截肢的相对适应证。

(3)股骨干骨折合并同侧髋部骨折:股骨干骨折合并同侧股骨颈骨折的发生率 1.5%～5%。股骨颈骨折通常为垂直剪切(PauwelⅢ)型,股骨颈骨折移位小和不粉碎。股骨干骨折时因不能用 X 线诊断整个股骨全长,股骨颈骨折常被延迟诊断,1/4 到 1/3 的股骨颈骨折初诊时被漏诊,股骨干骨折合并同侧隐性股骨颈骨折早期漏诊率更高,临床医师应通过对患者的受伤机制分析,应考虑隐性股骨颈骨折的可能,术前可用 CT 明确诊断,行股骨干骨折带锁髓内针时术中和术后密切注意股骨颈骨折存在,可以减少股骨颈骨折的延误诊断。

现在最常用的方法是用逆行髓内针固定股骨干骨折,股骨颈骨折用空心钉或 DHS 固定,还有接骨板加空心钉固定,顺行髓内针加空心钉固定股骨干合并股骨颈骨折,重建髓内针用一内固定物同时有效固定股骨近端和股骨干两骨折,后两项技术的主要并发症是对一些股骨颈骨折不能达到解剖复位。

(4)股骨干骨折合并同侧髋关节脱位:文献报道的这种损伤 50%的髋脱位在初诊时漏诊。髋脱位后平片股骨近端内收,所以对股骨干骨折进行常规骨盆 X 线片检查是避免漏诊的最好方法。股骨干骨折合并同侧髋关节脱位需急症复位髋脱位,以预防发生股骨头缺血坏死,股骨干用接骨板或髓内针进行固定。伤口关闭后闭合复位髋脱位。

(5)股骨干骨折合并同侧股骨髁间骨折:股骨干骨折合并股骨髁间骨折存在 2 种类型。一是股骨髁间骨折近端骨折线与股骨干骨折不连续;二股骨髁间骨折是股骨干骨折远端的延伸。这种损伤有多种方法治疗,包括两骨折切开复位一接骨板固定;两骨折切开复位分别用两接骨板固定；股骨髁间骨折切开复位，而在股骨干插入髓内针进行固定。带锁髓内针对这 2 处损伤可提供良好的固定，特别对股骨髁间骨折无移位者。

(6)髋关节置换术后股骨干骨折：髋关节置换术后股骨干骨折不常见，外伤后，应力集中在股骨假体末端引起骨折，这种骨折分为 3 型：Ⅰ型，螺旋骨折起于柄端的近端，骨折位置被假体末端维持。Ⅱ型，在假体末端的骨折。Ⅲ型，假体末端以下的骨折。治疗根据骨折类型和患者是否能耐受牵引和第 2 次手术，Ⅰ型骨折假体柄维持骨折稳定，骨牵引 6～8 周，这时患者有足够的骨痂也许保护性负重，通常需要带骨盆的股骨支具。Ⅱ型骨折可以保守治疗，也可以把以前的股骨柄换为长柄，Ⅲ型骨折可以保守治疗或切开复位加压接骨板内固定。如Ⅲ型骨折发生在股骨远端 1/3，可以用逆行髓内针治疗。

四、并发症

并发症的类型与严重程度和治疗骨折的方法有关。近年随着治疗的改进特别是闭合带锁髓内针出现并发症明显降低。

(一)神经损伤

在治疗股骨干骨折中引起神经损伤有以下几种形式：骨牵引治疗的患者小腿处于外旋状态，腓骨近端受到压迫，腓总神经有可能损伤，特别在熟睡和意识不清的患者容易发生。这种并发症通过调整牵引方向，在腓骨颈部位加用棉垫，鼓励患者自由活动牵引装置来避免。

术中神经损伤的原因：一是复位困难过度牵引，复位困难的原因是手术时间延迟，试图强行闭合复位，牵引的时间长、力量大，一般股骨干骨折 3 周后闭合复位困难，采取有限切开能够避免这种并发症。二是患者在手术床不适当的体位直接压迫。会阴神经和股神经会受到没有包裹的支柱的压迫。仔细包裹水平和垂直面的支柱可以防止这种损伤。

(二)血管损伤

强大的暴力才能导致股骨干骨折，但血管损伤并不常见。虽然穿动脉破裂常见，在骨折部位形成局部血肿，但股骨干骨折后股动脉损伤＜2%，由于血管损伤发生率低往往被忽视。穿动脉破裂术后患者血压不稳定，股骨干局部肿胀可触及波动，应立即手术探查，结扎血管，清除血肿。

股动脉可以是完全或部分撕裂或栓塞和牵拉或痉挛。微小的撕裂可以引起晚期血管栓塞。虽然下肢通过穿动脉有丰富的侧支循环，股动脉栓塞不一定必然引起肢体坏死，但是血管损伤立即全面诊断和治疗对保肢非常重要。

(三)感染

股骨干骨折接骨板术后感染率约为 5%，闭合带锁髓内针感染率＜1%。感染与骨折端广泛剥离、开放性骨折、污染的程度和清创不彻底有关。多数感染患者在大腿或臀部形成窦道流脓。患者在髓内针后数周或数月大腿有红肿热痛，应怀疑感染。平片可以看到骨膜反应和骨折部位密度增高的死骨，血液检查包括白细胞记数和血沉、C 反应蛋白对诊断不重要，对评价以后的治疗有一定帮助。

股骨感染需要手术治疗，如果内固定对骨折稳定坚强应保留，治疗包括彻底清除死骨和感染的软组织、伤口换药和合理应用抗生素。多数股骨干骨折即使存在感染也可在 4～6 个月愈合，骨折愈合到一定程度可取出髓内针，进行扩髓取出髓腔内感染的膜和骨。如果内固定对骨折不能提供稳定，需考虑其他几种方法。骨折稳定程度通过髓内针锁定或换大直径髓内针来增加。如果股骨干存在大范围死骨，取出髓内针后彻底清创，用外固定架或骨牵引固定，在骨缺损部位

放置庆大霉素链珠。患者在伤口无渗出至少 3 个月后，开始植骨。

(四)迟延愈合和不愈合

骨折不愈合的定义和治疗还存在许多争议，迟延愈合指愈合长于骨折的愈合正常时间。股骨干骨折 6 个月未获得愈合即可诊断为迟延愈合。诊断不愈合最少在术后 6 个月结合临床和连续 3 次 X 线无进一步愈合的迹象诊断，多数骨不愈合的原因是骨折端血供不良、骨折端不稳定和感染和骨折端分离骨缺损和软组织嵌夹，骨折端血供不良主要原因是开放性骨折和手术操作中对骨折端软组织的广泛剥离，骨折端稳定不够主要是髓内针长度不够和继发的锁钉松动。另外既往有大量吸烟史，术后非甾体消炎药的应用和多发创伤也是骨折不愈合的因素。

有多种方法治疗骨折不愈合，包括动力化、交换大直径的髓内针、接骨板固定和植骨，或几种方法合并使用。动力化通过去除锁钉的方法治疗骨折不愈合，似乎是一种简单有吸引力的方法，但临床报告很失望，一项报告治疗骨折迟延愈合，在 4～12 个月动力化，一半以上的患者不愈合，需要其他治疗，问题严重的是一半患者肢体短缩 2 cm 以上，因此常规不推荐动力化。扩髓换大直径髓内针临床报告的区别很大，愈合率有的达 96%，有的只有 53%。效果不明确。有学者报告取出髓内针后采用间接复位的方法用接骨板固定加自体髂骨植骨的方法取得了明显的疗效。骨折端存在明显不稳定时，在髓内针加侧板稳定旋转不稳定，是一种简单有效经济的方法，报道愈合率可达 100%。

(五)畸形愈合

股骨干骨折畸形愈合在文献中被广泛讨论，短缩畸形愈合一般认为短缩＞1 cm，但＞2 cm 患者就可能产生症状。成角畸形通常定义为在矢状面(屈-伸)或冠状面(内-外翻)＞5°的成角，髓内针固定总发生率在 7%～11%。髓内针固定预防成角畸形应在复位、扩髓、插入和锁钉时注意。正确的入点和保证导针居髓腔中央能够减少成角畸形的发生。如导针偏离中心，可以通过一种称为“挤压”(Poller)螺丝钉的技术矫正。严重的畸形愈合通过截骨矫正，再用带锁髓内针固定。旋转畸形＜10°的患者无症状，超过 15°可能有明显的症状，表现在跑步和上楼梯有困难。术后发现超过 15°的旋转，应立即矫正。

(六)膝关节僵直

股骨干骨折后一定程度的膝关节僵直非常常见，僵直与骨折部位、治疗方法和合并的损伤有关。颅脑损伤和异位骨化都会影响膝关节活动，多数认为接骨板固定会使膝关节僵直。股骨干骨折在屈曲和伸直都受影响，一般表现为被动屈曲和主动伸直受限。屈曲受限主要是股四头肌瘢痕，特别是股内侧肌。积极主动的膝关节活动练习能够有效地预防。股骨干骨折固定后在开始 6～12 周无明显进展，需要考虑麻醉下活动，晚期行膝关节松解术。

(七)异位骨化

髓内针后臀肌部位的异位骨化的确切原因还不清楚。可能与肌肉损伤导致钙代谢紊乱有关，也可能与扩髓碎屑没有冲洗干净有关，但前瞻性研究，冲洗髓内针伤口并未减少异位骨化的发生。异位骨化临床上症状少，很少有异位骨化影响髋关节的活动报道，推荐在股骨干骨折获得愈合和异位骨化成熟后进行治疗，可同时进行髓内针取出和切除有症状的异位骨化，术后用小剂量的放射治疗或口服吡罗昔康。

(八)再骨折

股骨干骨折愈合后在原部位发生骨折非常少见，多数发生在接骨板取出后 2～3 个月，且多数发生在原螺丝钉钉孔的部位。预防再骨折：一是内固定物一定要在骨折塑形完成后取出，通常接骨板是术后 2～3 年，髓内针是术后 1 年；二是取出接骨板后，应逐渐负重，以使骨折部位受到刺激，改善骨痂质量。股骨干再骨折通常可采用闭合带锁髓内针治疗，一般能够获得愈合，患者可很快恢复完全负重。

（许和贵）

第四节　股骨转子下骨折

股骨转子下骨折是发生于股骨小转子及其远端 5 cm 之内的骨折，属于较为常见的骨折，占所有髋部骨折的 10％～30％。应当引起注意的是该区域多发生病理性骨折，据统计 17％～35％的转子下骨折是病理骨折。转子下骨折不同于邻近的转子间骨折，该区域内骨不连的发生率较高，其中的原因如下：①股骨转子下区是应力集中区，骨折极不稳定。②股骨转子下区主要由皮质骨构成，血供相对转子间区域少，骨折的愈合能力相对弱。③多为高能量损伤，周围软组织损伤严重。④选用切开复位及剥离显露内侧骨折块过多破坏断端血运。

一、转子下骨折损伤机制

（一）高能量损伤

如机动车事故、高处坠落伤。

（二）低能量损伤

如老年性骨质疏松跌倒所致骨折，病理性骨折。

（三）股骨颈骨折空心钉内固定术后骨折

由于空心钉直径 6.5～7.3 mm，三枚螺钉削弱了股骨近端张力侧皮质的坚固性，容易造成股骨转子下区骨折，建议螺钉在股骨外侧皮质的位置不要超过股骨小转子水平。

二、转子下骨折分型

Seinsheimer 分型法较常用，根据大骨片的数量、骨折线的形状与位置，将骨折分为五种类型：Ⅰ型，无移位的骨折；Ⅱ型，两块骨折（A.横形骨折；B.螺旋形骨折，小转子与近侧断端相连；C.螺旋形骨折，小转子与远侧断端相连）；Ⅲ型，3 块螺旋形骨折（A.小转子形成一单独骨片；B.股骨近端形成一单独的蝶形骨片，但不包括小转子）；Ⅳ型，粉碎性骨折，四块以上骨片者；Ⅴ型，转子下-转子间骨折，任何转子下骨折伸展到大转子者。

三、手术治疗

（一）手术适应证

（1）除儿童和全身状况不允许麻醉及手术的患者，应当选择手术治疗。

（2）非手术治疗采取屈髋 90°的股骨髁上牵引。

（二）手术方案的选择和手术原则

股骨转子下骨折固定方法多样，根据不同的骨折类型选择合适的内固定物成为治疗效果的关键。

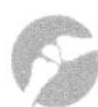

1.闭合复位髓内钉内固定

髓内钉是大转子区完整的 Seinsheimer 分型Ⅰ～Ⅳ型的股骨转子下骨折的首选固定方案。治疗中多采取长重建髓内钉，提供足够的把持力。

2.切开复位钢板螺钉内固定

动力髁螺钉(DCS)是 Seinsheimer 分型Ⅴ型或者既往该部位骨折固定失败患者的首选方案，在术中应至少保证 2 根或以上的皮质骨螺钉进入股骨距，可防止内收和旋转畸形。动力髋螺钉(DHS)因为不能提供足够的防旋能力，不适合股骨转子下骨折的治疗。

(三)手术技术

股骨转子下骨折闭合复位髓内钉内固定术。

1.体位及术前准备

侧卧位于可透视手术床或平卧于牵引床。前者需在术前测量健侧肢体长度，术中需仔细避免旋转畸形。后者术中不必过度牵引患肢，避免牵引造成骨折块进一步的移位。由于患肢远端固定，采取各种复位技巧操作近端骨折块向远端复位。术中通过透视方便比较患肢和健侧肢体的长度，容易纠正患肢的成角畸形。

2.手术入路

同股骨转子间骨折闭合复位髓内钉内固定部分。

3.骨折复位与内固定

(1)侧卧位复位技巧：此方法难点在于控制旋转，应透视调整纠正旋转畸形。首先透视膝关节，调整双髁后侧连线重叠，此后膝关节维持位置不再变动，旋转 C 形臂 20°(或设计好的股骨颈前倾角)，透视股骨近端，此时股骨颈和股骨干应在同一轴线上。

(2)平卧位复位技巧：患肢稍牵引，足极度内旋，以保持髌骨朝向正上方。近端对远端复位时，对于较小外展、屈曲移位，向内、向下压迫骨折近端，进行复位；近端外展畸形的骨折，可以用点状复位钳，沿大转子和股骨干方向临时固定；或者用一根顶棒自外向内顶推近端骨块复位。

对于远端向内移位的骨折，可以在远端使用骨钩，同时近端配合顶棒进行复位。

(3)进针点与进针方向：恰当的进针点是获得和维持复位的关键，在正位上，进针点为梨状窝偏外；在侧位上，进针点位于前 1/3 和中 1/3 交界水平。不恰当的进针点的位置和方向会导致骨折复位后的再次移位。

(4)开口与扩髓：仰卧位扩髓时，应注意使用套筒把持软钻的方向，保护外后侧皮质，避免偏向外后侧导致进针方向改变从而引起内翻。

(5)远端锁钉植入：无法使用导向器时，可应用“满圆”技术，在透视下锁钉远端螺钉。调整 C 形臂机的投照角度，使锁定孔成为正圆。保证钻头尖端在锁定圆孔中央，并使得钻头同锁定孔在同一轴线上，使钻的边缘正好套在锁定孔内，或者正好将其充满。

4.术后处理

理论上重建钉的设计允许术后即可负重。但临床中年龄较大、骨质疏松、粉碎性骨折不稳定的患者，可以适当延期负重。应早期行关节功能锻炼。

(四)经验与教训

(1)关于闭合复位髓内钉内固定的扩髓过程中的技术误区有：①偏心扩髓，可以导致一部分骨皮质的薄弱，从而影响愈合甚至导致疲劳骨折；②转速慢导致扩髓钻卡住，如果扩髓钻卡住，应由有经验的医师取出，因为扩髓钻头在髓腔内断裂是严重的并发症；③过度扩髓导致热坏死，对于股骨干中部髓腔狭窄的患者(9 mm 或以下),应当避免过度扩髓,否则可能导致髓腔内细胞的过热坏死;④脂肪栓塞,扩髓时应慢慢插入扩髓钻,并且在每次扩髓之间停留足够的时间,保证髓腔内压力回复正常。

(2)钢板螺钉固定理念:①对于简单的骨折可以采取加压钢板或者拉力螺钉在骨块间加压,获得绝对稳定;或者应用桥接钢板长板少钉的固定方法,获得相对稳定。②对于粉碎性骨折可以采取桥接钢板,近端、远端螺钉相距较远,获得相对稳定。

(3)注意对内侧骨块的血运保护。

(五)手术并发症及其防治

1.股骨转子下骨折术后内翻畸形

术中可以在正位透视中观察大转子顶点和股骨头中心的关系,二者在一条水平线上基本上颈干角在130°左右,如果大转子顶点明显高于股骨头中心,则提示存在内翻畸形;在获得良好的复位之前,不要开始扩髓,否则将难以重新复位和固定。

2.骨不连

对于转子下骨折,在进行有限切开髓内固定或髓外固定时,应注意避免破坏内侧血运导致内侧骨块坏死吸收从而引起吊臂样改变,造成骨不连和内固定失败。另外由于术中过度牵引导致骨折断端分离,应该在锁入远端静力锁钉前松开牵引,或者使用动力锁定;如果术后发现股骨近端与股骨干间隙过大,可以在术后6周将远端锁定螺钉动力化。

(许和贵)

第五节　股骨髁上骨折

发生在腓肠肌起点以上4 cm 范围内的股骨骨折称为股骨髁上骨折。直接或间接暴力均可造成。膝关节强直而骨质疏松者,由于膝部杠杆作用增加,也易发生此骨折。

一、病因

本类骨折主要为强大的直接暴力所致,如汽车冲撞、压砸、重物打击和火器伤等。其次为间接暴力所致,如自高处落地、扭转性外力等。好发于20～40岁青壮年人。

直接暴力所致骨折多为粉碎性或短斜骨折,而横断骨折较少;间接暴力所致骨折,则以斜行或螺旋形骨折为多见。

二、分型

股骨髁上骨折可分为屈曲型和伸直型,而屈曲型较多见。屈曲型骨折的骨折线呈横形或短斜面形,骨折线从前下斜向后上,其远折端因受腓肠肌牵拉及关节囊紧缩,向后移位,有刺伤腘动静脉的可能。近折端向前下可刺伤髌上囊及前面的皮肤。伸直型骨折也分为横断及斜行两种,其斜面骨折线与屈曲型者相反,从后下至前上,远折端在前,近折端在后重叠移位。此种骨折患者,如腘窝有血肿和足背动脉减弱或消失,应考虑有腘动脉损伤。其损伤一旦发生,则腘窝部短时间进行性肿胀,张力极大,伤处质硬,小腿下1/3以下肢体发凉呈缺血状态,感觉缺失,足背动

脉搏动消失。发现此种情况，应提高警惕，宜及早手术探查。如骨折线为横断者，远折端常合并小块粉碎性骨折，间接暴力则为长斜行或螺旋形骨折，儿童患者较多见。

三、临床表现与诊断

(一)外伤史

伤者常有明确的外伤史，直接打击或扭转性外力造成，而间接暴力多由高处跌地，足部或膝部着地所造成。

(二)肿痛

伤肢由于强大暴力，致使骨折周围软组织损伤亦很严重，故肢体肿胀明显剧烈疼痛。

(三)畸形

伤肢短缩，远折端向后旋转，成角畸形。即使畸形不明显，局部肿胀，压痛及功能障碍也很明显。

(四)失血与休克

股骨髁上骨折合并股骨下 1/3 骨折的出血量可达 1 000 mL 以上，如为开放性则出血量更大。刚入院的患者常有早期休克的表现，如精神紧张、面色苍白、口干、肢体发凉、血压轻度增高、脉搏稍快等。在转运过程中处理不当及疼痛，均可加重休克。

(五)腘动脉损伤

股骨髁上骨折及股骨干下 1/3 骨折，两者凡向后移位的骨折端均可能损伤腘动脉，腘窝部可迅速肿胀，张力加大。若为腘动脉挫伤，血栓形成，则不一定有进行性肿胀。腘动脉损伤症状可有小腿前侧麻木和疼痛，其下 1/3 以下肢体发凉，感觉障碍，足趾及踝关节不能运动，足背动脉搏动消失。所有腘动脉损伤患者都有足背动脉搏动消失这一特点，因此在骨折复位后搏动仍不恢复者，即使患肢远端无发凉，苍白、发绀、感觉障碍等情况，亦应立即行腘血管探查术。若闭合复位后仍无足背动脉恢复者，是危险的信号。所以不应长时间保守观察，迟疑不决。如胸动脉血栓形成，产生症状有时较慢而不典型，开始足背动脉搏动减弱，最后消失，容易误诊，延误手术时机。

(六)合并伤

注意患者的全身检查，特别是致命的重要脏器损伤者，在休克时腹部外伤症状常不明显，必须随时观察，反复检查及腹腔穿刺，以免遗漏，对车祸、矿井下事故，常为多发性损伤，应注意检查。

(七)X 线摄片

对无休克的患者，首先拍 X 线片，以了解骨折的类型，便于立即做紧急处理。如有休克，需待缓解后，再做摄片。

四、鉴别诊断

(一)股骨下端急性骨髓炎

发病急骤、高热、寒战、脉快，大腿下端肿痛，关节功能障碍，早期局部穿刺可能有深部脓肿，发病后 7～10 天拍 X 线片，可见有骨质破坏，诊断便可确定。

(二)股骨下端病理骨折

股骨下端为好发骨肿瘤的部位，如骨巨细胞瘤、骨肉瘤等。患者有股骨下端慢性进行性肿胀史，伴有疼痛迁延时间较长，进行性加重，轻微的外伤可造成骨折，X 线片可明确诊断。

五、治疗

股骨髁上骨折治疗方法颇多，据骨折类型选择治疗方案如下。

（一）石膏及小夹板固定

适用于成人无移位的股骨髁上骨折及合并股骨干下 1/3 骨折的患者。儿童青枝型骨折，可行石膏固定或用四块夹板固定，先在股骨下端放好衬垫，再用 4 根布带绑扎固定夹板，一般固定 6～8 周后去除，练习活动，功能恢复满意。

1.优点

此法无手术痛苦及其并发症的可能，治疗费用低廉可在门诊治疗。

2.缺点

(1)仅适用于无移位骨折及裂纹或青枝型骨折。

(2)膝关节功能受限，需一定时间恢复。

(3)可出现压疮，甚则出现腓总神经损伤。

（二）骨牵引加超膝关节小夹板固定

此法适用于移位的髁上骨折。屈曲型在手法整复后，行髁上斯氏针骨牵引，膝屈至 100°的位置上，置于托马架或布朗架上，使腓肠肌松弛，达到复位，然后外加超膝关节小夹板固定。

伸直型可采用胫骨结节牵引，牵引姿势、位置同上。在牵引情况下，远折段向相反方向整复，即可复位。如牵引后仍不复位，可在硬膜外阻滞麻醉下行手法整复，勿使用暴力，注意腘血管的损伤，如骨折尖端刺在软组织内，可用撬拨法复位后，外加小夹板固定。屈膝牵引 4～6 周，牵引期内膝关节不断地进行功能练习，牵引解除后，仍用夹板或石膏托固定，直至骨折临床愈合。牵引复位时间在 1～7 天内，宜用床边 X 线机观察。

1.优点

此法优点在于经济、安全，愈合率高，配合早期功能锻炼，减少了并发症。

2.缺点

患者卧床时间较长，有时需反复床边透视、复位及调整夹板或压垫，虽不愈合者极少，但畸形愈合者常见。如有软组织嵌入骨折端，则不易愈合。横断骨折可见过度牵引而致骨折端分离，造成延迟愈合。开放性股骨髁上骨折合并腘动脉、腓总神经等损伤则不宜牵引，需行手术治疗，以免加重血管、神经的损伤。

（三）股骨髁上骨折撑开器固定

本法适用于股骨髁上骨折而无血管损伤者，并且远折段较短，不适宜内固定的患者。在硬膜外阻滞麻醉下，采用斯氏针，分别在股骨髁及股骨近折段各横穿一斯氏针，两针平行，在针的两侧各安装一个撑开器，然后在透视下手法整复，并调整撑开器的长度，待复位后，采用前后石膏托固定于屈膝位。如骨折处较稳定，可将撑开器转而为加压，使骨折处更为稳定牢固。固定 4～6 周后拔针，继续石膏固定，直至骨折临床愈合。若手法整复失败，可考虑切开复位，从股骨下端外侧纵切开，直至骨折端，避开腘血管，整复骨折后，仍在骨折的上、下段穿针，外用撑开器，缝合伤口。

1.优点

(1)因髁上骨折的远折段甚短，无法内固定，本法使用撑开器代替牵引，患者可较自由的在床上起坐活动，避免了牵引之苦，是个简单易行的方法。

(2)局部固定使膝关节能早期锻炼避免了关节僵直。

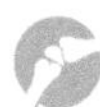

2.缺点

(1)此法为单平面固定,不能有效防止旋转,需要辅以外固定的夹板或石膏。

(2)可能发生针眼,关节腔感染。

(四)切开复位内固定

股骨髁上骨折的治疗主要有两个问题:一为骨折复位不良时,因其邻近膝关节,易发生膝内翻或外翻或过伸等畸形;二为膝上股四头肌与股骨间的滑动装置,易因骨折出血而粘连,使膝关节伸屈活动障碍,尤以选用前外侧切口放置内固定物、术后石膏固定者为严重,因此切开复位内固定的要求应当是选用后外侧切口;内固定物坚强并放置于股外侧,术后可不用外固定,尽早练习膝关节活动。

1.槽形角状钢板内固定

本法适用于各型移位骨折。

(1)方法:患者平卧位,大腿下 1/3 后外侧切口,其远端拐向胫骨结节的外侧。切开髂胫束,在股外侧肌后缘,股外侧肌间隔前方进入。将股外侧肌拉向前,显露股骨髁上骨折及其股骨外髁部,如需要可切开膝外侧扩张部及关节囊,根据标准 X 线片确定在外髁上与股骨干成直线的槽形角状钢板打入点。先用 4 mm 钻头钻孔,再用 1.5 cm×0.2 cm 薄平凿深入扩大,注意使凿进洞方向与膝关节面平行,将备好的槽形角状钢板的钉部沿骨孔扣入。然后将骨折复位,用骨折固定器固定骨折及钢板的侧部(长臂)。在骨折线远侧的钢板上拧入 1 或 2 枚长螺丝钉,在骨折近端拧入 3～5 枚螺丝钉,反复冲洗切口,逐层缝合,包扎。

(2)优点:角状钢板固定股骨髁上骨折或髁间骨折,与直加压钢板固定的生物力学完全不同。直钢板固定者,骨折移位的应力首先加于螺丝钉上,骨折两端的任何折弯力扭曲力,都使钢板上的螺丝钉向外脱出,钢板折弯,内固定失败,此已为临床多例证实。角状钢板则不然,一骨折远端的负重力扭曲折弯力,首先加于角状钢板的髁钉,再通过角部,传达到侧部。钢板将应力分散传递至多枚螺丝钉上,由于应力分散,而钢板及每一螺丝钉所承受的应力较小。股骨髁上骨折的变形,受肌肉牵拉易发生外弓及后弓。负载力及折弯力均使钢板角部的角度变小,使侧部更贴紧骨皮质,不会将螺丝拔出,因而固定牢固,不需外固定,满足了临床膝活动的需要。

(3)缺点:①操作技术要求高,要求钢板钉部与膝关节面平行,同时长臂也要在股骨干轴线上。否则,内固定失败。②角部为应力集中点易出现断裂。③安装不当或金属疲劳易出现膝内翻畸形。④不宜过早负重。

2.股骨下端内及外侧双钢板固定

(1)适应证:本法适用于股骨髁上骨折其远折段较长者,具体说远折段至少要有固定 2 枚螺丝的长度,才能应用。如远折段过短采用上述的撑开器固定法。

(2)麻醉与体位:麻醉方法同上,患者侧卧 45°位于手术台上伤肢下方置搁腿架,取股骨下端外侧切口时较为方便。若做股骨下端内侧切口,则需将大腿外旋,并调整手术台的倾斜度,暴露亦很清楚。如合并腘动脉损伤需做探查术,可将患者侧卧 45°的位置改变为 90°的侧卧位,如此腘窝便可充分暴露。

(3)手术方法:切口在股骨下端后外侧,同上方法做一纵向切口,长约 14 cm,待进入骨折端后,再做内侧切口,是从股骨内收肌结节处向上沿股内侧肌的后缘延长,约 12 cm 即可。

从外侧切口开始,切开阔筋膜,经股外侧肌与股二头肌之间进入骨折端,注意避开股骨后侧的腘血管,并妥加保护,防止误伤。内侧切口在股内侧肌后缘分离进入骨折端,骨膜勿过多的剥离。整复骨折后取 12 cm 以上的 6～8 孔普通接骨钢板两块，弯成弧形，或取两块髁部解剖钢板，使与股骨下端的弧度相适应，将钢板置于股骨下端的内、外侧，两侧钢板的最下一孔，相当于股骨髁部，由外向内横钻一孔，取 70～75 mm 的骨栓先行安装固定，然后检查双侧钢板弧度是否与股骨密贴，并加以调整。双侧钢板的最上孔不在同一平面上，因为外侧钢板较直，内侧钢板较弯，所以由外向内钻孔时略斜，即内侧稍低，最好以 40～45 mm 的短骨栓固定为牢固。其余钉孔，在内、外侧交替以螺丝钉固定。在钢板下端第 2 孔，因该处股骨较宽，故左右各以 1 枚螺丝钉固定，从而制止远折段的旋转移位。缝合两侧伤口不置引流。外加长腿前、后石膏托固定。手术后抬高患肢是必要的，将下肢以枕垫之或以布朗架垫之，有利于静脉回流。另一种情况术后不上石膏托，为对抗股部肌肉的拉力，可行小腿皮肤牵引 2～3 周后拆除，再以石膏管形固定。术后进行功能锻炼。

(4)优点：手术时钢板的上、下端采用骨栓固定较为牢固，不易松动滑脱，钻孔时方向一定要准确，两个骨栓上、下稍斜，但基本上是平行的。由于钢板在股骨下端的内、外两侧，不影响髌骨的滑动，固定合理，有利于骨折的愈合，最大限度减少伸膝装置的破坏，使关节功能恢复较好。

(5)缺点：①两侧切口创伤较大，钢板取出时亦较费事。②术后需外固定，可致膝关节功能障碍，需较长时间恢复。

六、康复指导

双钢板固定术后，从术后 10～14 天拆线后开始，先练习肌肉等长收缩，每小时活动 5 分钟，夜间停止。术后 8～10 周拆石膏，开始不负重练习膝关节活动，每天理疗、热水烫洗或热水浴，主动活动关节。待拍片及检查骨折已临床愈合时，再开始负重练习。骨折处尚未愈合前，做过多的关节活动是不相宜的，因关节活动障碍的患者做膝关节活动时，会增加股骨下端骨折段的杠杆力，从而影响骨折愈合。当然在固定比较牢固的患者，功能练习并无妨碍。

槽形角钢板术后不外固定，2 周后可逐渐练习膝关节活动。4 周扶双拐不负重下地活动。术后 8 周扶拐部分负重行走。12～14 周在无保护下负重。

七、预后

常遗留不同程度的膝关节功能障碍。骨折一般能按期愈合，但骨牵引治疗时骨折端若有软组织嵌入或严重粉碎性骨折骨缺损并软组织损伤时，骨折可出现不愈合。骨折并腘血管损伤时，应检查修复，特别注意血管的损伤，血栓形成时，可出现肢体远端小动脉的栓塞而坏死、截肢。

(王冬雷)

第六节　股骨髁间骨折

股骨髁间骨折是股骨远端骨折中损伤最严重、治疗最困难的关节内骨折，常常是一种复合性损伤，对膝关节、髌股关节和伸膝装置有直接损害。往往因膝关节功能障碍或遗留各种并发症(如成角、缩短、感染、骨折不愈合、退行性骨关节炎等)而致病残。因此，Watson-Jones 声称，很少有比股骨下端骨折治疗更困难的损伤。Stewart 等亦言，股骨远端骨折将继续是外科医师的

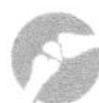

难题。由于治疗效果不满意，所以对骨折的处理有不少争论。

股骨髁部骨折对膝关节的影响有二：一为骨折错位关节面不平滑，可导致创伤性关节炎；二为内外髁不均衡致膝内翻或外翻，使下肢轴线失去正常。因此对其处理原则是解剖复位，牢固内固定，早期活动，防止关节粘连僵硬。

一、病因与发病机制

股骨髁部骨折多发生于男性和中老年人。骨折位于股骨下端干骺端松质骨区，常常由于直接暴力的撞击或间接暴力的坠伤所致。外力沿股骨干向下冲击，致使股骨髁部发生劈裂，加上扭转或直接打击而发生骨折多向移位：纵向重叠短缩，侧向分离倾斜，前后成角嵌插，冠状面劈裂移位等，造成了股骨髁面或髌面不平整和膝内外翻畸形。

(1)由于股骨下端周围肌肉力量不平衡，加上暴力的方向不同，容易发生骨折多向移位，尤其是腓肠肌的牵拉，骨折远端常向后移位。

(2)股骨髁间骨折为关节内骨折，对胫股关节、髌股关节、髌上囊、伸膝装置有直接损害。

(3)股骨下端为内外侧副韧带和交叉韧带的附着处，损伤严重时可合并这些韧带的损伤，后方腘窝内的重要血管神经有可能受到骨折刺伤或挤压。

根据骨折 X 线形态分为单髁骨折、髁间 T 形骨折和严重粉碎性骨折。

Seinsheimer's 分类法分为 4 型。

Ⅰ型：骨折无移位或骨折块移位不超过 2 mm。

Ⅱ型：单纯股骨远端干骺端骨折，未波及髁间窝或股骨髁。①双段骨折。②粉碎性骨折。

Ⅲ型：波及髁间凹的单髁或双髁移位骨折。①内髁移位骨折。②外髁移位骨折。③双髁自股骨干骺端分离。

Ⅳ型：骨折线通过股骨髁的关节面。①骨折线通过内髁(双段或粉碎性)。②骨折线通过外髁(双段或粉碎性)。③较复杂的粉碎性骨折。

二、临床表现

股骨髁部骨折是髁关节面以上 9 cm 内的干骺端骨折，包括髁间、髁上、单髁骨折和骨骺分离。临床表现常常有明显外伤史，膝关节和膝上肿胀，淤血青紫，功能障碍。有时合并膝关节韧带、半月板损伤。若有腘窝血肿和足背动脉搏动消失，末梢血运障碍时，要考虑腘窝部血管损伤。

三、诊断

(一)外伤史

患者都有明确的外伤史，如高处坠落、煤矿坠井事故；煤矿井下冒顶事故，汽车碾压等。伤者以青、壮年居多，男性多于女性。

(二)肿胀及关节积血

股骨下段骨折常为巨大的直接暴力所引起，股部肌肉严重挫伤，甚至挫碎，所以大腿下部肿胀明显，有时为健侧的 1 倍，皮下脂层与筋膜分离，皮下积血并含有脂肪颗粒，皮肤外表似乎完整，但极易坏死，有时软组织触之甚硬。由于髁部骨折致关节积血、腘窝部青紫，有时张力甚大。

(三)疼痛

此型骨折可有来自关节积血而胀痛，由于肌肉痉挛收缩，可使骨折段突然活动而发生剧烈疼痛。另外由于腘血管部巨大血肿压迫腘血管，产生伤肢远端缺血性疼痛。

(四)畸形

伤肢大多呈外旋位，外踝接触创面，股骨下端短缩、成角，根据暴力大小可发生不同移位。

(五)休克

部分患者因失血量过多可发生休克，加之疼痛、转运等均可加重休克，一般股骨骨折局部血肿，出血量1 000 mL以上，如为多发伤失血量更大。但最重要的是休克的早期症状常被忽视，伤者精神紧张、轻度兴奋、面色苍白、口干、烦躁、脉快、血压轻度增高等。如不及时处理，将会导致休克或严重休克的发生。

(六)多发伤及合并伤

注意检查身体他处的损伤，尤以致命的内脏破裂及颅脑损伤等，需按缓急轻重分别处理。同时注意合并腘动脉及腓总神经损伤症状。借助X线片提供诊断、治疗依据。

四、治疗

股骨髁间骨折是关节内骨折，骨折常为多向移位不稳定。故在治疗时，应该做到良好的对位，可靠的固定和早期膝关节功能锻炼。股骨髁间骨折复位良好的标志：一是髁间关节面平整，上下错位和髁间分离<2 mm；二是力线正，避免成角而致膝内外翻畸形。

(一)超膝关节夹板固定

本法适用于无移位或轻度移位的骨折。无菌操作下抽出关节内积血，加压包扎。2周左右开始膝关节活动。

1.优点

本法不增加创伤，治疗费用低廉，可在门诊运用。

2.缺点

本法适应证窄、长时间固定可致膝关节僵硬，固定不当可出现压迫性溃疡或骨折移位。

(二)冰钳牵引

本法适用于股骨髁间严重的多向移位骨折。先在无菌操作下，抽出关节腔内积血，然后在内外髁中点行冰钳牵引。将小腿置于牵引架上，膝关节屈曲45°位，使腓肠肌处于松弛状态，进行手法复位。在牵引下，术者用双手掌扣挤推拉股骨内外髁，使两髁骨折块复位，并同时端提挤按骨折远近端，矫正前后移位和成角。最后施行超膝夹板固定。

1.优点

本法适应证广泛，无手术痛苦，可在运动锻炼过程中磨造一个新的膝关节平面。

2.缺点

本法需长期卧床及艰苦的功能锻炼，骨折不能达解剖对位，需向患者及亲属解说清楚并让他们接受。

(三)切开复位内固定

1.单髁骨折

内髁或外髁单髁移位骨折，选用膝前内侧或外侧切口，前内侧切口经过髌内侧膝关节囊向下超过关节线。向上经股内侧肌外缘，以显露髁骨折线及髁间凹。外侧切口经髂胫束，远侧超过关节线。除显露髁前面骨折线与髁间凹外，在侧方应显露出髁的后面，清除关节内积血、碎骨片后，在骨折的髁上，拧入一斯氏针，作为杠杆以把持骨折块使其复位，观察髁前面及髁间凹，可以获得解剖复位。以2根克氏针插入将骨折髁与未骨折的髁暂时固定。选择适当长度2枚松质骨螺丝钉，自髁的侧面关节外部分向另一保拧紧固定，缝合关节。对单髁后部骨折，切口远端应向后转，显露骨折块后，直视下复位，自后向前或相反以松质骨螺丝钉固定。放置负压引流2～3天，术后以石膏托固定膝关节于伸直位2周，拆线后，进行膝关节伸屈活动练习，直至骨折愈合前，患肢不能负重。

2.髁间Y形或T形骨折

内固定的选择有几种：①以螺栓固定髁间，另以钢板固定髁上骨折。②将螺栓穿过钢板的下端螺孔固定髁间，钢板固定髁上。③用90°左右角状钢板。其髁部固定髁间，侧部钉固定髁上，还可加用螺栓固定髁间骨折。

(1)切口：拟用角状钢板固定者多选外侧切口，以便近侧钢板放置在股骨干外侧，切口远端过关节线后向胫骨粗隆远端。将髌骨向内显露髁间及髁上骨折线，先将髁间骨折复位，以克氏针暂时固定，拧入1枚骨螺栓固定，然后行髁上骨折复位，在Y形骨折，很不稳定的粉碎性骨折亦然，先将角状钢板的螺钉打入髁部，加强髁间固定，再将其侧部(骨干部)与股骨干外侧固定，整复骨折拧入螺钉。

(2)术后处理：长腿石膏托固定屈膝20°～30°位，2～4周，骨折线较稳定并复位固定良好者，2周可除去石膏；粉碎性骨折不稳定者，4周除去石膏。在床上练习膝关节伸屈活动，骨折完全愈合前，不能负重。

(3)优点：角状钢板固定股髁上骨折或髁间骨折，与直加压钢板固定的生物力学完全不同。直钢板固定者，骨折移位的应力首先加于螺丝钉上，骨折两端的任何折弯力扭曲力，都使钢板上的螺丝钉向外脱出，钢板折弯，内固定失败，此已为临床病例证实。角状钢板则不然，骨折远端的负重力扭曲折弯力，首先加于角状钢板的髁钉，再通过角部，传达到侧部。钢板将应力分散传递至多枚螺丝钉上，由于应力分散，故钢板及每一螺丝钉所承受的应力较小。股骨髁上骨折的变形，受肌肉牵拉易发生外弓及后弓，负载力及折弯力均使钢板角部的角度变小，使侧部更贴紧骨皮质，不会将螺丝拔出，因而固定牢固，不需外固定。

(4)缺点：操作技术要求高，要求钢板钉部与膝关节面平行，同时长臂也要在股骨干轴线上；否则，内固定失败；角部为应力集中点，易出现断裂或金属疲劳；安装不容易，易出现膝内翻畸形；不宜过早负重。

3.股骨下段内、外侧双钢板双骨栓固定

(1)适应证：本法适用于股骨干下1/3粉碎性骨折合并髁间粉碎性骨折者；股骨髁上骨折其远折段较长者亦适用本法；上列骨折为开放性或合并胸血管及腓总神经损伤者。

(2)麻醉与体位：常用硬膜外神经阻滞麻醉，患者侧卧45°于手术台上，伤肢下方置搁腿架，做大腿外侧下端切口时此卧位较为方便。若做大腿下端内侧切口时，需将大腿外旋，并调整手术台的倾斜度，显露亦可。如合并腘动脉损伤需做探查术，可将侧卧45°改变为侧卧90°的位置，在骨折固定后，便可进行腘窝探查术。

(3)手术方法：具体方法已于股骨髁上骨折双钢板固定法中叙述，唯一不同之处，即选择钢板时，以8孔普通接骨钢板中最长者为佳(14～16 cm)，原因为适应股骨下1/3粉碎性骨折范围较广的需要，固定时双侧钢板尽量接近髁部，使最下一孔固定栓时，能同时对髁间骨折起压缩作用。

在最上一孔栓固定后，其余各孔均需用螺丝钉固定，在同一平面的相对 2 孔，固定螺丝钉，互相偏斜，便可固定。这对股骨下 1/3 粉碎性骨折的固定是较为重要的。如有骨缺损，需取同侧髂骨植骨。

(4)优点：手术时钢板的上、下端采用栓固定较为牢固，不易松动滑脱，钻孔时方向一定要准确，两个栓上、下稍斜，但基本上是平行的。由于钢板在股骨下端的内、外两侧，不影响髌骨的滑动，固定合理，有利于骨折的愈合，最大限度减少伸膝装置的破坏，使关节功能恢复较好。

(5)缺点：两侧切口创伤较大，钢板取出时亦较费事。螺栓固定两髁时，需注意松紧适应，过紧时骨折部骨质压缩关节不平，过松时，关节面对位不良，易于塌陷。

五、康复指导

冰钳牵引超膝关节夹板固定期间进行股四头肌锻炼和膝关节伸屈活动。6 周后解除牵引，继续超膝夹板固定，开始不负重下地活动。至骨折临床愈合后，始可负重和拆除夹板。

很多病例骨折复位不佳，必然导致功能障碍。但有些病例手术固定后，对位对线尚称理想，仍然关节强直。其原因较为复杂，如固定时间过长，一般需 8～12 周的外固定，如愈合较迟或内固定欠佳，固定时间又需增加，必然影响关节功能。外伤或手术对伸膝装置的损伤切口太近大腿前侧，造成股四头肌粘连。感染亦可造成同样后果，表现关节、肌肉及软组织粘连、挛缩及运动障碍。髁间骨折有时出现髁状突骨折，关节软骨损伤，骨折线就在关节面上，修复的过程必然要产生关节粘连。有些病例经过多次手术；很多患者忽视早期功能锻炼等，都是影响膝关节功能的重要因素。

因此，在固定期内，重视早期功能练习，拆线后开始做股四头肌等长收缩运动，每小时运动 5 分钟，不固定关节主动活动，促进血液循环，拆除外固定后，行主动不负重练习膝关节屈伸活动，待 X 线片证实骨性愈合后，方能负重练习。6～12 个月后可能达到生活自理的关节活动范围，在 0～80°。一旦处理不当，骨折畸形愈合，关节而不平、增生等，终致膝关节强直而残废。

六、预后

骨折处因血运丰富，容易愈合，但因近关节及关节内骨折或治疗等破坏了伸膝装置，关节面不平等因素，可出现创伤性关节炎，膝关节僵硬、强直、骨化性肌炎，畸形愈合等。

(王冬雷)

第七节　膝关节韧带损伤

膝关节的完整主要靠侧副韧带、膝关节交叉韧带及周围肌肉的协同作用。侧副韧带包括内侧副韧带和外侧副韧带，交叉韧带包括前交叉韧带和后交叉韧带。

一、前交叉韧带损伤

前交叉韧带(ACL)最早被 Galen 所提及，距今已 1600 多年。前交叉韧带断裂是一种非常常见而又严重的伤病，多与运动有关。对于普通人群 ACL 亦同等重要，伤后同样的膝关节不稳和

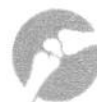

随之继发关节软骨、半月板损伤，导致关节退变和骨关节病的早期发生，严重影响膝关节运动功能和生活质量，治疗不当严重者会出现膝关节病废。

(一)损伤机制与病理

1.损伤机制

ACL 损伤多发生在一些膝关节异常活动的负荷中。它们常发生于落地、剪切动作及急转急停中。前交叉韧带损伤可分为部分断裂和全断裂。

(1)膝关节内翻伤或外翻伤：损伤时可伴有膝关节的内外旋转，以外翻、外旋伤最多见。

(2)膝关节过伸损伤：过伸可单独损伤前交叉韧带，但经常是先撕裂关节囊、后交叉韧带、再撕裂前交叉韧带。足球运动中的踢漏脚，或膝前被撞引起膝关节突然过伸是最常见的受伤动作。

(3)膝关节屈曲位支撑伤：大腿前面被撞，股骨髁向后错位，或胫骨后面被撞向前错位。

2.病理

关于前交叉韧带断裂的部位，上下两端断裂及下端撕脱骨折较多见。青少年由于骨质发育未成熟，止点骨骺的强度弱于韧带，故下止点撕脱骨折发生率高。

(二)诊断及分型

1.病史

(1)急性损伤：ACL 断裂都有急性膝关节损伤史，并可根据受伤动作初加判断。受伤当时患者常有组织撕裂感，随即产生疼痛及关节不稳，不能完成正在进行的动作和走动。

(2)陈旧损伤：ACL 断裂 6 周以上属陈旧性损伤。陈旧性前交叉韧带断裂，典型的症状是关节不稳，有关节错动感，不能跑跳，不敢急转急停，关节反复扭伤。

2.体征

(1)Lachman 试验：患者平卧，膝屈 15°～30°位，检查者两手分别握住股骨下段与胫骨上段，然后用力使两髁上下错动。两侧对比，如果出现异常活动即属阳性。

(2)前抽屉试验：患者平卧，屈膝 90°，检查者双手握住胫骨上段向前拉，双侧对比，如有异常错动即属阳性。

(三)辅助检查

(1)KT 1 000 或 KT 2 000：即关节应力试验测量计，是相对客观的指标，可以用来评价慢性不稳定性关节的稳定程度。

(2)X 线检查：单纯 X 线平片与应力位 X 线检查。

(3)MRI：对诊断 ACL 断裂非常有价值。MRI 扫描具有极高的敏感性和特异性，故被认为是前交叉韧带损伤后影像学检查的金标准。

(四)治疗

(1)前交叉韧带部分断裂：通常情况下制动固定即可。

(2)急性前交叉韧带完全断裂：由于前交叉韧带自愈能力差，目前对于 ACL 完全断裂的患者一旦发现，多主张手术治疗。除非前交叉韧带与止点部分的骨块一起撕脱，目前已不主张一期缝合，而是多主张行早期重建。近年来，随着关节镜的开展和应用，关节镜下重建前交叉韧带已经成为主要的治疗手段。

(3)陈旧性前交叉韧带断裂：目前主要的方法就是通过手术重建 ACL 恢复关节的稳定性。

关节外手术：通过紧缩膝内侧和外侧控制关节不稳活动的次级结构(如关节囊、副韧带)达到稳定关节的作用。这些手术可对膝关节功能有一定的改善，但效果不佳，创伤较大，目前应用的较少。

关节内手术：即通过移植物来重建前交叉韧带，是目前最主要最被广泛应用的方法，临床效果也得到了广泛的肯定，已基本成为 ACL 重建的标准治疗手段。

移植物的种类：移植物的种类多种多样，大致分为 3 种。①自体材料：如骨-髌腱-骨复合物、髂胫束、半腱肌和股薄肌腱等。②同种异体移植物：如异体骨-髌腱-骨复合物、异体腘绳肌腱，异体胫前肌腱，异体跟腱骨复合物、阔筋膜等。③人工材料：目前人工材料也在临床得到了应用，但因其易磨损，并有可能造成异物反应引发滑膜炎，而使最终效果不尽理想，故应用范围不广。

移植物的固定：如带有骨块的移植物可用下列方法有效固定。①界面螺钉固定；②克氏针或螺钉横穿骨道和骨栓固定；③粗的不可吸收缝线系住螺钉、钉栓或纽扣。

如软组织移植物常用以下方法固定：①带襻钢板；②软组织界面螺钉；③门形钉或螺钉。

ACL 双束重建术：近年来有人提出了解剖双束重建前交叉韧带即前内束和后外束的方法，认为其可更好的恢复关节的生理功能，并且在临床上也取得了一些早期的较好的疗效，但更长期的和更客观的对比研究还有待进一步进行。

(五)并发症

1.感染

前交叉韧带重建术由于有移植物和内固定材料的存在，故术后有发生感染的风险。

2.神经血管损伤

比较少见，但取自体腘绳肌腱移植物时供体区容易发生隐神经的损伤而造成体表感觉异常。

3.术后韧带松弛或再断裂

ACL 重建后再次断裂或韧带功能丧失，原因多种多样，往往需要行翻修术再次重建 ACL。

4.术后骨道增宽

可能与骨道位置，手术操作，术后滑膜炎等生物和机械多因素有关。

5.膝前痛和跪地痛

多见于取自体骨-髌腱-骨复合体的患者，故对于一些需要经常跪地的患者通常不建议行骨-髌腱-骨复合体作为移植物。

6.术后关节粘连

与术前关节的功能和术后康复过程有关。

二、后交叉韧带损伤

后交叉韧带是膝关节内主要的稳定结构之一，对于膝关节的稳定性和功能起着非常重要的作用。后交叉韧带损伤后可造成膝关节后向不稳，产生临床症状，而影响日常生活、工作及运动。

(一)损伤机制

后交叉韧带损伤的损伤机制分为以下 4 种。

1.胫前伤

屈膝位胫骨近端前方受到由前向后的暴力，使胫骨突然后移，造成韧带的损伤或断裂。

2.过屈伤

高处坠落着地时膝关节过度屈曲，在股骨上形成后移力，造成韧带拉长并断裂，也可被股骨髁间窝和胫骨后侧平台的撞击所截断。

3.过伸伤

膝关节极度过伸，可造成后交叉韧带断裂或止点撕脱、后关节囊撕裂及胫骨平台和股骨髁前部的骨挫伤。

4.内外翻及旋转伤

内外翻加旋转暴力除导致后交叉韧带断裂外，常合并侧副韧带、后外侧结构及前交叉韧带断裂，引起多方向不稳。

(二)诊断

1.病史

急性伤就诊时多数诉伤时有响声，伴疼痛、活动受限等症状。陈旧伤的症状多集中于骨关节病症状，还有不稳及错动感，尤以下楼重，快速转向能力下降等。

2.查体

(1)一般检查：常可发现胫前挫伤、瘀斑及划伤，腘窝部可有肿胀及压痛，应注意检查足背动脉搏动及腓总神经。

(2)特殊检查：包括后抽屉试验、Lachman 试验、胫骨结节塌陷和股四头肌收缩试验。

3.影像学检查

(1)X 线检查：可以除外胫骨撕脱骨折及合并膝关节其他部位的骨折。

(2)MRI：对诊断急性后交叉韧带损伤非常有效，陈旧损伤显示为韧带的延长或过度弯曲呈 U 形。

4.关节松弛度测量计(KT-1 000 或 KT 2 000)

在外力作用下，测量胫骨后移双侧对比超过 3 mm 即可诊断后交叉韧带损伤。

5.分度

按损伤程度可分为单纯及联合伤(表 4-1)

表 4-1 后交叉韧带损伤的分度

类型 *	定义	松弛度	胫骨平台
Ⅰ	PCL 拉长	<5 mm	股骨髁前方 5～10 mm
Ⅱ	PCL 撕裂、MF 正常	5～9 mm	股骨髁前方 0～5 mm
Ⅲ	PCL 撕裂、MF 撕裂	>10 mm	与股骨髁平行
ⅣA	PCL 及后外损伤	>12 mm	股骨髁后方>2 mm
ⅣB	PCL 及后内损伤	>12 mm	股骨髁后方>2 mm
ⅣC	PCL 及 ACL 损伤	>15 mm	股骨髁后方>5 mm

* Ⅰ、Ⅱ、Ⅲ度为单纯损伤，Ⅳ度为联合伤。

ACL=前交叉韧带；PCL=后交叉韧带；MF=半月板股骨韧带。

(三)治疗

后交叉韧带断裂后的治疗方法主要取决于损伤程度。

1.保守治疗

Ⅰ～Ⅱ度损伤保守治疗无须固定，保护下负重，早期活动度练习、股四头肌肌力训练和本体感觉训练，一般 4～6 周。如果仍有症状和不稳，则需手术。

2.手术治疗

手术指征存在争议。联合伤是手术治疗的明确指征，手术时间应掌握在 10 天至 2 周之间。胫骨止点撕脱骨折则应急症行复位、螺钉或钢丝张力带内固定术。股骨止点撕脱也可以采用止点重建的方法。

(1)后交叉韧带加强术:此方法是在修补后交叉韧带同时加用双股可吸收 PDS 带或缝线等韧带加强装置(LAD)分担部分后交叉韧带前外束和后内束的负荷，起到加固作用，使损伤的后交叉韧带更好地愈合，防止它在愈合过程中被拉长，不过这种方法在后交叉韧带断裂的治疗中还处在早期试用阶段，最终效果尚不明确。

(2)后交叉韧带重建:①移植物的选择，后交叉韧带重建使用的移植物与前交叉韧带基本相同。②单束单骨道重建方法，单束重建技术的主要目的是重建后交叉韧带的前外束。股骨与胫骨骨道分别为单骨道。③双束双骨道重建方法，双束重建技术的目的是重建前外束和后内束，使重建的韧带在屈伸过程中的各个角度都起到限制胫骨后移的功能，较单束技术更有希望恢复正常的韧带性能。④胫骨嵌入技术，后交叉韧带重建后松弛的一个原因是膝关节屈曲过程中，移植物在股骨骨道和胫骨平台后缘的折角为锐角，称为“killer turn”，此处应力集中，易造成移植物磨损而失去原先强度，导致后向松弛。为解决这个问题有人提出了胫骨嵌入技术，即后路切开，后交叉韧带胫骨止点处做一骨床，将骨-髌腱-骨远端骨块嵌入骨床，螺钉固定，近端固定于股骨骨道。

(四)并发症

(1)感染:可能主要与后交叉韧带周围血运比较丰富有关。

(2)神经血管损伤:由于后交叉韧带胫骨骨道出口接近腘动脉，故在胫骨骨道钻取时有损伤腘血管的危险，操作时需要注意并应用挡板保护。

(3)术后韧带松弛或再断裂:主要与胫骨本身的重力对移植物有一个向后方向的应力，特别是在改建塑性过程中这种应力有可能会造成后交叉韧带移植物的松弛。

(4)术后功能障碍。

三、内侧副韧带损伤

膝关节内侧结构分为 3 层。第 1 层是深筋膜层，第 2 层是内侧副韧带，第 3 层结构由内侧关节囊及其增厚部组成。内侧副韧带是主要对抗膝外翻的结构，其次为前后交叉韧带。这些结构在外翻应力作用下都可能损伤，与损伤时关节的体位和暴力大小有关。

(一)损伤机制和病理

最常见的损伤机制是膝外侧受到直接撞击，导致膝外翻，引起内侧结构损伤。需要注意的是内侧副韧带的浅层和深层是可以在不同部位同时断裂的。

(二)诊断与分度

1.病史

患者有膝关节外翻受伤史，伤时可感到内侧有响声、撕裂感、内侧松动感，伴剧烈疼痛。

2.查体

由股骨内上髁至胫骨近端内侧沿韧带走行检查压痛，压痛最明显的部位就是损伤部位。有时可以触及韧带断端。可出现侧压实验阳性。

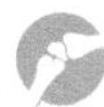

3.影像学检查

(1)X线检查：常规X线对内侧副韧带断裂的诊断意义有限，主要在于除外其他合并损伤。

(2)MRI：磁共振检查可以显示韧带周围水肿、韧带组织内的水肿和韧带的连续性中断。

4.损伤分度

主要为应力位X线片分度。

(1)Ⅰ度：内侧间隙宽度0～5 mm。

(2)Ⅱ度：内侧间隙宽度6～10 mm。

(3)Ⅲ度：内侧间隙宽度11～15 mm。

(4)Ⅳ度：内侧间隙宽度16～20 mm。

(三)治疗

对于单纯内侧副韧带损伤现在越来越倾向于保守治疗和早期康复训练，必要时可行手术治疗。

1.保守治疗

急性伤后需停止运动，抬高患肢。用弹力绷带或棉花夹板固定，再应用膝关节活动夹板固定3～4周，防止膝关节外翻。早期即可在可承受范围内负重，拄拐行走，进行屈伸活动度练习和股四头肌力量训练。

2.手术治疗

(1)急性期内侧副韧带断裂：手术主要是缝合断裂的断端，注意解剖层次，止点部位的损伤需要将断端缝合或固定在骨质上，有时候需要应用带线铆钉。

(2)陈旧内侧副韧带断裂且有关节不稳者可行韧带重建术，可以将松弛韧带的上或下止点向上或向下拉紧后重建止点，或用自体或异体肌腱重建韧带。

(四)并发症

单纯的内侧副韧带手术在关节外完成，创伤较小，并发症不多。切口有损伤隐神经分支的可能。由于创伤较大，如果不注意关节活动度锻炼康复的话，比较容易发生关节粘连，影响正常的关节功能。

四、外侧副韧带损伤

外侧副韧带损伤主要是由内翻旋转应力造成的，膝内侧的暴力作用于膝部或小腿内翻位倒地摔伤，常可引起膝外侧副韧带损伤，多见于腓骨小头止点处的撕裂。

(一)诊断

1.病史

患者有膝关节急性内翻旋转损伤病史。伤后外侧疼痛、肿胀。如果出现垂足、下肢感觉障碍，应考虑到腓总神经损伤的可能。

2.查体

(1)侧压试验：试验应在伸直位和屈膝30°位检查，与健侧对比。①Ⅰ度损伤：外侧无明显松弛，只有疼痛感；②Ⅱ度损伤：外侧松弛但有抵抗感；③Ⅲ度损伤：外侧松弛无抵抗感。

(2)外侧间隙开口感：Ⅱ度和Ⅲ度的外侧副韧带损伤均有外侧间隙开口感。

(3)外侧副韧带张力：屈膝内收内旋位(盘腿)检查外侧副韧带张力，正常为索条状硬韧感，如有损伤则张力较健侧下降，如完全断裂则不能触及韧带张力。

3.影像学检查

(1)X线:X线检查可以发现腓骨头的撕脱骨折。内翻应力位摄片可以观察外侧间隙的宽度,如果大于健侧则提示外侧副韧带损伤。

(2)MRI:可以显示外侧副韧带的形态。韧带损伤可见水肿和出血的高信号。

4.鉴别诊断

(1)后外结构损伤:损伤史类似,伤后有外侧肿痛,也可以有外侧不稳症状。

(2)后交叉韧带损伤:严重的外侧副韧带损伤经常合并后交叉韧带损伤。此时后抽屉和Lachman试验均为阳性。

(二)治疗

1.保守治疗

对于外侧副韧带部分损伤可以采用保守治疗。治疗包括夹板固定3周后逐渐活动度练习,关节周围肌肉力量训练等。

2.手术治疗

(1)急性断裂:外侧副韧带完全断裂均需手术治疗。如果断裂发生在上止点或下止点,断端距离止点不超过3～5 mm,可以进行止点重建。如果实质部断裂可以采用直接缝合,但因张力不足,常需用周围组织加强。

(2)陈旧断裂:可以采用部分股二头肌腱、髂胫束、自体肌腱或异体肌腱移植重建。

(3)合并损伤:如果合并有交叉韧带损伤需同时处理。如果有腓总神经损伤,术中应探查其完整性,多为拉长变细,无须处理,断裂者则应行缝合。

(三)并发症

外侧副韧带邻近腓总神经,手术操作时需要对局部解剖熟悉,小心操作避免误损伤。

(仲吉军)

第八节　半月板损伤

半月板损伤是膝关节最常见的运动损伤之一,伤后会引起关节的疼痛、肿胀、交锁及活动受限,严重影响正常生活和运动。男女发病率之比约为2.5∶1。

一、损伤机制与病理

(一)解剖特点

内侧半月板呈C形,与内侧副韧带深层(关节囊韧带)和半膜肌相连,又借半月板髌骨韧带与髌骨相连,因而活动度小,易于损伤。外侧半月板呈O形,与胫骨平台结合并不紧密,体部与后角交界处又有腘肌腱裂孔,因而外侧半月板活动度相对较大,较内侧半月板不易损伤。

(二)损伤机制

基于半月板的解剖特点,通常的损伤机制是在膝负重时屈伸旋转扭伤造成。一方面半月板随股骨髁旋转移动,一方面又因膝关节伸屈而随胫骨移动,造成半月板的不一致运动,即所谓膝关节半月板的“矛盾运动”,引起半月板撕裂而产生症状。膝过伸伤也可以造成半月板前角的挤压造成损伤。

(三)损伤病理

通常半月板损伤分为创伤型和退变型。创伤型指是直接由创伤性暴力造成半月板的损伤，退变性半月板损伤常继发于半月板退变、关节不稳后半月板长期磨损及退行性骨关节病。

二、诊断与分型

(一)诊断

1.病史

仔细询问病史和查体可以确诊75%的半月板撕裂。急性损伤因疼痛、肿胀无法检查，因此很难通过临床检查来确诊，需通过辅助检查来诊断。

2.查体

(1)关节活动度：一般无限制，如有交锁则活动度明显受限。

(2)浮髌试验和积液诱发试验：是检查关节积液的实验，可以阳性。

(3)股四头肌萎缩：应用皮尺测量双侧髌上10 cm处的股四头肌周径。一般有萎缩，以内侧头为主。

(4)关节隙凸和压痛：损伤侧关节隙可有突出感，为半月板损伤后不稳突出所致，有明显压痛。突出特别明显的应考虑到半月板囊肿的可能。

(5)麦氏征(McMurray试验)：将小腿内外旋同时做屈伸动作，如出现关节隙疼痛和弹响视为阳性。此检查敏感性不高，约60%，因此阴性并不意味着没有半月板撕裂存在。

(6)摇摆试验：屈膝30°左右，一手握小腿，一手拇指按压关节隙，做内外翻摇摆动作，如果感到半月板进出或痛响者为阳性，提示半月板损伤后松动。

(7)过伸和过屈痛：半月板前角或后角损伤在过伸或过屈时会产生挤压疼痛。

所有体征的敏感性和特异性都不高，因此需要检查者从病史到查体综合判断。

3.影像学检查

(1)关节造影：向关节内注射碘油造影剂，如果半月板有撕裂则可显示撕裂的形态和部位。准确率约85%，因属于有创检查故目前应用较少。

(2)MRI：可以有效诊断半月板损伤，诊断准确率为90%。半月板在磁共振上显示的异常信号分为3度：Ⅰ度，半月板内点状信号；Ⅱ度，半月板内线状信号，不达上下关节面和边缘；Ⅲ度，半月板内线状信号，达关节面或边缘。Ⅲ度信号提示半月板撕裂。

(二)分型

通常根据半月板损伤的形态分为纵裂、水平裂、斜裂、放射状撕裂(横裂)、瓣状裂、复合裂等6种。

1.纵裂

纵裂指半月板裂口沿纵轴走行，可为部分撕裂或全层撕裂。较大的纵裂致使半月板如桶柄样分离，嵌于股骨髁和胫骨平台间，称为桶柄样撕裂。

2.水平裂

水平裂为半月板裂，分上下两层，类似鱼口，又可称为鱼口状撕裂。

3.斜裂

斜裂均为全层撕裂，裂口由游离缘斜行走向边缘，在前角称为前斜裂，在后角称为后斜裂。

4.放射状裂

放射状裂与斜裂类似，其走行由游离缘垂直走向滑膜缘，即横裂、部分撕裂和全层撕裂均可能出现。

5.瓣状裂

瓣状裂指损伤处半月板残端如片状悬挂于半月板上，可继发于水平裂。

6.复合裂

复合裂指半月板同时出现上述几种损伤类型，表明损伤较严重。

三、治疗

半月板由于其特殊的解剖状态自愈能力较低，但由于半月板对关节软骨重要的保护作用，目前的治疗原则也是尽可能地保留半月板。

（一）非手术治疗

一般稳定型半月板纵裂，裂口＜10 mm，或者非全层撕裂（＜50％）多无症状，可以保守治疗。症状明显者则更应尽早手术治疗。

（二）手术治疗

1.半月板修补

对于红区或红白区＞10 mm 的纵裂和达红区的横裂，半月板没有变性或形态异常，并且关节稳定，可以采用半月板修补手术，手术可以切开或者在关节镜下完成。

2.半月板部分切除

适用于未达红区的横裂、斜裂、水平裂、瓣状裂、半月板变性和不可修补的纵裂。原则是尽量保留正常的半月板组织。

3.半月板全切除

半月板损伤或变性范围广、严重，半月板严重的复合裂确实无法保留半月板组织时，需进行全切手术。

4.半月板移植

目前，公认的半月板移植的适应证包括：年龄不超过 50 岁；半月板全切或次全切除后患侧有疼痛等不适；关节间隙狭窄不超过 3 mm；镜下评估关节软骨损伤最好不超过 OuterbridgeⅡ度；关节稳定或者同时恢复关节的稳定性；力线良好或同时纠正力线。移植的半月板包括人工半月板（胶原半月板，CMI）、组织工程半月板、同种异体半月板等。

（三）盘状半月板损伤的治疗

盘状半月板是半月板的特殊解剖学变异，外侧多于内侧，盘状半月板由于损伤后往往伴有层裂或复合裂而失去修补甚至成型的机会，因而切除的情况比较多。

（四）半月板囊肿的治疗

半月板囊肿常发生于 20～30 岁男性，外侧较内侧更容易发生。发病原因尚存争议，临床表现为疼痛和局部肿物。查体可以发现关节隙肿物，质地硬韧，有压痛，随关节伸直而明显，屈曲而消失。半月板囊肿的主要治疗方法是手术。

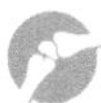

四、并发症

(一)血管损伤

关节积血通常由于半月板切除损伤了半月板周围的滋养血管或入口部位浅层血管出血造成,一般均可自愈。

(二)神经损伤

关节镜常规前内侧入路有损伤隐神经髌下支的可能,会造成局部神经感觉障碍。因此当出现神经损伤时除去止血带麻痹或局部水肿压迫外还应考虑是否有在修补半月板时结扎或损伤神经的可能,此时可手术探查。

(三)半月板不愈合

由于半月板血运较差,不易愈合,故半月板缝合后有一定的不愈合率,需要再次手术处理。

(仲吉军)

第九节 髌骨骨折

髌骨骨折约占全身骨折的1%,是相对常见的损伤。

一、损伤机制

引起髌骨骨折的原因可以分为直接暴力和间接暴力。需要强调,很多情况下髌骨骨折的产生是直接暴力、股四头肌收缩和关节塌陷共同作用的结果,难以分析损伤的确切机制。

二、分型

髌骨骨折按骨折线形状可以分为三大主要类型(图4-14)

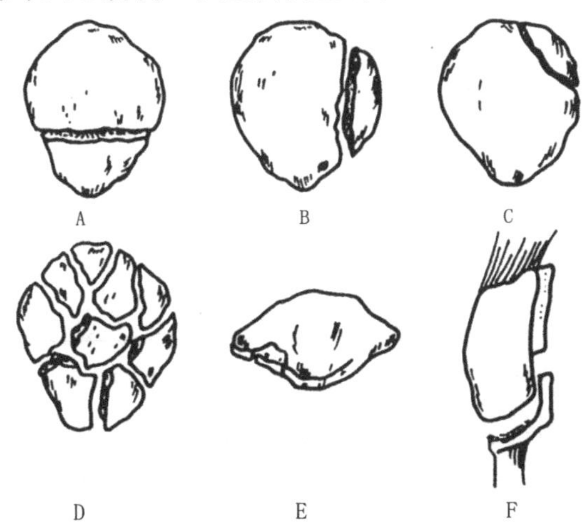

图4-14 髌骨骨折的分型

A.横行骨折;B.垂直骨折;C.边缘骨折;D.粉碎性骨折;E.骨软骨骨折;F.袖套状撕脱骨折

(一)横行骨折

该型占所有髌骨骨折的50%～80%,多累及髌骨中下1/3。有时累及髌骨上下极,此时极部骨块可有不同程度的粉碎性骨折。

(二)垂直骨折

该型多累及髌骨中外1/3,如果仅有髌骨内侧缘或外侧缘受累,不累及关节面,称为边缘骨折。垂直骨折较少有移位。

(三)粉碎性骨折

该型通常合并移位,无移位者称为星状骨折或放射状骨折。

另外有两种特殊类型的骨折:骨软骨骨折多见于髌骨半脱位或脱位后,髌骨关节面与股骨髁撞击引起骨软骨损伤。另外,在骨骼未发育成熟的儿童或青少年可能发生髌骨袖套状撕脱,远端骨折块带有大片关节软骨。

三、临床表现

多见于20～50岁人群,男女比例约为2∶1,双侧髌骨骨折罕见。临床表现为肿胀、疼痛和活动障碍,查体可有局部压痛、肿胀、皮下淤血,出血较多可有血肿形成,并有伸膝受限。

高能损伤引起的髌骨骨折往往同时伴有同侧的股骨干、股骨远端、胫骨近端骨折或髋关节后脱位,此时容易漏诊和误诊,应注意相应的症状及体格检查。

四、影像学检查

(一)X线片

X线片是诊断髌骨骨折的主要方法,主要有正侧位、斜位及切线位。侧位片对于横行骨折和粉碎性骨折的显示较满意,而且可以提供髌骨的全貌及骨折块移位和关节面损伤程度的信息。切线位或称轴位,最常用的是Merchant法(图4-15):患者仰卧位,屈膝45°,膝关节略抬高,保持股骨和台面平行,X线方向与桌面成30°斜向下投射。

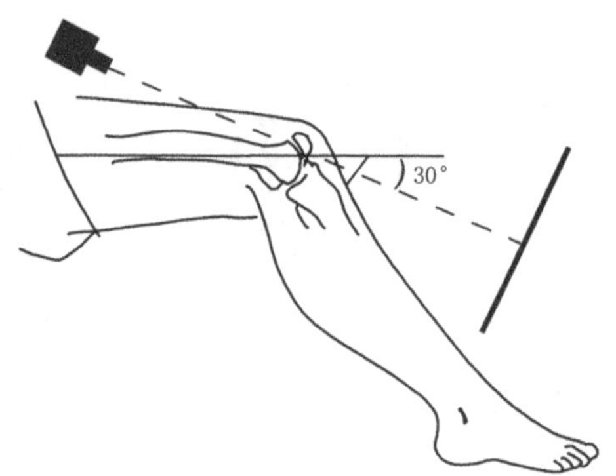

图4-15　Merchant法髌骨X线检查示意

X线片上的髌骨骨折不愈合有时需要与二分髌骨相鉴别。

侧位片评估髌骨位置的较可靠方法为Insall指数,即髌骨长度和髌腱长度之比,正常值>1.0,<1.0提示高位髌骨或髌韧带断裂(图4-16)。

(二)CT检查

CT扫描能够发现X线片无法判断的隐匿性骨折和不完全骨折,并能从多个断面显示骨折的细节，适用于评估合并股骨远端或胫骨近段骨折的多发骨折和复杂骨折，同时可以清楚显示骨折不愈合、畸形愈合和髌股关节排列的异常。

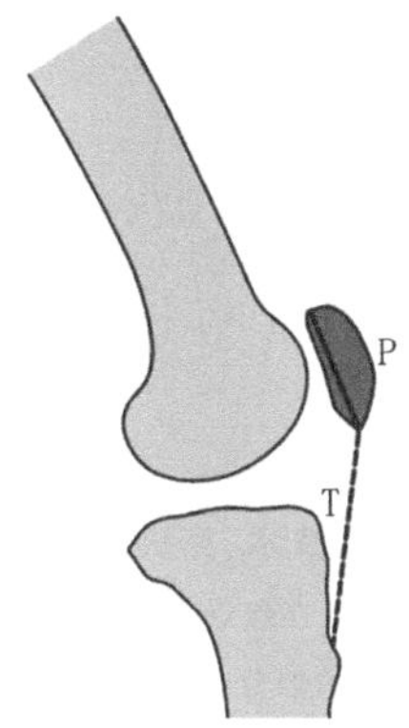

图 4-16　Insall 指数

髌骨长度(P)与髌腱长度(T)之比

(三)骨扫描

髌骨的应力骨折常在骨质疏松的老年人于轻微创伤后发生。锝标记的磷酸盐复合物进行骨扫描对于诊断应力骨折很有价值，扫描时表现为相应区域出现热区。

五、治疗

髌骨骨折的治疗原则是尽可能保留髌骨，尽量恢复关节面的完整，修复损伤的髌骨支持带，保证伸膝装置的连续性，早期进行功能锻炼。

(一)非手术治疗

非手术治疗适用于无移位或移位距离<3 mm，且关节面台阶<2 mm，伸膝装置完整的病例。早期为减轻局部组织肿胀，可采取冰敷和弹性绷带加压包扎。

非手术治疗采用管型石膏或前后长腿石膏在伸直位固定 4～6 周。应早期行直腿抬高运动，以维持一定的股四头肌力量，一般可以带石膏部分负重。当 X 线片上出现骨折愈合和稳定的证据后，可以逐渐增加主动的功能练习。

(二)手术治疗

手术治疗的指征为：骨折块移位≥3 mm 或关节面不连续、台阶≥2 mm；粉碎性骨折合并关节面移位；开放骨折；骨软骨骨折移位至关节腔。

手术技术主要包括内固定，髌骨部分切除术，全髌骨切除术 3 种类型。

1.内固定(ORIF)

髌骨骨折内固定方法较多。AO/ASIF 推荐的张力带固定技术适于治疗髌骨的横行骨折。改良的张力带固定技术有多种，一种常用的方法采用 2 枚 2 mm 克氏针纵向平行穿过髌骨，可以防止骨折块的旋转和移位，进一步增加了固定的稳定性(图 4-17)。也可以采用 3.5 mm 空心钉代替克氏针，钢丝穿过空心钉并在髌骨前方形成横“8”字张力带加强，或采用纵向张力带分别固定，也可以达到良好的骨折固定(图 4-18)。注意避免空心钉的螺纹穿出对侧皮质，否则容易导致钢丝断裂。Lotke 和 Ecker 使用另一种改良的张力带技术，将钢丝直接穿过髌骨的纵行钻孔，并在髌骨前方进行“8”字捆扎达到张力带固定。

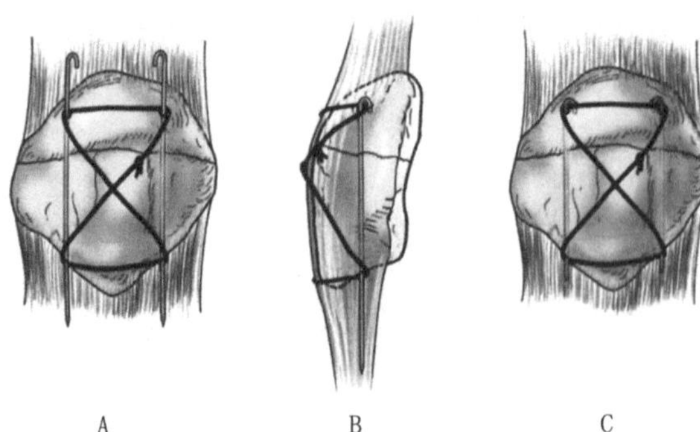

图 4-17 改良张力带固定技术，克氏针可防止骨折块旋转移位

A.2 枚克氏针纵向平行穿过髌骨，钢丝在髌骨前方成“8”字加强；B.克氏针尖端的弯钩压入髌骨内；C.将克氏针另一端多余的部分剪断

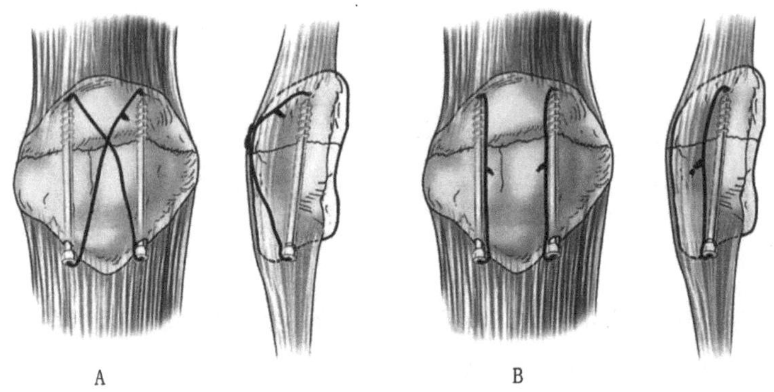

图 4-18 使用空心螺钉的改良张力带固定技术

A.空心钉固定，并用前方“8”字张力带加强；B.采用纵向张力带分别固定

对于骨质良好的简单横行骨折或移位的垂直骨折，采用 2 根松质骨拉力螺钉也可以实现固定要求。当髌骨中间部分粉碎性骨折较重，不能采用上述方法固定时，可去除中间碎骨，剩余两端骨折块用螺丝钉固定（图 4-19）。

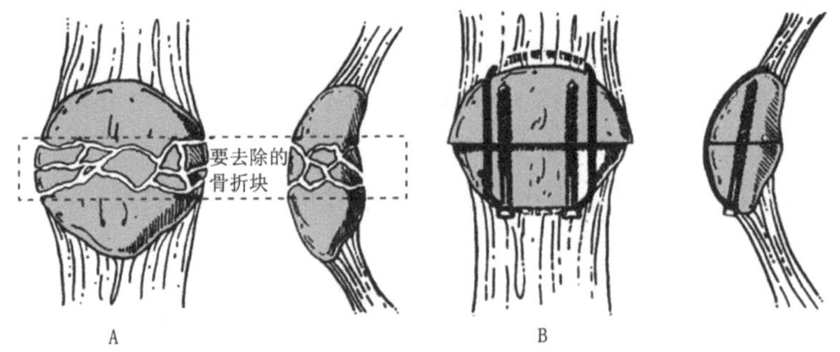

图 4-19 髌骨中部粉碎性骨折的固定技术

A.将粉碎的骨折块去除，骨折端修理平整；B.所示复位，用螺丝钉加钢丝环扎固定

随着新技术的发展和新材料的应用，目前已经有许多新的内固定方式应用于临床并取得了良好的近期和远期效果，如形状记忆骑缝钉、聚髌器等。镍钛聚髌器固定遵循了髌骨、髌股关节的解剖学及生物力学特点，利用其形状恢复力和由弧差产生的回弹力，组成了多维的以纵向为主

的持续向心压应力。此种固定符合张力带原则,复位、固定兼备、可靠。具有手术创伤小、操作简单、术后可早期行膝关节功能锻炼、能有效防止膝关节粘连僵硬、利于关节功能恢复、取出方便等优点。

2.髌骨部分切除

如果髌骨粉碎性骨折而无法对所有骨折块进行稳定固定,则考虑进行髌骨部分切除和伸膝装置修补术。这种情况多见于上下极的粉碎性骨折。切除粉碎部分,通过剩余髌骨纵行钻孔,作为肌腱或髌韧带缝合的通道,将髌韧带或股四头肌腱与保留的骨块缝合固定,然后对髌骨支持带进行重叠修复。

3.全髌骨切除

当骨折粉碎严重、无法保留主要的与股骨关节的连续性骨折块时,可行全髌骨切除术。虽然手术技术简单,术后制动时间缩短,但远期疗效并不满意,并发症较多,在行全髌骨切除时,将碎骨片仔细解剖并清除,保留尽量多的软组织。用不可吸收缝线修复伸膝装置,采用直接缝合或重叠缝合。术中缝线收紧之前,应保证膝关节可以弯曲到90°而不对吻合口产生过分张力。如果没有足够的肌腱或韧带,可以行倒 V 字缝合术,填充缺损。术后膝关节伸直位石膏制动 3~6 周,并逐渐开始康复训练。

六、并发症

(一)膝关节活动障碍

髌骨骨折后膝关节活动障碍较为常见,主要是屈膝末期的活动度减低,另外行全髌骨切除术的患者伸膝末期力弱也很明显。随张力带手术的广泛开展,患者可以早期开始功能锻炼,因此骨折愈合后一般可以达到功能性的活动范围。

(二)感染

术后发生的感染需根据固定的稳定性和骨块血运情况进行处理。若固定牢固,血运良好,可行清创冲洗、放置引流,静脉应用足量抗生素。如果感染持续且有死骨形成,须将死骨完全清除,并行修补成形术,术后严格制动。

(三)内固定失败

可由内固定方式不合适、内固定不牢固、严重粉碎性骨折、不合适的负重运动及制动时间不足所致。轻微的移位可以通过延长制动时间促进骨折愈合,如移位过大或导致伸膝装置受损,则需要再次手术处理。

(四)创伤性骨关节炎

为髌骨骨折的远期并发症,常伴明显的髌股关节疼痛。治疗主要是非甾体消炎药及理疗。

(五)骨折延迟愈合及不愈合

如果诊断骨折延迟愈合,需要一段时间的制动和观察。如果骨折仍未愈合,且患者不能耐受不愈合所致的功能受限,则需要再次手术重新固定。

(六)缺血性坏死

髌骨骨折术后的缺血性坏死少见,X 线表现为坏死骨端密度增高。治疗无特殊,一般采取随诊观察,数年后可能出现再血管化。

(七)内固定物刺激

保留内固定物所致的疼痛与软组织受到金属尖端的刺激有关。如有必要可将内固定物取出，但必须在骨折完全愈合、膝关节活动度恢复的基础上进行。年轻人骨质坚硬，松质骨螺钉在骨质内数年后常难以取出。

（胡世祥）

第十节　胫骨平台骨折

胫骨平台骨折是常见的膝关节骨折，发生率占全部骨折的1%。

一、解剖

胫骨是主要负重骨，负重量占85%，胫骨平台组成关节面，内侧平台稍大，在矢状和冠状面凹陷，外侧平台小，在上述两个平面凸起。内侧髁较强壮，因此外侧平台骨折多见，内侧平台骨折往往由较大的暴力引起，多合并软组织损伤，如外侧副韧带、腓总神经及腘动静脉等。

二、损伤机制

胫骨平台承受剧烈的内翻或外翻应力，同时承受轴向压力，这种损伤机制中，内外侧平台都会产生最常见的劈裂骨折、压缩骨折或劈裂压缩骨折。外力大小及方向、年龄、骨质量及膝关节屈曲程度决定骨折程度。

三、临床检查

胫骨平台骨折发生后，膝关节肿胀、疼痛、活动受限，直接暴力可造成局部软组织损伤或开放损伤，肿胀严重还须除外筋膜间室综合征，最后要检查膝关节韧带完整性。正侧位X线片是必需的，CT三维重建可显示关节面的损伤情况。MRI扫描可显示半月板和韧带的损伤情况。血管造影可显示腘动静脉的损伤情况。

四、骨折分型

（一）AO分型

根据AO（骨折内固定研究学会）分型（图4-20），胫骨平台骨折应属于41B和41C型。

1.B型为部分关节内骨折

B1：单纯劈裂；B2：单纯压缩；B3：劈裂压缩。

2.C型为完全关节内骨折

C1：关节面及干骺端简单骨折；C2：关节面简单骨折，干骺端粉碎性骨折；C3：关节面和干骺端骨折均粉碎性骨折。

（二）Schatzker分型

Schatzker分型（图4-21）在北美地区被广泛接受并使用，在我国也是临床工作中普遍使用的分型方法。

Ⅰ型：外侧平台劈裂骨折。

Ⅱ型：外侧平台劈裂压缩骨折。

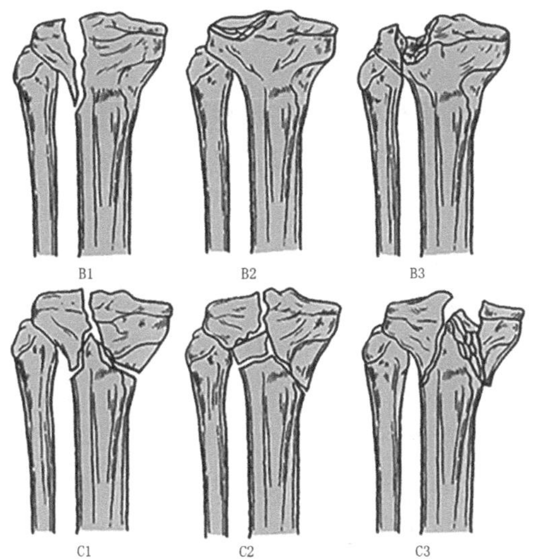

图 4-20 AO **分型**

B 型为部分关节内骨折。B1 单纯劈裂，B2 单纯压缩，B3 劈裂压缩。C 型为完全关节内骨折。C1 关节面及干骺端简单骨折，C2 关节面简单骨折，干骺端粉碎性骨折，C3 关节面和干骺端骨折均粉碎性骨折

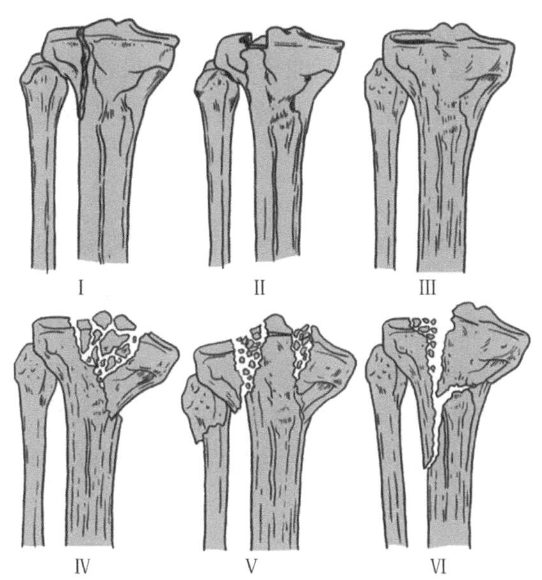

图 4-21 Schatzker **分型**

Ⅰ型：外侧平台劈裂骨折；Ⅱ型：外侧平台劈裂压缩骨折；Ⅲ型：外侧平台压缩骨折；Ⅳ型：内侧平台骨折；Ⅴ型：双侧平台骨折；Ⅵ型：平台骨折累及干骺端

Ⅲ型：外侧平台压缩骨折。

Ⅳ型：内侧平台骨折。

Ⅴ型：双侧平台骨折。

Ⅵ型：平台骨折累及干骺端。

五、治疗

依据现代的治疗观点，每个骨折病例都存在独特的病理解剖特点，个体化的有效治疗非常重要，每一种治疗方式都有其优点与局限性，在计划治疗方案时必须予以考虑。

(一)保守治疗

适用于无移位或轻微移位的骨折，特别是合并严重骨质疏松或其他疾病的患者，保守治疗的目的不是解剖复位骨折，而是恢复力线及膝关节活动，轻度的内外翻是可以接受的。固定可采取石膏、支具或夹板固定，骨折稳定可早期被动活动，但不能负重。

(二)手术治疗

适应证包括：①骨折移位关节面不平整到一定程度则需要矫正，移位程度仍有争论，台阶＞3 mm可引起局部接触压力增加；②关节不稳定(伸膝位内外翻＞10°)；③合并侧副韧带撕脱或断裂；④前交叉韧带撕脱骨折，骨折块足够大则固定，骨折块小或被膜下撕裂则延迟重建；⑤开放骨折合并血管损伤。

(三)手术概述

1.手术切口的选择

选择适宜的切口，良好显露手术操作区域，对于高质量手术至关重要。对于 SchatzkerⅠ、Ⅱ、Ⅲ型骨折外侧切口一般可以满足显露固定需要，而 SchatzkerⅣ、Ⅴ、Ⅵ型骨折常需要辅助内侧切口，单纯前正中入路对于显露平台的外后角不够满意。最常需用的是前外侧切口，可以充分显露外侧平台，通过适当向后推开，可显露平台的外后角，暴露平台时切开连在半月板上的冠状韧带，向上翻起半月板，显露塌陷的关节面。

2.关节面无创性解剖复位

可利用内外髁骨折裂缝，用窄骨刀撬起塌陷的关节面；或将骨皮质掀开后，直视下用嵌入器自下向上托起关节面。若平台边缘部分尚好，可采取“开窗”法，由开窗处以嵌入器向上顶起塌陷的关节面。缺损可采用自体髂骨植骨、异体骨或人工骨填充，复位时可采用克氏针在关节面下临时固定，复位过程中可采用 C 形臂机透视观察复位情况，恢复正常的胫股关节对合关系，注意内外侧关节间隙等宽，恢复关节面高度时可适当“超高”，即“宁过勿欠”。近端拉力螺钉应平行于平台的关节面，通过植骨块或在植骨块的下方，拉力螺钉的松紧度应适可而止，过度加压会导致平台变窄，关节面向上拱起影响正常的应力分布。

3.有效的内固定

部分 SchatzkerⅠ、Ⅱ、Ⅲ型骨折可采用单纯螺钉固定，但大多数胫骨平台骨折需要采用接骨板类固定器材。常用的接骨板有：L 形、T 形及当前较新的内固定器材——LISS 等。基本要求是接骨板须塑形良好，与骨干良好贴合，达到稳定固定的目的(图 4-22，图 4-23)。

4.处理并存的韧带、半月板损伤

内、外侧副韧带损伤必须一期修复，可直接缝合修补，要注意缝合松紧度，避免破坏膝关节动力平衡，防止发生关节不稳。关节囊损伤应一期仔细修补。半月板损伤比较常见的是周缘损伤和“桶柄样”裂，术中应尽可能行修补或修整术，尽量避免行全切术。

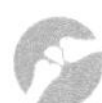

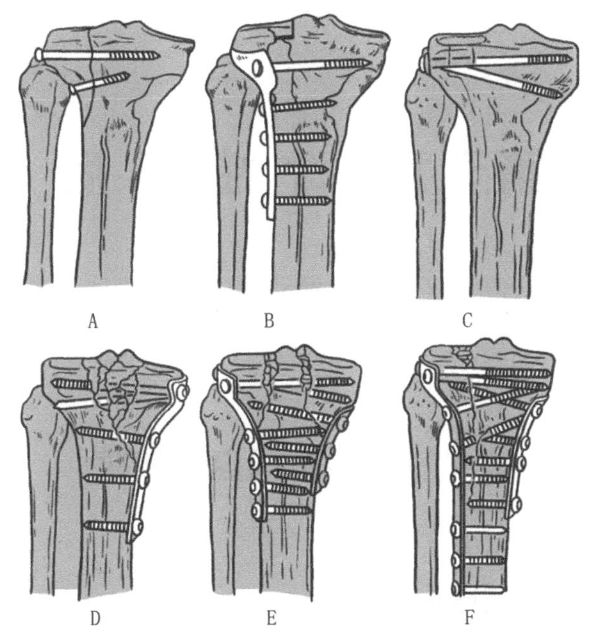

图 4-22 Schatzker Ⅰ～Ⅵ型胫骨平台骨折固定方式示意

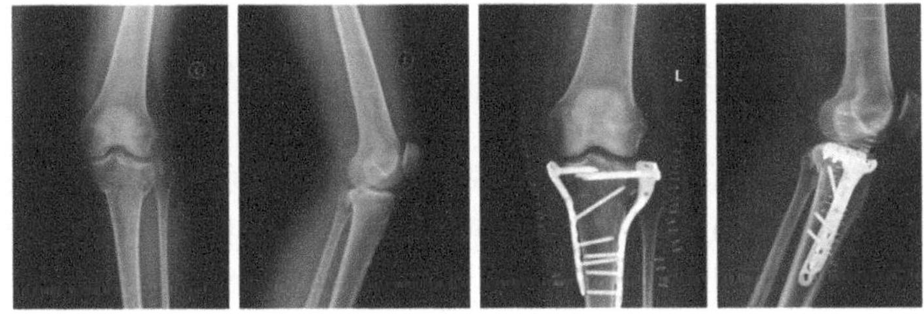

图 4-23 Schatzker Ⅴ型胫骨平台骨折切开复位内固定

六、并发症

(一)膝关节僵硬

常见,与创伤、手术、术后固定有关。

(二)感染

与软组织损伤有关,经过严重损伤的软组织切开固定继发感染概率增加。

(三)筋膜间室综合征

少见,但后果严重,早期发现及时处理。

(四)畸形愈合

Ⅵ型常见。

(五)创伤性骨关节炎

由关节面不平整及关节软骨损伤造成。

(六)神经血管损伤

见于高能损伤。

(七)缺血坏死

骨块坏死可成为关节游离体。

(胡世祥)

第五章 脊柱疾病

第一节 颈椎间盘突出症

一、颈椎间盘突出症的病因及发病机制

颈椎间盘突出症是由颈部创伤、退行性变等因素导致。颈椎间盘变性、压缩、纤维环破裂及髓核脱出，刺激或压迫颈椎动脉、脊神经、脊髓等，引起头痛、眩晕；心悸、胸闷；颈部酸胀、活动受限；肩背部疼痛、上肢麻木胀痛；步态失稳、四肢无力等症状和体征，严重时发生高位截瘫危及生命。

一般将颈椎间盘突出症按发病的缓急分为两类：急性颈椎间盘突出症与慢性颈椎间盘突出症。急性颈椎间盘突出症致伤原因主要是加速暴力使头部快速摆动导致椎间盘组织的损伤，多见于交通事故或体育运动，可由任意方向的撞击或挤压致伤。其中有退变基础的患者可在较轻的暴力下就出现椎间盘突出。慢性颈椎间盘突出症见于长期的不良姿势或高负荷的运动，导致颈椎间盘髓核、纤维环、软骨板，尤其是髓核发生不同程度的退行性病变后，在很长一段时期（数年到数十年）内表现为逐渐加重的颈部疼痛、四肢麻木无力等症状。本病在临床上并不少见，其明确诊断主要依赖 MRI 检查上观察到突出间盘和脊髓受压，并有相应临床症状。

（一）常见发病原因

1.椎间盘退变

椎间盘退变是椎间盘突出的最基本病因，生物力学的改变、椎间盘组织的营养供应减少、椎间盘细胞的过度凋亡、自身免疫、炎症及细胞因子、基质酶活性改变等因素促成椎间盘退变，进而导致突出。

2.慢性劳损

如不良的睡眠、枕头的高度不当或垫的部位不妥，反复落枕者患病率也较高。另外，工作姿势不当，尤其是长期伏案工作者发病率较高。再者，有些不适当的体育锻炼也会增加发病率，如不得法的倒立、翻筋斗等。

3.外伤

在颈椎退变、失稳的基础上，头颈部的外伤更易诱发颈椎间盘突出的产生与复发。

（二）发病机制

颈椎间盘在解剖结构方面有以下特点。

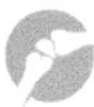

(1)颈部椎间盘的总高度约为颈部脊柱高度的20%～24%。颈椎间盘的髓核体积较小，且位于椎间隙的前部，颈椎间盘间隙呈前高后低，髓核趋向于停留在椎间隙的前部。

(2)颈椎间盘的后部纤维环较厚且较坚韧，整个纤维环后部都被坚韧而双层的后纵韧带所加强，正常情况下使髓核不易穿破后方纤维环及后纵韧带突入椎管。

(3)髓核富含水分(含水量在80%左右，随年龄增长而递减，老年人可低于70%)和类似黏蛋白组织。髓核具有较高的膨胀性，受到压力时，含水量减少；解除压力时又吸收水分，体积增大，使髓核能较好地调节椎间盘内压力。

(4)椎间盘的血液供应随年龄增长而逐年减少，血管口径变细，一般在13岁以后已无血管再穿入深层。所以，在劳损和退变后，椎间盘的修复能力相对较弱。

(5)颈椎椎体后外缘有骨性隆起形成钩椎关节，部分加强了后外侧纤维环的牢固性，使髓核不易向后外侧突入椎间孔压迫神经根。

(6)颈神经根向外侧横行，在椎管内行程短，一般不与下位椎间盘接触。因此，颈椎间盘向后方突出时颈神经很少受累，只在颈椎间盘向后外侧突出侵入椎间孔时才易使颈神经受累。

在椎间盘发生退行性改变的基础上，头颈部受到一定的外力作用后使纤维环破裂，髓核突出而引起颈髓或神经根受压。慢性颈椎间盘突出症以$C_{5\sim6}$、$C_{6\sim7}$间隙发病率最高，占85%～90%，多见于30岁以上中壮年，男性多于女性，其次为$C_{4\sim5}$。较大的暴力，常见如车祸造成的颈椎过伸性损伤，可造成急性颈椎间盘突出症。局部椎间盘切应力加大，致使损伤部位一过性前后移位、椎间盘突出，而无骨折脱位；颈髓出现不同程度损伤，病理上表现有出血、水肿、横断和变性等变化。急性颈椎间盘突出对脊髓的损伤包括两部分，外伤当时的急性暴力损伤及钝性压迫导致脊髓血运障碍和组织水肿的继发损伤。无论急性或慢性颈椎间盘突出症，均可出现多个间隙受累。

二、颈椎间盘突出症临床表现

本病青壮年发病多，男性多于女性，对于颈椎管矢状径较宽者，发病年龄亦可偏大。绝大部分患者发生在$C_{5\sim6}$及$C_{6\sim7}$部位。急性发病患者多有外伤史，在出现脊髓神经症状的同时，多伴有颈部的疼痛，颈椎不负重情况下可有部分缓解，但活动后症状多可加重。根据临床病理解剖上，椎间盘压迫部位的不同，受压组织也不尽相同，所表现出的临床表现也不一致，因此临床上将其分为中央型、侧方型和旁中央型三种类型，现分述如下。

(一)中央型颈椎间盘突出症

本型颈椎间盘突出症主要是颈椎后纵韧带和纤维环中部破裂，髓核由椎间隙后缘正中部位向椎管内突出，向后压迫颈部脊髓，而出现压迫节段以上运动神经元受累为主的症状。

1.颈部症状

中央型颈椎间盘突出症不伴有或者很少伴有颈部疼痛和颈部僵硬等症状。

2.运动功能

主要表现为以四肢肌力降低为主的临床症状。产生机制主要是突出的颈椎间盘对颈髓的锥体束(皮质脊髓束)直接压迫或者压迫而致的局部缺血造成。锥体束内神经纤维由脊髓内部向外依次为颈、上肢、胸部、腰部、下肢和骶部，按照锥体束受累部位的不同，可将其分为中央型，周围型和前中央血管型。

(1)中央型：主要表现为锥体束深部纤维束最先受累，由于该纤维束较其他纤维束更靠近脊髓中央,故称为中央型。最先表现出的为上肢症状,而下肢症状出现则较晚。其主要原因为突出的颈椎间盘组织压迫刺激单侧或双侧的沟动脉引起锥体束内部纤维缺血改变所引起。

(2)周围型:指突出的颈椎间盘组织直接压迫锥体束表面,使位于锥体束最前侧分布至下肢的神经纤维最先受累。临床症状一般先出现于下肢,当致压因素持续和病变情况持续加重时,症状可蔓延至上肢,从而出现四肢的锥体束受压症状,一般以下肢为重。

(3)前中央血管型:本型患者通常上、下肢同时发病,主要由于脊髓前中央动脉受压使局部颈脊髓缺血造成该段锥体束整体功能障碍。根据压迫程度的不同,亦可出现不同程度的四肢运动功能障碍。上肢症状主要表现为患者自觉上肢乏力,握力下降,手持物不牢或者不稳。手部精细活动功能障碍及不同程度的精细活动困难。下肢症状主要表现为患者主诉下肢力量下降,双下肢沉重,跛行甚至跌倒,行走时足尖拖地、走路"踩棉花感"等症状。且双下肢随意运动及精细活动功能障碍,出现步态笨拙或者步态不稳。由于患者为上运动神经元功能障碍,则其肌张力通常增高,而四肢肌力下降,严重者甚至可引起不完全性或者完全性四肢瘫痪。

3.感觉功能

主要表现为四肢尤其是手部痛、温觉障碍,本体感觉障碍,而触觉大多数受累较轻或者不受累,即分离性感觉障碍。其产生机制主要是突出的颈椎间盘压迫痛温觉的脊髓丘脑束所致,而司触觉的薄束、楔束走行于脊髓后索。早期表现为前臂、肘部、腕部或手指的隐痛或针刺感,可同时伴有手部的麻木,病情进展后可出现双上肢甚至四肢皮肤的感觉障碍。许多患者主诉为所有手指均发生感觉障碍,而不是按神经根支配范围发生,主要就是脊髓压迫造成的。

4.反射障碍

中央型颈椎间盘突出症根据病变波及的脊髓节段不同,可发生不同程度的反射亢进,并可出现相应的病理反射。多数患者可出现上肢的肱二头肌反射、肱三头肌反射和桡骨膜反射及下肢的跟腱反射、膝腱反射的活跃或者亢进,且下肢的反射亢进较上肢多见。同时由于锥体束受压可造成腹壁反射、肛门反射及男性患者的提睾反射减弱或者消失。大部分患者可出现霍夫曼征及掌颌反射阳性,严重者或者病程较长者下肢可出现髌阵挛、踝阵挛、巴宾斯基征、查多克征、奥本海姆征等锥体束受损的病理反射。

5.大小便及性功能障碍

如果中央型颈椎间盘突出症长期压迫颈脊髓,进行性加重,可造成括约肌功能障碍,临床表现为不同程度的大小便功能障碍,如便秘及膀胱排空障碍等,严重者可出现尿潴留或者大小便失禁,当出现膀胱功能障碍时可伴有尿频、尿急等尿路刺激症状。同时部分患者还可出现不同程度的性功能障碍,严重影响患者生活质量。

6.屈颈试验

部分患者尤其是压迫较重患者在突然屈颈、伸展或者是加轴向压力的情况下,可出现双上肢、双下肢、胸部或者四肢的"触电"的轴向震颤样感觉("电击征",莱尔米征)。主要由于突然屈颈过程中,椎管容积缩小,且突出的颈椎间盘突然挤压脊髓或者血管,以及硬膜囊后壁张力增高造成脊髓压迫加重所致。但是本检查存在一定风险,若上述临床症状较为典型,可不做此项检查。

7.自主神经症状

部分患者有自主神经系统功能紊乱。可涉及全身各个系统,其中以胃肠系统、心血管系统及泌尿系统最为多见。多数患者发病时并不考虑为颈椎间盘突出症所致,待减压术后症状缓解或

消失时，才考虑到是否为此原因。

(二)侧方型颈椎间盘突出症

本型主要特点是颈椎后外侧后纵韧带较为薄弱，由于颈部神经根在椎间盘平面呈横向走行穿过椎间孔，当颈椎侧后方后纵韧带和纤维环破裂，髓核向侧后方突出，极易压迫到颈神经根而引起相应节段皮肤疼痛、麻木，电击感等症状，往往上肢疼痛症状明显，疼痛症状可因咳嗽、屈颈的因素加重。按照颈椎间盘突出节段及神经根压迫的严重程度的不同，症状也不尽相同。在发作间歇期，通常症状较轻或者无明显症状。

1.颈部症状

主要表现为颈部僵硬、疼痛，严重者可出现痛性斜颈、肌肉痉挛及活动受限，疼痛可放射至肩部和枕部，椎旁肌肉有压痛，颈椎棘突和棘突间压痛及叩击痛阳性，以急性发病者最为明显。主要由于向侧后方突出的颈椎间盘压迫颈神经根及窦椎神经所致。

2.根性痛

在侧方型颈椎间盘突出症中最为常见的症状。在部分患者中，可表现为典型的单根神经根支配区域的疼痛及麻木症状。一般多为单侧发病，很少出现双侧同时发生。根据压迫神经根节段的不同，表现出症状的区域也不相同，症状主要表现在受累颈神经根的分布区域。在发生根性痛的受累神经节段分布区域内，还常伴随其他感觉功能障碍，最为常见的为麻木、痛觉过敏及皮肤感觉减退等。

3.运动障碍

以颈神经前根受压者症状较为明显。疾病早期为受压神经根节段肌肉肌张力增高，病情持续发展，肌张力很快降低并出现相应节段区域支配肌肉群萎缩。在手部以大鱼际肌、小鱼际肌及骨间肌萎缩最为明显。同时应注意与神经干性和神经丛性的肌肉萎缩相区别，也应注意与脊髓压迫或病变所引起的肌力降低相鉴别。在必要时可进行肌电图或者诱发电位的相关检查。另外，由于上肢外展动作有时可能是颈椎间盘突出患者神经根压迫和疼痛等症状减轻，因此患者经常将上肢外展举过头顶以减轻痛苦。

4.腱反射

受压神经根节段区域内肌群反射异常，即受压神经所参与的反射弧异常。疾病早期多表现为活跃或者亢进，随着疾病的发展则逐渐减退甚至消失，病变一般为单侧，在进行临床检查时应注意与对侧反射进行鉴别，如果双侧都存在腱反射异常，则应考虑存在脊髓受压的情况。

5.特殊检查

对于侧方型颈椎间盘突出症患者，在头部旋转、侧屈或过伸时症状可加重。颈部的主动活动或者过伸可诱发受累神经根相应节段区域症状，尤其能够增加颈神经根张力的牵张性实验和增加神经根压迫状况的试验，特别是在急性发病期和后根感觉神经纤维压迫患者，检查症状尤其明显。

(1)椎间孔挤压试验：患者头转向患侧并屈曲，检查者左手掌置于患者头顶，右手轻叩击掌背。如患肢出现放射性疼痛或麻木感，即为阳性。提示有神经根性压迫症状甚至损害。

(2)臂丛神经牵拉实验：患者取坐位，头偏向健侧，检查者一手抵住患侧头部，一手握住患侧手腕，向相反方向牵拉。因臂丛神经被牵张，刺激被向侧方突出的颈椎间盘压迫的神经根而出现放射痛或麻木等感觉。

(3)颈椎牵引试验：患者取坐位，检查者以双手托患者头部两侧，沿脊柱纵轴方向向上牵引，如果根性疼痛能够缓解则为阳性。

(4)Valsalva 试验：令患者深吸气后屏气，再用力做呼气动作，呼气时对抗紧闭的会厌，通过增加胸、腹腔压力，从而诱发颈神经根症状。

各节段颈神经根受压后产生的临床症状与神经根型颈椎病相同(表 5-1)。

表 5-1　颈椎间盘突出症神经受压定位与特点

椎间盘	神经根	麻木区	疼痛特点	肌力↓、肌张力↑	腱反射
$C_{2/3}$	C_3	颈后，尤其乳突周围	颈后、乳突区	不明显	无变化
$C_{3/4}$	C_4	颈后	颈后，沿肩胛提肌放射	不明显	无变化
$C_{4/5}$	C_5	肩外侧区	颈侧方至肩上	三角肌	无变化
$C_{5/6}$	C_6	前臂桡侧、拇指	肩部，肩胛内测区	肱二头肌，拇指及示指屈伸肌	肱二头肌反射变化或消失
$C_{6/7}$	C_7	示、中指	肩内侧，胸大肌区	肱三头肌	肱三头肌反射改变
C_7/T_1	C_8	前臂尺侧，环小指	上肢内侧，掌尺侧及环小指	抓握力	无变化

理论上突出的颈椎间盘组织仅仅压迫单个节段的颈神经根，症状也应出现在该神经支配范围，但是在很多相邻节段的特定神经根支配区域都有不同程度的重叠，所以严格意义上的仅出现单一神经支配区域症状和阳性体征的情况较少。同样的道理，由于上肢各肌肉通常属于多条不同神经共同支配，因此运动障碍、肌肉萎缩情况及反射改变有时定位并不是很清晰。

(三)旁中央型颈椎间盘突出症

本型的主要特点是突出的颈椎间盘位于颈脊髓的前方且偏向一侧，压迫患侧的全部或部分脊髓及神经根而引起相应的临床症状。由于受压组织既有单侧脊髓，同时还有同侧的神经根，因此表现出的症状同时具有颈脊髓压迫症状和同侧神经根压迫症状，由于神经根压迫主要以剧烈疼痛为主要的临床表现，在早期容易掩盖脊髓压迫症状，一旦发现脊髓压迫症状时，病情多已较重。根据突出椎间盘组织压迫脊髓和神经根部位和严重程度不同，大致可以分为 3 种情况。

1.脊髓压迫较重而神经根基本不受压

比较常见的有脊髓半切综合征，即向后突出的颈椎间盘压迫单侧脊髓的脊髓丘脑束及皮质脊髓束而基本不压迫神经根，损伤平面以下同侧肢体主要表现为上运动神经元损伤症状，深感觉消失，精细触觉障碍，运动功能部分或全部丧失，部分患者同时伴有血管舒缩功能障碍，而对侧则是肢体痛、温觉障碍或消失，但是双侧触觉仍可保留。

2.神经根受累重于脊髓受累

如果突出的颈椎间盘同时压迫单侧脊髓和神经根，且压迫神经根较重而压迫脊髓较轻，则由于神经根压迫所引起的疼痛症状较为明显，而脊髓压迫所引起的运动功能障碍的症状较轻，往往被神经根性症状所掩盖。

3.脊髓受累重于神经根受累

如果突出的颈椎间盘压迫脊髓较重而压迫神经根较轻，则脊髓压迫症状表现较为明显，早期腱反射及病理反射以脊髓压迫症状为主，运动障碍丧失重于感觉功能障碍，痛觉的缺失较麻木症状更为多见，同时伴有轻到中度的根性痛、皮肤感觉过敏等症状。

突出的颈椎间盘组织同时压迫脊髓和神经根的情况下，其主要临床表现如下。

(1)颈部症状:由于突出的颈椎间盘组织同时压迫了颈脊髓和颈神经根,所以二者所产生的颈部症状基本都可出现。早期常表现为颈部疼痛、僵硬、肌肉痉挛和活动受限等神经根受压症状,疼痛一般有放射,椎旁及棘突和棘突间压痛、叩击痛均可为阳性。

(2)运动功能:本型患者主要表现为脊髓压迫和神经根压迫所致运动功能障碍同时出现,且脊髓压迫所致的运动功能障碍往往较重。早期上肢主要表现为患侧压迫节段平面以下单侧上肢肌力减弱,伴随疾病发展,压迫节段神经根所支配区域肌力减弱进展较快,但此神经根压迫症状所致运动功能障碍往往不易察觉。手部功能障碍较为明显,握力下降,持物不稳,合并 C_8 神经根压迫时尤为明显。上肢肌肉萎缩存在去神经性和失用性两种因素,其中去神经性占主导地位。对侧运动功能基本不受累。患侧下肢肌力降低,肌肉主要表现为失用性萎缩,较上肢为轻。

(3)感觉障碍:由于神经根受压早期以感觉障碍为主,即早期患侧上肢主要出现疼痛、皮肤过敏的症状,患侧下肢无明显痛、温觉障碍,而对侧主要表现为痛、温觉的减退,随着疾病的发展,可出现患侧上肢典型神经根压迫性症状与脊髓半切综合征症状合并出现。

(4)反射障碍:早期神经反射也主要以亢进为主,而脊髓受压早期即可表现出锥体束受累的体征,因此在体格检查时患侧上肢的肱二头肌反射、肱三头肌反射和桡骨膜反射及下肢的跟腱反射、膝腱反射活跃或者亢进,霍夫曼征及掌颌反射阳性,下肢的髌阵挛、踝阵挛及各项病理反射均可引出。

(5)大小便功能:本型一般情况下较少累及大小便功能,当病变严重或椎间盘组织突出较为严重时,也可发生部分大小便功能障碍。

(6)特殊检查:本型由于脊髓和神经根均有压迫症状,因此大部分患者神经根增加颈神经根张力的牵张性实验和增加神经根压迫状况的试验均可为阳性。锥体束压迫所致病理征则主要出现在患侧下肢。

三、颈椎间盘突出症诊断与鉴别诊断

(一)诊断依据

尽管感觉和运动的神经支配具有节段性分布的特点,临床实际神经系统检查中,多数病例并无清楚的感觉障碍平面或典型的运动障碍。其原因可能为脊髓和神经根同时受压,以及脊髓前中央动脉供血受到影响所致;感觉神经的交叉支配特点导致感觉平面对应的损伤平面难以明确到具体某个节段。诊断本病主要通过临床表现结合 MRI 检查作为诊断的主要依据,X 线和 CT 作为辅助检查,诊断多无困难,诊断依据主要为:①有不典型外伤史或有长期职业姿势;②起病后出现颈髓或神经根受压表现;③MRI 或 CT 检查证实有椎间盘突出,压迫颈髓或神经根,且压迫部位与临床体征相符合。

1.病史及临床表现

患者既往可无症状或有颈背痛,在一定诱因下,压迫神经根时患者突然出现颈肩痛、上肢痛及颈部强迫体位或僵硬,范围与受累神经根支配区范围吻合;如突出椎间盘为中央型,则出现类似脊髓型颈椎病特点,即四肢不同程度感觉、运动障碍,括约肌功能障碍;若突出为旁中央型,则出现混合症状,表现为以一侧根性症状为主并脊髓半切症状,即脊髓半切综合征;急性颈椎间盘突出往往有特征性表现,肩部外展,前臂放在头上,转头或向症状侧弯曲颈部臂痛症状会加重。

动态霍夫曼征在颈椎间盘突出症的诊断过程中,上肢病理反射被用以检查是否锥体束受损,是判断颈脊髓受损的重要依据,其中临床常用的主要是霍夫曼征。霍夫曼征检查时头颈处于中立位，而在临床上部分颈肩痛患者行常规霍夫曼征检查为阴性，动态霍夫曼征却可出现阳性结果。所谓动态霍夫曼征即在做霍夫曼征检查时，令其重复进行头颈部伸屈运动，在颈椎伸屈运动过程中，前方突出的椎间盘与后方褶皱的黄韧带嵌入可能对脊髓构成动态卡压，DHS在一定程度上反映了这种早期损害，故该体征在颈椎间盘突出症的早期诊断中具有重要意义。

2.影像学检查

(1)X线检查：椎间盘无法在X线上直接显影，但因髓核组织后突，椎间盘直径拉大，椎间盘高度降低，椎间隙变窄，同时由于代偿性保护作用，躯干重心偏移，以缓解神经根受压，表现为颈椎生理曲度变化，影像学常表现为脊柱前凸增大、曲度变直、反屈、侧弯及椎间隙前窄后宽等。

(2)CT检查：由于MRI图像显示软组织具有优越性，目前怀疑颈椎间盘突出症优先考虑MRI检查。无条件进行MRI检查或患者有检查禁忌证(如安装心脏起搏器)，仍可进行CT检查明确诊断。CT片可显示椎间盘突出的位置、大小及形态，同时可以观察到硬膜囊、神经根受压情况，椎管、椎间孔形态及径线变化特点，为决定治疗方案提供根据。

(3)MRI检查：对于颈椎损伤伴有神经损害表现时，应行MRI检查，MRI图像直接显示脊髓、椎间盘、韧带和肌肉等“软性”组织损伤类型及程度，在矢状位或轴位MRI图像上可清楚显示椎间盘突出，故可指导制订治疗方案，并可判断预后。

3.电生理检查

肌电图(EMG)在临床上常用来检查周围神经损害情况，同时可定位损害部位。如EMG检查没有阳性发现，说明神经功能尚好。在颈椎间盘突出的诊断中EMG也具有很重要的意义，其能探索神经病变的位置，判断神经肌肉的病变程度和预后，又可鉴别上、下运动神经元疾病。

文献报道EMG对腰椎间盘突出具有明确诊断价值，对颈椎病变的作用报道不多。王素平等对34例经临床和影像学确诊的颈椎间盘突出患者进行验证性EMG检查，结果发现阳性率为97%。不过EMG难于鉴别脊髓前角损害还是神经根损害，必须结合病史特点和其他辅助检查结果。正常人和神经源性疾病的EMG表现对比见表5-2。

表5-2　正常及神经源性疾病EMG表现

EMG	正常	神经源性疾病	
		周围神经病变	脊髓前角病变
插入电极	不延长，或可出现终板噪声或高频负电位	延长，常由正向纤颤电位组成	可延长
纤颤正相电位	无	最常见	常见
运动单位电位时限	正常	正常，慢性期可延长	增长
运动单位电位电压	正常	正常或降低，慢性期可增高	增高
多相电位	<12%	显著增多	稍增多
同步电位	无	偶见	多见
强力收缩波形	干扰相	单纯相、高频单纯相或混合相	病理干扰相

(二)颈椎间盘突出症的鉴别诊断

颈椎间盘突出的表现是十分多变的，主要取决于受累的节段水平。一般来讲，本病应与颈椎病、肩周炎、椎管内肿瘤、胸廓出口综合征、颈部扭伤及尺神经炎等相鉴别。

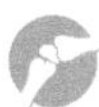

1.颈椎椎管内或髓外肿瘤

颈椎原发或继发性肿瘤侵入椎管可压迫颈髓和神经根，出现颈部和上肢疼痛，疼痛性质取决于肿瘤特点和损害部位。肿瘤患者无外伤史，起病慢，可同时出现进行性加重的运动、感觉障碍，局部疼痛症状突出，夜间痛明显。MRI 图像表现为长 T_1、T_2，对肿瘤侵犯部位及脊髓变化情况能非常清楚的显示，故可鉴别。

2.颈椎病

严格区分二者是困难的，都可造成神经根和脊髓的压迫，鉴别要点如下。

(1)病理特点：一旦颈椎病出现临床症状和体征，病情多逐渐加重，缓解期不明显；早期/轻度颈椎间盘突出可引起颈部不适或疼痛，少有脊髓压迫，即便有脊髓压迫也尚可缓解。

(2)发病年龄：颈椎病多见于中老年，平均＞50 岁，而椎间盘突出年龄偏低。

(3)起病特点：颈椎间盘突出起病急、发展快；外伤或头颈持久非生理姿势可诱发。

3.颈椎后纵韧带骨化症(OPLL)

因后纵韧带发生皮质骨化，骨化不断增长并占据椎管容积，随着时间推移，脊髓容易受压，颈脊髓损伤可能随之发生。这类患者颈部僵硬，脊髓损害症状可逐渐发生或在外伤后出现。CT 检查可以比 MRI 检查更清楚的显示骨化灶的存在。

4.肩周炎

多于 50 岁左右发病，与颈椎病相似，且多伴有颈部受牵拉症状，二者易混淆。鉴别要点如下。

(1)运动障碍：肩周炎有明显关节运动障碍，表现为患肢不能上举和外展，被动活动范围亦受限；颈椎间盘突出一般不影响肩关节活动，部分患者可因疼痛不愿或不能主动活动，但无被动活动受限。

(2)疼痛部位：肩周炎部位在肩关节周围，颈椎间盘突出多以棘突为中心。

(3)影像特点：肩周炎普通 X 线提示退变，椎间盘突出通常颈椎生理曲度消失，且伴有颈椎不稳。

(4)治疗反应：肩周炎对局部封闭效果好，颈椎间盘突出则封闭无效。

5.胸廓出口综合征(TOS)

TOS 是由于多种原因导致胸腔出口处狭窄，压迫邻近神经和血管引起的临床综合征，主要压迫 C_8～T_1 神经根或臂丛内侧束，表现为尺神经分布区感觉、运动障碍及前臂血循环障碍。锁骨上窝前斜角肌有压痛并放射至手部。胸廓出口综合征试验(患者过度外展，监测桡动脉音，出现减弱或消失为阳性)阳性可用以判断该症的存在。导致压迫的因素有骨性，如颈肋、第一肋、锁骨等，或者肌源性，如前斜角肌和胸小肌；X 线可发现颈肋或 C_7 横突过大。SEP 检查有助于诊断，典型 SEP 变化有 N_{13} 显著减低或消失，或 N_9 降低，潜伏期延长，$N_{9\sim13}$ 潜伏期延迟而 N_{13} 变化小。

6.颈部扭伤

颈部扭伤俗称落枕，发病与颈型颈椎病类似，多系睡眠姿势不良所致。主要鉴别点在于：①扭伤在颈肩背部有固定压痛点；②颈部肌紧张；③上肢牵拉试验阴性；④痛点封闭后症状消失。

7.神经源性疾病

肌萎缩性侧索硬化症主要特征是以上肢为主的四肢瘫，易于与脊髓型颈椎病和颈椎间盘突出相混淆。其发病年龄较脊髓型颈椎病早 10 年左右，少有感觉障碍，进展快，少有伴随自主神经症状;本病肌萎缩累计范围广泛,患者一般先出现双手肌萎缩,逐渐发展至肘、肩部,但无感觉障碍,EMG 提示神经传导速度正常。本病发展速度较快,如颈椎病患者并发该病时,不可贸然手术治疗。

特发性臂部神经炎目前认为是运动神经的病毒感染所致,突然起病,表现为上肢疼痛,运动后加重。2 周之内疼痛减轻,随后出现上肢明显无力,肢体并无感觉异常。通常功能可以自己恢复,恢复一般是不完全的。通过肢体没有感觉变化并波及多个神经根可以很容易鉴别。EMG 可显示神经源性损害。

四、颈椎间盘突出症的治疗

(一)非手术治疗

非手术治疗主要有物理治疗、颈部肌肉锻炼、止痛药物、硬膜外激素注射、神经根阻滞、小关节封闭、小关节去神经及颈托制动等方法。其最终目标是缓解颈部不适及神经症状,使患者恢复正常的生活状态,以提高患者的生活质量。

1.适应证

非手术治疗主要适应于:①颈椎间盘突出早期,以颈痛为主要临床表现,不伴有明显的神经症状。②颈椎间盘突出仅表现为神经根性症状或轻度的脊髓压迫症状。③有明显的神经根性症状或脊髓压迫症状,但无法耐受手术者。

2.常用方法

(1)纠正不良体位:合理的体位可以保持头颈段正常生理曲线或纠正异常的生理曲线。对于颈椎间盘突出患者,建议根据病情降低枕头的高度,维持颈椎正常曲度,降低椎间盘后方压力,利于突出椎间盘的还纳。

不良的工作体位亦是加重颈椎间盘突出的主要原因之一。及时纠正工作中的不良体位可获得较好的预防和治疗效果。对于需长时间处于同一体位的职业,应让患者在其头部向某个方向停顿过久后,向相反方向转动,并在数秒内重复数次,间隔时间不超过 1 小时。而对于长期伏案工作的患者,需适当调整工作台的高度,使头、颈、胸保持正常的生理曲线。此方法既有利于颈椎的保健,又可消除疲劳,且易于掌握。

(2)牵引:借助于颈椎牵引可使被牵引部位处于相对固定状态,恢复其正常序列,避免椎体间关节的扭曲、松动及移位,是椎间关节制动与固定的有效措施之一。

牵引时可采取坐位或卧位 Glisson 带牵引。一般起始牵引重量为 1.5～2.0 kg,然后逐渐增至 4～5 kg,每次牵引 1～2 小时,每天 2 次,2 周为 1 个疗程。对症状严重者则宜选用轻重量卧位持续性牵引,牵引重量为 1.5～2.0 kg,3～4 周为 1 个疗程。在牵引过程中如有不良或不适反应,应暂停牵引。在牵引过程中,可根据病情,酌情配合药物、理疗、针刺、按摩等疗法。切忌使头颈过度前屈,以免引起后突髓核对脊髓前中央动脉压迫而使病情恶化。

(3)颈部固定与制动:局部稳定是颈椎间盘突出症康复的首要条件。采用简易颈围或石膏围领保护即可限制颈椎的过度活动,增加颈部的支撑作用,减轻椎间隙内压力,逐渐恢复颈椎的内外平衡,避免症状进一步加剧。对于椎间盘突出较轻的患者,持续佩戴颈围后可有效地缓解肌肉的紧张,减少突出椎间盘对脊髓及神经根的刺激,获得较好的临床效果。

(4)药物治疗:适当的药物治疗可以部分缓解症状。非甾体消炎药、肌松剂、麻醉性镇痛剂及抗抑郁药物可以用来治疗椎间盘突出引起的急性期神经根性症状,缓解患者因疼痛引起的紧张

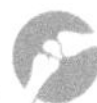

情绪。对于有神经症状的患者亦可使用神经营养药，如维生素 B_1、甲钴胺等。

(5)物理治疗：物理治疗如同颈椎牵引治疗一样都是临床上应用最多的一种治疗颈椎病的非损伤性治疗法。治疗时无痛苦，患者易于接受，对颈椎病有较好的治疗效果。常用的有按摩、电疗、光疗、超声治疗及磁疗等。通过物理治疗，能改善局部血液循环，放松痉挛的肌肉，消除炎症水肿，达到缓解症状的目的。

(二)手术治疗

1.适应证

(1)临床表现以脊髓或神经根受压症状为主，且持续发作，经非手术治疗无效者。

(2)脊髓受压症状明显，且呈进行性加重无法缓解者。

(3)影像学表现有明确的椎间盘突出，与临床表现一致者。

(4)颈椎间盘突出患者，出现颈椎某一节段明显不稳，颈痛明显，经正规非手术治疗无效，即使无四肢的感觉运动障碍，亦应考虑手术治疗以中止可以预见的病情进展。

2.颈椎手术的术前准备

颈椎手术具有其特殊性及危险性，充分的术前准备是手术成功的关键。术前应详细耐心地向患者解释围术期患者可能遇到的不适，争取其密切配合，减轻其心理负担。有吸烟习惯的患者应在术前的一段时间戒烟，有咳嗽者应行呼吸道检查，必要时术前可给予药物治疗。前路手术应预备前部包括胡须在内的皮肤。若术中需取髂骨植骨融合，还需准备一侧髂部的皮肤。

气管及食管推移训练是颈椎手术术前训练的关键，有效的气管及食管推移训练可减少术中软组织损伤，避免对气管及食管的过度牵拉，预防喉头痉挛及术后咽喉疼痛。具体方法如下：患者本人或他人左手 2～4 指在皮外插入切口一侧的内脏与血管神经鞘间隙处持续性向非手术侧推移，也可由他人以右手拇指进行训练。气管推移训练应逐步施行，开始时每次 10～20 分钟，幅度可略小，此后逐渐增加至 30～40 分钟，且必须将气管牵过中线，如此训练 3～5 天。推移手法应深入、持续，避免在皮肤表面反复推拉，造成皮下水肿，反而影响手术。

3.颈椎前路手术

(1)颈前路椎间盘切除减压术：颈椎间盘突出症的脊髓压迫主要由髓核和破碎纤维环组织所致，即软性压迫，故处理时较颈椎病的硬性骨赘容易。对于颈椎间盘突出症的治疗多采用前路椎间盘切除植骨融合术或椎体次全切除减压植骨融合术。前路手术可有效地摘除致压的椎间盘组织、恢复椎间隙高度及植骨融合。

体位：患者仰卧于透视床上，双臂下方垫以软枕，头颈自然向后仰伸，于后枕部垫以软圈，头部两侧各放置一小沙袋起固定作用。

切口选择：颈前路手术常用横形切口或斜形切口，根据减压节段和范围酌情选择。

显露椎体前方：沿胸锁乳突肌内缘分离，由内脏鞘与血管鞘之间的间隙进入。当颈深筋膜被充分松解后，术中以示指沿已分开的间隙作钝性松解，再轻轻向深部分离抵达椎体和椎间盘前部。将气管及食管轻轻推向对侧，纵行分离椎前筋膜，向上、下逐渐扩大暴露椎体和椎间隙。两侧分离以不超过颈长肌内侧缘为宜，侧方分离过远则有可能损伤横突孔中穿行的椎动脉及交感神经丛。

定位：以金属物标记椎间盘或椎体，C 形臂机透视定位。

摘除椎间盘：撑开椎间隙。切开纤维环前部，以髓核钳由浅入深摘除髓核。若椎间隙狭窄，髓核钳不易伸入，可用椎体撑开器适当扩张椎间隙。后方纤维环及脱出髓核组织可根据个人习惯和所受训练，采用刮匙、薄型枪钳等器械去除。术前应根据 MRI 图像对致压物体积、位置进行估计，以便术中估计是否减压彻底；术中应注意避免把髓核由椎间隙推向椎体后缘、无法取出，减压完成后以神经剥离子进行探查、确保减压彻底。减压完成后应刮除相邻椎体终板，为融合准备植骨床。

重建：既往通常称这一步骤为“植骨融合”，人工椎间盘非融合技术的出现使得这一称谓不完善，故称谓“重建”即重建颈椎正常曲度、高度、力学结构。重建可采用结构性自体或异体骨植骨，或采用内固定器械加松质骨进行融合，符合条件的病例亦可采用人工椎间盘假体植入。

缝合切口：用生理盐水反复冲洗创口，缝合颈前筋膜，放置引流管，逐层缝合关闭切口。应注意缝合伤口时彻底检查止血、引流通畅，以避免术后颈部血肿。

术后处理：术后 24～48 小时后拔除引流条；术中如对硬膜扰动较多，术后应用地塞米松 20 mg、呋塞米 20 mg，5～7 天停药。适当应用抗生素预防感染；对于使用内固定者颈托保护4～6 周。无内固定者，则以颌颈石膏外固定 3 个月，至植骨愈合。

(2)颈椎前路椎体次全切除减压融合术。

切口、显露及定位：同前。

减压：切除目标椎体相邻椎间盘。用三关节咬骨钳咬除骨折椎体的前皮质骨和大部分松质骨。接近椎体后缘时暂停，先用刮匙将椎间盘和终板全部刮除，用神经剥离子分离出椎体后缘与后纵韧带间的间隙，伸入薄型冲击式咬骨钳逐步将椎体后皮质骨咬除，此时形成一个长方形的减压槽，可见后纵韧带膨起。小心地用冲击式咬骨钳或刮匙将减压槽底边扩大，将致压物彻底切除。如后纵韧带有瘢痕形成，可在直视下用神经剥离子或用后纵韧带钩钩住后纵韧带，用尖刀将后纵韧带逐步进行切除，完成减压。

植骨：可采用结构性植骨或钛网填充切除椎体碎骨植骨。钢板固定可使颈椎取得即刻稳定性，便于术后护理和尽早恢复工作。同时内固定的使用有利于植骨块的愈合，并在愈合的过程中维持椎体的高度，避免植骨块在愈合的爬行替代过程中塌陷，从而造成颈椎弧度消失。

术后处理同前。

4.颈椎后路椎板切除术

绝大多数颈椎间盘突出症可以采用前路直接减压得到很好的治疗，因此颈椎后路手术很少应用于颈椎间盘突出症的治疗。当颈椎间盘突出伴有严重的颈椎椎管狭窄、合并椎板骨折、多节段颈椎间盘突出且致压物较大及合并颈椎过伸性损伤时，可酌情加以使用椎板切除减压术。从生物力学角度来看，椎板切除对前柱致压物无减压效果；而且行椎板切除术后，对颈椎稳定性有影响，原则上应行关节突钢丝、侧块螺钉固定植骨融合等手术。椎板切除减压术包括颈椎半椎板切除减压术、颈椎全椎板切除减压术、颈椎椎板扩大减压术。手术方法参照颈椎病后路手术方法。

5.颈后路髓核摘除术

侧方型颈椎间盘突出也可以从后路施术，摘除髓核。颈后路髓核摘除术类似腰椎间盘突出的髓核摘除技术，但由于两者解剖结构不同，其具体技术也有许多差别。不同于腰椎硬膜囊内走行马尾神经，颈椎硬膜囊内为脊髓，极易损伤，因而后路手术不能骚扰脊髓，需从侧方绕开脊髓摘除髓核。这一方法目前应用很少，多用于拟行后路手术又存在侧方颈椎间盘突出，采用这一方法避免前后联合手术。术者必须熟悉颈椎的基本解剖及脊髓、神经根走行，术前应根据患者的症状、体征及影像学资料进行仔细分析、综合判断，以做到准确定位。另外，必须指出，脊髓型颈椎

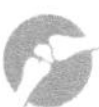

病和脊髓-神经根型颈椎病不能应用本术式。

(三)手术方法(入路)的选择

1.压迫部位

前路手术对于脊髓腹侧的压迫视野较好,效果也最直接。而对于伴有黄韧带骨化及颈椎曲度增大造成椎板层叠等因素致压者,选择后路更为合理。椎间盘突出合并轻度的黄韧带皱褶,有时通过前路椎间隙撑开、恢复椎间高度,能使皱褶的黄韧带再次绷紧拉伸,获得良好减压作用。除了考虑压迫的部位之外,还应结合致压物的性质和严重程度。如通过术前的影像学证实,致压物主要是椎间盘组织,即所谓的"软性"压迫,即使占位率超过50%的压迫也可以从前路取出脱出的髓核,直接解除压迫。如颈椎间盘突出合并后纵韧带骨化或椎体后缘增生骨赘,当椎管狭窄率>50%时,前路手术风险增加。必要时可以先行后路再行前路手术。

2.病变范围

对单节段或二节段的颈椎间盘突出,前路手术在减压、融合率及恢复椎节高度等方面,都取得了良好临床效果。而对于病变范围在3个节段以上者,如何选择手术方法尚有争议。多数学者认为对三节段及以下的病例采用前路减压,而四节段及以上病变最好采用后路手术治疗。但有学者采用分节段减压技术,四节段的前路手术也取得较好的临床疗效。

3.椎管大小

椎管大小是决定颈椎间盘突出症患者手术入路的一个重要因素。累及整个颈椎的严重椎管狭窄、多节段椎间盘突出、椎管矢状径<11 mm时,宜采用后路手术。而有人认为,只要能去除突出的椎间盘,即使合并先天性椎管狭窄的患者,多节段前路椎间隙减压植骨融合术(ACDF)也能获得良好减压效果,原因在于引起脊髓压迫的主要是突出的椎间盘而不是狭窄的椎管。

4.颈椎曲度

后路手术对颈椎生理曲度的恢复效果不如前路。颈椎曲度变直和反曲时,脊髓也无法向后有效漂移离开致压物,因而其不适用于颈椎曲度变直或反曲者。有人认为,行椎板成形术后,颈椎曲度正常的患者脊髓漂移峰值更大,神经功能恢复更好;也有人认为颈椎曲度与神经功能改善无关。Chiba等人推测椎间隙塌陷、颈椎高度下降后,脊髓松弛,使得在反曲的患者中也可有较好的神经恢复。

5.术前轴性疼痛

颈椎轴性痛亦应作为颈椎手术入路选择参考因素之一。由于后路手术对肌肉结构的干扰可能加重颈部疼痛,因而术前有颈部疼痛是椎板成形术的相对禁忌。颈后路手术引起颈部疼痛的发生率为6%~60%,实际发生率可能更高。前路则较少出现轴性疼痛,因而在其他条件类似的情况下,轴性痛者尽可能避免后路手术。

6.二次手术

翻修手术应尽量避开前次手术的入路,以避开瘢痕和变化了的解剖结构。瘢痕可能造成气管、食管、喉部神经血管结构的固定,后者易出现误伤。在决定再次手术的入路时,还应考虑前次手术距本次手术的时间、瘢痕的成熟程度和手术操作是否简便易行。如对手术操作影响不大可循前次手术入路。如拟由对侧入路手术,应行气管镜检查排除原手术侧声带麻痹。

(邹志亭)

第二节 腰椎管狭窄症

各种原因导致腰椎椎管、神经根通道、椎间孔的变形或狭窄而引起马尾神经、腰骶神经根受压而产生临床症状的病证,称为腰椎管狭窄症,又称为腰椎管狭窄综合征。多发生于50岁以上的中老年人,男性较女性多见。

一、病因病理

腰椎管狭窄症的病因可分为原发性和继发性椎管狭窄两大类。原发性椎管狭窄指因先天性和发育性因素,导致腰椎骨性椎管发育异常,椎管狭窄,表现为腰椎管的横径和矢状径均匀一致性的狭窄,多见于侏儒症、椎弓根短缩等患者。此种类型腰椎管狭窄症临床较少见。继发性腰椎管狭窄主要是由于椎间盘退变,腰椎椎体间失稳,关节突关节松动增生、内聚的腰椎退行性变,腰椎骨质增生,椎板继发性增厚,黄韧带松弛、肥厚、内陷等诸多因素共同导致的腰椎椎管、神经根管和椎间孔等内径缩小,椎管容积减少,病变达到一定程度后,可引起硬膜囊、神经根、马尾受压而产生腰腿痛症状。也可能因为椎管容积减少,致椎管内外血循环障碍,静脉充血,血管丛增生等间接压迫硬膜囊或神经根而产生神经压迫症状。临床上以退行性变致继发性椎管狭窄症患者为多见,原发性椎管狭窄症患者少见。

临床上多采用Nelson分类法指导腰椎管狭窄症的诊断和分型。

(一)按解剖部位分类

分为中央型(主椎管)狭窄和侧方型(侧隐窝)狭窄。中央型狭窄以硬膜囊及其中的马尾神经受累为主,而侧方型狭窄则以神经根受累为主。

(二)按病因分类

分为原发型椎管狭窄和继发型椎管狭窄。

1.原发型椎管狭窄

原发型椎管狭窄为先天性因素所致,骨性椎管发育障碍,致椎管容积减少,马尾、神经根受压迫而导致。

2.继发型椎管狭窄

继发型椎管狭窄系由于后天退变或其他原因,导致椎管容积继发性减少,按继发性椎管狭窄的主要发生来源,继发性腰椎管狭窄又可分为四个方面。

(1)退行性脊椎骨质增生,黄韧带肥厚,后纵韧带增生钙化,侧隐窝狭窄,椎间盘病变等。

(2)创伤因素所致脊柱骨折脱位遗留的脊柱畸形。

(3)椎弓峡部裂致椎体滑脱。

(4)脊柱侧弯及其他脊柱骨病如Paget's病、氟骨症等。

二、临床表现

(一)症状

该病多见于40岁以上的中老年,以男性多见。起病缓慢,常有慢性腰痛史,疼痛常反复发作，一般症状较轻。中央型椎管狭窄主要感觉腰骶部疼痛或臀部疼痛，很少有下肢放射痛。患者常诉直腰行走困难，而弯腰骑自行车无障碍，该型患者最典型的表现是神经性间歇性跛行。侧隐窝狭窄与神经根管狭窄的症状大体相同。表现为相应的神经根受刺激或压迫症状。根性神经痛往往比腰椎间盘突出症严重，可从腰臀部向下放射，常为持续性，活动后加重，体位改变对疼痛影响不如中央型明显，间歇性跛行也不典型。

(二)体征

检查时常可发现患者主诉的症状严重且多，而客观体征少，两者往往不相符。神经未受持续性压迫时，多无明显体征。腰椎无畸形，腰部可无压痛，而后伸或侧屈位时，可诱发症状。前屈时症状消失，直腿抬高试验阴性。发生持续性压迫后，可出现受压的马尾神经或相应神经根支配区的感觉、肌力减退，腱反射减弱或消失。直腿抬高试验可为阳性。

(三)影像学及实验室检查

1.X 线检查

在腰椎正侧位 X 线平片上，常表现为腰椎生理弧度的改变，可以是生理前凸的增大或减少。还可显示椎间隙狭窄、关节突增生内聚，椎体边缘骨质增生等退变表现，部分患者表现为腰椎滑脱、不稳或椎间关节半脱位等。在 X 线片上还可测量椎管的大小，一般认为，椎管横径 $<$20 mm，矢状径 $<$12 mm，可以认为有腰椎管狭窄的存在。因为 X 线片存在放大倍率的差异，现多在 CT 片上行椎管各径的测量，更为准确。

2.椎管造影

椎管造影是诊断腰椎管狭窄的有效方法，表现为不同程度的充盈缺损，严重者完全梗阻，完全梗阻者呈幕帘状、笔尖状或弹头状，也有呈毛刷状的充盈缺损。腰椎滑脱引起的椎管狭窄，可在滑脱节段显示台阶状或肘拐状的硬囊形态改变。椎管后侧黄韧带增厚者，表现为锯齿状充盈压迹，有时呈藕节状改变。椎管造影可以显示硬膜囊的整体形态，且可通过体位及投照位的变化，显示出神经根袖的形态和位置变化。但对侧隐窝的显示不理想，也不能显示椎管的断面及神经根形态。

3.CT 检查

CT 检查可以清楚显示椎管的形态和椎板厚度，并能进行比较精确的椎管大小及椎板厚度测量。CT 能显示椎间盘突出的程度、范围和方向，对侧隐窝狭窄、黄韧带肥厚等均可以清楚显示。如结合椎管造影检查，则能提供更多信息。椎板厚度 $>$8 mm，黄韧带厚度 $>$5 mm，可认为是增厚。CT 片在测量侧隐窝时，侧隐窝前后径应 $>$5 mm，侧隐窝前后径 $<$3 mm，可以认为是侧隐窝狭窄。

4.MRI 检查

可以对脊柱进行矢状面、冠状面、横断面多个方向角度的检查扫描。在 MRI 检查中可以显示出硬膜囊压迫的节段、程度的部位，同时可以有效显示黄韧带的肥厚、硬膜外脂肪的消失减少、神经根的压迫与位置等。所以，MRI 是检查腰椎管狭窄的有效方法。

三、诊断与鉴别诊断

(一)诊断要点

1.症状

长期慢性腰臀部疼痛不适，间歇性跛行，腰过伸受限，且逐渐加重。

2.体征

体格检查早期无明显异常，后期可出现坐骨神经受压的体征。

3.影像学检查

腰椎X线片、椎管造影、CT检查、MRI检查可明确诊断及椎管狭窄的程度。

(二)鉴别诊断

1.腰椎间盘突出症

腰椎间盘突出症大多见于中青年人，病程相对较短，多以腰痛及下肢放射痛为主要症状，下肢症状单侧者多见，直腿抬高试验阳性。不似腰椎管狭窄症以中老年人为多，主要表现是间歇性跛行，直腿抬高试验多阴性，而腰过伸受限则明显。X线检查腰椎间盘突出症可见到腰椎疼痛性侧弯，但骨质退变多不如腰椎管狭窄症患者明显，且腰椎管各径的测量在正常范围。CT或MRI检查是鉴别两者的重要手段，腰椎间盘突出症主要表现为椎间隙水平间盘的突出与对硬膜囊和神经根的压迫，而黄韧带厚度、侧隐窝前后径、椎板厚度等多在正常范围，关节突增生内聚也不如腰椎管狭窄症者明显。

2.腰椎滑脱症

部分腰椎滑脱症患者也可表现为腰椎管狭窄症的症状。但在间歇性跛行等典型症状出现之前，腰椎滑脱就已存在，一般是到病程中后期，因腰椎滑脱，导致椎管形态发生扭曲变形，或椎间盘变性突出，或继发性腰椎退变，才发生继发性腰椎管狭窄；后期，腰椎滑脱是腰椎管狭窄的原因，而腰椎管狭窄则是表现形式。

3.血管源性腰背痛

动脉疾病或周围血管疾病可引起下肢痛，有时与坐骨神经痛很相似。但血管源性下肢痛不会因活动而疼痛加重，而腰椎管狭窄症患者的下肢痛多在活动后出现。臀上动脉血流不足引起的臀部间歇性疼痛，行走时出现或加重，站立时减轻，但不会因弯腰或下蹲等减轻。小腿后方肌肉的间歇痛可因周围血管疾病引起，并有坐骨神经刺激症状，也有行走加重、站立减轻的特征，但不会因站立而使疼痛症状完全消除，也不会因下蹲、弯腰等动作而全部缓解。

4.腰背肌、筋膜源性腰背痛

腰背肌筋膜炎、棘上韧带损伤、棘间韧带损伤、第三腰椎横突综合征、臀上皮神经卡压综合征、梨状肌综合征等，系腰背部局限性非特异性纤维织炎，常有反射性腰背痛。腰背肌筋膜炎的腰背部疼痛虽然广泛而散在，但以肌、筋膜损伤劳损处为主，所以多表现为肌、筋膜附着点附近的局限性明显疼痛和压痛，多有外伤史，在局限性压痛点附近行痛点封闭可以止痛。此外，腰背肌筋膜炎经过休息或治疗，大多可以逐渐好转或自愈，这种情况在腰椎管狭窄症是很少见的。

5.腰椎不稳引起的腰腿痛

腰椎不稳或腰椎失稳引起的腰背痛或腰腿痛，腰椎不稳的主要原因有椎间盘、椎间关节、椎间韧带的退变，外伤和脊柱手术后的医源性不稳，峡部裂和滑脱。腰椎不稳常见的症状是局限的腰背痛，伴有一侧或双侧臀部、大腿后侧的牵涉痛，严重的患者可伴有坐骨神经的刺激或压迫症状。多数患者主诉易发生腰扭伤，轻微活动或偶然用力不当，即可出现腰痛、活动受限及僵硬感，经过休息，逐步轻微活动腰痛或经过腰椎牵引、推拿按摩后腰痛及活动受限即可解除。这种腰部轻微活动即可能诱发的腰部突发疼痛及活动受限，有些类似膝关节半月板损伤引起的关节交锁症状，是腰椎不稳的重要临床特征。X线检查可见椎间隙不对称性变窄，脊柱序列排列不良，在腰椎过伸过屈侧位上可能观察到明显的椎体前后滑移，还可见到椎弓根的轴向旋转及棘突正常

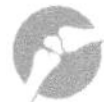

序列的紊乱中断等。

四、治疗

(一)非手术治疗

1.卧床休息

早中期患者或急性反复发作者，卧床休息可以改善局部静脉回流，有利于炎症反应的消退，有利于缓解椎管狭窄的症状，同时因休息可以缓解腰背肌紧张，也有利于消除肌肉源性疼痛不适。一般休息2～3 周可以缓解腰腿痛。这也是其他治疗的基础。

2.腰围保护

腰围保护可以协助缓解肌肉劳累。多在患者下床活动及站立时应用，卧床休息时不用。

3.腰功能锻炼

要注意加强腰背肌、腹部肌肉功能锻炼，以增强脊柱的稳定性。

4.手法推拿按摩

可以通过手法治疗达到舒筋散寒、化瘀止痛、松解粘连、松弛肌肉的作用。一般采用患者俯卧位，行腰痛部按法、揉法、点穴法、擦法等手法，患者平卧主要是行点穴法。同时配合腰部关节活动、牵抖法和双下肢关节活动等手法治疗。因患者大多为中老年人，骨质退变，手法治疗过程中不可使用暴力。

5.抗炎止痛药

在疼痛症状较重时，内服吲哚美辛、布洛芬等消炎镇痛剂有利于病情的好转，但使用这些药物要注意胃肠道及心血管安全性，有可能影响患者的凝血功能。

6.封闭治疗

可应用泼尼松龙 12.5 mg，0.5%～1%普鲁卡因 100～200 mg 混合后行腰部痛点封闭或椎管内封闭治疗，术后配合卧床休息、手法推拿按摩或腰椎牵引，每周 1 次，2～3 次为 1 个疗程，对早中期患者有效。

(二)手术治疗

1.手术指征

对于病程长，疼痛剧烈，影响日常生活；或保守治疗无效，反复发作，间歇期明显缩短；并有神经功能损害尤其是马尾神经压迫出现部分或完全瘫痪的患者；及腰椎间盘突出合并腰椎管狭窄，腰椎峡部裂或腰椎滑脱合并腰椎管狭窄；腰椎 CT、MRI 或造影检查有明确的椎管狭窄，且狭窄压迫部位与临床症状相符合的患者，均应考虑行手术治疗。

2.手术目的

解除椎管内、神经根管、椎间孔等处的致压物，解除硬膜囊、马尾神经和神经根的压迫症状，同时要尽量保留正常的骨与软组织结构，维持和重建脊柱的稳定性。

3.手术方式

常用的手术方式有椎板成形术、椎板切除减压术，多配合内固定及植骨，以重建脊柱的正常生理序列和稳定性。手术要参照术前检查的神经定位、CT 和 MRI 检查显示的狭窄范围来考虑减压范围。术中减压有效的标志之一是硬膜囊的搏动恢复。

(邹志亭)

第三节 脊柱骨折

一、上颈椎损伤

(一)概述

上颈椎包括寰椎和枢椎,并涉及寰枕和寰枢关节。上颈椎损伤后不但会造成寰枢椎脱位,同时也可能伴有脊椎其他部位的骨折。诊断时要注意有无合并头面部的外伤。另外,在诊断时还要与齿突发育不全,先天性寰枢椎半脱位相鉴别。

(二)病因病理

大约80%的上颈椎损伤都是由头部和身体加速撞击到某个静止的物体上造成的,因此头面部的挫伤、裂伤或骨折,都应联想到上颈椎损伤的可能。屈曲暴力常作用在寰枢关节,造成齿突的骨折,严重时还会造成横韧带的断裂,引起寰枢关节脱位。过伸的暴力不常见,但也会使齿突发生骨折,并向后移位。垂直作用力由颅骨传导至寰椎,可以造成其侧块的骨折(如 Jefferson 骨折),若开口位寰椎侧块移位超过 7 mm,则提示存在横韧带的撕裂。

1.寰枕脱位

下腭部受到过伸、牵引等复合作用力,会使关节周围的软组织断裂(包括翼状韧带、盖膜等)。这类的骨折多见于高能量的车祸伤或全身多发创伤。受伤机制被认为是寰枕关节受到了过伸、牵张和旋转的组合暴力所致。

2.寰椎骨折

(1)寰椎粉碎性骨折:头部受到轴向的压缩力而造成损伤,按照作用力是否对称地通过双侧枕骨髁到达寰椎,可以将骨折分成不同的类型,包括前弓、后弓及侧块的骨折。如果同时伴有过伸的暴力,也会改变受伤的机制。

(2)后弓骨折:过伸压缩力而造成后弓骨折。

(3)外侧块骨折:侧屈压缩力会造成外侧块骨折。

3.枢椎骨折

(1)齿突骨折:按骨折部位分型可分为Ⅰ型(齿突上部骨折),Ⅱ型(齿突基底部骨折),Ⅲ型(枢椎椎体上部骨折)。Ⅰ型较少见,Ⅱ型最多见,生物力学实验证实此类骨折的发生主要是齿突受到了侧方或斜向的暴力所致。

(2)枢椎峡部骨折(Hangman 骨折):过伸和屈曲的作用力会造成枢椎双侧椎弓根的骨折,外伤性的枢椎峡部骨折以前常见于绞刑。按照 Levine 分型:Ⅰ型骨折是指骨折端无成角,并且移位不超过 3 mm;Ⅱ型是指骨折移位超过3 mm;ⅡA 型是指骨折不但发生了移位,而且 $C_{2\sim3}$ 间盘损伤严重,发生了明显的成角畸形,仅有前纵韧带保持完整;Ⅲ型是指峡部发生了骨折脱位,出现 $C_{2\sim3}$ 小关节的交锁,Levine 认为它属于一种原发性的屈曲-压缩性损伤。

(3)枢椎椎体骨折:多为轴向压缩力所致,椎体的斜型骨折和泪滴骨折较常见,而横行骨折少见。

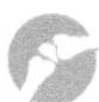

4.寰枢椎脱位

(1)前脱位:最多见。寰椎横韧带断裂及齿突骨折会造成寰枢椎的脱位。寰椎齿突间距离超过 3 mm 时,就应怀疑有脱位的存在。

(2)后脱位:牵张过伸型作用力会造成后脱位。

(3)寰枢椎旋转固定:好发于 10 岁以下小儿。外伤及炎症是主要的病因。急性或亚急性的炎症后,会出现斜颈和颈椎的侧屈。

(三)临床表现

严重上颈椎损伤的患者可以出现昏迷、意识障碍、四肢瘫痪及神经源性休克。触诊可以发现患者枕后部有明显压痛,局部肿胀一般不明显。如果为完全性的脊髓损伤,则胸式和腹式呼吸均消失,患者会出现明显的发绀,并感觉呼吸困难,而如果为不完全性损伤,膈神经支配的膈肌还会进行腹式呼吸,患者就不会出现严重的缺氧。

寰椎骨折经常与颈椎的其他骨折合并出现,它本身很少造成神经损伤,患者常出现上颈部的疼痛,并有“不稳定”感。寰椎横韧带的完整性是决定上述骨折稳定性的重要依据。一共有 4 种方法可以用来评估横韧带的损伤与否:①最简单的方法是做寰椎的 CT 平扫,如果发现横韧带附着点的骨块发生了骨折移位,则可证明横韧带已失去了功能;②Spence 提出可以拍颈椎的开口位片,如果 C_1 的侧块相对于 C_2 发生了移位,并且两侧加起来超过 6.9 mm,即提示横韧带已断裂;③在颈椎侧位片上,观察 C_1 前弓的后缘与 C_2 齿突前缘的距离(ADI),如果在成年人超过 3 mm,或儿童超过 4 mm,则提示横韧带已断裂;④如果上述3 种方法都无法明确,可以做 MRI 来直接评估韧带的完整性。

(四)治疗方法

1.寰枕脱位

一般保守治疗无效,通常需行后路切开寰枕融合内固定术。

2.寰椎骨折

如果侧块移位低于 7 mm,则横韧带完整,属于稳定性骨折,保守治疗如佩戴硬支具或 Halo 架即可,而如移位超过 7 mm,横韧带已断裂,则为不稳定骨折,需要后路融合内固定治疗。

3.枢椎骨折

Hangman 骨折通常都会伴有移位或旋转,故一般需要行颅骨牵引将骨折复位后,再做后路寰枢椎融合内固定术。齿突骨折后会造成寰椎向后脱位,进而压迫脊髓,从而需要手术治疗。新鲜的骨折可采用前路,打入 1 枚或 2 枚空心螺钉来固定,而陈旧的齿突骨折,如果能复位,可以行后路 Magerl+Brooks 手术;如果已无法复位,也可以行寰椎后弓切除,单独 Magerl 手术固定。Ⅲ型骨折的骨折线主要经过松质骨,故一般均会自行愈合。

4.寰枢椎脱位

以前脱位最常见。一旦诊断成立,均需行后路融合内固定术。

(五)预后与康复

上颈椎损伤的预后直接与脊髓损伤的严重程度有关。如果脊髓损伤为完全性,特别是胸式及腹式呼吸完全丧失的患者,尽管可以采用呼吸机辅助持续通气,但患者的病死率很高。如果脊髓损伤为不完全性,膈肌还有功能,则患者术后仍有可能依靠自主呼吸生活,同时进行肢体和二便功能的康复锻炼。而如果患者没有出现脊髓损伤,如一些齿突骨折,则患者在术后佩戴 3 个月左右的颈托后,即可适应一般的日常生活。

二、下颈椎损伤($C_3 \sim T_1$)

(一)概述

C_3椎体以下各个椎体的解剖形态大同小异,它们通过自身的关节相互连接,限制颈椎的过度屈、伸及旋转。在1984年,Denis提出了胸腰段骨折的三柱理论后,后人也把它应用到颈椎骨折上:前柱主要包括前纵韧带、间盘及椎体的前1/2;中柱包括后纵韧带、间盘及椎体的后1/2;后柱则包括椎弓根、小关节、椎板和棘上、棘间韧带等结构。前、中柱中主要抵抗压缩负荷的是椎体和间盘,而抵抗牵张的主要是前、后纵韧带和位于前、后侧的纤维环。而在后柱中,侧块和小关节抵抗压缩负荷,关节囊和后方的韧带抵抗牵张。骨折类型主要为压缩骨折,泪滴骨折,骨折脱位,独立的棘突骨折等。同时也要注意是否存在椎板和后方韧带复合物等的损伤。

(二)病因和病理

下颈椎的骨或韧带结构由于受到超过生理载荷的应力而发生骨折或脱位,从而造成不稳定。Panjabi通过力学试验将这种不稳定定义为:相邻的椎体间移位超过3.5 mm,或成角超过11°。骨折造成的急性不稳定来自两方面:前方椎体的严重压缩或者后方小关节的损伤,这些都会造成颈椎发生脱位及异常的成角。下颈椎的损伤多继发于以下的作用力,如屈曲、过伸、侧旋、轴向负荷等,它们一般多单独致伤,也有时会组合在一起。

(三)临床表现

多数下颈椎损伤的患者都会出现明显的颈部疼痛,持续不缓解,并自觉颈部出现“不稳定感”,颈部后方的压痛。神经系统的查体结果与脊髓损伤的程度相关,可以包括正常(压缩骨折),不全瘫和严重的四肢瘫等。

1.压缩骨折

屈曲压缩作用力会使椎体发生楔形变,以前高丢失为主,椎体后柱保持完整,CT显示无椎管内占位,而椎体后方的椎间关节,椎弓和棘突,后方韧带复合物未受损伤。

2.泪滴骨折

颈椎在屈曲位时受到压缩力而造成泪滴骨折,会产生椎体前下方的三角形骨片。X线片可以显示椎体发生了楔形变,前高丢失,并且下方出现三角形骨折块。此骨折单独发生也会造成严重的脊髓损伤。

3.爆裂骨折

已发生泪滴骨折的椎体在冠状面发生垂直压缩骨折,即产生了爆裂骨折,它累及了椎体的前柱和中柱,有时还会损伤后柱,如发生椎弓根的骨折等。爆裂骨折主要表现以前髓的症状为主,表现为受伤平面以下肢体浅感觉、运动和二便功能的障碍,而脊髓后索保持完整,患者会保留一定的深感觉(如位置觉)。X线片可以显示椎体发生了楔形变,后凸畸形,CT显示会有碎骨折块突入椎管内,造成严重的脊髓损伤。

4.骨折脱位

此类患者多表现为完全性的脊髓损伤,表现为损伤平面以下的感觉、运动及大、小便功能完全丧失,胸式呼吸消失,仅存腹式呼吸,并由于交感神经张力下降,迷走神经兴奋性相对增高而出现神经源性休克,表现为血压下降的同时,心率也随之减慢。而若发生颈椎较高节段的脱位,膈肌的功能也会丧失,患者会出现严重的呼吸障碍,如抢救不及时会迅速死亡。

(1)屈曲脱位:此类脱位的作用机制主要是屈曲的作用力使得椎体的下关节突越过下位椎体

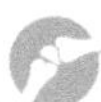

的上关节突，进而固定在脱位的位置上，这种脱位会造成上位椎体相对于下位椎体明显向前方移位，CT平扫会显示脱位的下位椎体上关节突裸露地朝向背侧，形成裸关节征，这种脱位会造成严重的脊髓损伤。

(2)过伸压缩性损伤：旋转过伸型的作用力会造成下关节突基底或椎弓根的骨折，从而造成椎体向前脱位。

5.棘突骨折

屈曲作用力会造成单独棘突的骨折，也可以认为是肌肉附着点处的棘突发生了撕脱骨折。这种损伤很少会累及神经组织，通常保守治疗即可。

6.挥鞭伤

车祸的追尾事故会造成脊柱的过伸，进而在反作用力的作用下发生屈曲，同时会造成颈部软组织的损伤。受伤后常会出现颈部疼痛，头痛及恶心、呕吐，同时也会出现脊髓损伤的症状。这类患者在伤前通常会有一些颈椎增生退变的临床表现，如颈部的不适，手指感觉麻木等。挥鞭伤又称为无影像学异常的脊髓损伤，临床表现主要以中央髓损伤的症状为主，根据颈髓灰质内皮质脊髓束的分布，患者的上肢肌力障碍多明显重于下肢，尤以手内在肌的小肌肉为主，它们有些会在受伤以后很快出现萎缩，造成永久的功能障碍。

(四)治疗方法

下颈椎骨折由于多会造成脊髓的损伤，故一般均需手术治疗。大剂量激素冲击治疗对于脊髓损伤患者的作用已得到了公认。通常建议在术后8小时内就应用，具体方法如下：甲泼尼龙以30 mg/kg的剂量首先在15分钟内迅速静脉滴注，然后暂停45分钟，再按照剂量4.5 mg/(kg·h)连续静脉用药23小时；而如果患者在伤后3～8小时才接受治疗，那么建议静脉用药持续至47小时，即再延长一天。通常单独椎体的骨折，多采用前路切开复位，将骨折的椎体次全切除，去除脊髓前方的压迫，取自体髂骨或mesh支撑前方，再用钛钢板内固定。而对于骨折脱位的病例，最好术前进行颅骨牵引复位，位置满意后再行手术治疗。如果小关节的交锁经闭合方法无法纠正，则需后路切开，用磨钻去除部分下位椎体的上关节突，再将脱位复位，然后可以一并行相邻椎体的椎弓根或侧块固定，因为后路固定的生物力学强度优于前路，尤其是椎弓根螺钉固定。而如果术者对后路固定不熟悉，也可以采用后前路联合的入路，即再采用前路进行植骨内固定术。

(五)预后与康复

下颈椎损伤的预后直接与脊髓损伤的严重程度有关。患者的膈神经一般很少累及，故膈肌还有功能，所以患者术后仍有可能依靠自主呼吸生活，同时进行肢体和大、小便功能的康复锻炼。脊髓为不完全损伤的患者，术后可能会有一定程度的功能恢复，特别是术前损伤越轻的患者，术后恢复的可能性越大，预后越佳。术后康复的功能锻炼也很重要，它可以帮助患者借助剩余的神经功能去完成和适应日常的生活。

三、上胸椎骨折($T_1 \sim T_{10}$)

(一)概述

上胸椎($T_1 \sim T_{10}$)由于受到胸廓的限制，相对坚固，不易发生骨折，一旦外界暴力足够大而产生骨折，并由于胸椎管的面积小，通常都会造成严重的脊髓损伤。并且也会合并有胸部的损伤，如单发或多发的肋骨骨折、气胸、血胸或血气胸。

(二)病因病理

胸椎的关节突位于冠状位，呈叠瓦状排列。致伤的暴力通常为屈曲、轴向负荷、旋转、过伸等，或为组合的暴力。最常见的损伤方式为首先出现小关节的骨折，严重时可发生交锁造成椎体的脱位，同时也会伴有相应椎体的压缩或爆裂骨折。

(三)临床表现

患者通常会有患处明显的疼痛，可触及局部的肿胀和畸形。一般脊髓损伤均为完全性，表现为双下肢的截瘫和二便功能障碍。同时还要注意有无胸部损伤的表现，查体并拍片除外肋骨骨折、气胸、血胸或血气胸。X 线片可以发现胸椎的骨折或骨折脱位，而如果损伤发生在 $T_{5/6}$ 以上，肩胛骨的阻挡会影响对病变的观察，故需做 CT 或 CT 重建来明确骨折的部位，MRI 可以了解脊髓损伤的程度。

(四)治疗方法

首先可以采用大剂量激素冲击治疗来努力促进受伤脊髓功能的恢复。接着，待患者一般情况稳定后，即应早期行骨折的复位内固定术。由于患者通常存在小关节的损伤或交锁，故一般都采用后路手术。而如果前方椎体骨折严重，失去了承重能力，则可考虑二期行前路重建内固定手术。

(五)预后与康复

上胸椎损伤的预后直接与脊髓损伤的严重程度有关。患者一般都会有部分的胸式呼吸，而且其膈肌还有功能，所以患者术后仍可依靠自主呼吸生活，同时进行肢体和大、小便功能的康复锻炼。脊髓为不完全损伤的患者，术后可能会有一定程度的功能恢复，特别是术前损伤越轻的患者，术后恢复的可能性越大，预后越佳。术后康复的功能锻炼也很重要，它可以帮助患者借助剩余的神经功能去完成和适应日常的生活。并且胸椎损伤的患者其上肢功能都保持完好，相对于颈椎损伤的患者，可以借助于上肢的力量更有利地进行康复，并且可以自行运转轮椅生活。

四、下胸椎及腰椎的损伤(T_{11}～L_5)

(一)概述

上胸椎由于受到胸廓的限制，而腰骶部(L_4～骶骨)由于受到腰骶韧带的保护，使得二者的活动度显著受限。而胸腰椎的移行部(T_{11}～L_2)活动度大，第 11、第 12 肋骨的保护薄弱，从而造成了该部位更易受伤。同时损伤又按 Denis 提出的三柱理论分型：分别为支撑椎体的前柱和中柱，以及后方的后柱。继而又将骨折分为以下 4 型：压缩骨折、屈曲-牵张型损伤、爆裂骨折、骨折脱位。

(二)病因病理

下胸椎及腰椎的损伤，致伤的暴力通常为屈曲、轴向负荷、旋转、过伸等或为组合的暴力。

(三)临床表现

患者通常会有患处明显的疼痛，可触及局部的肿胀和畸形。一般脊髓或马尾神经损伤可为完全性也可为不完全性，或者也可以无神经损伤的表现。X 线片可以发现相应节段的骨折或骨折脱位，需做 CT 或 CT 重建来明确骨折的椎体后壁是否完整及有无椎管内的占位骨块，MRI 可以了解脊髓或马尾神经损伤的程度。查体时可以利用关键肌肉或皮肤区域与神经根支配的对应关系来判断神经损伤的平面及程度。

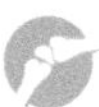

1.压缩骨折

这种损伤最常见,椎体受到屈曲的外力作用,使得前柱损伤,前高丢失,而椎体的后壁和后柱完整,CT平扫显示椎管内没有骨折块占位,故患者通常没有神经损伤的表现,这种骨折常见于高处坠落伤,故有可能伴有跟骨的骨折。而另一方面,随着人口的老龄化,老年人的骨质疏松性椎体压缩型骨折也日益增多,这些患者通常无或只有轻微的外伤史,即出现腰背部的持续疼痛。X线片通常显示椎体普遍的骨质疏松,病椎常会被均匀的压缩。

2.屈曲-牵张型损伤

屈曲-牵张型损伤,常见于机动车事故中,两点固定的安全带损伤。椎体所受牵张作用力的瞬时旋转中心位于椎体的前方,使得后柱、中柱和前柱依次发生水平方向上的断裂,断裂可以主要发生在骨质上(又被称为Chance骨折),也可发生在韧带上,或者两者均有。正位片上可以发现棘突间距增宽,侧位片上可以发现椎体的后方高度增加。Chance骨折通常不造成神经损伤,除非存在明显的骨折移位,而在这种情况下,该损伤应归为不稳定的骨折脱位。

3.爆裂骨折

椎体的前方和后方都受到轴向作用力,而造成前、中柱的损伤。而轴向的负荷又会造成椎间盘内的髓核压力增高,引起纤维环的应力增加,从而使得纤维环附着的椎体终板及其附近的骨质在巨大剪式应力的作用下发生骨折,并向椎管内移位。高处坠落并以足跟着地是典型的受伤机制。在侧位片上,可以显示出椎体高度的丢失。在正位片上,可以观察到椎弓根或棘突间距增宽。有些爆裂骨折还会伴有成角和旋转的畸形。典型的爆裂骨折其后柱是完整的,然而在屈曲作用力下,随着后凸畸形的加大,椎体的后方韧带复合物也会发生断裂,形成不稳定的爆裂型骨折。Denis又将爆裂型骨折分为5型:A型,上下终板均发生了骨折;B型,仅上终板发生了骨折;C型,仅下终板骨折;D型,骨折伴有旋转;E型,伤椎伴有侧方的楔形变。椎体后壁粉碎的骨折块会向椎管内移位,造成脊髓或马尾的压迫,从而造成神经功能的损害。

4.骨折脱位

椎体的骨折脱位常是多个方向的作用力组合作用的结果,如屈曲、伸展、旋转和剪切等,它们会造成椎体所有三柱的损伤。骨与韧带结构通常都会发生断裂。Denis又将骨折脱位分成以下几型。

(1)屈曲旋转型:椎体的前柱受到屈曲和旋转的作用力,而中柱和后柱主要受到来自沿Y轴旋转的暴力而发生骨折,骨折线通常经过间盘或椎体。

(2)剪切型:剪切暴力也可以造成椎体所有三柱的损伤。它又分为两型:分别为后前剪切型和前后剪切型。在前者,暴力直接作用于后背,使上位椎体发生明显的向前移位,而椎体本身通常是完整的。由于下位椎体小关节的朝向会限制骨折椎后弓的向前移位,从而造成后弓的多发骨折。最终椎板会与向前脱位的椎体分离,形成漂浮-游离的椎板。硬膜撕裂也时常发生。而当剪切力是由前向后时,骨折椎后弓由于不受下位椎体小关节的朝向限制,会明显向后侧移位,造成神经损伤。

(3)屈曲-牵张型骨折脱位:它与屈曲-牵张型Chance骨折的主要区别在于它会发生明显的移位。这是一种非常不稳定的骨折,通常伴有严重的神经损伤、硬膜撕裂和腹内脏器的损伤。

(四)治疗方法

首先可以采用大剂量激素冲击治疗来努力促进受伤脊髓或马尾神经功能的恢复。接着,待患者一般情况稳定后,即应早期行骨折的复位内固定术。如果患者骨折椎体碎裂不重或存在小关节的损伤或交锁，一般都采用后路手术进行撑开复位内固定术；而如果前方椎体骨折严重，失去了承重能力，则可考虑一期或二期行前路重建内固定手术。如果患者仅为前、中柱的损伤，后柱完整，则可行一期前路减压内固定术。而如果骨折已为陈旧性，则应行后路的截骨矫形术。

(五)预后与康复

下胸椎和腰椎损伤的预后直接与脊髓或马尾神经损伤的严重程度有关。患者可以在术后早期进行肢体和二便功能的康复锻炼。神经不完全损伤的患者，术后可能会有一定程度的功能恢复，特别是术前损伤越轻的患者，术后恢复的可能性越大，愈后越佳。术后康复的功能锻炼也很重要，它可以帮助患者借助剩余的神经功能去完成和适应日常的生活。并且这类损伤的患者其上肢功能都保持完好，可以借助于上肢的力量相比颈椎损伤的患者更有利地进行康复，并且可以自行运转轮椅生活。

(邹志亭)

第四节　脊髓损伤

一、概述

据估计，我国现有脊髓损伤患者超过 200 万人，并且以惊人的速度在增长，受伤者以中青年损伤为最多。其中交通事故发生率最高，其次为高处坠落伤，两者约占所有损伤的 3/4。高龄患者即便发生像摔倒这样的轻微外伤也可能发生脊髓损伤。

二、病因

脊椎损伤中脊髓损伤发生率很高(占全部脊椎损伤的 40%～60%)。有一种发生于颈椎部位的脊椎损伤，X 线上无骨折脱位而患者表现为完全性瘫痪，称为无骨折脱位性脊髓损伤。高龄患者原来伴有后方骨质韧带增生造成脊髓压迫，常发生过伸展损伤。小儿脊髓损伤约占 30%。小儿脊柱活动性大，过度屈曲或过度伸展会发生脊髓的牵拉损伤。另外枪伤、切割或刺伤会造成开放性脊髓损伤。

三、好发部位

脊椎损伤好发部位为中下颈椎和胸腰交界部。颈椎与胸椎以下损伤比率为 3∶1。受伤原因中，颈椎损伤多为交通事故、高处坠落伤、摔倒或外伤，胸髓以下损伤多发于坠落伤。

四、分类

脊髓损伤是对脊髓实质的机械性破坏，包括脊髓内出血、脊髓实质的循环障碍、代谢障碍、生物化学障碍。

脊髓休克出现于重度脊髓损伤之后。损伤脊髓水平以下运动、感觉功能和脊髓反射消失，自主神经功能停止。下位脊髓功能一般在 24 小时之内恢复。

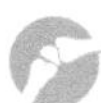

(一)从临床的角度分类

从临床的角度,根据患者瘫痪的程度可分为完全瘫痪和不全瘫痪,根据损伤部位可分为四肢瘫痪和截瘫(表 5-3)。

表 5-3 脊髓损伤后功能丧失分类(Stauffer 分类)

损伤部位	运动、感觉丧失	分类
脑干～C_1	颈,上肢,下肢,横膈膜	颈髓麻痹
C_2～C_3	上肢,下肢,横膈膜	呼吸麻痹,四肢瘫
C_4～C_8	上肢,下肢	四肢瘫
T_1～S_1	下肢	截瘫
S_2～S_5	直肠,膀胱	会阴麻痹,截瘫

1.完全瘫痪

脊髓损伤后感觉、运动功能、深部反射完全持续消失称为完全瘫痪。

2.不全瘫痪

脊髓损伤髓节以下髓节支配区域感觉、运动和深部反射功能部分丧失。如果四肢瘫痪,而骶髓支配区域的会阴部感觉或肛门括约肌随意收缩功能尚存也为不全瘫痪,称为骶髓回避,瘫痪改善的可能性较大。

(二)根据脊髓横断面上损伤部位分类

由于脊髓横断面上损伤部位不同,致灰白质的部分损伤,致使残存功能不同。主要存在如下类型(图 5-1)。

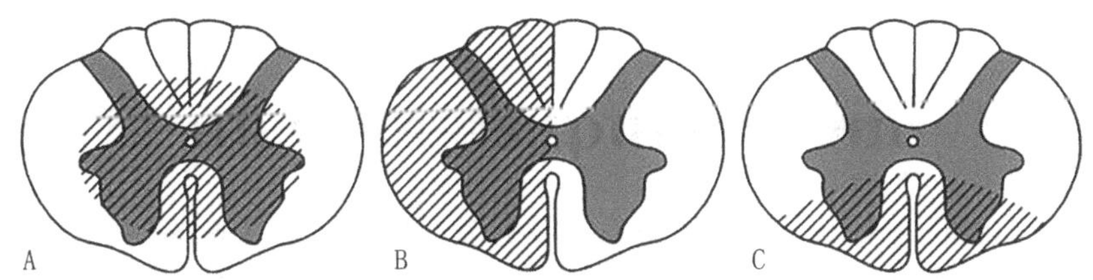

图 5-1 脊髓损伤分类

A.中心性脊髓损伤,图中斜线部分为损伤区域。脊髓灰白质内侧部分受损伤,伤后四肢瘫痪,但上肢重于下肢,伴有分离性感觉障碍;B.脊髓半侧损伤,图中斜线部分为损伤区域。脊髓损伤后,一侧上下肢运动、深部感觉障碍,而对侧浅感觉障碍;C.前部脊髓损伤,图中斜线部分为损伤区域。脊髓灰白质前侧部损伤,脊髓损伤后,四肢运动、浅感觉障碍,而深感觉残存

1.中心性脊髓损伤

脊髓灰白质内侧部分受损伤,伤后四肢瘫痪,但上肢重于下肢,伴有分离性感觉障碍。

2.脊髓半侧损伤

脊髓损伤后,一侧上下肢运动、深部感觉障碍,而对侧浅感觉障碍。

3.前部脊髓损伤

脊髓灰白质前侧部损伤,脊髓损伤后,四肢运动、浅感觉障碍,而深感觉残存。

(三)其他分类

根据损伤部位可以将脊髓损伤可分为四肢瘫痪和截瘫。

1.四肢瘫痪

脊髓损伤后四肢感觉、运动功能消失。

2.截瘫

胸髓、腰髓和骶髓损伤后，双下肢感觉、运动功能障碍。

五、并发症

脊髓损伤后感觉、运动和反射障碍，自主神经障碍导致脏器组织并发症的发生。骶髓损伤主要导致排尿障碍、排便障碍，中位胸髓、腰髓损伤导致消化器官、泌尿器官障碍，上位胸髓、颈髓损伤导致呼吸障碍和循环障碍。

(一)循环器官障碍

交感神经受阻断，相对的迷走神经占优势，血管运动神经受阻断，使血管扩张，血管通透性增加，脉搏降低，血压低下，循环血液量减少，静脉回流障碍，全身水肿，肺水肿。

(二)消化器官障碍

交感神经阻断、迷走神经功能不全，致消化器官运动分泌功能障碍，主要是麻痹性，形成急性胃扩张、消化性溃疡、宿便。肛门括约肌麻痹，排便障碍。

(三)呼吸障碍

C_4以上部位的完全性脊髓损伤，膈神经支配的呼吸功能丧失，只能靠人工呼吸器来维持生命。而C_4以下部位脊髓损伤，肋间神经支配的呼吸功能丧失。这时气道分泌物增加、痰液潴留，换气不全致呼吸障碍，胸廓反常运动、膈肌疲劳致呼吸不全，肺不张，合并重度肺炎。

(四)排尿障碍

脊髓损伤后，骶髓、盆内脏神经、阴部神经组成的排尿反射通路受阻断，膀胱弛缓性麻痹，尿闭(急性期)。尿闭时需要导尿，以避免尿路感染症，注意尿道憩室、尿路结石等并发症。

(五)压疮

骶骨、大转子、跟骨、坐骨结节部等骨隆起部位好发。通过定时变换体位来预防。

(六)其他特有的并发症

过高热，低体温，异位性骨化，迟发性脊柱变形，外伤性脊髓空洞症。

六、临床表现

(一)颈髓损伤

1.上位颈椎部(枕部～C_2椎体:C_1～C_3髓节)

完全瘫痪病例伴有膈肌的麻痹，可能致命。不全瘫痪患者可能生存，对于怀疑上位颈椎损伤的病例，对瘫痪程度详细评价后，优先上呼吸机。神经学主要表现为四肢瘫痪，少见情况下表现为交叉瘫痪和洋葱皮样综合征。

2.中下位颈椎部($C_{2/3}$椎间～C_7/T_1椎间:C_4～T_2髓节)

横断性损伤表现为完全性四肢瘫痪和胸廓运动障碍，如伴上位损伤则存在呼吸障碍。椎间盘部位损伤髓节，导致水肿和血肿，表现与颈椎病相似。如$C_{5/6}$椎间盘损伤则一般损伤C_7髓节，颈椎损伤部位不同，损伤的相应的髓节不同，残存的上肢功能也不同(表5-4)。

表 5-4 颈髓损伤后残存肌肉和残存运动功能

损伤水平	主要残存肌肉	残存运动功能
C_4	横膈肌	腹式呼吸
C_5	三角肌、肱二头肌	肩外展，肘屈曲
C_6	桡侧腕长、腕短伸肌	伸腕
C_7	肱三头肌	伸肘
C_8	指深屈肌、指浅屈肌	屈指
T_1	手内在肌	小指外展

中下位颈椎损伤多为不全瘫痪。据统计约占 80%。不全瘫痪主要有如下表现：Brown-Sequard 综合征（脊髓半侧瘫痪），中心性颈髓损伤，前部颈髓损伤。中心性脊髓损伤常见于高龄患者不慎摔倒，前额部着地，致颈椎过伸展损伤。脊髓灰白质中心性损伤，下肢功能影响小，可能自主排尿，而上肢功能影响较大，可能残留手指运动功能障碍。

(二)胸髓以下损伤

1.上中胸椎部（T_1椎体～$T_{10/11}$椎间：T_3～L_2髓节）

由于胸廓的强力支撑作用，这个部位的脊椎损伤频率较低，脊髓损伤的发生率低。一旦损伤多为完全性瘫痪。上位胸髓损伤会造成肋间肌麻痹，引起呼吸障碍。

2.胸腰移行部（T_{11}～L_2椎体：L_3～S_5髓节）

此部位为脊髓损伤的好发部位。完全瘫痪的发生率为 70%～80%。损伤的部位主要为脊髓圆锥上部各圆锥部，也可能损伤到马尾，表现为腰髓神经根和骶髓神经根损伤症状。脊髓、神经根完全损伤表现为双下肢完全瘫痪，脊髓完全损伤而脊髓通过部马尾大部分免除损伤，双下肢感觉、运动功能保存。脊髓圆锥损伤，膀胱直肠功能障碍，伴会阴区感觉障碍。

3.腰椎部（$L_{2/3}$椎间～骶椎：马尾）

马尾损伤的发生率较低。多表现为双下肢不全瘫痪，特别是下肢髋关节外展肌运动障碍。

七、诊断标准

诊断应以救命处置为优先，保证脊髓损伤患者的生命体征平稳，在全身管理过程中确保损伤脊椎固定。

(一)神经学诊断

1.脊髓损伤的判定

完全瘫痪和不全瘫痪的诊断首先应确认不存在脊髓休克。

如球海绵体反射和肛门反射阳性则可判断不存在休克。前者用手握龟头，留置尿管的用手牵拉尿管，后者用针轻刺肛门周围皮肤，引起肛门括约肌收缩。

一般受伤后 24 小时内脊髓休克恢复。

2.脊髓损伤的部位诊断

正常感觉、运动功能所对应的最下位髓节为脊髓损伤水平面。脊髓内部水肿、血肿形成会造成麻痹区向头侧上升，因此必须随时观察。可在患者皮肤上直接描记出感觉障碍的上限，以供日常观察对比。

3.横断位诊断

感觉障碍的对称性和非对称性,运动障碍的对称性和非对称性,上下肢损伤程度的差异,完全性和部分性反射障碍,推测横断位主要损伤部位(中心性,前部,后部,半侧损伤)。

4.重度的评价

完全瘫痪和不全瘫痪的区别。瘫痪程度可用 Frankel 评分法分为 A～E 共 5 个阶段。

A.感觉、运动完全消失。

B.运动完全消失,感觉部分存在。

C.有部分运动功能,但不能抵抗地心引力。

D.存在运动功能,能步行,但较正常差。

E.感觉运动功能正常。反射可能异常。

(二)脊椎损伤部位诊断

采用单纯 X 线像、断层 X 线像和 CT 来评价骨折脱位的平面。一般的移位最大或椎管最狭小的部位为脊髓损伤部位。

(三)MRI 诊断

通过 T_1 和 T_2 加权像上脊髓形态和髓内信号变化和范围,推断脊髓状态,同时推定预后。脊髓形态的变化包括肿胀、压迫和断裂。髓内信号变化,急性期时 T_2 加权像低信号(出血),慢性期 T_1 加权像低信号,T_2 加权像为高信号(脊髓软化,囊肿改变)为高度损伤的典型所见。

(四)其他诊断方法

造影 X 线诊断:脊髓造影和 CTM。电生理学的诊断:脊髓诱发电位、体感诱发电位和运动诱发电位。

八、治疗方法

可分为治疗初期(受伤 1 个月以内)和慢性期(受伤 1 个月以上),受伤初期的治疗决定损伤者的预后。

初期治疗的主要目标是全身管理保持生命体征平稳,脊椎复位固定,脊髓减压保护脊髓,预防早期并发症。慢性期治疗为治疗迟发性脊柱变形,治疗迟发性脊髓损害,慢性期并发症的处置,早日下床,回归社会。

(一)初期治疗

1.全身管理以保证生命

(1)呼吸管理:颈髓损伤,对于呼吸障碍者,应采用人工呼吸确保通气。所采用的人工呼吸不适合用经口气管插管,原则上采用气管切开术。定期吸引排痰,预防肺炎、肺不张。

(2)循环管理:进行起立训练,避免体位变换引起直立性低血压。预防血栓性静脉炎和深部静脉血栓症。

(3)消化器官管理:预防胃十二指肠溃疡。有必要行经鼻的胃管持续吸引,以预防麻痹性急性胃扩张。

(4)尿路管理:受伤后出现尿闭,应该导尿,采用间歇导尿法或持续导尿法。间歇导尿法注意预防感染,保持膀胱容量 300～400 mL。持续导尿法长期留置尿管,膀胱容易失去伸展性,导致容量变小,应尽早拔除。对于核上型膀胱,利用注水法确认排尿肌反射恢复,开始利用刺激法进行排尿训练。实际可通过叩击下腹部或摩擦会阴部和肛门周围皮肤进行。骶髓马尾损伤所致的核下型膀胱，可采用手压腹部(Crede 法)进行排尿训练。患者自己应学会自行导尿。

2.脊髓损伤药物疗法

对于脊髓损伤的继发损伤的治疗，实验室证实有多种药物有效。

(1)激素治疗：临床上主要是甲泼尼龙的大剂量应用。肾上腺皮质激素作为细胞膜稳定剂能保持神经细胞膜的通透性及血管的完整性，减少细胞内钾的丢失，抑制儿茶酚胺的代谢与积聚，预防及减轻脊髓水肿。美国 NASCIS 建议，在脊髓损后 8 小时内，经静脉初次给予 30 mg/kg，此后给予 5.4 mg/(kg · h)持续23 小时。

(2)脱水治疗：应用静脉点滴甘露醇、甘油、尿素、β-七叶皂苷钠及低分子葡萄糖酐等脱水剂以预防及治疗脊髓水肿，可减轻其所造成的继发性脊髓损害。

(3)鸦片类拮抗剂：在中枢神经损伤时，有大量的内源性类鸦片及其片段的释放，使脊髓血流自身调节能力丧失，而导致动脉压下降，血流减少，使用鸦片拮抗剂可以阻止这种病理生理作用，从而提高中心动脉压，增加脊髓血流量，改善神经功能恢复。这类药物常用的如纳洛酮。

(4)抗儿茶酚胺类药物(如利血平)：脊髓损伤组织中去甲肾上腺素(NE)的集聚是使脊髓出血坏死的重要因素，抗儿茶酚胺类药物能减少去甲肾上腺素的合成，从而减轻脊髓出血坏死。

(5)钙离子通道阻滞剂：能有效地阻止 Ca^{2+} 涌入细胞内，可以阻断蛋白酶、脂酶的激活，ATP 产生机制的破坏，兴奋性氨基酸的释放。临床常用的有尼莫地平。

(6)神经营养药：甲钴胺系血液、脊髓液中的辅酶维生素 B_{12} 及甲钴胺制剂，通过对甲基转换反应，促进核酸-蛋白-脂质代谢，增加 DNA、RNA 和髓鞘脂质卵磷脂的合成，有利于损伤神经组织的修复；改善神经组织的代谢，促进轴索及其蛋白质的合成，保持轴索的功能；抑制神经组织异常兴奋性的传导。

神经节苷脂(GM-1)：促进神经细胞的生成，轴突生长和突触生成；对损伤后的继发神经退化有保护作用——降低糖耗率；改善细胞膜酶的活性，减轻神经细胞水肿；选择性地对抗兴奋性氨基酸的活性；促进各种原因所致的中枢神经系统损伤的功能恢复。

其他促神经生长药物：如转化生长因子-β(TGF-β)、神经生长因子(NGF)、脑源性神经生长因子(BDNF)、神经营养因子-3(NT-3)和胶质源性神经生长因子(GDNF)等。

(7)自由基清除剂：超氧化物歧化酶(SOD)和 α-生育酚(维生素 E)等。脊髓损伤后膜的乳过氧化物酶(LPO)反应的最终产物丙二醛和游离脂肪酸释放显著升高，而超氧化歧化酶活性显著降低。超氧化歧化酶是超氧自由基的特异性清除酶，能明显减少自由基介导的脂质过氧化损伤，稳定溶酶体膜，从而对神经细胞起保护作用。

(8)酶类药物：蛋白溶解性酶、透明质酸酶、胰蛋白酶和弹性硬蛋白酶等。减轻脊髓损伤后的炎性和神经胶质反应，减少胶质瘢痕形成，为轴突再生创造条件，并使血管易长入损伤部。

(9)改善微循环药物：可改善损伤组织的微循环，减少缺血坏死，保存脊髓白质及部分灰质，促进神经功能恢复。如东莨菪碱、丹参注射液和红花注射液等。

(10)兴奋性氨基酸受体阻滞剂：兴奋性氨基酸受体的过度兴奋可引起大量 Ca^{2+} 内流，导致迟发性神经细胞损害和最终死亡。天门冬氨酸和谷氨酸可与这些受体结合，阻断兴奋性氨基酸的作用。非竞争性选择性 NMDA 受体拮抗剂 801 可使神经的病死率从 74%降到 10%。Wahlestedt 利用分子生物学技术制造抗过敏性寡脱氧核苷酸类，直接抑制 NMDA 受体的蛋白质成分，使脑梗死的体积减小。

3.高压氧治疗

脊髓损伤最重要的发病机制是微血管阻塞缺血或出血造成脊髓缺氧或水肿，甚至引起脊髓轴索断裂、分层和广泛的溃散。高压氧可提高脊髓的血氧含量和血氧分压，0.1 MPa空气下脊髓氧分压为2.0～4.0 kPa(15～30 mmHg)；在0.3 MPa氧下，脊髓氧分压提高到60.0～74.7kPa(450～560 mmHg)，是常压下的3～4倍，同时氧在组织中的弥散半径也从常压下的30 μm增加到100 μm，从而给脊髓组织提供了充足的氧气，增加了脊神经有氧代谢，使受损脊髓细胞的功能得以恢复。高压氧还可使血管收缩，减轻脊髓水肿，保护可逆性损伤的神经组织，有助于神经功能的恢复。

4.脊椎减压固定和脊髓减压脊髓保护

(1)保守疗法：对于完全瘫痪而脊椎不稳定性较小的，可采用头颅牵引、反张位复位法复位，整复脱位后，使用支具固定到骨愈合为止。

(2)手术疗法：脊髓损伤后手术目的，第一位的就是脊髓减压。减压主要有如下方面：①损伤的脊椎复位，复位脱位的脊椎；②从前方或后方去除椎管内骨片、椎间盘组织和血肿；③减压后，行脊椎重建固定术。

手术通常在受伤后24小时以上进行。对不全瘫痪病例，其骨折和脊髓损伤适合手术治疗。而对完全瘫痪例，术后瘫痪改善程度较小，手术的目的主要是改善脊椎的不稳定性，复位后固定。少数情况下，瘫痪水平迅速上升，短期内造成脊髓损害障碍扩大，应急诊行椎弓切除脊髓减压术，并同时应用固定。

5.并发症的预防和早期康复

(1)压疮：预防办法是定时体位变换，每天1次以上的皮肤擦拭，保持干燥，改善低蛋白血症。

对于压疮的治疗可用理疗法(空气浴，日光浴)，防止感染加剧。对于大而深的压疮采用手术疗法(在骨隆起部位切除压疮部软组织，可用皮瓣或肌皮瓣覆盖关闭切口)。

(2)感染症：预防呼吸道感染，首先是加强体位引流，严格按照呼吸道管理方案对患者进行呼吸道管理；第二是呼吸训练，帮助并指导患者进行膈肌训练及呼吸肌训练，维持胸廓的活动度；第三是早期手术，早期抬高床头，早期下床(轮椅活动)，同时进行呼吸训练，这些都是降低呼吸道感染，从而降低患者病死率的重要因素。

预防尿路感染，脊髓损伤后发生尿闭应该导尿，间歇导尿可明显降低脊髓损伤患者的泌尿系统感染率已经成为国际上的共识，采用方法包括无菌间歇导尿、清洁间歇导尿、定期更换尿管、耻骨上膀胱造瘘、反射排尿、压腹排尿、骶髓电刺激、人工括约肌、膀胱再造、肉毒素注射等。采用何种方式取决于病情、患者意愿、生活环境、经济情况。

一旦发生尿路或呼吸道感染，应及时采用敏感抗生素控制感染。

(3)关节挛缩：好发部位有肩关节(内收内旋位挛缩)、股关节、足关节(尖足变形)、手指(拇指内收屈曲挛缩)、足趾(屈曲位挛缩)。预防：各个关节在活动范围内每天被动活动，安静状况下保持中立位。重度挛缩开始可用关节活动度训练，理疗，康复锻炼(被动活动、主动辅助活动、徒手矫正、伸张运动)。

(4)深静脉血栓合并肺栓塞：发生高峰为伤后30天左右，多数学者认为未使用低分子肝素前的发生率在20%～30%之间。较老的女性、四肢麻痹的男性、肥胖、癌症的患者DVT的发生率较高。早期使用低分子肝素、下肢气压助动泵可有效减少深静脉血栓的发生，且两种方法疗效相当。

(5)低钠血症:脊柱脊髓损伤患者低钠血症的发生率与患者脊髓损伤平面和程度有相关性。其原因与过量水负荷、脊髓损伤后肾脏排水保钠能力下降等因素有关。

治疗原则以积极预防为主,一旦发生低钠血症,应予补充钠盐并适度限水。必须注意急性重度低钠血症致脑水肿的可能。一旦出现神经精神症状,要尽快静脉滴注高渗盐水及脱水和严格限水治疗。

脊柱脊髓损伤患者低钠血症的一般预后良好,但如果忽视急性重度低钠血症致脑水肿的可能,治疗不及时可导致患者呼吸衰竭、昏迷甚至死亡。

(6)早期康复:主要目标是预防并发症,维持强化残存肌力。①预防并发症:参照压疮和关节挛缩并发症的预防。②残存肌力的维持和强化。③运动疗法:评价肌力。徒手肌力 2 级的可通过辅助自主活动,徒手肌力 3 级以上的开始自主活动,以后可行对抗运动。④理疗:电疗,特殊的低频波疗法也有效。⑤肺理疗:强化残存的呼吸功能,辅助咳痰或体位性排痰。

(二)慢性期治疗

1.麻痹性脊柱侧凸

小儿期发生的脊髓损伤,成年以后会发生进行性的脊柱侧凸。需要支撑才能步行或坐位,骨盆高度倾斜,侧弯凸侧坐骨部压疮形成。轻度非进行性的麻痹性脊柱侧凸,不需要积极治疗,应长期随诊观察;如侧凸曲度超过 20°(Cobb 法),并有加重趋势,则应予以脊柱矫形支具治疗;如果脊柱侧凸曲度过大,并有进行性加重趋势,则应考虑手术治疗。支具和手术的目的是矫正脊柱畸形,控制畸形发展,从而使患者不用双上肢支撑就能保持躯干直立,躯干活动不感到疲劳。治疗应有明确目的,即能解决什么问题,能达到什么功能恢复,如术后患者恢复坐、站、扶拐行走、坐轮椅活动等。切忌脱离患者的具体情况进行无用的过分治疗或治疗不足。

2.迟发性脊髓障碍

造成的主要原因是迟发性脊柱变形、外伤性脊髓空洞。迟发性脊柱变形采用脊髓减压、脊柱变形矫正术,外伤性脊髓空洞症行空洞硬膜下腔交通术,空洞腹腔交通术,脊髓大网膜移植术。

3.慢性期并发症的处置、管理

(1)尿路管理:核上型、核下型膀胱都要行排尿训练。除了排尿训练之外,可辅助自己排尿,药物疗法,经尿道括约肌切除术(TUR)。尿路并发症中的问题,细菌感染采用高压排尿法。

(2)异位性骨化:好发于麻痹区域关节周边(膝,股,肘)。受伤 3 个月前后局部肿胀、发红伴活动受限,多是发生了异位骨化。发生病理不明,挛缩的关节外伤,过度活动度的获得性训练为诱因。治疗法,骨化初期中止关节活动度训练,药物疗法,增大停止后的骨化块行切除术。

(3)痉挛:高位脊髓损伤,下位脊髓前角细胞活动亢进,是导致关节挛缩、压疮、尿路结石、便秘等并发症的诱发因素。预防和治疗法有去除诱因、药物疗法、伸张运动、电刺激、手术疗法(肌腱切断术,肌腱延长术,神经根切断术等)。

(4)其他:感觉缺失性疼痛(幻肢痛样),自主神经过紧张反射,体温调节障碍等。

4.慢性期康复

通过训练使全身状态改善,损伤脊椎稳定性增强。主要目标是保持坐位和立位,移动动作,ADL 动作,步行动作。实际进行时采用推起训练、起立训练、返寝训练、移动训练等基本的训练方法来强化训练躯体和四肢。

(1)体位及其体位变换:维持良肢位:在康复护理中,身体的正确姿势是极其重要的,正确的体位可防止或对抗痉挛姿势的出现,也叫良肢位。体位的变换有助于预防或减轻痉挛的出现或加重。可预防肌肉-骨骼的畸形。定时体位变换有助于并发症的预防，特别是压疮，以及循环问题的出现。

当病情允许时应鼓励患者及早坐起或进入轮椅之前进行抬高床头训练，这样可预防多种并发症，尤其是直立性低血压。卧位至坐位的步骤：从抬高床头→半坐位→坐位→轮椅训练，抬高床头30°，耐受1.5小时后可逐步抬高床头，每天抬高5°逐步过渡到坐位，也可进行站床训练，能防止直立性低血压。

对颈椎损伤患者可采取腰围、腹带，下肢用弹力绷带或长筒袜，以预防直立性低血压，患者如出现不适可迅速降低床头，如患者坐在轮椅上，要立即将轮椅向后倾斜，待患者呼吸症状缓解后，缓慢将轮椅恢复原位。

患者进行体位变换后密切观察有无低血压症状：头晕、面色苍白、虚弱、视力模糊等。

(2)被动运动：麻痹肢体的被动运动，可以促进血液循环，保持关节和软组织的最大范围。在患者受伤入院的第一天就要开始进行这种训练。要每天进行两次被动运动，一直持续到患者能够进行主动运动，并且能够靠自己的力量保证充分的关节活动范围为止。进行被动运动，患者每个肢体每次大约活动5分钟，被动运动的大部分时间用于肢体缓慢的整体活动，以促进血液循环。

另外，每个始于近端而在远端负重的关节，包括掌、跖的关节，都要进行数次全范围的活动，并要以适当的活动形式防止出现肌肉短缩。关节被动运动操作要缓慢、轻柔，并有节奏地进行，以避免损伤既无感觉又未受保护的关节和其他麻痹的组织结构。被动运动时，还一定要考虑到患者的既往病史和年龄因素的限制。

(3)除了这些基本动作以外，还有车椅子训练，步行训练，ADL训练(吃饭、洗脸、更衣、入浴)。

九、预防与康复

脊髓损伤的预防胜于治疗，包括预防脊髓损伤的发生、预防脊髓损伤的加重及预防脊髓损伤并发症的发生。

伤前预防脊髓损伤的发生，把握发生时机，开发改良防备工具，整治竞技场和练习场，检查练习法和练习时间(回避疲劳时段)，训练肌力、持久力、机敏性，增强运动能力。

伤后预防脊髓损伤的加重，外伤后脊髓损伤程度加重的原因，多数是由于不恰当的初期搬动和运送所致，脊椎损伤合并脊髓损伤者，大多数脊柱稳定性受到破坏，如果现场急救搬运或运送不当，影响到脊柱的稳定性，则有可能加重脊髓损伤程度，使不完全性脊髓损伤加重甚至成为完全性脊髓损伤。伤后预防的主要措施：脊柱脊髓损伤患者能及时得到急救组织的救助；组织受过急救训练的人员进行急救，正确进行脊柱脊髓损伤患者的搬运或运送；及时送达具有脊柱脊髓损伤治疗经验的医院进行及时的治疗。

预防脊髓损伤的并发症，脊髓损伤的并发症是其死亡的主要原因，常见并发症包括呼吸道感染、肺栓塞、压疮及感染、低钠血症、直立性低血压、窦性心动过缓、自主神经过反射、泌尿系统感染、膀胱结石、肾积水、肾衰竭、瘫肢痉挛、截瘫神经痛、异位骨化、抑郁症等。清楚地认识这些问题，以及时有效采取相应的预防措施，能预防或减少这些并发症出现的概率和严重性，从而降低脊髓损伤患者的病死率。

(邹志亭)

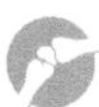

第五节　强直性脊柱炎

一、概述

强直性脊柱炎是一种主要侵犯中轴骨骼，引起疼痛和进行性僵直的慢性炎症性的疾病，该疾病主要侵犯骶髂关节，脊柱和髋关节，受累的脊柱和关节有迅速发生屈曲畸形骨性强直的趋势。强直性脊柱炎过去被认为是类风湿关节炎的一部分，但现代的研究表明强直性脊柱炎是一种独立的疾病，在风湿病学中将其称为血清学阴性的脊柱关节病。强直性脊柱炎的确切发病机制还不完全清楚，但与感染，遗传和自身免疫功能障碍有关。强直性脊柱炎有明显的家族聚集现象，与 HLA-B27 密切相关，强直性脊柱炎患者中有 88%～96%的 HLA-B27 呈阳性，流行病学研究表明遗传是一个发病因素。但 HLA-B27 阴性的人群中也会有强直性脊柱炎发生，说明其他因素如环境对疾病的发生也可能是必需的因素。有研究表明肠道肺炎克雷伯杆菌感染与疾病的活动有直接的联系。

二、病因病理

强直性脊柱炎患者初期呈进行性炎症反应，主要发生在脊柱关节，也常发生在髋关节和肩关节，很少影响到周围关节。早期的组织病理改变发生在骶髂关节，单纯的骶髂关节炎并不常见，病变沿脊柱向上发展。炎症的原发部位在韧带和关节囊的附着处，早期局部充血、水肿和炎性细胞浸润，肉芽组织形成，然后很快纤维化和骨化，继发的骨化和修补的新生骨导致骨质硬化和关节强直。脊柱的最初损害是椎间盘纤维环和椎体边缘连接处的肉芽组织形成。纤维环外层形成的韧带骨赘不断发展成相邻椎体的骨桥，小关节软骨破坏和椎体终板软骨新生骨的形成，造成小关节强直和椎体方形变，形成 X 线所见的典型的竹节样改变。随着病变的发展，椎体前方变短后方相对拉长，使脊椎正常生理曲线破坏产生后凸，这就是驼背产生的病理基础。再加上患者喜欢屈髋屈膝仰卧或枕高枕，以减轻疼痛和不适，这是驼背产生的诱发因素。在病程早期驼背是可复的，患者平卧后驼背可自行矫正或减轻，劳累后驼背可加重，休息后可减轻。当疾病发展小关节破坏硬化后，畸形便成为固定的。患者站立行走时，身体重心前移，在重力的牵引作用下畸形可进一步加重。由于肋骨横突关节强直，使胸廓的活动度消失，患者只能靠膈肌活动来维持换气。晚期患者严重的后凸畸形使胸壁和腹壁靠近，胸腹腔脏器受压，产生呼吸，循环和消化系统功能障碍。

三、临床表现

典型的强直性脊柱炎的发病年龄在 15～20 岁。无明显诱因出现腰背疼痛和僵硬，疼痛可涉及臀部或大腿后部，僵硬以晨起明显活动后可有所缓解。随着病情的发展，轻微的体力劳动即可出现腰背疼痛，休息后也不缓解，腰背活动受限加重，逐渐出现胸腰椎后凸的驼背畸形。晚期患者整个脊柱强直，头部前伸，颈部强直，双眼不能直视前方，不能回头视物。双髋屈曲畸形，加重了驼背的程度。由于胸廓活动受限，呼吸功能下降。由于脊柱强直，易发生骨折。少数患者晚期会出现马尾神经功能障碍。强直性脊柱炎患者早期缺乏特异性的体征，主要表现为骨突部位的压痛，如跟骨、大转子、髂嵴、棘突和胸肋关节等部位，骶髂关节应力试验(Gaenslen 征)阳性提示骶髂关节病变。晚期患者可见胸腰椎明显的后凸畸形，站立位患者胸椎后凸增加，腰前凸减少，髋关节的固定屈曲畸形也较常见。脊柱活动度明显下降甚至消失，腰椎活动度检查 Schober 试验可提示腰椎活动度明显下降。胸廓活动度下降，扩胸度明显下降甚至为 0。强直性脊柱炎的关节外表现最常见的是急性前葡萄膜炎，典型表现是单侧急性发作，眼痛，畏光，流泪和视物模糊。临床实验室检查有 80%的患者会出现血沉增快，RF 阴性，血清肌酸磷酸激酶水平升高是疾病活动的较敏感和特异的指标。HLA-B27 检测阳性对诊断强直性脊柱炎有意义，但并不能作为确诊的指标。影像学检查在疾病早期阳性结果很少，放射性同位素骨扫描能在 X 线改变出现之前证实骶髂关节炎。典型的强直性脊柱炎 X 线改变最早出现在骶髂关节，1966 年制订的强直性脊柱炎纽约诊断标准将骶髂关节 X 线改变做如下分期：0 级，正常骶髂关节。Ⅰ级，可疑或极轻微的骶髂关节炎。Ⅱ级，轻度骶髂关节炎，局限性的侵蚀，硬化，关节边缘模糊，但关节间隙无改变。Ⅲ级，中度或进展性骶髂关节炎，伴有以下一项或以上变化：近关节区硬化，关节间隙变窄或增宽，骨质破坏或部分强直。Ⅳ级，严重异常，骶髂关节强直，融合，伴或不伴硬化。早期脊柱的 X 线改变表现为胸腰椎椎体前角呈方形，椎体骨质疏松经常伴有椎体终板凹度减少。椎体旁骨化表现为韧带骨赘形成，在纤维环处形成，在椎体间形成骨桥，晚期形成脊柱竹节样改变。脊柱的后方结构包括椎间关节囊，棘间韧带，棘上韧带和黄韧带也会受到侵犯形成骨化，在 X 线上呈电车轨样改变。晚期胸腰段脊柱出现均匀的后凸，正常的生理性弯曲消失。强直性脊柱炎患者上颈椎可出现反常的过度活动，出现寰枢椎不稳定。强直性脊柱炎患者周围关节随着炎症的发展会出现骨量减少，关节侵蚀和骨化，后期出现关节融合。在周围关节中髋关节比其他关节更容易受到炎症的侵蚀破坏，引起双侧对称性关节间隙狭窄，软骨下骨不规则骨化，髋臼和股骨头关节面外缘骨赘形成，晚期出现髋关节强直。

四、诊断标准

强直性脊柱炎典型病例临床特征突出，本病主要依靠临床表现来诊断。具有诊断意义的临床特征包括炎性脊柱痛(40 岁前发病，隐袭起病，持续 3 个月以上，有晨僵活动后减轻)，胸痛，交替性臀部疼痛，急性前葡萄膜炎，滑膜炎(下肢为主，非对称性)，肌腱端炎，X 线示骶髂关节炎，有阳性家族史。修订的强直性脊柱炎的诊断标准如下。

临床标准：①下腰痛持续至少 3 个月，活动后可缓解；②腰椎在垂直和水平面的活动受限；③扩胸度较同年龄性别的正常人减少。

确诊标准：具备单侧 3～4 级或双侧 2～4 级骶髂关节炎，加上临床标准中的至少 1 条。

强直性脊柱炎的治疗目的是缓解疼痛和僵硬感。有研究表明强直性脊柱炎患者患病 20 年后仍有 85%以上的患者每天有疼痛和僵硬感，超过 60%的患者需要使用药物治疗。通过应用非甾体类药物可以很好地控制疼痛和僵硬感，但药物治疗的目的是使患者能够参加正规的运动锻炼计划，定期做运动锻炼对减少或防止畸形和残废是最重要的治疗方法。嘱患者必须直立行走，定期做背部的伸展运动。睡硬板床并去枕平卧，避免卷曲侧卧。劝患者戒烟，定期做深呼吸运动以维持正常的胸廓扩展度。游泳是强直性脊柱炎患者最好的运动方式。经常性的运动锻炼和非甾类药物成功的治疗了大多数患者，但仍有部分患者需使用糖皮质激素和抗风湿药物(如柳氮磺胺吡啶、甲氨蝶呤等)。

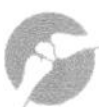

五、治疗方法

大多数强直性脊柱炎患者不需要进行外科治疗，外科治疗适用于严重的固定屈曲畸形，脊柱骨折和脊柱椎间盘炎。强直性脊柱炎导致的固定屈曲畸形并不是都需要矫正，伴有严重疼痛和神经功能障碍的固定屈曲畸形是手术的适应证。当屈曲畸形进展终止后疼痛并不是患者最严重的症状，但当患者脊柱出现的代偿性屈曲时常引起疼痛，特别是在颈椎保留一定的活动度出现过度前凸时。由于患者的脊柱处于融合固定的状态，在没有出现骨折和椎间盘炎时一般很少出现神经功能障碍。只有那些严重的屈曲畸形使患者不能向前直视，对日常生活带来严重限制的病例才需要手术矫正畸形。对脊柱严重的屈曲畸形同时伴有髋关节固定的屈曲畸形的病例，当髋关节有足够的活动度时，可以代偿脊柱的畸形，因此在进行脊柱矫正手术之前需先行髋关节置换手术。脊柱矫正术前对患者的脊柱的整体畸形情况和脊柱的平衡状况进行评价，有助于帮助术者选择最佳的截骨位置。术前应确定脊柱畸形的主要位置，在此位置截骨可以获得最大的矫正效果。

胸腰椎后凸畸形的患者可以分为两类，一类是单纯胸椎存在后凸畸形颈椎和腰椎前凸正常，另一类是整个胸腰椎存在后凸畸形腰椎前凸消失。对第一类患者只需要在胸椎的主要畸形部位进行截骨来矫正畸形，对第二类患者建议使用腰椎的伸展性截骨来矫正畸形。

现在常用的截骨方式主要有开放和闭合楔形截骨两种方式，同时配合以坚强的内固定和植骨融合。积水潭医院主要采用的是经椎弓根的闭合楔形截骨的方式，术中采用微型电动磨钻磨除双侧椎弓根，然后经椎弓根在椎体内行楔形截骨，在截骨完成后闭合截骨面，行椎弓根螺钉内固定。此种截骨方式在椎体内完成，避免了经椎间截骨导致术后椎间孔变小易产生神经根的嵌压。此种方法使脊柱短缩，避免了对脊髓和前方血管的牵拉，且截骨后接触面为松质骨，稳定性强易于术后愈合。该方法使用微型磨钻进行截骨，有利于术中对截骨面的止血，减少了术中的出血量，且使用磨钻避免了使用骨刀等器械进行截骨时因震动产生脊髓损伤的可能性，但需要术者有熟练使用磨钻的经验。因强直性脊柱炎患者多存在明显的骨质疏松，不能提供坚强内固定所需的骨质，因此有时需要延长固定的节段以分散应力降低内固定失效的风险。

因强直性脊柱炎患者脊柱强直，截骨处应力集中，因此术中需进行可靠的植骨融合，以降低术后植骨不愈合，假关节形成和内固定失效的风险。此类手术术后患者需佩戴定做的胸腰支具，以减少因术后患者下床活动产生的应力降低手术失败的风险。因椎体的宽度有限，因此单椎体截骨所能提供的矫正度数有限，根据积水潭医院的经验，一般最大矫正度数在40°左右，有时为矫正更大屈曲畸形需进行多椎体截骨。文献报道截骨手术的并发症主要有脊髓损伤神经损伤、术后肺炎、肺栓塞等，手术麻醉风险大，因此术前对患者的全身情况需做全面评估详细准备。此外术后截骨处不愈合，内固定失效也有报道，这要求手术过程中对植骨融合应予以足够的重视，术后密切随访观察。

强直性脊柱炎患者由于脊柱处于强直状态无活动性，即使是发生轻微的损伤，也很容易发生脊柱骨折。这种骨折是继发于全面的骨质疏松和脊柱韧带骨化的病理性骨折，脊柱因为广泛融合失去正常的弹性而不能吸收损伤的能量。骨折最常发生在胸腰结合部，其次是颈中段，由于骨量减少和畸形的存在，X线有时很难发现这种骨折，CT有助于诊断隐性骨折。严重的强直性脊柱炎骨折极不稳定，前方和后方韧带结构的骨化使脊柱变成一个僵硬的环，因此不会发生单柱骨折，一旦发生即为三柱骨折，极不稳定。强直性脊柱炎脊柱骨折伴随神经损伤的发生率高，有文献报道此类骨折合并脊髓损伤的发生率是普通人的2倍。由于骨折的不稳定性因此对此类骨折应积极采用手术治疗，且因为骨质疏松的存在因此较传统的骨折固定要延长手术固定的节段，同时注重术中的植骨融合。有些学者建议同时行前路植骨融合，术中也可以用骨折部位作后凸畸形的矫正。术后需要使用支具外固定直至骨折的完全愈合。

在强直性脊柱炎患者中脊柱椎间盘炎的发生率有报道为5%，有的学者报道可以高达23%。脊柱椎间盘炎可以无症状，但大多数患者会出现疼痛伴有畸形加重。现在大部分学者认为脊柱椎间盘炎是由于骨折慢性骨不愈合所形成的假关节。脊柱椎间盘炎的治疗原则与急性骨折类似，但应注意脊柱椎间盘炎在假关节部位是否存在局部狭窄，如存在狭窄可能在手术固定的同时需行减压手术。

强直性脊柱炎患者累及颈椎常见的问题为寰枢椎半脱位、不稳定的枢椎下方的骨折畸形、寰枕关节破坏、固定的颈椎或颈胸连接处后凸畸形。颈椎坚固融合导致枕颈连接处应力增加，此外横韧带炎症反应和其骨性附着点的充血也容易导致寰枢椎脱位或半脱位。对有明显神经压迫症状的寰枢椎不稳定患者需手术治疗，建议使用Brooks法或Gallie法。如伴有寰枢椎不稳定的强直性脊柱炎患者的颈椎保留有一定的活动度，在术中可同时应用Magerl法，以加强寰枢椎的固定强度，提高融合率。但如果此类患者的颈椎僵直在前凸位，在施行Magerl手术时可能因缺乏入针角度而导致手术无法进行。寰枕关节破坏，其轻微的持续的活动可导致剧烈的疼痛，当药物治疗和颈托固定不能控制疼痛时，要进行枕颈融合术，具体术式建议采用枕颈钢丝固定或枕颈钢板固定。强直性脊柱炎患者出现颈椎后凸畸形，可导致视野显著受限，严重的可出现开口困难和颏触胸畸形。颈胸连接处的骨折容易被漏诊导致继发的颈椎后凸畸形，对严重的后凸畸形可采用截骨术矫正后凸畸形，但此术式难度较大风险高，需做好详细的术前评估和设计，并由有经验的医师施行。

六、预后和康复

强直性脊柱炎是一种炎症性疾病，主要引起疼痛和进行性僵硬，对该疾病应予以足够的重视，争取做到早期诊断。对早期患者应予以非甾类抗炎药物治疗控制炎症，避免炎症对关节造成进行性破坏导致晚期的脊柱强直，对早期患者应予以合理的指导包括保持适当的姿势和伸展锻炼以预防脊柱畸形的出现。对晚期患者出现严重的脊柱屈曲畸形可采用外科手术矫正畸形改善患者的生活质量。

（邹志亭）

第六章　骨科疾病的关节镜治疗

第一节　习惯性髌骨脱位的关节镜治疗

习惯性髌骨脱位是由于股四头肌作用的外侧方排列紊乱，外侧支持带挛缩，内侧松弛，胫骨的外旋，股骨髁间窝变浅，髌骨变异以及股内侧肌肌力不良等因素所致。手术治疗方法颇多，包括膝关节外侧松解，内侧紧缩，髌腱着点移位，股四头肌成形以及半腱肌移位术等。下面介绍两种方法。

一、软组织松解股内侧肌外移术(Green 股四头肌成形术)

(一)手术适应证

(1)股骨髁发育基本正常。

(2)髌骨不稳出现半脱位。

(3)病人年龄在 12 岁以下者。

(二)操作步骤

(1)病人仰卧位全麻或硬膜外麻醉，患侧大腿近端上气性止血带。

(2)切口：膝关节前方绕髌骨直弧形切口 10～15 cm，至髌骨充分游离两侧之关节囊及支持带，沿髌骨的外侧缘切开挛缩的组织及关节囊，但要保护好滑膜，以不切开关节为原则，使之髌骨外缘充分松解。以同样方法切除内侧关节囊一条宽 1 cm 相当长度的关节囊条带，切除后紧缩缝合。

(3)股内侧肌外移：将股内侧肌的远端切开，充分向上内方游离，将其远端拉向髌骨外缘，内侧肌腹与髌骨内侧缘固定几针后，将其远端与髌骨外侧缘充分缝合固定。必要时髌腱外侧半内移。

(4)检查屈膝的髌骨有无向外移位倾向，如无移位，则逐层缝合，置入引流，术终打一长腿石膏托固定 4～6 周。

(三)术中难点和对策

(1)充分纠正致髌脱位的各项因素，如果纠正理想，术后不会复发，术后 Q 角应恢复 15°，注意髌腱的方向是否正常，如不理想，可考虑髌腱外侧半内移，或髌腱着点内移术。其次外侧支持带及关节囊挛缩组织应松解彻底，这样即可消除髌骨外移的重要因素。但有个别病例存在着膝外翻，应同时行股骨髁上截骨矫正，以防复发。

(2)切开关节囊时要仔细地与关节滑膜分离，勿切开滑膜进入关节内；但有时也很难避免，如发现切开滑膜应及时缝合。

(四)术后并发症及其处理

髌脱位复发，其原因系引起习惯性髌脱位各种病理因素纠正得不理想，预防措施一方面是髌骨外方关节囊及支持带挛缩充分彻底松解；另一方面是髌骨内方力量的增强，即关节囊合理紧缩，股内侧肌外移；第三方面是股四头肌牵拉方向的恢复，髌腱着点移位或者半腱肌移位固定等。

二、软组织松解半腱肌腱髌骨固定术(Dewar-Galeazzi 手术)

(一)手术适应证

(1)髌骨呈习惯性脱位。

(2)股骨外髁发育不良至髌骨不稳定。

(3)术后复发病例。

(4)年龄不受限制。

(二)操作步骤

(1)病人体位、麻醉、患肢上气性止血带以及切口与软组织松解股内侧肌外移术相同。

(2)髌骨外侧关节囊及支持带切开松解、内侧关节囊及支持带紧缩以及股内侧肌相应外移均与软组织松解股内侧肌外移术相同。

(3)半腱肌肌腱髌骨固定术，首先在膝关节的内后方，半膜半腱肌部做一纵行切口约 5 cm，分离游离找到半腱肌，从肌肉与肌腱连接处切断，近端缝合在半膜肌上；其次于髌腱着点内下方，即半膜、半腱肌和股薄肌、缝匠肌着点处的内后侧找半腱肌腱，从该处拉出，并经过皮下引入第一个切口，缝合上述切口。

再于髌骨内下方向外上方用钻钻一隧道，将半腱肌肌腱从内下方引入隧道，从外上方拉出，将该肌腱拉紧保持髌骨正常位置，与髌前筋膜和髌腱近端缝合固定。最后将股内侧肌腱游离后缝合在髌骨的外侧，置入引流，逐层缝合，术终长腿石膏固定 6～8 周。

(三)术中难点和对策

本手术的特点是利用半腱肌腱固定于髌骨上，使髌骨难以再向外方移位，它比髌腱着点内移更为有效，对于髌脱位术后复发者是更为理想的术式。固定髌骨的力量要适中，不可过紧而影响膝关节的屈曲，这是应注意的。

(令狐荣伟)

第二节　关节镜下后交叉韧带重建术

膝关节后交叉韧带(posterior cruciate ligament，PCL)是维系膝关节稳定性的重要结构之一，损伤后会引起膝关节出现后向不稳定和旋转不稳定，从而影响关节功能，导致一系列后遗病变，严重者可引起残疾，因此后交叉韧带损伤属于严重的膝关节韧带损伤。PCL 损伤多发生于交通事故和工伤等严重外伤之中，也可发生于体育运动中，常常伴随有膝关节其他结构的损伤，

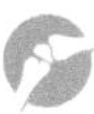

包括 ACL 和后外侧结构损伤等，检查诊断存在困难，需要准确诊断。以往对于 PCL 重要作用认识不足，对于 PCL 损伤通常采用非手术疗法，但是 1997 年发表的研究报告提示非手术疗法效果不理想，长期随访发现可继发关节内其他结构的损害。近年来，随着对 PCL 的解剖、生物力学性能、伤后自然转归及对膝关节功能的相关研究不断深入，临床诊断治疗水平有了巨大提高。同时，随着关节镜下重建技术不断完善，关节镜下手术治疗后交叉韧带损伤已经成为常规手术治疗方法。

重建后交叉韧带的目的是恢复膝关节达到正常运动学功能，防止其他关节结构发生继发性损伤，阻止和减缓关节退变。取得 PCL 重建手术成功的关键在于确认和治疗所有的病变，使用高强度的移植物材料，精确地定位骨隧道的解剖止点，使用牢固的移植物固定，保持移植物适当的张力，并采用适当的术后康复程序，遵守和坚持这些技术原则可取得关节镜下单束或者双束重建的优良临床结果。

一、受伤机制

后交叉韧带的损伤机制包括高能量损伤(例如交通伤)和低能力(例如运动损伤)损伤。高能量损伤多见于交通事故损伤，并常伴有其他部位和多发韧带损伤。在运动中 PCL 损伤也越来越常见，常见于足球和滑雪等运动，足球运动的守门员尤其危险。

后交叉韧带的损伤机制包括：①在膝关节处于屈曲位时，暴力直接作用于胫骨上端，此时后方关节囊松弛，而 PCL 紧张，承受向后方向的损伤力量，常见于摩托车和汽车撞车事故，被称为挡泥板伤和仪表板损伤。②足部固定于地面，膝关节处于过伸位，膝关节受到直接向后的作用力，亦可引起 ACL 损伤，同时造成后方关节囊严重撕裂，PCL 断裂。③膝关节极度屈曲可导致 PCL 损伤，这种损伤机制常引起 PCL 股骨止点的撕脱损伤，此时常带有骨膜组织。④膝关节的减速-旋转损伤，在显著外翻或者内翻位时扭转膝关节，根据旋转机制的不同，可伴有后内侧或者后外侧关节囊韧带结构的损伤，使得伤情变得复杂。⑤跪地伤是后交叉韧带运动损伤的最常见机制，此时膝关节屈曲，踝关节处于跖屈位，跌倒时胫骨结节受到地面撞击。

二、诊断和分型

(一)临床表现

通常有明显的外伤史，了解损伤机制有助于确立诊断，受伤时关节内的爆裂感或者撕裂感通常不明显。急性期主要表现有疼痛、关节肿胀和患肢无法负重。注意可发现胫骨前方存在皮肤擦伤，急性期关节积液和严重肿胀较少见，原因是出血流入后方软组织内，从而可出现腘窝部血肿和压痛，小腿后方皮下淤血。注意由车祸等高能量损伤所引发的后交叉韧带损伤，常伴有股骨骨折，据报道可达 10%～40%，或者说在这些股骨患者中，需要注意辨别 PCL 损伤。受伤暴力较大时，需要鉴别是否伴有其他韧带和关节囊结构的复合损伤。

进入慢性期后，主诉变为多种多样，部分患者可以完全无症状，甚至能够参加高水平的体育运动。疼痛是最常见主诉，大部分患者主诉存在不稳定，与单纯前交叉韧带撕裂相比，单纯后交叉韧带损伤的膝关节不稳定主诉相对较少。患者可表现为上下楼梯和下蹲起立无力、行走困难、在支撑相中无法伸直膝关节、持续性内侧间室或者髌股关节疼痛，某些患者主诉在快速改变方向时出现疼痛。Boynnon 于 1996 年观察 30 例患者，伤后平均病史为 14.8 年，发现 81%偶尔出现疼痛，56%经常出现肿胀，74%主诉活动功能受限，其余 26%无功能障碍。陈旧性 PCL 损伤导致膝关节松弛，9%的患者无法恢复损伤前的运动水平；19%患者的运动水平下降；62%患者的运动水平保持不变，10%水平提高。单纯PCL损伤的自然病程是早期出现疼痛和不稳定症状，继发半月板撕裂，晚期可出现关节退变。临床观察表明后交叉韧带功能不全的患者在10～20年后可出现膝关节内侧间室的骨性关节炎和髌股关节炎，尸体研究也证实单纯后交叉韧带撕裂可引起膝关节内侧关节间室和髌股关节的接触应力加大。在接受非手术治疗的患者中，连续行放射性核素锝骨扫描检查，发现存在早期关节退变，这也是主张重建的原因之一。

(二)分期

Dejour和Walch(1987年)提出PCL功能不全的分期如下。

1. Ⅰ期功能适应期

3～18个月，患者具有功能受限、疼痛和不稳定感，尤其是上楼时出现。年轻患者和运动员患者，具有良好的肌力，主观不稳定较轻，短期内仍可用患肢负重。

2. Ⅱ期功能耐受期

6个月～15年，约80%的患者对患膝状况表示满意，75%可以参加损伤前体育运动水平，但是约50%的患者存有症状，在运动中或者运动后存在前膝疼痛、关节肿胀和不稳定感。

3. Ⅲ期失代偿期

骨性关节炎，该期是不可避免的后果，尽管其起病时间和严重程度各有不同，病变进展也不同。在伤后10年约有30%的患者放射学检查可发现存在骨性关节炎改变，主要影响内侧关节间室和髌股关节间室。出现并存的不稳定，如后外侧和后内侧不稳定，是出现严重症状的预兆。

(三)临床检查

急性期的临床检查可存在困难，常常容易遗漏诊断。在实施不稳定检查之前，需要注意评估下肢轴线，是否存在膝关节内外翻畸形，检查髌股关节，发现骨赘、碾轧音和外侧半脱位等异常改变，并注意发现合并副损伤，包括血管、神经和其他韧带结构损伤。

常用的临床评估包括多种检查，可以发现后向不稳松弛，例如：后向松弛塌陷；后抽屉试验；前抽屉试验假阳性；反向轴移试验(Jakob试验)；胫骨外旋试验(Dial试验)等。

1. 后向不稳定松弛征

后向不稳定松弛征又称为胫骨前方台阶征。屈膝90°，胫骨和股骨的相对位置是诊断PCL断裂的重要指标。当PCL韧带完整时，胫骨结节前缘位于股骨髁前缘前方1 cm。当小于1 cm，甚至位于股骨髁前缘后方时，结果为阳性，提示存在PCL损伤。根据移位程度可进行分度，在屈膝90°位，胫骨前表面位于股骨髁表面前方不足0.5 cm，为Ⅰ度；胫骨前表面与股骨髁前面位于相同平面，为Ⅱ度；当胫骨前表面位于股骨髁前面的后方时，为Ⅲ度。

2. 后抽屉试验

膝关节处于屈曲70°～90°位，对胫骨近端施加向后方的力量，评估并记录胫骨后移的程度和止点的性质(硬性止点或者软性止点)，注意双侧对比。根据移位程度可进行分级，当胫骨结节位于股骨髁前方0～1 cm之间，为1度损伤；但胫骨结节前缘与股骨髁前缘相平齐时，为2度损伤，提示PCL完全断裂；当胫骨结节前缘位于股骨髁后方时，为3度损伤，提示PCL完全断裂并合并后外侧结构损伤。由于急性期存在疼痛和肌肉痉挛，检查结果并不可靠，据报道阳性率为10%～76%。注意：在某些慢性状态下，当膝关节处于90°屈曲位时，部分患者的胫骨已处于显著的后方下沉位，此时无法继续向后方推移，不可误认为后抽屉试验阴性和存在硬性止点，而是提示存在后外侧结构和后内侧关节囊损伤。因此，检查时应将胫骨复位于正常位置，保持中立位

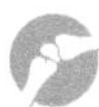

或者轻度外旋位。

3.Godfrey 下沉试验

令患者双侧下肢膝关节和髋关节同时屈曲 90°，检查者用手支撑起患者的足部，令患者放松肌肉，观察胫骨结节在重力的作用下是否出现下沉，出现下沉者为阳性。

4.反向 Lachman 试验

以相反的方式施行 Lachman 试验，也就是在屈膝 20°～30°位施行后抽屉试验。

5.股四头肌主动收缩试验

患者取仰卧位，膝关节处于屈曲 70°～90°，保持中立位，患肢放松。检查将患者的足部固定于检查床上。令患者主动收缩股四头肌，出现胫骨向前方移位为阳性。通过该试验可确定股四头肌的中立位角度，此时股四头肌收缩无胫骨移位。

6.反向轴移试验

在膝关节从 90°屈曲位到伸直的过程中，同时施加内旋和内翻应力，可发现内侧胫骨平台发生后方半脱位，在膝关节伸直 20°～30°时，胫骨平台可自发复位。

7.膝关节伸直位和屈曲 30°位检查内外翻应力试验以及胫骨外旋试验

试验完毕并双侧对比，判定内外韧带结构和后外侧角结构的情况。

8.器械检查(KT-1000 或 KT-2000)

在膝关节屈曲 30°或者 90°位测量胫骨的后方移位程度，并确定股四头肌中立位的角度，可提供客观量化指标。

PCL 损伤常作为一种复合损伤出现，约占 60%伴有后外侧角结构的损伤。当合并存在后外侧角结构损伤时，后抽屉试验为 3+(向后方移位大于 10 mm)，在膝关节屈曲 30°或者 90°位时胫骨外旋增加。

(四)放射学检查

常规摄取前后位和侧位 X 线片，除外伴随的骨性损伤和撕脱骨折，撕脱骨折多位于胫骨平台后方。腓骨头骨折和 Gerdy 结节撕脱骨折多提示伴发后外侧角结构损伤。后方髁间窝部位出现骨赘提示慢性 PCL 功能不全，注意可干扰手术，需要在术中去除。慢性患者可出现内侧间室和髌股关节的显著退变。应力下 X 线检查具有重要意义。在屈膝 90°位的应力位膝关节侧位 X 线片，与正常侧对比，在 PCL 完整时一般相差只有 3 mm 以下，正常胫骨后移约为 2 mm，当胫骨后移大于 10 mm 时，即有后交叉韧带重建的手术指征。在屈膝 30°位应力下 X 线片测量正常侧胫骨后方移位 6.1 mm，而损伤侧达 11.9 mm。

骨扫描无诊断特异性，但是对于慢性损伤病例，放射性核素锝骨扫描可表明内侧关节间室的骨组织存在代谢增强，提示局部生物力学异常。MRI 检查是有效的诊断工具，可以帮助诊断后交叉韧带损伤。在 MRI 图像上，正常的 PCL 表现为低信号密度均匀的条状组织，在矢状面图像上表现为带有向后方的弧形，在冠状面和轴位图像上也能显示部分 PCL 纤维。PCL 急性损伤后，其 MRI 信号密度增高，韧带内出现高信号区域，T1 加权相和质子加权相表现为中等信号强度，T2 加权相表现为高信号强度。MRI 可用于确定撕裂部位，韧带撕裂后形成的血肿和水肿显示为局部信号强度增高。对于 PCL 完全损伤，MRI 的敏感性和特异性均高达 100%，但是对于部分损伤和牵拉损伤，诊断具有困难。对于慢性损伤需要提高警惕，有一项研究表明，在经 MRI 证实完全后交叉韧带损伤的患者中有 77%在伤后 4 个月恢复韧带的连续性，但是临床检查发现膝关节的后方松弛度反而增加。因此需要牢记，MRI 只能确定韧带的形态学状态，而无法确定韧带的功能状态。MRI 同时还有助于诊断膝关节内的其他伴随损伤,包括骨挫伤、其他韧带结构损伤和半月板撕裂等。

(五)诊断和分型

明确诊断依赖于临床检查、应力位 X 线检查和 MRI。由于在关节镜术中观察完整 PCL 的视野受到限制,因此关节镜术中的检查并不可靠,尤其是陈旧性损伤。对于急性 PCL 损伤,通过关节镜可发现 PCL 断裂的部位,间接征象包括 ACL 松弛、内侧间室软骨损伤和髌股关节软骨退变等。

PCL 损伤具有多种分类系统。按照损伤的时间可分为急性(14 天之内)损伤和慢性损伤。按照所累及的韧带范围可分为单纯损伤和复合损伤。

三、治疗原则

与 ACL 重建相比,PCL 损伤的治疗较为复杂困难,重建手术的技术难度大,而且常常伴有其他不稳定成分的损伤,例如后外侧结构损伤等,更加增大诊断和治疗难度。有关 PCL 重建术的文献报道较少,术后总体结果并非完全理想。对于单纯 PCL 损伤,尤其是急性损伤,是否需要采用手术治疗,目前仍存在有争议。部分学者认为单纯后交叉韧带通常无需手术治疗,因为大多数仅存在 PCL 部分断裂,而不伴有其他结构损伤。其原因有:①由于传统的开放手术需要切开关节腔,术中暴露不佳,手术困难;②手术的并发症高;③由于 PCL 表面覆盖有滑膜组织,具有较丰富的血液供应,表明具有一定的自身愈合能力,部分患者可能获得自行愈合;④部分患者表现出关节功能良好,甚至能够继续参加体育活动。假如存在复合性损伤,采用非手术疗法,会残留膝关节不稳定和残疾。因此,目前大多数学者建议只对重度 PCL 损伤重建 PCL,包括Ⅱ度以上的单纯 PCL 撕裂,合并后外侧结构损伤和合并多发韧带损伤,而且多数医师认为最好在伤后 2 周内重建或者修补后交叉韧带以及伴随的韧带损伤。

(一)保守治疗

适应证:①单纯 PCL 损伤,在应力下侧位片上,胫骨后方移位小于 10 mm;②MRI 显示 PCL 延长,无完全断裂;③MRI 显示 PCL 部分撕裂;④PCL 损伤患者无不稳定症状和疼痛症状。

支具将膝关节固定于伸直位,全天使用,持续 6～8 周,重点是控制胫骨下沉,促进韧带愈合和周围软组织粘连。然后继续使用可活动支具 8 周,此时应着重于股四头肌的康复训练,禁止腘绳肌收缩练习,目的是减少胫骨的后方负荷。在伤后 10～12 周时临床和放射学(应力下摄片)评估稳定性,决定下一步治疗。

但是,Keller(1993 年)研究发现,经过保守治疗后,90%的患者偶尔出现疼痛,65%患者的活动水平受限,而且受伤时间越长,症状越重,退行性改变也越重。Geissler 和 Whipple(1993 年)研究 PCL 损伤保守治疗的疗效,发现 90%的患者存在运动相关的膝关节疼痛,43%的患者在行走时存在问题。因此,PCL 缺损具有深远的影响,尽管早期功能状况尚好,但是会继发进行性软骨损伤,主要影响内侧间室和髌股关节,而且时间越长,继发性改变就越重。

(二)手术指征

目前,大多数学者建议对于 PCL 损伤采用手术治疗,急性 PCL 损伤的手术指征包括止点撕脱、胫骨台阶降低 8 mm 或以上以及伴有膝关节其他结构的 PCL 损伤。慢性单纯 PCL 损伤的手术指征为伴有疼痛和不稳定症状的慢性损伤,出现进行性功能不稳定。目前尚无一种被广泛接受的 PCL 重建技术,具有诸多影响 PCL 重建术后疗效的因素及相关争论,如骨隧道的准确定位、单束和和双束重建、移植物的选择、最佳固定方式以及术后康复锻炼程序等。在确定手术治疗之后，需要细致的术前计划，充分关注下列多种相关因素，包括手术时机、患者的选择、手术方式和技术、移植物的选择、骨隧道的定位和建立、移植物的固定以及固定时膝关节的位置、术后康复治疗的方式和时间。

在关节镜下完成 PCL 重建，可消除关节不稳定症状和胫骨后方半脱位，治疗伴随损伤，防止关节继发退行性改变。关节镜下 PCL 重建技术的优点包括：①并发症相对较低；②可处理关节内的伴随损伤；③对本体感觉干扰小；④骨隧道定位准确；⑤瘢痕小，美观；⑥损伤小，术后恢复快。

（三）手术时机的选择

对于手术时机选择的争议主要集中于对于急性单纯 PCL 损伤是否需要手术治疗以及伴随有其他韧带结构损伤时的手术时机。手术时机取决于血管状况、复位后的稳定性、皮肤状况、全身合并损伤、开放还是闭合性损伤、半月板和关节软骨面的损伤、其他骨科损伤、侧副韧带和关节囊的受累程度。

对于急性单纯 PCL 损伤，尽管部分学者认为应该及时手术治疗，许多学者仍然认为，需要保守治疗6～8 周后，再决定是否采用手术治疗。而在伴随有其他韧带结构损伤时，手术的最佳时机与韧带的愈合能力有关。急性损伤的患者，尤其是伴随膝关节脱位时，假如神经血管状况允许，通常需要等待 7～14 天，使得关节囊能够粘连闭合，允许安全的关节镜手术下 PCL 重建手术，同时修复、加强或者重建其他受损的韧带结构。

（四）移植物的选择

可供选择移植物与 ACL 重建术中选择移植物的原则基本相同，但是需要考虑 PCL 重建术中需要更加强大和更长的移植物。从大体上，可将移植物分为自体移植物、同种异体移植物和人工材料合成韧带，需要考虑和衡量各种移植物的长处和短处，并根据患者和术者的意愿加以选择。

1.自体移植物

目前使用最为广泛，包括骨-髌腱-骨、腘绳肌腱和股四头肌腱以及髂胫束等。

(1)同侧 BTB 或对侧 BTB：同侧 BTB 是 PCL 重建术中最经典的移植物，并经长期临床疗效验证。其优点包括：已经证实其长期临床结果优良；获取容易；移植物两端带有骨块，固定方便而且牢固；手术操作容易。其缺点包括：使得 PCL 主要的协同结构减弱；髌前疼痛和髌股关节病变等并发症的发生率较高，而且治疗困难；无法进行 PCL 双束重建；手术切口类似于半开放形式；有时无法提供足够长度的移植物。

部分学者建议使用对侧 BTB，认为优点包括：患膝无取移植物的并发症；患侧的 PCL 主要协同结构无减弱；可完全在关节镜下施行重建手术；降低术侧的并发症。缺点：缺乏对健侧影响的长期疗效观察；健侧膝关节可出现取移植物并发症；无法进行 PCL 双束重建。在使用中需要修整骨块，并保留适当的长度，以便能够顺利通过胫骨后方返折部位。

(2)同侧或者对侧腘绳肌腱：包括半腱肌腱和股薄肌腱，通常需要采用 4 股移植物进行重建。其优点包括：减弱 PCL 的主要拮抗结构；全关节镜下技术；供区部位的创伤较小和并发症发生率相对较低；可进行 PCL 双束重建，因此近期内被广泛使用。其缺点：与使用 BTB 移植物相比，缺乏长期临床疗效观察的验证；半腱肌腱和股薄肌腱的尺度变化差异较大，部分患者可能缺乏足够的强度，因此部分学者建议使用双侧半腱肌腱进行重建，以保证足够的长度、宽度和强度。

(3)股四头肌腱:股四头肌腱的一端带有骨块,横截面大,长度较长,可用的组织多,与 BTB 移植物相比,更接近于 PCL 本身,因此应用日趋广泛。据统计,股四头肌腱的平均长度为 8.6 cm,而髌腱的平均长度仅为 5.2 cm;10 mm 宽的股四头肌腱移植物平均截面积为 64 mm^2,而同样宽度的髌腱仅为 37 mm^2,生物力学测试显示股四头肌腱的断裂负荷为(2173±618)N,而髌腱仅为(1953±325)N。因此,股四头肌腱在厚度、长度、宽度、横截面积和强度等方面,均明显优于髌腱移植物,更加适用于 PCL 重建手术。

2.同种异体移植物

包括跟腱、骨-髌腱-骨、股四头肌腱、胫前或胫后肌腱和腘绳肌腱等,是 PCL 重建手术的良好选择,由于具有足够的长度和横截面积,以及可带有骨块,因此具有足够的腱性结构和骨组织,能够满足重建和固定的需求,对于多发韧带损伤和翻修手术尤为适用。其优点包括:无供区并发症问题;可采用全关节镜下技术;创伤小;节省手术时间;可提供多根肌腱结构。其缺点包括:缺乏长期疗效结果支持;具有发生免疫排斥反应和滑膜炎的可能性;额外的费用;传播疾病的可能性。在 PCL 重建术中,同种异体跟腱移植物是较好的选择,具有良好的生物学特性,一端带有骨块可获得牢固的固定,一端为肌腱结构,易于穿过骨隧道。Ahn 等报道应用异体跟腱重建 PCL 与使用自体腘绳肌腱作为移植物,其临床疗效无明显区别。

3.人工合成韧带

长期以来,不断探索利用人工合成韧带作为移植物重建 PCL,但是至今为止人工合成韧带仍然不能充分模拟人体韧带和肌腱的生理力学特性,无法与人体组织融合。其优点包括:无供体并发症问题;可采用全关节镜下技术;具有多种长度和数量的选择。其缺点包括:多数报告认为长期临床疗效结果不佳;滑膜炎发生率较高;失败率较高;费用高;翻修术中去除困难。

(五)固定方式的选择

移植物固定方式需要根据移植物的种类、手术器械、术者的经验和操作习惯来确定。

1.胫骨端固定

可根据手术方式和移植物种类进行选择。与 ACL 重建术相同,胫骨端由于骨质相对较为疏松,骨隧道长,因此是固定的薄弱环节。Margheritini 等进行研究,将胫骨骨隧道的移植物固定分成两组,一组为单纯使用胫骨骨隧道远端固定,另一组在胫骨骨隧道的远端和近端均进行固定,测试发现胫骨骨隧道全程固定组具有更好的稳定性和刚性,提示胫骨端采用复合固定技术可能能够提供较佳的结果。

(1)前方固定:主要用于经胫骨隧道手术方式,包括挤压螺钉、骑缝钉、螺钉和缝线固定等。假如使用挤压螺钉固定,由于胫骨端骨质相对较为疏松,因此取得牢固固定困难。由于 PCL 重建术中所需要的肌腱长度较长,有时螺钉必须置入深部,才能取得固定,在翻修术中必须去除时,会面临巨大困难。

(2)后方固定:主要用于胫骨 Inlay 技术。使用螺钉或者骑缝钉将骨块固定于胫骨上端的后面。优点是更加符合解剖,可以避免在后方返折处对移植物施加过度压力。缺点包括:①由于内固定物拔出可导致固定失败;②腘窝部疼痛(内固定物引起滑囊炎);③骨块骨折和碎裂的可能性;④在翻修手术和去除内固定物时具有较高的神经血管损伤可能性;⑤需要从后方切开关节囊,导致瘢痕形成。

2.股骨端固定

根据所选择的移植物,具有多种固定方式。

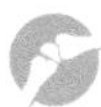

(1)关节外挤压螺钉固定技术：在股骨髁内侧需要另加切口，暴露骨隧道的开口处。当螺钉位置较深时，在翻修术中取出困难。

(2)关节外螺钉和垫片技术(BTB 技术；ST＋GT 技术)：在股骨髁内侧需要另加切口，暴露骨隧道的开口处。局部问题存在包括瘢痕形成、疼痛、血肿、隐神经损伤，尤其对于偏瘦的患者容易发生。

(3)关节内挤压螺钉：需要取出螺钉时极其困难。

(4)微型翻转钢板固定：不需要内侧切口，基本不影响翻修。

(六)手术技术的选择

PCL 重建技术包括切开手术、关节镜辅助手术和全关节镜下手术。传统的治疗采用开放重建技术。近年来，随着关节镜技术的进步和普及，手术方法已经转变为关节镜下重建 PCL。对于在后交叉韧带重建手术中移植物的放置位置、固定时膝关节所处的角度以及固定方法等问题，目前逐步趋向于取得共识。根据 PCL 移植物的胫骨止点重建固定方法，又可分为胫骨端解剖固定技术(Inlay 技术)和经胫骨隧道技术。另外，近年来还出现双束重建技术，除与传统的单束重建技术相区别之外，还可根据股骨和胫骨采用单隧道还是双隧道，进一步区分。使用双股技术重建后交叉韧带越来越引起兴趣，但是由于手术难度大，缺乏详细的临床相关研究，目前仅有部分医师使用。

四、PCL 重建的手术技术

(一)PCL 重建的胫骨后方嵌入固定技术(Inlay 技术)

PCL 重建手术的胫骨后方嵌入固定技术由欧洲人 Thomann 和 Gaechter(1994 年)首先报道，而美国人 Berg(1995 年)报道相似的技术。Inlay 技术需要在膝关节的后方附加切口，将移植物的骨块固定于 PCL 的胫骨止点处。最初 Inlay 法应用于单束重建技术，后来经过改良，将移植物从中间劈开，可以完成双束重建。Inlay 技术的优点是可将移植物固定于解剖位置，更加符合解剖重建；能够消除经胫骨隧道技术中移植物在胫骨后方骨隧道出口处的锐角返折，即 killer 角；直视下手术，减小血管损伤几率；位于胫骨端的移植物是骨与骨固定，愈合较快；生物力学实验数据支持具有较佳的结果。其缺点包括必须在后方增加切口，因此不属于全关节镜下手术方法，需要术中改变体位，术中手术人员操作不便。胫骨侧骨块固定使用螺钉或者骑缝钉，股骨侧的固定方法可采用挤压螺钉、Endobutton、骨桥技术等。

Inlay 技术和经胫骨隧道技术相比较，究竟哪种手术更加牢固和有效，目前尚不清楚。生物力学研究发现在术后即刻两种技术的膝关节松弛度的差别不大，但是在承受循环载荷之后，经胫骨隧道组的松弛度加大，膝关节的前后位移会增大，认为经胫骨隧道技术的 killer 角对于移植物的影响较大。Bergfeld 等(2001 年)体外生物力学研究报道结果，共 31 对移植物分别经胫骨隧道技术和 Inlay 技术施行 PCL 重建，移植物直径无显著差别。在承受循环载荷之后，10 个经胫骨隧道技术的移植物在 killer 角处变细、延伸和失效，因此认为 Inlay 技术的后方稳定性更强，可减少移植物破坏或断裂，减少移植物总体延长。但是回顾性临床研究认为经胫骨骨道技术和 Inlay 技术对于恢复膝关节的稳定性方面无差异。Seon 等(2006 年)通过临床研究发现两种技术的临床疗效基本相同，应力下 X 线检查结果无显著差异，因此认为两种技术均能取得满意的稳定性。MacGillivray 等报道两种技术的 2 年随访报告，在后抽屉试验、KT-1000、功能测试、多种膝关节评分均无显著差异，因此认为两种技术都能有效地恢复膝关节的稳定性。

1.移植物的选择

准备双束重建移植物，劈开的异体跟腱移植物是首选；劈开的自体或者异体股四头肌腱移植物是次选；劈开的异体髌腱移植物，尽管其移植物体积较大，但是其长度与原始 PCL 之间的匹配存在困难，以及将股骨端的两个骨块放入髁间窝和股骨隧道内会发生困难，不建议使用。在解剖研究中发现前外束较为粗大，因此通常为前外侧束 11 mm，后内侧束 9 mm。

2.手术技术

患者需要取侧卧位(患侧朝上)，或者术中变换体位，由仰卧位变为俯卧位进行操作，便于膝关节前部和后部的手术操作。在选择侧卧位手术时，髋关节外展外旋 45°，膝关节屈曲 90°，进行膝关节的前方操作，包括取腱和关节镜下股骨隧道的建立。当完成膝关节的前方部分的操作之后，膝关节完全伸直并轻度外旋，以利于充分暴露膝关节后方。如果在仰卧位进行前方关节镜操作，在进行膝关节操作时，必须将体位改变为俯卧位以充分暴露膝关节后方。

建立标准的前下外侧入路放入关节镜，尽可能地将前下内侧入口靠近髌骨，有助于关节镜进入后方关节间室内。首先探查和处理半月板和软骨病变。当膝关节处于屈曲位时，建立后内侧入口，用于放入 30°关节镜，结合前方入路，全面探查 PCL，确定完全撕裂。用刨刀切除 PCL 残端，保留其足印区的前缘，作为 Inlay 的参照点。将关节镜置于前下外侧入路内，使用 PCL 导向器建立股骨隧道，其定位中心为股骨内侧髁的股内侧肌后缘，在 PCL 的解剖止点处，以由外向内的方式建立前外侧束和后内侧束隧道。

根据 Burks 和 Schaffer 报道，后方切口从腓肠肌内侧头向外侧的斜行切开，注意避免损伤走行于腓肠肌内侧头和半膜肌之间的腓肠神经。切开腓肠肌内侧头，将腘窝内神经血管结构向外侧牵拉。纵行切开后关节囊，暴露 PCL 胫骨止点，并凿出一个骨槽。延长前内侧入口，使得移植物可以穿过。将移植物的骨块放入骨槽内，用 6.5 mm 的 Washer 螺钉固定。分别将前外侧束和后内侧束引入股骨隧道内，在屈膝 90°位，施加前抽屉力量，重新恢复正常的胫骨前方台阶，选择适当的方法完成股骨端固定。

(二)经胫骨隧道的 PCL 单束重建技术

经胫骨骨道技术由 Clancy 等推广介绍。需要特殊的瞄准导向装置，由胫骨近端的前内侧向胫骨后方的 PCL 胫骨止点处钻取骨隧道。单束重建的主要优点有技术相对较容易，手术时间较短；对韧带长度的依赖性相对较小。其主要缺点是位于后方返折处(killer turn)可损伤移植物。当患者仰卧时，胫骨上端后沉可对移植物施加压力，最后可能导致松弛。

1.获取和准备移植物

可使用自体 BTB、股四头肌腱和腘绳肌腱，或者同种异体移植物。移植物准备完毕后，测量其直径和长度，以确定相应空心钻型号。置于工作台上，留置牵引线并预张。移植物总长度至少应达 9 cm，最好能够达到 10 cm 以上，因为 PCL 关节内长度需要 30～35 mm，两端在骨隧道内长度至少应保留 20 mm，防止移植物过短，无法牢固固定。

2.常规关节镜检查

患者取仰卧位，可采用全麻或者区域麻醉，麻醉后再次检查患肢和健侧的稳定性。大腿根部使用电动止血带，患肢屈膝 90°下垂，消毒和无菌防水手术单包裹铺单。建立常规 AL 和 AM 入路，施行系统正规的关节镜探查，处理合并损伤。部分学者认为应该在接近髌腱旁建立高位前外侧入路和低位内侧入路，可防止股骨髁和胫骨髁间棘阻挡，方便进入后关节囊内，有利于观察。重点是探查 PCL，但是由于 PCL 股骨附着部分的表面有大量滑膜和脂肪组织覆盖，尤其是陈旧

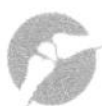

损伤的患者，断端有大量瘢痕增生和粘连，再加上前方有 ACL 阻挡，因此关节镜下观察和诊断 PCL 损伤存在困难。部分患者可存在 ACL 假性松弛，内侧半月板后方移位，内侧间室和髌股关节骨性关节炎改变等间接征象。

在术中附加后方入路，便于更加清楚地观察到完整的 PCL，并具有保护后方神经血管结构的功用。后外侧入路与后内侧入路相比，由于存在后方中间纵隔的阻挡，建立相对困难，因此通常采用后内侧入路，必要时才经外侧入路清理后方纵隔，可以更大范围地观察后方间室，以方便操作。在关节镜监视下建立后内侧入口，通过使用转换棒技术，将关节镜置于后内侧入口内，可观察到 PCL 全貌及其胫骨止点部。

3.清理

清理关节腔，前方主要清理髁间窝，去除黏膜韧带，注意保护 ACL，用刨刀去除覆盖 PCL 表面的滑膜和脂肪组织，去除炎性和增生组织，松解粘连，去除 PCL 残端及其股骨起始部，暴露足印区，以便定位，可以使用射频设备在确定定位处做出标志。将刨刀经 PM 入口进入后方关节腔，清理 PCL 胫骨残端及瘢痕粘连组织，切除 PCL 后方部分直至完全暴露 PCL 胫骨止点部，并为置入定位器开创空间。目前主张保留 PCL 部分止点，有助于术后生长和神经分布的恢复。对于部分 PCL 损伤的病例，也主张保留未损伤部分，只对损伤部分进行重建。

4.建立胫骨隧道

将关节镜置于后内侧入路内，可清楚地观察到 PCL 胫骨止点处。经内侧入路放入 PCL 胫骨定位器，将定位臂的尖端置于胫骨后方凹陷略微偏外侧的 PCL 足印区，部分学者建议放置位置略偏远端。定位臂上的数值表示定位点位于胫骨平台下方的距离，一般为 15～20 mm。使用关节镜下导向器，将导向器锁定于 45°～60°，部分学者习惯采用较大的角度，原因是可以加大后方拐角，有利于移植物顺利通过后方返折处和降低杀手拐弯(killer turn)的危害。

将胫骨定位器的导向套管放置于胫骨近端的前内侧面，约位于胫骨结节内侧 1 cm 处以及胫骨嵴和胫骨后内侧缘的中点。此处皮肤应事先切开予以暴露。从导向器上可读出胫骨隧道的长度，导向器套管的长度加上骨隧道的长度，就可以确定导针到达胫骨后方骨皮质所需要的长度，将导针固定于电钻上，其外露的长度为上述总长度加上 5 mm，确保导针不会穿透后方关节囊，误伤血管神经。沿导向器套管钻入导针，关节镜可观察到导针从 PCL 胫骨后缘止点处穿出。去除导向器，保留导针。经前内入口放入保护装置，阻止导针继续前进。用与移植物直径相同的中空钻，沿导针建立胫骨隧道。用刮匙和骨锉将骨隧道的后方入口修整平滑，以免对移植物造成不良影响。

5.建立股骨隧道

与胫骨隧道定位相比，股骨隧道的定位更加能够影响术后膝关节的运动功能。股骨起始部具有较大的范围，对理想的股骨隧道定位仍存有争议，重建后的移植物无法完全复制 PCL 复杂的解剖。对于单隧道 PCL 重建的股骨隧道定位主要有 2 种意见：①移植物定位于等长点；②重建 PCL 的主要解剖束，也就是前外侧束，但是这样会导致隧道定位于非等长点。目前强调重视重建前外束，理由主要有三点：首先，在 PCL 的两束中前外束强壮，其强度和刚度为最佳；其次，在屈膝过程中前外束是主要的后向稳定结构，研究表明在屈膝 90°位，前外束的功能作用大于后内束；而且在 PCL 损伤时，后内束后方的半月板股骨韧带常常保留完整。

根据 Morgan 等学者的研究报告，前外束位于股骨内侧髁外侧壁软骨缘的后方 9～10 mm，髁间窝顶部软骨缘下方 13 mm 处。因此，股骨隧道内口的中心点应位于表盘 11:30(右膝)位或者表盘12:30(左膝)位,与软骨缘相距10 mm处,假定移植物直径为9 mm,则股骨隧道的前缘与软骨缘相距6 mm,该处为PCL前外束的原始足印区。也有学者主张定位于髁间窝的表盘14:00(右膝)位或者表盘10:00(左膝)位,距离股骨内侧髁软骨缘后方8～9 mm处,该部位代表两束的中间位置。

股骨隧道的建立又可由内向外(inside-out)和由外向内(outside-in)两种技术。采用由内向外技术时,从前外入路定位前外束的中心点,钻入导针,然后顺导针向外钻入相应的中空钻。采用由外向内技术时,需要在内侧股骨髁的内侧附加约1.5 cm的小切口。从前内入口置入股骨定位器的定位臂,确定前外束的中点位置,将导向套管固定。沿导向套管钻入导针至髁间窝的内侧壁。关节镜下观察位置正确后,顺导针用相应的空心钻建立股骨隧道。部分学者认为由外向内技术可以确保股骨隧道的适当定位和方向,并能减小移植物的切应力。Handy(2005)通过尸体研究显示由外向内建立股骨隧道,与由内向外技术相比,可显著降低临界角的度数。

假如选择使用微型翻转钢板作为股骨端的固定方式,必须采用由内向外技术。将膝关节屈曲,关节镜置于前内侧入口内,经前外侧入口置入定位器,向前述定位点置入导针,穿过内侧髁。沿导针用4.5 mm的中空钻头扩孔,测量股骨隧道的总长度,一般只有35～45 mm。然后沿导针以相应直径的骨钻建立股骨隧道,注意中空钻头应该沿导针轻柔旋转前进,直至骨隧道内口处,然后才开动电钻,可以避免损伤外侧股骨髁软骨和髌下脂肪垫。内侧股骨髁的骨皮质较薄,防止过度用力,钻透内侧股骨髁,将无法使用微型钢板固定。深度应少于总长度0.5 cm,一般为2.5～3.0 cm。假设移植物在股骨隧道内的长度为20 mm,韧带环为5 mm,余留7 mm长度作为微型钢板的翻转长度,股骨隧道的总长度必须为32 mm,并在20 mm和27 mm处标记韧带。用磨钻或者刮匙修整股骨隧道内口,使之平滑,使移植物易于通过并防止磨损。

6.通过和固定移植物

清理胫骨和股骨隧道的关节内口之后,从后内侧入口置入关节镜。在关节镜监视下,将钢丝穿过胫骨隧道,引过牵引线,通过胫骨隧道将移植物送入关节内。从股骨隧道内引出移植物的牵引线,然后将移植物送入股骨隧道内。在股骨内侧髁外翻转微型钢板,或者用挤压螺丝固定股骨端。拉紧胫骨端移植物的牵引线,伸屈活动膝关节20次后。在屈膝90°位,施加前抽屉力量状态下,使用10～20磅的力量拉紧移植物,固定其胫骨端,必要时可采用双重固定。观察和探查重建后的PCL韧带,检查其位置和张力,观察ACL恢复张力可证实后方移位得以纠正。大量生理盐水冲洗关节腔,放入引流管,闭合各个切口。

(令狐荣伟)

第三节　半月板切除术

尽管希望施行半月板缝合术,并且半月板缝合技术已经取得了巨大的进步,现实情况是大多数半月板撕裂无法缝合固定,此时需要采用半月板部分切除术、次全切除术或者完全切除术治疗。Moon(2009年)统计9位关节镜大夫共施行1014例ACL重建术,其中36%合并内侧半月板撕裂,44%合并外侧半月板撕裂,只有30%的内侧半月板撕裂和18%的外侧半月板撕裂可以缝合修复。Musahi和Harner(2010年)报告一组年轻患者的ACL重建术,术中只有18%的半

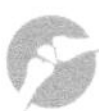

月板撕裂可以得到修复缝合。因此，目前半月板切除术仍然是最常用的半月板手术方法，据统计美国每年施行约 450 000 例关节镜下半月板切除术。对于无法修复的半月板撕裂，切除半月板撕裂部分后可缓解和消除症状，防止对软骨造成损伤(图 6-1)，但是远期可增加退变性关节病的发生率。尤其是在切除外侧半月板之后，原已存在的关节面损伤或者对线异常，可以造成部分关节面过度负荷，特别容易发生关节退行性改变。

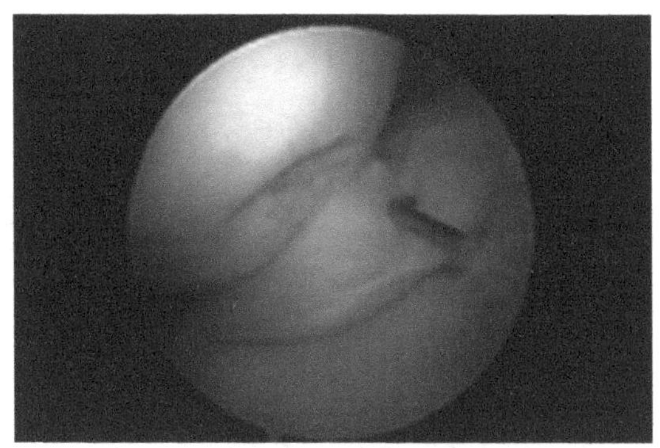

图 6-1 半月板损伤后继发软骨损伤

业已证明完全切除半月板之后将会产生有害的结果，出现膝关节进行性退行性改变。近期多个基础实验和临床研究认为，即使部分切除半月板，也会发生不良效应，关节退变的程度与所切除的半月板数量密切相关。半月板全部或者部分缺失将会改变膝关节力学传导方式，从而引起关节软骨退变。实验研究显示，在切除半月板之后，关节软骨将承受较高的应力峰值，应力分布变为集中，膝关节吸收震荡的能力减弱，胫骨近端的应力分布也发生改变。体外研究发现，在切除内侧半月板后角 34%之后，关节接触力量可增加 350%。McGinty 等比较完全切除和部分切除半月板对关节所造成的影响，发现在半月板完全切除组中有 62%出现早期放射学改变，而在部分切除组中则有 36%。Rockborn 等(1995 年)报道一组年轻患者，年龄均小于 23 岁，半月板切除术后随访 13 年，观察放射学改变，发现次全切除组高达 87%，部分切除组为 48%。Jaureguito 等报告在外侧半月板部分切除术后，短期随访成功率高达 92%，但是平均随访8 年后下降到 67%。Schimmer 等进行类似的长期随访研究，发现 4 年时成功率为 92%，到 12 年时下降到 78%。

除少数情况外，传统的开放半月板切除手术只能全部切除半月板，造成远期不良后果，而且并发症较多。近年来，随着关节镜技术的不断普及，关节镜下半月板手术已经逐步取代开放手术。关节镜下半月板切除术具有多种优点，包括：手术视野暴露好；可对半月板撕裂进行分型，并确定相应的处理方法；可以部分切除半月板，而并非针对所有病例均必须完全切除半月板；多数病例使用简单的手动工具就可完成手术；并发症的发生率相对较低；术后可早期恢复活动。

一、手术原则

目前，关节镜下对于半月板撕裂的总体治疗原则是尽可能保留半月板组织，在切除之前应考虑缝合固定的可能性；对于半月板切除术而言，切除原则是尽量保守，只切除半月板的病变部分，尽可能多地保留健康半月板组织。半月板切除术的指征是临床上明确诊断的半月板撕裂，不适于行半月板缝合和新鲜化的患者。通常认为半月板损伤位于无血液供应区，无愈合潜能；较大的复合性撕裂，退变性撕裂，瓣状撕裂，大部分放射状撕裂；固定困难和不易愈合者；年龄较大的患者(45～50 岁)均应采用半月板切除术。

根据所切除半月板组织的程度不同,对关节镜下半月板切除术具有不同的描述,半月板完全切除术是指去除全部半月板纤维软骨组织;半月板次全切除术是指去除 50%以上的半月板组织,但是保留其周缘的纤维环;半月板部分切除术是指所切除的半月板组织不足 50%,并且保留纤维环;术中横断半月板纤维环,尽管仍保留部分半月板物质,可称为功能性半月板切除,因为此时半月板已丧失功能(图 6-2)。

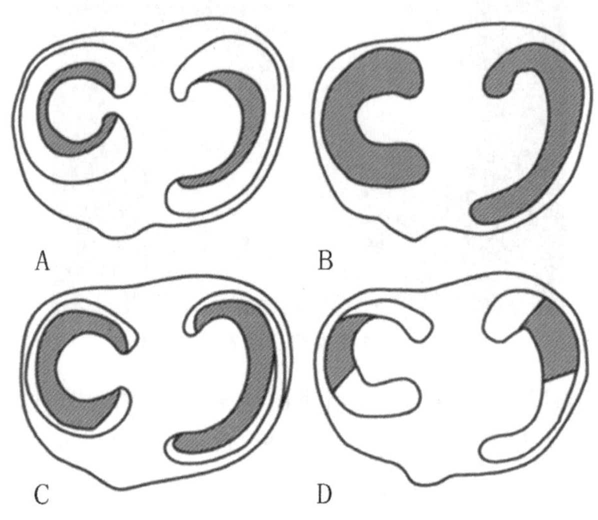

图 6-2　半月板切除术的示意图

A:半月板部分切除;B:半月板全切;C:半月板次全切;D:半月板横断(注:阴影代表半月板切除部分)

Metcalf 等对关节镜下半月板切除术曾总结数条原则,目前仍认为具有一定的合理性,内容包括:①切除范围应尽可能的保守;②应保留半月板关节囊附着部,也就是纤维环;③应去除异常活动的半月板碎片;④半月板边缘形状应保持渐进性改变,避免"突然"发生改变,防止术后仍具有机械性症状。因此,在半月板切除术中仍需要遵循 Metcalf 等所提出的原则,关注手术细节,最终才能取得良好的疗效。

二、技术要点

(一)常用器械

关节镜下半月板切除术的常用器械包括探针、多种角度的半月板剪、各种半月板刀、不同开口方向或者宽度的半月板咬钳(篮钳)、吸力切钳、电动刨削系统等,射频系统可提供帮助。半月板刀具有多种形态,但是由于不易操纵,容易损伤关节软骨和其他结构,近年来使用已趋于减少。而篮钳操作方便快捷,可采用"蚕食"的方法,逐步切除半月板,因此逐渐普遍应用,其缺点是在操作过程中,所切除的碎片可阻挡视野,需要反复放入刨刀清除。因此,部分术者偏好使用吸力切钳,附带有吸引器,切除的碎片可及时被吸走,可避免反复进出关节腔。射频系统可以进入较窄的关节间隙内,操作方便,处理后所形成的半月板表面比手动器械和刨刀更加平滑,因此越来越受到手术医师的欢迎。

(二)手术技术

手术采用常规入路,但是可以作适当的调整,以方便操作为原则。建立第二个入口时使用腰

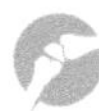

穿针穿刺，可试探半月板损伤的部位，观察器械是否容易到达。对于内侧半月板后角撕裂，由于内侧股骨髁较大，内侧胫骨平台的弧度较深，因此设置内侧入路要偏低，使器械容易处理病变，而设置外侧入路要偏高，使关节镜的观察更加全面。在术中需要随时交换关节镜和器械入路，从不同的角度观察半月板损伤部位，利用器械处理病变部位。

术中需要反复使用探针探查，并结合术前诊断的撕裂部位，全面检查和重点检查相结合，避免遗漏病变。半月板后角的病变容易遗漏，并且手术困难，需要特别关注。对于关节较为紧张的患者，内侧半月板后角的关节镜下全面检查和处理尤为困难，其实关键在于暴露。对于内侧半月板损伤，建议在手术台外侧添加挡板，置于股骨近端，气囊止血带处。在手术时施加外翻应力，可提供支点，帮助开放和暴露内侧关节间隙的后部。对于外侧半月板撕裂，将膝关节处于4字位，足部置于对侧小腿上，膝部向下加压，可开放外侧关节间隙。

关节镜下半月板切除术的目标：①去除不稳定的撕裂瓣；②切除缘修整成圆弧状；③尽可能保留半月板环的完整和宽度，对于保留功能具有重要意义；④防止损伤周围软骨。为了达到上述目标，在切除过程中，需要反复使用探针探查，检查切除范围和残留半月板的稳定性，防止残留病变，根据文献报道，未能发现和处理其他部位的撕裂是手术失败的重要原因。同时避免切除过多的健康半月板组织，在切除时正常半月板组织具有坚韧感，注意识别。可逐步去除半月板组织，随时用探针探查，确保保留稳定的半月板组织。按照生物力学的观点，半月板边缘纤维环具有重要的生物力学功能，因此留下连续的纤维环边缘非常重要。

最后，需要用刨刀将半月板的游离缘修整成类似于正常半月板的坡状，同时使半月板切除部位同正常部分之间具有平滑的移行面，避免术后残留机械症状。近年来，新引入的射频等离子设备有助于处理半月板，根据不同的设置可切割半月板，也可修整半月板的表面，效果优于手动设备和刨削系统。

（三）特殊类型的半月板切除术

尽管，几乎所有的半月板损伤都可以使用篮钳或者刨刀采用“蚕食”的方法逐步进行切除，但是对于特殊撕裂类似，采用专门的切除技术按照顺序可安全有效地切除半月板的撕裂部分，从而可缩短手术时间，避免器械反复进出关节腔引起软骨损伤和无意中损伤正常部分。

1.桶柄状撕裂

桶柄状撕裂是一种延长的纵向撕裂，大型的桶柄状撕裂瓣可发生移位，移位于股骨髁和胫骨平台之间，甚至挤夹于髁间窝内（图6-3）。首先用探针探查撕裂部分，通过使用探针按压和施加内外翻应力，可使撕裂瓣复位，然后继续探查撕裂的前后方附着部。除非是小型撕裂，先用半月板剪或者窄口篮钳切断撕裂瓣的后角附着部，然后用半月板剪或者篮钳完全切断撕裂瓣的前角附着部，最好保持少量组织相连。从对侧入路内放入抓物钳或者髓核钳，在关节镜监视下抓住半月板撕裂瓣，扭转后使其从附着部撕断，将撕裂瓣整块取出（图6-4），必要时可扩大入路。部分病史较长的病例，半月板撕裂瓣无法实现复位，使用上述方法时，后角切除部分往往不够充分，进一步修整困难。此时建议先基本离断前角附着部，从对侧入口内放入血管钳夹住撕裂瓣的前部，向前方牵拉，然后略微扩大对侧入口，同时放入半月板剪，或者建立第3入路来完成后方切割，最后修整切除部位，将残余的边缘修整成圆弧状。再次探查半月板的残余组织，确认完整切除。

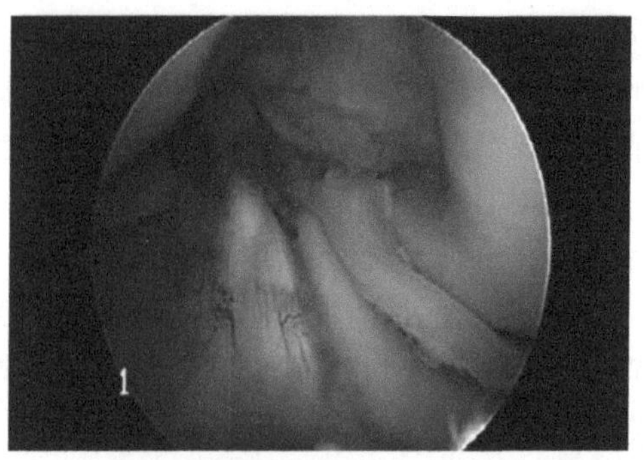

图 6-3　内侧半月板桶柄状撕裂，撕裂瓣挤夹于髁间窝内

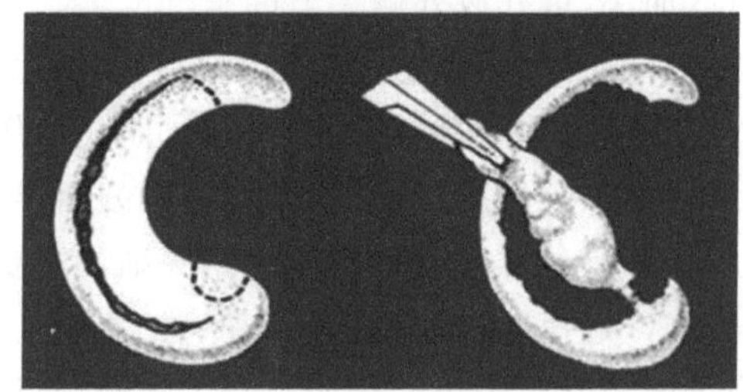

图 6-4　图示桶柄状撕裂的切除技术

2.放射状(横向)撕裂

对于位于半月板后角的小型放射状撕裂(图 6-5)，使用手动器械比较容易，在直视下将半月板撕裂部分切除，并修整成圆弧状(图 6-6)。但是，对于位于前角和体部交界处的放射状撕裂，可采用专门的切除技术，确保形成平滑的弧形边缘，避免发生应力集中效应。使用带角度的半月板剪弧形切除前角的撕裂部分，直达撕裂的顶端，保持部分相连。放入抓物钳，在直视下扭断取出前角碎片，然后用篮钳逐步切除撕裂的后方部分。探查残留的半月板组织，确定残留组织稳定。

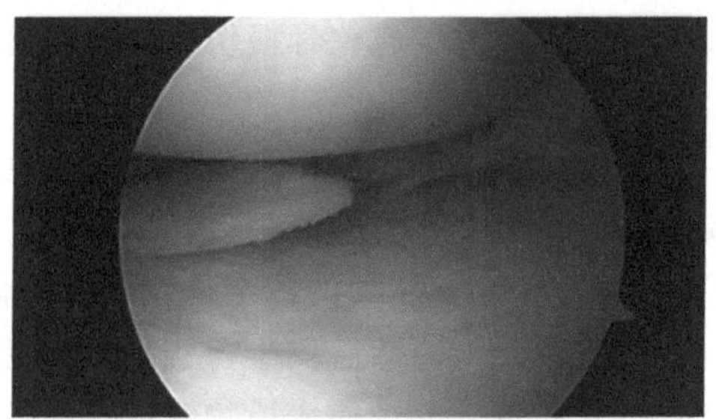

图 6-5　半月板后角的放射状撕裂

3.瓣状撕裂

瓣状撕裂切除技术较为容易，但是仍然需要关注细节。首先使用探针探查，发现并确认撕裂瓣的基底部(图 6-7)。然后放入半月板剪或者篮钳沿基底部进行切割，但是注意避免完全离断，保留少量半月板组织相连，从而可避免半月板碎片在关节腔内游离，自由飘动，最后放入抓物钳扭转离断后完整取出。蒂部位于后角的瓣状撕裂，基底较为宽大，可移位于后方间室内，需要仔细探查，并用探针将其复位。但是从前方放入器械可将撕裂瓣再次推入后方间室内，因此困难在于如何沿基底部切割。可施加内外翻应力，用探针将撕裂瓣复位，然后松弛内外翻应力，将撕裂

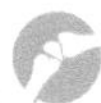

瓣挤夹于关节间隙内，选择合适的角度切断撕裂瓣的蒂部，或者经后方入路放入器械切断撕裂瓣蒂部，最后将半月板修整成为圆弧状（图 6-8）。

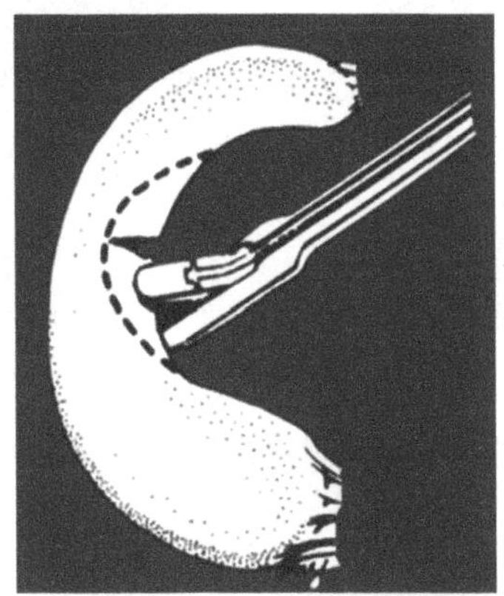

图 6-6　图示体部小型放射状撕裂的切除技术

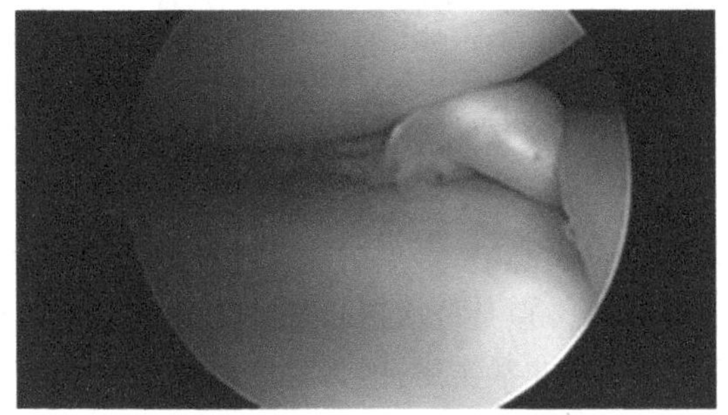

图 6-7　内侧半月板后角的瓣状撕裂，撕裂瓣翻转于半月板的下方

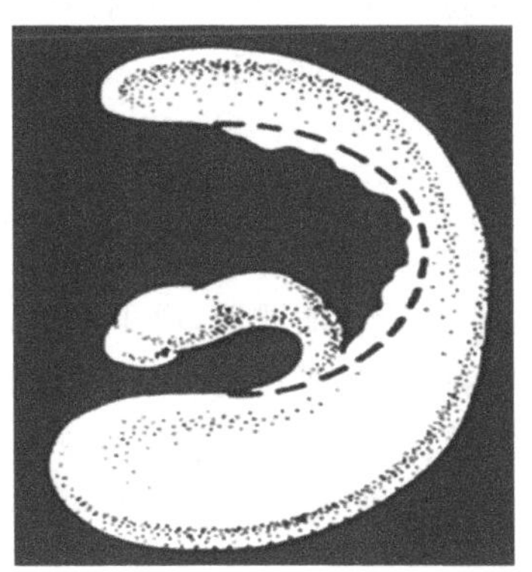

图 6-8　图示瓣状撕裂的切除范围

4.夹层（水平）撕裂

夹层撕裂属于退变性撕裂，多发生于内侧半月板的后角（图 6-9）。对于小型夹层撕裂，可以直接切除撕裂部分。对于大型夹层撕裂需要用探针反复探查撕裂范围、夹层深度、上下撕裂瓣的厚度、质地和稳定程度，确定保留上层还是保留下层，然后用篮钳进行切除（图 6-10）。必须仔细探查残留的半月板组织，避免残留，同时注意使用刨刀和射频刀将移行部修整平滑。部分夹层撕裂的上瓣或者下瓣可发展成为瓣状撕裂，尤其是位于前角的下瓣，容易遗漏，必须确保不遗留异常组织，避免术后继续存在症状。

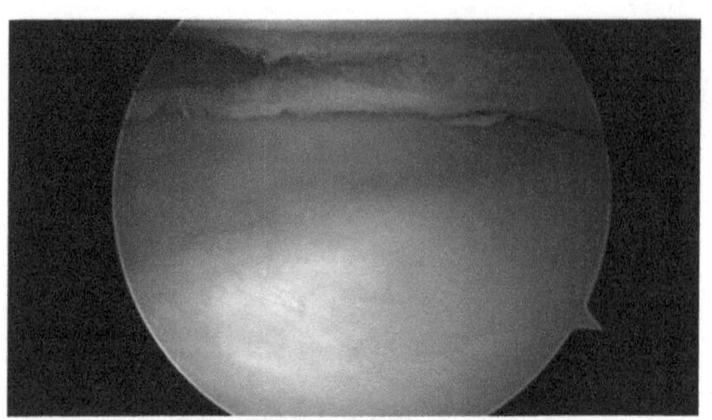

图 6-9 内侧半月板后角的夹层撕裂

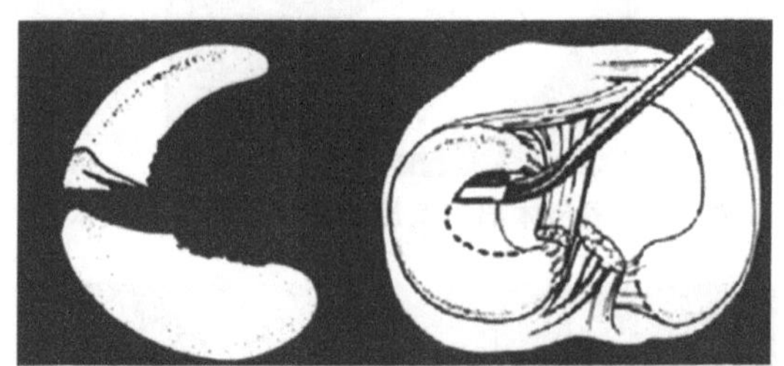

图 6-10 图示用篮钳切除夹层撕裂的下层

5.复合性撕裂

复合性撕裂通常包含有多种撕裂类型，多见于退变性撕裂，或者创伤较重、病史较长者，可联合运用前述各种手术技术进行切除。但是分次逐步切除不稳定的半月板组织更加有利，通过使用手动和电动器械，采用蚕食的方法非常实用，因为这些器械可以区分健康组织还是退变组织，篮钳具有细微的反馈，可以区分辨别退化组织与健康稳定的半月板，而半月板刨刀较容易去除退变组织，将健康半月板组织保留于原位。注意在处理外侧半月板后角时，在腘肌腱的前方应保留窄条半月板组织联接桥，避免前方部位变为不稳定。

三、术后处理原则

关节镜下半月板切除术后的康复训练非常重要，康复过程主要取决于半月板的切除范围以及软骨的状况。术日即开始股四头肌等长收缩锻炼，由于多数患者术前存在股四头肌萎缩，因此术后需要强调股四头肌锻炼。在获得股四头肌控制后可以开始负重，最初使用扶助装置，过渡到完全负重，一般需要 4 周时间。术后第二天开始活动度训练，根据患者的耐受程度，数天内进展到 90°伸屈活动范围。术后使用非甾体类抗炎药物有助于减轻疼痛与肿胀，切口处的疼痛不适可长达 6 个月。

四、结果

根据文献统计，半月板部分切除术治疗创伤性半月板损伤具有较好的近期疗效，优良率可高达80％～90％，而半月板存在退行性改变的患者术后疗效相对较差，因此目前认为伴随的退行性改变程度是半月板切除术后疗效的最重要影响因素。另外，对于半月板切除术后的远期疗效仍然引起高度关注，许多长期随访研究证实半月板全切术后 10 年内 75％的病例会出现关节退行性改变。Lohmander(2004 年)报告外侧半月板切除术后与内侧半月板切除术后相比，疗效相对较差，术后发生关节退变更加容易和迅速。但是，最近有一项配对比较研究显示，两组患者分别

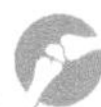

行关节镜下部分半月板切除术和直视下半月板缝合术，在随访 7 年后，关节镜下半月板切除组的关节退变发生率明显较高，然而随访到 13 年时，两组间的 X 线改变无显著差异，这一结果提示应对半月板损伤的治疗方法继续深入研究。

文献中报道半月板切除术后结果不佳的预测因素包括：①软骨损伤范围大（OA）；②半月板切除术范围较大；③退变性撕裂；④外侧半月板撕裂；⑤下肢对线不良；⑥女性；⑦BMI 指数高；⑧术前功能较差（SF-36）；⑨劳工补偿接受者。

（令狐荣伟）

第七章 骨科疾病的中医诊治

第一节 寰枢椎半脱位

一、概述

寰枢椎半脱位是由于寰椎向前或向后脱位，导致上段颈脊髓受压以致患者出现颈肩上肢疼痛，甚至四肢瘫痪，呼吸肌麻痹而死亡。本病在临床上是很多见的，应及时进行诊断处理。寰枢关节旋转性固定属中医学“筋痹”“颈小关节错缝”范畴。

寰、枢椎有其解剖和功能的特点。寰椎上方和颅骨底部的枕骨髁组成寰枕关节，担负颅骨，寰、枢椎之间有4个关节，中部及外侧各有2个关节。在中部，齿状突和寰椎前弓中部组成前关节，齿状突和横韧带组成后关节，称为齿状突关节，寰椎外侧由两侧侧块下关节面和枢椎上关节面组成关节突关节。该关节的关节囊大而松弛，关节面较平坦。活动范围较大，椎间无间盘组织，即局部的解剖结构不够坚固，受到外力容易发生寰枢椎半脱位。寰枕关节的活动范围很小，头部前屈、后伸的活动度各10°左右，侧屈约7.5°，头部在寰椎上方无单纯的旋转功能。寰枢关节的主要功能为旋转活动，颈椎的旋转功能由整个颈椎完成。在寰、枢椎中部和外侧关节的协同动作下，头部可向一侧旋转30°左右，第3～7颈椎的旋转功能为60°左右，整个头部通过颈椎的旋转动作可达90°左右。

枢椎齿状突在寰椎前弓中部后方，齿状突后面的横韧带附着于寰椎两侧侧块。寰椎前弓、横韧带及两侧侧块在齿状突周围组成一骨纤维环，加上附于齿状突的翼状韧带及齿尖韧带，可防止齿状突向各方向移位，其中横韧带的结构尤为重要，防止头部前屈位时寰椎向前移位；齿状突上方两侧强韧的翼状韧带向外上方止于枕骨髁内侧面，限制头部过度的旋转和侧屈活动；齿状突尖端的细小韧带和枕骨大孔前缘相连，为脊索遗迹。

二、病因病理

《杂病源流犀烛·筋骨皮肉毛发病源流》指出：“筋急之原，由血脉不荣于筋之故也。”说明营卫不和、气血不畅及经脉阻滞为痉挛的主因。《素问·上古天真论》曰：“肝气衰，筋不能动”。说明肝血不足，筋脉失养，其功能就会出现异常，症见筋急强硬，牵张不利，甚则拘急短缩等。根据本病发病特点，其病因病机概述如下。

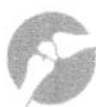

(一)风邪外感,颈筋失养

素体气虚或有颈部挫伤迁延不愈者,因风邪易感,导致营卫失调,气血不畅,不能濡养颈筋而发生痉挛、短缩。如果长期痉挛,局部更加气滞血瘀,筋脉更加失养,以致形成恶性循环,而发本病。

(二)肝血不足,筋失充养

中医学认为,"肝主筋,其华在爪""肝气衰,筋不能动"。说明肝藏血、主筋,肝血不足,筋脉失养,其功能就会出现异常,症见项强、筋拘挛短缩等。

三、临床表现

寰椎在枢椎上方,向前、旋转及侧方等半脱位病变,依脱位程度及不同病情可出现以下症状和体征。

(一)全身症状

因为多无外伤史,或只有轻微外伤史。但少数有炎症者可能发热 38~40 ℃,此时应密切注意,防止发生死亡。

(二)局部症状

头痛和出现颈项肌痉挛,颈项部疼痛,并可向肩、臂放射。头部以旋转受限为主要症状。寰椎前脱位时,前弓突向咽部,可表现声音细小和吞咽困难,而枢椎棘突则后突明显可有压痛,如为单侧脱位,头偏向脱位侧,下颌则转向对侧,患者多用手托持颌部。

(三)先天性自发性寰枢椎脱位

脊髓压迫症状轻微,或无症状,或开始是较轻的四肢一过性轻瘫,久之如处理不当也可逐渐加重。也与脱位的局部情况有关,如当游离的齿状突与寰椎一同前脱位或单侧旋转脱位时,脊髓受压较轻,当寰椎单独前脱时,脊髓受压较重。

(四)椎动脉受压

单独寰椎脱位一般无脑部症状,当寰椎脱位使椎动脉弯曲时,或发生部分或完全闭塞时,可出现椎-基动脉供血不全症状。如头痛,头晕,耳鸣,视力模糊等症状。寰椎向前半脱位,位于寰椎横突孔中的椎动脉受到牵扯而引起椎-基底动脉系供血不全,前庭神经核或迷路缺血可引起眩晕症状;大脑后动脉支配的枕叶部视中枢及眼动脉系缺血,患者可发生视力障碍。

(五)颈髓或延髓损害所引起的症状

颈髓部压迫性病变可引起肢体麻木、力弱或颈肌萎缩等症状和体征;延髓部缺血性病变多累及延髓外侧及前内侧,临床上表现为四肢运动麻痹、构音障碍及吞咽困难等症状。

四、诊断要点

明确的外伤史可与其他原因所致半脱位相鉴别。并需借助 X 线摄片,排除上颈椎其他部位损伤。X 线开口位片主要特征表现是枢椎齿状突与寰椎侧块间距不对称。侧位 X 线片能清楚显示齿状突和寰枢前弓之前距离变化,正常情况下在 3 mm 以内,必要时作 CT 扫描,可以与寰枢椎椎弓骨折及颈椎畸形鉴别。诊断此病的程度需 X 线平片与 CT 扫描相互配合并密切结合临床症状和体征做出正确的诊断。现就要点归纳如下。

(1)成年患者常有头颈部外伤史;儿童在发病前多有头颈部感染病史或外伤史;老年患者可能有病期较久的颈椎类风湿病史。

(2)患者多有颈部疼痛、活动受限等症状，年幼病儿或学龄儿童多呈现斜颈。重症患者可出现肢体麻木或运动麻痹症状。

(3)拇指触诊检查患者后颈部，可发现寰椎或枢椎有旋转移位，寰椎横突或枢椎棘突及患侧寰枢关节部肿胀、压痛。

(4)颈椎侧位片显示寰齿间距增大，寰椎椎管前后径减小；$C_{1\sim2}$开口位片显示齿状突和侧块的间距不等、寰枢关节间隙不平行或有侧方移位等。

由于颈部疾病而发斜颈者居多。本病之斜颈表现为健侧颈筋痉挛，而非患侧痉挛。同时斜颈不能复位。抓住这两点，本病不难诊断。

五、鉴别诊断

(一)落枕

本病与寰枢关节错缝容易混同，病因症状大致相似，但压痛点在肌肉，头旋转俯仰时虽有疼痛，但仍可自行活动。

(二)颈椎脱位与骨折

除颈椎运动障碍外，举头无力是其主症，故每做一动作时，患者必以两手保护其头或用两手捧头缓慢步行，X线拍片可以确诊。

(三)颈椎结核

无明显外伤史，发病缓慢，由轻到重，一般有结核病史和全身症状，如面色苍白，颧红，无力，盗汗，潮热等。好发于学龄儿童，X线拍片，早期不明显，晚期可见骨质破坏。

六、中医治疗

(一)中药内治法

本病中药内治法不能使斜颈恢复，但对缓解颈部疼痛、痉挛有所帮助。是配合非手术治疗的理想方法。

(1)风邪外感，筋脉失养：颈筋失养急性发作期或初期，颈部偏斜，固定不动。同时有恶风或恶寒，发热，汗出，颈项拘挛，咽痛口渴，咳嗽等。舌淡红，苔薄白或薄黄，脉浮缓。

治则：解肌发表，调和营卫。

风热型：银翘散加减：银花 15 g，连翘 12 g，薄荷 3 g，牛蒡子 10 g，荆芥 10 g，桑叶10 g，桔梗 10 g，芦根 30 g，板蓝根 10 g，黄芩 10 g。

风寒型：桂枝汤加味：桂枝 10 g，甘草 10 g，白芍 10 g，黄芩 10 g，生地 10 g，干姜 6 g。

(2)湿热内阻，清阳不升：筋失充养，斜颈日久，难以复位。同时伴有颈筋挛缩强直，头屈伸不利，上肢麻木，五心烦热，口苦，舌红，苔黄稍腻，脉弦细数。

治则：清热燥湿，升阳祛水。

清燥汤加减：黄连 6 g，黄柏 10 g，当归 12 g，生地 12 g，猪苓 10 g，泽泻 12 g，苍术12 g，茯苓 15 g，生黄芪 30 g，党参 12 g，白术 12 g，赤芍 12 g，麦冬 12 g，甘草 6 g。

(二)针灸

(1)大椎、曲池。

(2)风池、合谷、足三里。

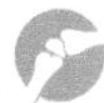

(三)整复

在充分了解病情后,方可治疗。一般不用麻醉。

1.手法整复

患者仰卧位,头探出床头,助手两手扳住两肩固定身体,医师用一手托枕部(头后),一手托下颌,使头处于仰位,进行拔伸。不论哪种类型,首先都用此法,拔伸力要大些,在拔伸情况下缓慢地进行头的轻度前后(即俯仰)活动和试探进行旋转活动,活动范围不能太大,以达到骨折和脱位复位,和舒理筋络为目的。病情较轻的寰枢椎半脱位患者可行手法治疗。寰枢椎如有旋转移位,可行轻手法复位治疗。复位后在5～6 周内患者需限制颈部活动,后颈、肩部温热敷,定期复查,直至患椎稳定、症状缓解为止。病期较久的病例多有颈肌痉挛,手法治疗较困难者,可作按摩或适当的颈部功能练习,以改善颈部活动范围,便于进一步手法治疗。症状较轻的患者可从事轻工作,预防头颈部外伤,需定期复查,采取适当的治疗措施。寰椎前脱位严重,有重度锥体束损害体征的患者,不宜行手法复位治疗。

2.牵引

《普济方》介绍颈椎骨折脱位用牵头推肩法治疗,让患者仰卧床上,医者坐于患者头前,用双手牵头,用双足踏在患者双肩上并用力向下推,形成相对牵引以复其位。复位后可采用枕颌带牵引,牵引重量 2～3 千克,牵引体位要使头过伸位,牵引时间 3～4 周,撤除牵引后,可用颈托固定,下床活动。

3.固定方法

病情较轻者,复位后不用牵引,可特制一高约 12 cm,宽约 8 cm,长约 20 cm 的枕头,放在患者颈后,使头呈过伸位仰卧休养即。2～3 周可以离床,换颈托固定之。

(胡宗华)

第二节 颈椎管狭窄症

构成颈椎椎管各解剖结构因发育性及退行性变因素引起一个或多个平面的管腔造成骨性或纤维性狭窄,导致脊髓血液循环障碍、脊髓及神经根压迫症者称为颈椎管狭窄症。颈椎管狭窄症是以发育性颈椎椎管狭窄为发病基础,颈椎间盘退行性病变及相邻椎体后缘和小关节骨赘形成侧是造成临床症状的诱发因素,从而导致颈椎管径变窄,有效容积减小,产生以脊髓及神经压迫症为临床表现的颈椎疾病。

颈椎骨折脱位、颈椎病、颈椎间盘突出、特发性弥漫性骨质增生、颈椎畸形、颈椎肿瘤、颈椎结核等均可引起颈椎管狭窄,但均已被列为各自独立性疾病,不再统称为颈椎管狭窄症。

一、病因病机

造成颈椎椎管狭窄的因素,主要有发育性、退变性及动力性,其实动力性也多是由于退变失稳所致。分述如下。

(一)发育性因素

发育性颈椎椎管狭窄是由于椎弓根、关节突及椎板的发育异常所致。发育性颈椎管狭窄是先天性与发育因素同时存在。由于椎管狭窄，使脊髓周围缓冲间隙减小，在正常的伸屈运动中或轻度退变、轻微的外伤情况下，即可产生对脊髓的反复压迫，出现症状。

（二）退变性因素

在 20 岁即有骨赘发生，但在 50 岁时，颈椎退变加快，骨赘的发生也加快，颈椎骨赘的发生多在椎体的后缘，在骨赘较大时，即可对脊髓构成危害。由于退变，颈椎不稳，从而导致黄韧带肥厚，在椎间盘-黄韧带所构成的轴线上，即可使局部椎管容积明显减小，从而造成对脊髓的压迫。

（三）动力性因素

颈椎椎管狭窄症，不论任何一型，均可对脊髓造成压迫，而在运动时，所有椎管矢状径可进一步减小，同时，黄韧带前凸被嵌压，均可促使脊髓受到机械性压迫，致使脊髓血管血流改变，出现症状。

中医学对本病的认识，大多归属于“痹证”“痿证”等范畴。肾精不足、肝肾亏损是其主要病因，但多数是由于年老体衰，筋骨失于濡养，颈椎退变，加之风寒湿邪外侵，或跌打闪挫等诱因而发作为本病。

二、临床表现与诊断

颈椎椎管狭窄症发病隐渐，病程多持续较久。多数为慢性发病，症状常是在不知不觉中出现；急性发病多有一定诱因，最常见是颈椎过伸性损伤。

首发症状以双上肢或四肢麻木、无力居多，颈部疼痛者少。多数患者可有双上肢无力，双手麻木，握力差，僵硬不灵活，有持物坠落史；或同时伴有双下肢麻木、无力，走路有“踩棉花感”，可有“束腰”或“束胸”感，较重者站立及步态不稳，严重者可出现四肢瘫痪，呼吸困难。

颈椎椎管狭窄症主要是产生颈脊髓压迫症状和体征，颈部多无压痛，颈椎活动受限不明显。四肢及躯干感觉减退，肌力减弱，肌肉萎缩，肌张力增加，步态不稳，行走缓慢，多数患者呈痉挛步态，四肢反射亢进，腹壁反射减弱或消失，病理征以上肢的霍夫曼征阳性率最高，严重者可出现髌阵挛、踝阵挛及巴宾斯基征等阳性病理征。

X 线检查：颈椎发育性椎管狭窄主要表现为颈椎管矢状径减小。退行性颈椎管狭窄一般表现为颈椎生理曲度减小或消失，甚至出现曲度反张。椎间盘退变引起的椎间隙变窄，椎体后缘骨质局限或广泛性增生，椎弓根变厚及内聚等。若合并后纵韧带骨化则表现为椎体后缘的骨化影。在侧位片上表现为椎间孔区的骨赘，自上关节面伸向前下方，或自下关节面伸向前上方。

在 X 线片上分别测量椎体和椎管矢状径，对判断是否存在椎管狭窄具有重要价值。颈椎椎体矢状径是自椎体前缘中点至椎体后缘的距离，椎管中矢状径是自椎体后缘中点至椎板连线之最短的距离。正常成人颈椎管中矢状径：C_1 为 20～34 mm，C_2 为 18～21 mm，$C_{3\sim4}$ 为 12～14.5 mm，$C_{6\sim7}$ 为 11.0～13.5 mm。北医三院测定结果以 C_4 水平椎管中矢状径平均值最小，认为如矢状径小于 13 mm 称为椎管相对狭窄，小于 10 mm 则属绝对狭窄。

CT 检查：退变性颈椎管狭窄，CT 显示椎体后缘有不规则致密的骨赘，并突入椎管，黄韧带肥厚、内褶或钙化。脊髓萎缩则表现为脊髓缩小而蛛网膜下腔相对增宽。

MRI 检查：主要表现为 T_1 加权像显示脊髓的压迫移位，还可直接显示脊髓有无变性萎缩及囊性变。T_2 加权像能较好地显示硬膜囊的受压状况。

三、治疗

对轻型病例采用非手术治疗可取得满意的临床疗效，只有脊髓损害发展较快、症状较重者需

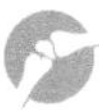

手术治疗。非手术治疗方法有多种，如手法治疗、颈椎牵引、中西药物、针灸、功能锻炼等方法均可选用，其中手法是治疗本病的主要方法，可较快地缓解症状，再配合颈椎牵引、药物等综合治疗，可进一步提高临床疗效。

非手术治疗可一定程度减轻压迫，缓解水肿、减轻神经根刺激、缓解肌肉痉挛、减轻症状或使其消失，但不能从根本上解决椎管矢状径狭窄的问题。非手术治疗的指征是：相对狭窄的颈椎椎管狭窄，即椎管的矢状径在 10 mm 以上，13 mm 以下。在有不太明显的退变存在的情况下，可以进行手法较为轻柔的按摩、理疗，并配合中药及一定的解热镇痛药物。牵引对那些有黄韧带增厚的患者可以暂时缓解压迫，能起到一定的作用。支架通过稳定颈椎而改善患者的症状，可用于早期的颈椎椎管狭窄症的患者，但其疗效是不持久的。脱水、激素药物及神经营养药物对有急性发作的颈椎椎管狭窄症的患者及轻型患者有效。常用的方法有 20%甘露醇 250 mL 地塞米松 5 mg静脉滴注，每天 2 次，4～6 天。也可同时应用维生素 B_1、维生素 B_{12}、胞磷胆碱 500 mg 等神经营养药物，加入液体内静脉滴注，每天 1 次。

（一）手法治疗

1.准备手法

准备手法的目的是放松紧张痉挛的颈肩部肌肉，促进局部血液循环，达到舒筋活血，解痉镇痛的目的。患者坐位，术者站在患者身后，在两侧颈项肩背部行点按、扣捏、揉捻、拿散、弹拨、持顺、按摩、推拿、劈叩、震颤等手法，手法要柔和稳重，力量均匀深入，重点是痛点和纤维结节及条索状物。

2.治疗手法

治疗手法的目的是加宽椎间隙，扩大椎间孔，整复小关节的错缝，改变颈椎病变和神经根、脊髓、血管等之间的相对关系，促进颈椎生理曲度的恢复，解除局部软组织粘连，以缓解神经根、脊髓、血管等之间的相对关系，减轻刺激和压迫常用的几种手法如下。

(1)提端摇晃法：患者正坐，术者站在患者背后，双后分别以拇指托住枕部，其余四指托住下颌部，双侧前臂分别压于患者双肩，双手向上托拔颈椎，再将头颈屈曲 15°下缓缓地正反方向回旋颈部各 5 次。保持拔伸状态下分别将颈部过屈和过伸各 3 次。最后将颈椎分别左右旋至最大限度(45°)，再加力过旋各 1 次。

(2)侧头摇正法：患者坐位，术者一手拇指按压在错位关节棘突的患侧，另一手扶患者头部，将头向患侧侧屈和向健侧旋转，双手同时用力，压推配合。用于钩椎关节错位或增生。

(3)摇晃转捻法：以右侧为例，先行提端摇晃手法，再用左手托住下颌，将右手抽出，术者左颞顶部顶住患者头部，左肩部顶住患者左额，在牵引状态下用右手拇指沿右侧颈项肌肉自上而下揉捻，同时将患者头部向右后方旋转。

(4)旋转复位法：坐位旋转复位法：患者坐位，术者站在患者身后，以右侧为例；术者右肘窝托住患者下颌，左手托住枕部，使颈部前屈 15°，在拔伸状态下将颈部顺时针旋转 5 次，感觉患者肌肉已经放松，将患者头颈右旋至最大限度 45°左右，同时再加力过旋，即可听到弹响声，复原将颈部肌肉稍事放松手法。再行左旋复位一次。注意本手法要点在于手法整个过程是在颈部前屈 15°保持拔伸状态下进行的，要求稳准，旋转适度，不可粗暴，否则有危险。

(5)仰卧旋转法：患者仰卧，肩后用枕垫高，术者坐于床头，一手托住枕部，一手托住下颌，将患者头部向枕上拉起，使颌与床面呈 45°角，牵引 2 分钟，然后将头向左右旋转和前后摆动数次，最后分别在左右旋转至最大角度时再加力过旋，可听到弹响声。

(6)快速旋转法:患者坐位,术者站于侧方,一手托枕部,一手托下颌,轻轻摇晃头颈数次,然后快速地扶枕手前推,托颌手回拉并迅速撒手,可听到弹响声,左右各1次。

(7)扳肩展胸法:患者坐位,术者站在患者身后,左腿屈膝屈髋抬高,以膝抵在胸2、胸3棘突部,双手分别抱住患者肩部向后上方扳拉,同时左膝前用力,可听到弹响声。

3.放松手法

颈部放松手法同准备手法,根据不同证型,不同部位施以放松手法,以缓解肌肉痉挛,加强肌肉血运,增强关节的灵活性;最后行头部手法,擦额,叩抓头部,揉按头部诸穴:印堂、攒竹、太阳、百会、头维、角孙、风池、风府等,推督脉和手足三阳经等手法。手法隔天1次,10次为1个疗程。

(二)中药治疗

1.虚寒证

颈肩上肢放射性疼痛。麻木,起病缓慢,多为隐痛、酸痛,畏风畏寒,遇寒加重,得温则减,舌淡、苔薄白,脉弦浮。治宜祛风散寒、除湿通络。方用蠲痹汤、桂枝加附子汤、独活寄生汤等加减。

2.瘀滞证

多有颈部损伤史,颈肩上肢疼痛如刺或刀割样,痛有定处,颈部活动受限,或伴肿胀,舌暗有瘀斑,苔薄白,脉弦涩。治宜活血化瘀、理气止痛。方用血府逐瘀汤加减。

3.痉挛证

颈肩部疼痛僵硬,痉挛步态,走路不稳,活动不灵,下肢沉重,二便障碍,舌淡、苔白,脉细弱。治宜滋阴养血、益气通络。方用阿胶鸡子黄汤加减。

4.痿软证

椎管狭窄症后期,肢体广泛萎缩,软弱无力,活动困难,舌体胖有齿痕;苔少,脉沉细而弱。治宜滋补肝肾,强壮筋骨。方用补阳还五汤加减。

(三)针灸治疗

取大椎、风池、风府,夹脊穴、列缺、合谷、肾俞、京门等结合痛区取穴,如上肢的曲池、手三里、阳溪、阳谷、少海、缺盆、极泉等;下肢的环跳、承扶、委中、承山、阳陵泉、阴陵泉、足三里、三阴交、悬钟等;头部的百会、头维、角孙、太阳;通天、睛明、承泣、丝竹空、耳门、听宫等穴,可灵活选用。实证用泻法,虚证用补法,留针20分钟、隔天1次,10次为1个疗程。

(胡宗华)

第三节 颈 椎 病

颈椎病又称颈椎综合征,是指因损伤或颈椎及其软组织退行性改变引起的颈脊髓或颈神经根及颈血管的压迫和刺激,从而产生的颈、肩、臂、头及胸疼痛,甚至出现肢体功能失常等一系列症状。中老年人多见,男性发病略多于女性。临床上根据病变部位、范围及受压组织不同而出现的不同症状,将其分为神经根型、脊髓型、椎动脉型、交感神经型和混合型5种类型。其中神经根型最常见,占颈椎病的60%~70%,交感神经型最为少见。

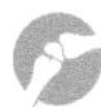

一、病因病理

各种急、慢性外伤可造成椎间盘、韧带、后关节囊等组织不同程度的损伤，从而使脊柱稳定性下降，促使颈椎发生代偿性增生，增生物直接或间接压迫神经、血管，即产生症状。颈椎间盘承受重量过大或活动频繁，可遭受过多的微小创伤，劳损而变性。早期表现为髓核的水分减少，逐渐失去弹性韧性，椎间关节松动不稳。椎小关节可紊乱、错位，椎间孔变小，椎间盘可膨出或脱出，椎体可发生微小滑动，颈椎后部附件骨质增生，黄韧带、项韧带可发生钙化或骨化。晚期形成明显的骨赘，椎间盘变性、膨出、脱出，周围软组织、前纵韧带、后纵韧带及椎体边缘骨膜附着处可被掀起，出血、血肿机化，在张力性应力的刺激下，逐渐形成较大的骨刺。退变的颈椎间盘和骨刺向后突出，可产生脊髓受压症状；向后外侧突出、钩椎关节骨刺向后突出均可影响椎间孔，使之变小狭窄，神经根受到压迫刺激，缺氧、缺血，出现神经根型病变症状；椎间盘和骨刺向侧方突出，可使椎动脉受到挤压导致供血不足，出现以头晕为主的椎动脉受压症状；颈椎的不稳，常可刺激小关节和关节囊，影响交感神经，而产生一系列交感神经受刺激症状。

二、临床表现

患者自觉肩颈疼痛，可向头部、枕部及上肢放射，一侧面部发热，出汗异常；少数患者可出现头痛、眩晕、猝倒，甚则双下肢痉挛，举步艰难，瘫痪。根据受压组织的不同，其临床表现各不相同。具体可分为五型。

(一)神经根型

神经根型是椎管单侧或双侧的神经根受压迫或受刺激引起的症状，表现有颈肩痛，颈项强直，不能做点头、仰头及转头活动，疼痛沿神经根支配区放射至上臂、前臂、手及手指，伴有上肢麻木、活动不灵活，X 线照片可显示椎间隙狭窄、椎间孔变窄、后缘骨质增生、钩椎关节骨赘形成。

(二)脊髓型

脊髓型是脊髓受压迫或受刺激所致，多发生于 40～60 岁的中年人，早期表现为单侧或双侧下肢发紫发麻，行走困难，继而一侧或双侧上肢发麻，持物不稳，严重时可发生四肢瘫痪，小便潴留，卧床不起。X 线检查可显示颈椎间盘狭窄和骨赘形成。

(三)椎动脉型

椎动脉型是因上行的椎动脉被压迫、扭曲，造成颅内一过性缺血所致。表现为肩颈痛或颈枕痛，头晕、恶心、呕吐、位置性眩晕、猝倒、持物落地、耳鸣耳聋、视物不清等临床症状，并常因头部转动或侧弯到某一位置而诱发或加重。X 线检查见正位片钩椎关节模糊、骨质硬化并有骨赘形成。

(四)交感型

交感型是颈椎旁的交感神经节后纤维被压迫或刺激所致。常见头痛、头晕、心慌、胸闷、四肢不温或是手足心热、四肢酸重等症状，一般无上肢放射痛或麻木感，可出现听、视觉异常。

(五)混合型

临床上常见同时存在两型或两型以上的各种症状，为混合型。

三、诊断要点

(一)神经根型

(1)颈、肩部疼痛，可沿受压的神经分布区放射，手指呈神经根性分布的麻木及疼痛，握力减弱。

(2)颈部僵直,活动受限,颈棘突旁常有压痛。颈神经牵拉实验阳性,压头试验可能阳性。

(3)受累神经支配区皮肤痛觉迟钝或消失,某些上肢肌力减弱,肌肉萎缩,肌腱反射减弱或消失。

(4)X线片见生理曲度消失,椎间隙狭窄,椎间孔变形,后缘骨质增生,钩椎关节骨赘形成。CT扫描和椎管MRI扫描更有助于诊断。

(二)脊体型

(1)颈肩痛伴四肢麻木,疼痛僵硬,发抖无力,步态不稳,似踩棉花状,步态笨拙。

(2)痛觉减弱或消失,严重者四肢瘫痪,小便潴留或失禁。手部肌肉萎缩,四肢肌张力增高,腱反射亢进。

(3)常可引出病理反射,如霍夫曼征、巴宾斯基征阳性,踝阵挛和髌阵挛阳性。

(4)具有典型的X线征象,即在椎间隙部位呈L形或U形梗阻,侧位片可见相应部位的充盈缺损。

(三)椎动脉型

(1)症状的出现常与头、颈的转动有关,表现为头晕、恶心、呕吐、四肢麻木等。

(2)颈椎棘突部常有压痛,压头试验阳性,仰头或转头试验阳性。

(3)脑血流图检查可见左右椎动脉不对称,尤其在转头时患侧波幅明显下降。

(4)X线检查显示钩椎关节骨质增生,向侧方隆突,椎间孔变小。

(四)交感型

(1)患者常有头痛,枕部痛,头晕,头胀,视物模糊,手麻木发凉,心律不齐,心动过速等交感神经功能紊乱的临床表现。

(2)本型常不单独出现,而与其他型合并存在。

(五)混合型

根据以上四型表现而诊断。

四、针灸治疗

(一)毫针法

(1)处方一:风池、肩井、天柱、肩髃、外关、曲池、颈夹脊。

操作:患者正坐,上肢曲肘置于桌上。穴位常规消毒后,用1.5寸30号毫针进针。施以泻法,得气留针20分钟。针刺颈郎穴位时,在上肢施揉、拿、搓等手法;针刺上肢穴位时,在颈部施㨰、拿、揉、按等手法。

(2)处方二:颈夹脊、养老。

操作:根据症状判定受累神经根的节段选穴,一股取颈5、颈6夹脊。患者正坐,微低头,医者以30号1.5～2.0寸毫针,以75°角刺入,或旁开夹脊穴0.5寸处以45°角刺入。有抵触感后,针尖向外退出0.3寸,有沉紧感后进行调气,施平补乎泻法,使针感向项、肩、臂传导。针养老时,令患者手向胸,针向内关方向刺入,得气后使针感向腕与肩肘方向扩散。留针20分钟,每天1次,10次为1个疗程。

(3)处方三:中平穴(足三里穴下1寸,偏于腓侧)。

操作:患者取坐位,用28号3寸毫针行直刺法,左肩针刺右下肢中乎穴,右肩针刺左下肢中

 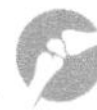

平穴，双肩针双下肢中平穴。进针得气后，施以泻法。每次留针 30 分钟，5～10 分钟行针 1 次。每天 1 次，10 次为1 疗程。

(4)处方四：①阿是穴。②太溪、太冲、复溜。

操作：实证取第一组穴，进针后提插捻转 2 分钟，施以泻法，不留针；虚证取第二组穴位，施以补法，留针 20 分钟，每 5 分钟行针 1 次。本法适用于椎动脉型颈椎病。

(二)电针法

(1)处方一：天柱、曲垣，头痛者加风池，手臂发麻者加扶突。

操作：天柱取 2 寸毫针，针尖沿颈椎系列斜向下方分刺，使针感传至肩部。曲垣用 1.5 寸毫针，针尖向肩胛冈侧端斜刺，使针感向周围扩散。进针得气后，将 2 穴接通电针治疗仪，用连续波，留针 20 分钟。针风池时，针尖斜向内上方，使针感传至前额，留针 20 分钟。刺扶突时，针尖向臂丛方向，当针感传至手指之后，轻轻雀啄 3～5 次，随即出针。隔天治疗 1 次，本法除对脊髓型颈椎病无效外，对其他各型有良好效果。

(2)处方二：双侧颈夹脊 5～7，神经根型配外关、曲池；颈动脉型配风池、风府。

操作：进针后，施以提插捻转手法，得气后接电针治疗仪，采用连续波，刺激强度以患者耐受为度。留针 20 分钟，隔天 1 次，5 次为 1 个疗程。

(三)温针法

(1)处方：主穴：①天柱、百劳、大杼；②相应颈椎夹脊穴、大椎。配穴：合并肩周炎者加肩三针、肩井；头晕、头痛者加风池、四神聪；放射性上肢麻痛、握物无力者加天宗、曲池、三阳络；久病不愈者加百会、膈俞；腰痛者加肝俞、肾俞。

(2)操作：用 2 寸毫针针刺各穴，得气后在针尾置上 1.5 cm 艾条，用火点燃，施灸。四神聪、百会只针不灸。隔天治疗 1 次，6 次为 1 个疗程。

(四)穴位注射法

(1)处方一：肩中俞、颈部夹脊。头痛、头昏者配风池、百会、太阳；恶心、呕吐者配风池、内关、丰隆；肩胛、上臂、肘臂疼痛者配肩外俞、天宗、肩贞、臑俞、曲池；上肢及手指麻木者配肩贞、曲池、外关、合谷、后溪；下肢麻木、行走困难者加环跳、阳陵泉、委中、昆仑。

操作：用注射器抽取当归注射液、骨宁注射液、麝香注射液各等量，注入所选穴位，每穴注入 1 mL，隔天注射 1 次。

(2)处方二：颈夹脊、风池、大椎、天宗、臂臑、风池、内关、阿是穴。

操作：常规消毒后，用注射器吸入醋酸泼尼松混悬液 25 mg，维生素 B_1 100 mg，维生素 B_{12} 250 μg，1%普鲁卡因溶液 10 mL，654-2 注射液 10 mg 混合均匀，然后注入所选穴位，每穴位入 1.5～2.0 mL，每周1 次，5 次为 1 个疗程。

(3)处方三：颈 6～颈 7 棘突间、颈 7～胸 1 棘突间。

操作：吸取醋酸泼尼松 4 mL 与 2%普鲁卡因 4.5 mL 混合，在上述部位做封闭。7 天封闭 1 次，3 次为 1 个疗程。本法适用于各型颈椎病的治疗。

(五)头针法

处方：主穴取顶中线由前向后刺。颈肩部疼痛者配以络却向百会透刺；颈性眩晕者配额中线由上往下刺；四肢运动或感觉障碍者配病位对侧顶颞前斜线或顶颞后斜线。

操作：选用 30 号 30 mm 特制平柄毫针，与头面成 15°～30°角快速进针，针尖达到腱膜下层后，将针体平卧，缓插 25 mm 左右，然后用力向外速提，提时针身不弯曲，行针 2～3 分钟，留针时间随病情而定，可稍长，但不宜超过 24 小时。

（六）穴位挑刺法

处方：颈、背部的“党参花样”皮损变部位。

操作：先用 2%的普鲁卡因 0.2 mL 注射在花斑中央成一皮丘，然后常规消毒后挑破表皮，用特制挑刺针挑断浅表皮肤纤维丝。挑纤维丝时，针尖横贴皮肤平刺，先平行向前滑动，再将针轻轻上抬，把纤维丝挑起拨断，并把这个点的纤维丝挑净。每次选挑 3～4 个花斑。其中 1 个须选择在颈椎体上。每隔 5 天挑治 1 次。

（七）穴位埋线法

处方：双侧夹脊颈 5 和夹脊颈 7。

操作：患者取俯伏坐位，局部常规消毒后，进行局部麻醉。选用 0 号络刺羊肠线 3 cm，穿入 9 号腰椎穿刺管中，快速垂直进针，针尖达皮下组织及斜方肌之间时，立即将针以 15°角向枕部透刺，产生较强针感后按常规将羊肠线埋入。出针后用于棉球压迫针孔片刻。埋 1 次即为 1 个疗程。15 天后再行第二次埋线。

（八）耳压法

处方：脑、颈椎、枕、颈、神门、肝、肾。肩背酸困者加锁骨、肩关节；手指麻木者加腕、指。

操作：用王不留行籽，以小块胶布贴于上述耳穴，每穴按压 1 分钟，每天按压 3～4 次，3 天贴 1 次，连贴 1 个月。

（九）火针法

处方：大椎、阿是穴，相应夹脊穴。肩周及上臂疼痛加肩髃、曲池；前臂痛或手指麻木加手三里、外关、合谷。

操作：将所选穴位做好标记，消毒后，将 6～9 号缝衣针用止血钳夹持，于酒精灯上将针尾部分烧红，然后快速点刺，出针后即用消毒棉球压迫针孔，阿是穴可每处刺 2～4 针，针距 0.2 寸，深度以 0.2～0.5 寸为宜，每次点刺不宜超过 12 针。本法适用于治疗神经根型颈椎病。

（十）磁圆针法

处方：①素髎沿督脉至命门；②攒竹向后沿膀胱经第 1 侧线至肾俞，再从攒竹处膀胱经第 2 侧线至志室；③瞳子髎沿头部胆经路线至肩井；④伴有手臂麻木、疼痛者，肩臂部诸经由上向下叩击。

操作：以磁圆针循经叩打，头部轻叩，颈、手臂、肩背重叩。每条线路叩击 5～7 遍，最后重叩颈部双侧臂丛 2 下，叩击时手臂就出现麻感。

五、推拿治疗

（一）提阳旋转法

操作：患者取坐位，医者立其背后，先用拇指和其余四指拿肩井数次，并用手指和掌根部按揉肩中俞数次，再令患者颈部前屈 15°～20°，医者双手分别置于患者枕骨两侧，将头部逐渐向上抬起，轻轻左右旋转，幅度不超过 45°，左右各 3 次。然后医者双手食中指分别置于患者颈部两侧，搓揉两侧项肌、前斜角肌、斜方肌和横肩胛肌等，先自上而下，后自下而上，后复 10～20 次，压痛点处适当加重力量。最后，医者立于患者前面，以双手拇指点揉双侧合谷、缺盆及天宗穴，伴头晕者加按风池、风府。以上手法连续 3 遍，每周2 次，4 周为 1 个疗程。治疗同时，可采用 DYC 自动牵引装置进行间歇性牵引。

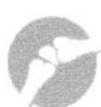

(二)提伸法

操作:患者取坐位,医者施手法松解患者颈项部肌肉,并嘱患者放松,令其以双手抱住其后枕部,挺胸,然后医者双手从患者腋下穿过往上扶在患者双腕背部,患者头略向后仰,医者用力上提颈椎,一般可听到一串小关节响声。有些患者也可辅以传统斜扳手法,即以一手托住患者下颌,一手托住后枕部,头略后仰,下颌部向一侧略上旋,当医者觉得颈椎小关节已锁住,再轻轻用力向同侧旋转 10°,一般可听到小关节响声。左右两侧各做 1 次。最后用拿法放松颈部肌肉,搓肩关节,做梳头、擦汗动作,并按压其臂臑、曲池、手三里、内关、合谷穴。

(三)间歇牵引法

操作:患者取卧位,以颏枕吊带连接微电脑程控牵引床,牵引力线与垂线成 15°～30°夹角前屈,并输出牵引程序:牵引时间:20～30 分钟;牵引重量:9～14 kg;松弛重量:5～7 kg;牵引时间:15～20 秒;松弛时间:10 秒。每天治疗 1 次,10 次为 1 个疗程,3 个疗程后休息 2～3 周,进行肌力锻炼。

(四)按肩搬头法

操作:患者取坐位,两上肢反抱于背后。术者立于后侧,左手按其右肩,右手置于其头顶,用力将颈部向左侧手搬运。然后用同样手法,右手按其左肩,左手置其头顶将颈部向右侧搬运。两侧交替进行。每次搬 8～12 次,7 天为 1 个疗程。本法适用于椎动脉型。

(五)颈型捏揉扳转法

操作:让患者端坐于治疗凳上,施术者先用一手按扶于患者头顶固定,用另一手与其余四指相对着力,反复捏揉颈部两侧肌肉,对其风池穴,天柱穴进行重点捏揉,反复 3～5 遍。再用拇指端着力,反复点揉风府穴、哑门穴及大椎穴等。再用双手着力,反复捏揉两侧颈肩部,并拿揉两肩井穴。再用一手按于头顶,另一手托住下颌,双手协同用力,反复旋摇头颈部数次后,再用寸劲扳转颈椎;然后,双手交换位置,再以同样方法向对侧扳转。扳转手法应慎重,不可用力过猛,更不能勉强用力扳拧,以免发生意外。最后,再用放松手法捏揉颈肩部。

(六)根型点揉镇痛法

操作:让患者端坐于治疗凳上,施术者站其身旁,先用手捏揉颈项两侧肌肉,促使其放松,反复3～5 遍。再用拇指端着力,反复点揉风府、风池、天柱、大杼、肩中俞、大椎等穴;再点揉天宗、曲垣、风门、肺俞等穴;再点揉缺盆、肩井、云门、肩髃等穴。再用中指着力,抠拨腋窝中极泉穴及青灵穴;再用拇指着力,抠拨曲池、曲泽等穴,同时用中指着力,抠拨少海穴等。再用拇指与中指相对着力,反复捏揉内外关穴,再掐合谷穴等。再反复捏揉颈肩及上肢部肌肉 3～5 遍,促使肌肉放松。再用双手合抱于患者颊部,用力向上端提牵拉颈椎,同时进行前屈,后仰,左右侧屈,和反复左右旋转摇动颈部。最后,用拍子拍打颈肩及上肢部,反复 3～5 遍,如无拍子也可用半握拳或虚拳进行拍打。

(七)提项旋转法

操作:先施准备手法,使患者局部放松,以一手托住患者下颌,一手托住患者后枕部,让患者头部呈自然位。先轻轻左右摇晃,然后托提头部向上并逐渐加大转动范围,先向一侧旋转,接近限度寸以适当力度继续旋转 5°～10°,一般可闻及小关节弹响之声,患者多有一种解除绞锁的轻松感。施手法时,应尽量使患者肌肉放松,旋转速度不宜过快,并且在上提力量的基础上做颈项旋转。

(八)提端摇晃法

操作:患者正坐,术者立其背后,双手分开,拇指顶住枕部和风池穴,其余四指托下颌部,双手向上提端。同时手腕立起,使前臂用力下压患者肩部,而端提颈部双于腕做回旋运动6～7次,在持续端提下做颈前屈、后伸各1次,将患者头部在屈曲时旋转至左(右)侧。

(胡宗华)

第四节 颈肌痉挛

一、概述

颈肌痉挛俗称落枕,是急性单纯性颈项强痛、肌肉僵硬、颈部转动受限的一种病症,是颈部软组织常见的损伤之一,多见于青壮年,男多于女,冬春季发病率较高。轻者4～5天可自愈,重者疼痛严重并向头部及上肢部放射,迁延数周不愈,且易反复发作。此病针推疗效确切、迅速。颈肌风湿,颈肌劳损,颈椎病变等,均可引起颈肌疼痛与痉挛,落枕为单纯的肌肉痉挛,成年人若经常发作,常系颈椎病的前驱症状。

二、病因病机

本病多因颈部肌肉过度疲劳,或感受风寒,或夜间睡眠姿势不当,或枕头高低不适,使颈部肌肉遭受较长时间的牵拉而发生痉挛,部分由于颈部扭挫伤所致。而老年患者多与颈椎骨质增生或椎间盘变性有关。由于感受风寒,或筋脉挫伤,或夜卧过于熟睡,姿势不当,致使气血运行不畅,筋脉拘挛而成本病。

三、临床表现和体征

(一)症状

(1)颈项相对固定在某一体位,某些患者用一手扶持颈项部,以减少颈部活动,可缓解症状。

(2)颈部疼痛,动则痛甚。

(3)颈部活动明显受限,如左右旋转、左右侧弯、前屈与后伸等活动。

(二)体征

(1)颈项活动受限,颈部呈僵硬态,活动受限往往限于某个方位上,强行使之活动,则症状加重。

(2)肌痉挛伴压痛,胸锁乳突肌痉挛者,在胸锁乳突肌处有肌张力增高感和压痛;斜方肌痉挛者,在锁骨外1/3处,或肩井穴处,或肩胛骨内侧缘,有肌紧张感和压痛;肩胛提肌痉挛者,在上四个颈椎棘突旁和肩胛骨内上角处,有肌紧张感和压痛。

四、鉴别诊断

落枕是一种急性发作的症状,多在睡眠后出现一侧颈项部疼痛,局部僵硬并有明显压痛,头颈活动受限。临床上常需与下列疾病加以区别。

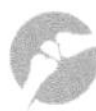

(1)颈椎半脱位:往往有外伤史和肩部负重史,临床表现为颈项疼痛,颈椎旋转活动明显受限。可摄颈椎张口位片证实,常见有寰枢关节半脱位。

(2)颈椎病:反复落枕,起病缓慢,病程长。因颈椎关节不稳而引起,常伴有椎间隙狭窄,骨质增生,需摄颈椎双斜位片或正位片证实。

(3)颈椎结核:有结核病史和全身体征,如低热、消瘦、盗汗及疲乏无力等,多发于儿童及青壮年,需摄颈椎正侧位片证实。

五、针灸治疗

(1)治则:疏风散寒,活络止痛,以督脉及手足三阳经为主。

(2)主穴:天柱、后溪。配穴,外感风寒,配大椎、风池、外关,用泻法;筋脉损伤,配阿是穴,或相应夹脊穴。

(3)方义:颈项部为手足三阳经之所过,显露于体外,又是头部转动之枢机,极易为风寒所侵袭,或因姿势不当而伤筋。古人认为,太阳为开而主表,故以手足太阳经的天柱、后溪为主穴,以疏解在表的外邪,配合督脉经要穴大椎、手足少阳经的风池、外关,可以疏散风寒,使邪从表解;若因筋脉受损,使局部气血受阻,不通则痛,当按"以痛为俞"的原则,选取阿是穴或相应夹脊穴,可以通络止痛,使气血流畅,筋脉得舒。

六、推拿治疗

(1)治则:舒筋活血,温经通络,理顺肌筋。

(2)主要手法:一指禅推法、㨰法、按法、揉法、拿法、拔伸法、擦法等。

(3)常用穴位及部位:风池、风府、风门、肩井、天宗、肩外俞等。

(4)操作:①患者取坐位,医者立于其后,用轻柔的㨰法、一指禅推法,在患侧颈项及肩部施术,3～5 分钟。②用拿法提拿颈椎旁开 2.5 寸处的软组织,以患侧为重点部位,并弹拨紧张的肌肉,使之逐渐放松。③嘱患者自然放松颈项部肌肉,术者左手持续托起下颌,右手扶持后枕部,使颈略前屈,下颌内收,双手同时用力向上提拉,并缓慢左右旋转患者头部 10～15 次,以活动颈椎小关节。摇动旋转之后,在颈部微前屈的状态下,迅速向患侧加大旋转幅度,手法要稳而快,手法的力度和旋转的角度必须掌握在患者可以耐受的限度内。④术者按揉风池、风府、风门、肩井、天宗、肩外俞等穴,每穴 30～60 秒,手法由轻到重;然后再轻拿颈椎棘突两侧肌肉,最后可在患部加用擦法治疗。

七、其他疗法

刺络拔罐:先在颈项部轻叩梅花针,使局部皮肤发红、充血,再拔火罐 3～5 个,每天 1～2 次。

(胡宗华)

第五节　前斜角肌综合征

前斜角肌综合征是指因外伤、劳损、先天颈肋、高位肋骨等因素刺激前斜角肌,或前斜角肌痉挛、肥大、变性等,引起臂丛神经和锁骨下动脉的血管神经束受压,而产生的一系列神经血管压迫症状的病证。本病好发于20～30岁女性,右侧较多见。

一、病因病理

颈部后伸、侧屈位时,头部突然向对侧旋转,或长期从事旋颈位低头工作,使对侧前斜角肌受到牵拉扭转而损伤,出现前斜角肌肿胀、痉挛而产生对其后侧神经根的压迫症状。神经根受压又进一步加剧前斜角肌痉挛,形成恶性循环。

先天性结构畸形,如肩部下垂、高位胸骨、第7颈椎横突肥大、高位第1肋骨、臂丛位置偏后等,使第1肋骨长期刺激臂丛,使受臂丛支配的前斜角肌发生痉挛,压迫臂丛神经而发病。若前斜角肌痉挛、变性、肥厚,则易造成锁骨上部臂丛及锁骨下动脉受压。如颈肋或第7颈椎横突肥大,或前、中斜角肌肌腹变异合并时,当前斜角肌稍痉挛,即可压迫其间通过的臂丛神经和锁骨下动脉而导致出现神经血管症状。本病运动障碍出现较迟,可表现为肌无力和肌萎缩,偶见手部呈雷诺征象。

中医将本病归属"劳损"范畴。多由过度劳损,或风寒外袭,寒邪客于经络,致使经脉不通,气血运行不畅,发为肿痛。

二、诊断

(一)症状

(1)一般缓慢发生,均以疼痛起病,程度不一。

(2)局部症状。患侧锁骨上窝稍显胀满,前斜角肌局部疼痛。

(3)神经症状。患肢有放射性疼痛和麻木触电感,以肩、上臂内侧、前臂和手部的尺侧及小指、环指明显,表现为麻木、蚁行、刺痒感等。少数患者偶有交感神经症状,如瞳孔扩大、面部出汗、患肢皮温下降,甚至出现霍纳综合征。

(4)血管症状。早期由于血管痉挛致使动脉供血不足而造成患肢皮温降低,肤色苍白;后期因静脉回流受阻,出现手指肿胀、发凉、肤色发绀,甚至手指发生溃疡难愈。

(5)肌肉症状。神经长期受压,患肢小鱼际肌肉萎缩,握力减弱,持物困难,手部发胀及有笨拙感。

(二)体征

(1)颈前可摸到紧张、粗大而坚韧的前斜角肌肌腹,局部有明显压痛,并向患侧上肢放射性痛麻。

(2)局部及患肢的疼痛症状在患肢上举时可减轻或消失,自然向下或用力牵拉患肢时则加重

(3)艾迪森试验、超外展试验阳性,提示血管受压。

(4)举臂运动试验、臂丛神经牵拉试验阳性,提示神经受压。

(三)辅助检查

X线片检查:颈段、胸段的X线正侧位摄片检查,可见颈肋或第7颈椎横突过长或高位胸肋征象。

三、治疗

(一)治疗原则

舒筋活血,通络止痛。

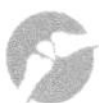

(二)手法

㨰法、按法、揉法、拿法、擦法等。

(三)取穴与部位

缺盆、肩井、翳风、风池、颈臂、曲池、内关、合谷、颈肩及上肢部。

(四)操作

1.活血通络

患者取坐位。术者站于患侧,先用㨰法在患侧自肩部向颈侧沿斜角肌体表投影区往返施术,同时配合肩关节活动,时间 3～5 分钟。

2.理筋通络

继上势,术者以一指禅推法沿患侧颈、肩、缺盆穴及上肢进行操作,斜角肌部位、颈臂穴重点治疗,时间 5～7 分钟。

3.舒筋通络

继上势,术者以拇指弹拨斜角肌起止点及压痛点,拇指揉胸锁乳突肌及锁骨窝硬结处为重点,拇指自内向外沿锁骨下反复揉压,时间 3～5 分钟。

4.通络止痛

沿患侧斜角肌用拇指平推法,然后施擦法,以透热为度。时间1～2 分钟;然后摇肩关节,揉、拿上肢5～10 遍,抖上肢结束治疗。

四、注意事项

(1)注意不宜睡过高枕头,患部注意保暖。

(2)避免患侧肩负重物或手提重物,以免加重症状。

(3)嘱患者配合扩胸锻炼,每天 1～2 次,可缓解症状。

(胡宗华)

第六节　肩　周　炎

肩关节周围炎是指肩关节的周围肌肉、肌腱、韧带、关节囊等软组织的无菌性炎症,以肩关节疼痛和功能障碍为主要特征,简称肩周炎。因好发于中老年人,尤以 50 岁左右年龄人发病率最高,又称五十肩、老年肩;晚期肩部功能障碍又称冻结肩、肩凝症等。

一、病因病理

中医学认为本病多由于年老体弱,肝肾亏损,气血不足,筋肉失养,若受外伤或感受风寒湿邪,导致肩部经络不通,气血凝滞,不通则痛。西医学认为外伤或劳损及内分泌紊乱等原因引起局部软组织发生充血、水肿、渗出、增厚等炎性改变,若得不到有效治疗,久之则肩关节软组织粘连形成,甚至肌腱钙化导致肩关节活动功能严重障碍。

二、诊断要点

(一)主要病史

患者常有肩部外伤、劳损或着凉史。

(二)临床表现

(1)好发于中老年人,尤其是50岁左右者,女性多见。

(2)多数为慢性起病,患者先感到肩部、上臂部轻微钝痛或酸痛。

(3)肩部酸痛逐渐加重甚至夜间痛醒,部分呈刀割样痛,可放射到上臂和手。

(4)肩部疼痛早期为阵发性,后期为持续性,甚至穿衣梳头受限。

(5)晨起肩部僵硬,轻微活动后疼痛减轻。疼痛可因劳累或气候变化而诱发或加重。

(6)若身体营养状态不良,单侧起病后可出现双侧性病变,或病痛治愈后又复发。

(三)体征检查

(1)肩部广泛压痛,压痛点位于肩峰下滑囊,肱骨大、小结节、结节间沟,肩后部和喙突等处。

(2)肩关节各方向活动均受限,但以外展、外旋、后伸最明显。粘连者肩关节外展时,出现明显的耸肩(扛肩)现象。

(3)病程长者可见肩部周围肌肉萎缩,以三角肌最为明显。

(四)辅助检查

X线检查一般无异常。后期可出现骨质疏松,冈上肌钙化,肱骨大结节处有密度增高的阴影,关节间隙变窄或增宽等。

三、鉴别诊断

(1)神经根型颈椎病:主症为颈项部疼痛伴上肢放射性疼痛麻木,肩部无明显压痛点,肩关节活动无异常,椎间孔挤压试验、分离试验、臂丛神经牵拉试验阳性,颈椎X线片多有阳性改变。

(2)风湿性关节炎:多见于青少年,疼痛呈游走性,常波及其他多个关节,且具有对称性特点。肩关节活动多不受限,活动期血沉、抗链“O”升高,严重者局部可有红肿、结节,抗风湿治疗效果明显。

(3)冈上肌肌腱炎:肩部外侧疼痛,压痛点局限于肱骨大结节(冈上肌止点)处,当患侧上臂外展至60°～120°范围时出现明显疼痛,超过此范围则无疼痛。

(4)项背筋膜炎:主症为项背酸痛,肌肉僵硬发板,有沉重感,疼痛常与天气变化有明显关系,但肩关节活动无障碍,压痛点多在肩胛骨的内侧缘。

四、治疗

本病多能自愈,但时间较长,患者痛苦。其治疗应贯彻动静结合的原则,早期患者以疼痛为主,应减少肩关节活动;中后期以活动障碍为主,以手法治疗为主,配合药物、理疗及练功等方法。

(一)手法治疗

治则为消除疼痛,松解粘连,恢复肩关节活动功能。

(1)按法:点按肩髃、肩井、天宗、缺盆、曲池、外关、合谷等穴。

(2)推法:医者一手抬起患肢前臂,另一手掌指部着力从前臂外侧经肩部向背部推数次。再从前臂内侧向腋下推数次。

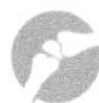

(3)揉法:医者一手扶住患肢上臂部,另一手拇指着力按揉上臂和肩部,重点揉肩部。

(4)拨法:医者用拇、示、中指对握患侧三角肌,做垂直于肌纤维走行方向拨动数遍;然后医者一手按拨肩关节痛点,另一手将患肢做前屈、后伸及环转活动。

(5)摇肩法:医者一手扶住患肩,另一手握住前臂远端作环转摇动拔伸。

(6)提拉法:医者立于患者背后,一手扶住健侧肩部,另一手握住患肢前臂远端,从背后向健肩牵拉上提,逐渐用力,以患者能忍受为度。

(7)搓抖法:嘱患者患侧上肢放松,医者双手紧握患侧腕部,稍用力拔伸,做上下波浪状起伏抖动数次,再由肩部到前臂反复搓动数遍,从而结束手法治疗。

(二)药物治疗

(1)风寒型:肩部疼痛,关节活动轻度受限,感受风寒后疼痛加重,得温痛减,舌质淡,苔薄白,脉浮紧或弦。治宜祛风散寒,舒筋通络。可用三痹汤或桂枝加附子汤加减。

(2)瘀滞型:肩部疼痛或肿胀,入夜尤甚,肩关节活动功能受限,舌有瘀点,苔薄白或薄黄,脉弦或细涩。治宜活血化瘀、行气止痛。可用身痛逐瘀汤加减。

(3)气血亏虚型:肩部酸痛,劳累后痛剧;关节活动受限,部分患者伴有肩部肌肉萎缩,舌质淡,苔薄白,脉细弱或脉沉。偏气虚者症见少气懒言、四肢无力,治宜益气舒筋、通络止痛,可用黄芪桂枝五物汤加减。偏血虚者症见头晕眼花、心悸耳鸣等,治宜养血舒筋、通络止痛,可用当归鸡血藤汤加减。外用药常用海桐皮汤熏洗,外贴狗皮膏或奇正消痛贴等。

(三)其他疗法

(1)练功疗法:早期疼痛较重,要适当减少活动。中后期要加强肩关节各个方向的运动,如手指爬墙法、环绕练习法、手拉滑车法等。

(2)针灸疗法:取阿是穴、肩井、肩髃、肩髎、臂臑、条口等穴用温针灸,也可使用热敏灸,疗效较佳。

(3)封闭疗法:醋酸泼尼松龙 25 mg 加 1%利多卡因 5 mL 行痛点封闭,每周 1 次,3~5 次为 1 个疗程。

(4)穴位注射疗法:在肩部取阿是穴、秉风、天宗、肩髃、肩髎等穴,使用祖师麻、夏天无等注射液注入。每天或隔天 1 次,7~10 次为 1 个疗程,每疗程结束后休息 3~5 天。

(5)物理疗法:可酌情应用各种热疗,中药离子导入治疗等。

(6)小针刀疗法:在肩周痛点行切开剥离法或通透剥离法。

五、预防调护

(1)急性期以疼痛为主,肩关节被动活动尚有较大范围,应减轻持重,减少肩关节活动;慢性期关节粘连要加强肩部功能锻炼。

(2)平时注意保暖防寒,并经常进行肩关节的自我锻炼活动。

(胡宗华)

第七节　肩峰下滑囊炎

肩部滑囊炎以肩峰下滑囊炎最多见。肩峰下滑囊亦称三角肌下滑囊,因该滑囊分为肩峰下和三角肌下两部分,两囊在成年人,一般互通为一体,为人体最大的解剖滑囊(图 7-1)。肩峰下滑囊位于肩部两层肌肉之间,外层为三角肌和大圆肌,内层为旋转肌腱袖,它能保证肱骨大结节顺利地在肩峰下进行外展活动。正常肩峰下滑囊与盂肱关节囊间有旋转袖相隔。旋转袖完全破裂时,则二者常相互贯通。肩峰下滑囊的顶为喙肩弓,包括肩峰、肩锁关节和喙肩韧带,底为肱骨大结节和腱袖,滑囊的外侧壁没有附着,肩关节外展并内旋时,滑囊随肱骨大结节滑入肩峰下方而不能触及。

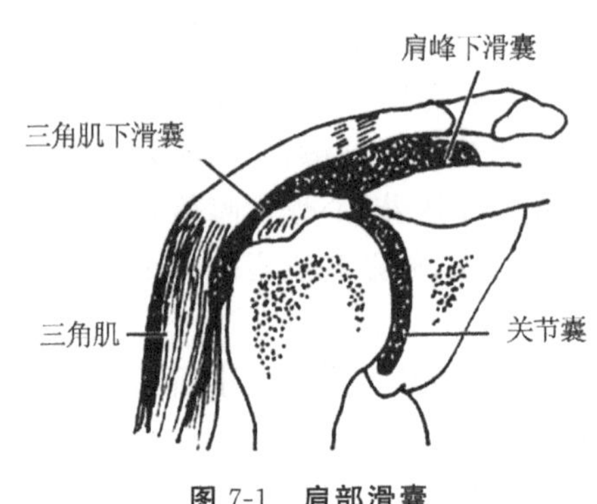

图 7-1　肩部滑囊

一、病因病理

肩峰下滑囊炎可因直接或间接外伤引起,但本病大多数继发于肩关节周围的软组织损伤和退性形变,尤以滑囊底部的冈上肌腱的损伤、炎症、钙盐沉积为最常见。常见的原因有劳动过度、慢性劳损、冈上肌腱炎等,也有风湿病所致者。

肩峰下滑囊组织夹于肩峰与肱骨头之间,长期反复摩擦可导致损伤。滑膜受到损伤后,发生充血、水肿和滑液分泌增多,形成滑液囊积液。日久慢性炎症残存,不断刺激,滑膜增生,囊壁增厚,滑液分泌减少,组织粘连,从而影响肩关节外展、上举及旋转活动。一般在滑囊底部最先发病,常因冈上肌腱的急性或慢性损伤而发生非特异性炎症。

二、临床表现与诊断

肩部疼痛,运动受限和局限性压痛是肩峰下滑囊炎的主要症状。

急性起病者,肩部广泛疼痛,肩关节运动受限制,活动时疼痛加重。肩关节前方有压痛,可触及肿胀的滑囊,X 线检查常为阴性。

慢性起病者,疼痛多不剧烈。疼痛部位常在三角肌止点,肩关节外展内旋时疼痛加重,夜间疼痛严重可影响睡眠,检查时压痛常在肱骨大结节部位。

压痛点多在肩关节、肩峰下和大结节等处,常可随肱骨的旋转而移位。当滑液囊肿胀和积液时,可引起肩部轮廓扩大,并在三角肌前缘形成一个隆起的圆形肿块。也可在肩关节区域三角肌

范围内出现压痛。为减轻疼痛，患者常使肩处于内收和内旋位。

随着滑膜的增生，囊壁的增厚，组织的粘连，肩关节的活动度逐渐减少。晚期可见肩部肌肉萎缩。

X 线检查：后期可见冈上肌的钙化阴影。

三、治疗

绝大多数肩峰下滑囊炎可以通过非手术治疗获得治愈，治疗的原则主要是止痛、防止滑囊粘连和恢复肩关节的功能。在治疗时还应重视是否有滑囊周围组织原发病变的存在，如冈上肌腱断裂或退行性变等，如有应针对原发疾病给予相应的治疗。个别病例滑膜明显增厚，经较长时间的非手术治疗后效果不佳者，可考虑手术治疗。

（一）固定与练功

急性期应用颈腕带将患肢前臂悬吊休息 3～7 天，疼痛严重者可借助外展支架将患肢固定在外展 90°，前屈 20°～30°位。症状缓解后，要及时开始医疗练功，如用耸肩环绕、马桩式站立、坐靠背椅仰卧练习等方法进行锻炼。

（二）手法治疗

适用于亚急性期或慢性期。用旋肩法使该滑囊在肩峰、三角肌与肱骨头之间进行间接按摩，促进炎症吸收与粘连的松解。

（三）药物治疗

(1)内服药。瘀滞症：多见于早期，肩部肿胀，疼痛拒按，夜间疼痛尤为明显，局部可触及波动感肿块。舌质黯红，苔薄黄，脉浮。治以活血通络止痛，方用舒筋活血汤加减。

虚寒症：多见于后期，肩部酸胀疼痛，劳累后疼痛加重，畏寒喜温，神疲乏力，可触及质软肿块。舌质淡苔薄白，脉沉细。治以温经散寒，养血通络，方用当归四逆汤加减。

(2)外用药：可选用追风壮骨膏、四生散敷贴。

（四）其他疗法

(1)拔罐：用于陈伤，可去恶血，或拔去风寒湿邪，有助于气血流通，可促进伤筋恢复。

(2)灸法：温和灸每天 2 次，每次 20～30 分钟。

(3)封闭疗法：滑囊肿大者，可先行穿刺抽液，然后囊内注射醋酸泼尼松 25 mg 加 2%利多卡因2 mL，每周 1 次，2～3 次。

(4)小针刀疗法：在肩峰下触摸清楚肩峰及三角肌下滑囊的位置并加以标记，在无菌操作下，以 3 mm 宽单刃小针刀从前方对准滑囊的中下部刺入，刺破滑囊前壁即可。拔出小针刀后，用拇指加压推按，以驱散滑囊内的滑液。术后局部置入无菌纱布，外面以胶布加压粘贴。

（胡宗华）

第八节　冈上肌肌腱炎

冈上肌起于冈上窝，其肌腱与冈下肌、肩胛下肌、小圆肌共同组成肩袖，附着于肱骨解剖颈。其形状如马蹄形，其作用为固定肱骨头于肩胛盂中，协同三角肌动作使上肢外展。所谓冈上肌肌腱炎系指冈上肌肌腱受到喙肩韧带和肩峰的摩擦、挤压而损伤，产生肌腱无菌性炎症。

一、病因病理

冈上肌位于肩袖之中央，在肩关节肌群中是肩部四方力量之集汇点。因此是比较容易劳损的肌肉。当上臂外展活动时，冈上肌肌腱须通过肩峰与肱骨头之间的狭小间隙，极易受压磨损（图 7-2）。此外，冈上肌肌腱炎症发生后又易退变并钙化，骤然用力，亦可致扭伤或断裂伤。

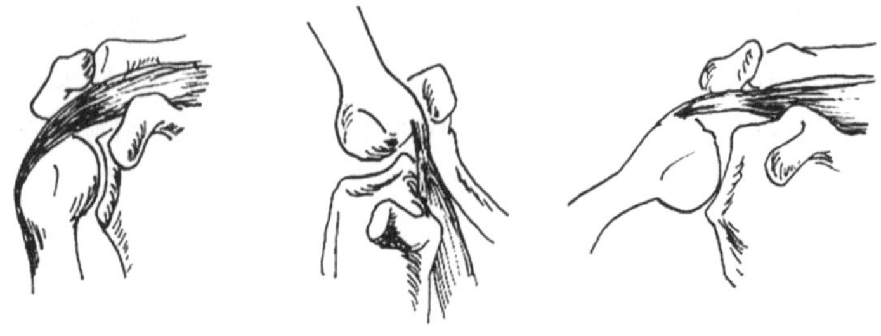

图 7-2　冈上肌肌腱炎的发病机制示意图

二、临床表现与诊断

好发于中年人，男性多于女性。发病后肩部外侧疼痛，有时向颈部或上肢放射，肱骨大结节上方压痛，肩关节自动外展于 60°～120°时出现剧痛，小于 60°和大于 120°运动时无痛，称为疼痛弧（图 7-3），这是冈上肌肌腱炎的特征。

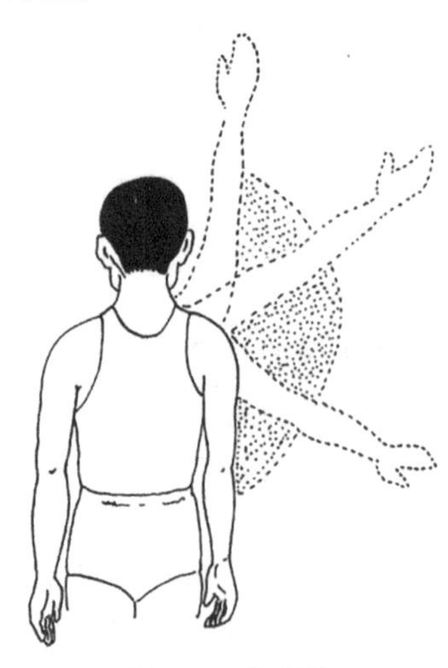

图 7-3　疼痛弧

X 线检查一般无异常，偶见冈上肌肌腱钙化，骨质疏松，为组织变性后的一种晚期变化，称钙化性冈上肌肌腱炎。

三、治疗

急性期患肢宜作短期制动，并配合轻手法理筋，以消肿止痛之中药内服外敷。病情缓解后，则可采用稍重手法理筋，并配合练功及中药辨证施治等方法治疗。

（一）理筋手法

根据急、慢性不同病期，病情轻重，选其所宜。急性期以轻手法为主，慢性期可稍重。应先用

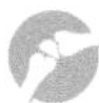

拿捏法松解冈上部、肩部、上臂部，继而按揉，再以弹拨法舒筋活络。最后用摇肩法和牵抖法以滑利关节。

（二）药物疗法

1.内服药

瘀滞证：见于急性发作期，肩部疼痛肿胀，日轻夜重，快频率作外展活动有时可触及肌筋“咿轧”作响。舌质淡或有瘀斑，苔薄白或薄黄，脉弦或细涩。治宜活血化瘀，舒筋止痛。可内服舒筋活血汤。

虚寒证：见于后期，肩臂部酸胀，遇寒加重，得温痛减。舌质淡，苔薄白，脉沉细或沉迟。治宜益气养血，温经通络。可内服大活络丸、筋骨康健片等。

2.外用药

万花油及熏洗或腾药热熨患处。中药热敷、热熨，以三棱、莪术、桂枝、防风、白毛夏枯草、艾叶、海风藤、苏木、独活各等量，放入38°米酒中浸泡，1月后取药渣装入布带，加热后敷患处。

（三）医疗练功

急性期避免上肢外展、外旋等用力动作，慢性期可作甩手、上举等活动。

（四）针灸疗法

取穴如天宗、肩髃、臂臑、曲池等，用泻法，以通络止痛、温经散寒。提插捻转，以肩臂酸痛胀麻为度，留针20分钟，可加艾灸。陈文霞等认为应用针灸加推拿配合小针刀疗效较好。

（五）封闭疗法

用醋酸泼尼松龙25 mg加1%利多卡因3 mL作局部封闭，或复方丹参液2～4 mL局部注射。1周1次，连续2～4次。

（胡宗华）

第九节 肱骨外上髁炎

肱骨外上髁炎又称肱骨外上髁症候群、肱桡关节外侧滑囊炎、网球肘等，是肘关节外上髁局限性疼痛，并影响伸腕和前臂旋转功能的慢性劳损性疾病。本病属中医学“肘痹”“肘劳”范畴。

一、病因病理

本病的发生和职业工种有密切的关系，多见于木工、钳工、泥瓦工和网球运动员。当某种职业需要经常用力屈伸肘关节，使前臂反复旋前、旋后的人们，可由于劳损引起肌腱附着点的牵拉、撕裂伤，使局部出现出血、水肿等损伤性炎症反应，进而在损伤肌腱附近发生粘连，以致纤维变性。局部病理改变可表现为桡骨头环状韧带的退行性变性、肱骨外上髁骨膜炎、前臂伸肌总腱深面滑囊炎、滑膜皱襞的过度增生等。中医学认为，此系损伤后淤血留滞，气血循行不畅，或陈伤淤血未去，经络不通所致，但气血虚亏，血不养筋常为其内因。

二、临床表现

一般起病缓慢，初起时在劳累后偶感肘外侧疼痛，延久则有加重。疼痛呈持续性酸痛，可放射至前臂、腕部或上臂，在屈肘手部拿重物时疼痛更加严重，但在伸直肘关节提重物时疼痛不明显，疼痛常在肘部受凉时加重。发病后肱骨外上髁部多不红肿，较重时局部有微热，压痛明显，病程长者偶有肌萎缩。

三、诊断要点

(1)本病好于前臂劳动强度较大的工种，多为中年人，右侧多见。

(2)肘部外侧疼痛，疼痛呈持续渐进性发展。在某些方面动作时疼痛加重，如拧衣服、扫地、端壶倒水等活动时。

(3)常因疼痛而使肘腕部活动受限，前臂无力，握力减弱，甚至持物落地。

(4)伸肌腱牵拉试验阳性，即前臂稍弯曲，手半握拳，腕尽量屈曲，前臂旋前，再将肘伸直，此时肱骨外上髁处明显疼痛。

(5)X线片多为阳性，偶有外上髁部钙化斑及轻度骨膜反应。

四、针灸治疗

(一)毫针法

处方一：肩外陵(位于腋外线中点)。

操作：患者坐位，以28号3寸毫针呈45°角向内斜刺，用泻法。每周治疗3次，每次30分钟，10分钟行针1次。5次为1个疗程。

处方二：同侧膝阳关，配穴为犊鼻、阳陵泉、足三里。

操作：针刺上述穴位1.5～2.0寸，得气后行提插捻转泻法，留针20分钟。每天1次，10次1个疗程。

处方三：曲池穴外0.5寸(即肱骨外上髁内缘)为第一主穴，其上、下0.5寸处各配1穴。

操作：用28号1.5寸毫针直刺，施提插捻转手法，得气为止。每10分钟行针1次，留针40分钟。每天治疗1次，7次为1个疗程。

处方四：阿是穴、合谷。

操作：用单手进针法，刺入患侧合谷穴，左右捻转，得气留针。然后将另一支针用提捏进针法慢慢刺入痛点中心处，左右捻转数圈，接着略提针，针身呈斜形，针尖转变方向，向前、后、左、右各提插数次，出针。针刺时针尖要深入骨膜进行提插，隔天治疗1次。

(二)穴位注射法

处方：合谷、曲池、阿是穴。

操作：用醋酸泼尼松25 mg加2%普鲁卡因2 mL做局部痛点和上述穴位注射，6天1次。

(三)穴位埋线法

处方：肱骨外上髁压痛处。

操作：先在肱骨外上髁压痛最明显处做一标记，然后手持无菌血管钳夹住皮内针圆形针身，顺皮肤分布方向快速进针，小角度刺入后，与皮面平行推进，直至针体全部进入皮内，随后用胶布固定，3天更换1次。

(四)头针法

处方：顶颞前斜线中1/3节段。

操作：在施术部位向悬厘穴方向进针约1寸，再向顶颞后斜线方向透刺1针，进针1寸。用提插泻法，反复紧提慢按，直至患部疼痛消失或减轻，留针 1 小时以上，时间越长越好，每隔 10～30 分钟行针 1 次。

(五)穴位激光法

处方：局部痛点。

操作：用氦－氖激光器进行照射，波长 632.8 cm，可见红光，输出电流 15 mA，输出功率 30 MW，照射距离 50 cm，光斑直径 1 cm，照射 20 分钟，每天 1 次。

(六)灸法

处方一：阿是穴。

操作：用隔药灸，将生川乌、生草乌、生半夏、川椒、乳香、没药、麻黄、生南星、樟脑等用白酒浸泡药酒，施灸前，取生姜切成厚约 0.3 cm，用药酒浸泡待用。在疼痛部位最明显处，根据痛处面积的大小，将药姜片 1～2 块平放于穴处，上置艾炷点燃，每穴连灸 3 壮，2 天 1 次。

处方二：阿是穴。

操作：用麝香 1 g，硫黄 20 g，乳香、没药、血竭各 10 g 制成药锭施灸。先将硫黄于铜勺内熔化，次入乳香、没药、血竭熔化，最后入麝香，全部熔化后，倾注于一平板玻璃上。待冷却后，分成若干小块，装瓶密封备用。治疗时取一黄豆大小药锭置于肱骨外上髁压痛点处，明火点燃，使药锭熔化，略灼伤皮肤，速用一块 5 cm×5 cm 胶布贴之，1 周施术 1 次。

五、推拿治疗

(一)按压弹拨法

操作：术者一手托患肘，拇指压于外上髁部，余指在内下做对抗握持。另手握患腕，逐渐屈肘，拇指用力按压外上髁前方，然后再伸肘，同时拇指向后下按压，弹拨伸腕肌起点 1 次，如此反复 4 次。

(二)理筋活络法

操作：在肘外侧部做侧掖，痛点部做指疗及揉捻法，使局部有发热感。然后用指按法点按曲池、外关等穴位，使之“得气”，以达到行气活血、舒通经络的作用，医者与患者相对，一助手拿患者上臂，医者一手拿其患侧腕关节(右手拿患者右腕或左手拿患者左腕)，另一手拿住肘部痛点，用屈肘摇法旋前及旋后摇晃肘关节 5～7 次，然后在拔伸下使肘关节屈曲，在旋后位使肘关节突然伸直，以撕破局部粘连。最后在局部用摩法、搓擦法理伤做结束手法。隔天 1 次，10 次为 1 个疗程。

(三)揉拨舒筋法

操作：让患者坐于治疗凳上，施术者用一手握住患肢腕部持定，用另一手反复捏揉肘部及上肱肌肉，理气活血，舒筋通络。再用拇指点揉抠拨曲池、曲泽、尺泽、肘髎、手三里等穴，并刮动肱骨外上髁和桡骨小头附近的压痛点，手法由轻逐渐加大用力。再用一手握住肘部，另一手握住腕部，反复做伸屈旋摇活动肘关节，各十多次。最后，用拍打法，反复拍打肘及上肢肌肉。

(胡宗华)

第十节　肱二头肌长头腱鞘炎

肱二头肌长头腱鞘炎是因肩臂急、慢性损伤、退变及感受风寒湿邪等，致局部发生炎症、粘连、增厚等病理改变，引起局部疼痛和功能障碍的一种病症，称肱二头肌长头腱鞘炎。

一、病因病理

肱二头肌长头腱起于肩胛盂上结节，向下越过肱骨头，穿过肱骨横韧带和肱二头肌腱鞘的伸展部，藏于结节间沟的骨纤维管内。沟的内侧为肩胛下肌，外侧的上部为冈上肌和喙肱韧带，下部为胸大肌覆盖。关节囊伸入结节间沟，肌腱受滑膜包围。横跨结节间沟的韧带，称肱骨横韧带。肱骨横韧带为肱骨的固有韧带。该韧带有一部分与关节囊愈合。结节间沟与肱骨横韧带围成一纵行管道，管道内有肱二头肌长头腱。肱二头肌长头腱较长，可分为三部分。上部分称关节内部分，由肩胛骨盂上结节至结节间沟上界之间。中间部分称管内部分，走行于结节间沟内，外包裹滑膜鞘。下部分称关节外部分，由结节间沟下界至腱与肌腹的移行部。肱二头肌长头腱的关节内部分和管内部分表面均覆有一层滑膜层，滑膜层在肱二头肌长头腱盂上结节附着处附近与关节囊滑膜层移行。肱骨横韧带对固定肱二头肌长头腱和其他滑膜鞘起着重要的作用。

肩关节的直接外伤或肱二头肌的用力不当，可造成局部充血、水肿。如肩关节脱位或肱骨外髁颈骨折，均可导致该肌腱因牵拉，扭转而发生急性损伤。长期从事肩部体力劳动或过度运动，均可引起肱二头肌长头腱的慢性劳损。或由急性损伤失治转变而成慢性劳损。肱二头肌长头腱和腱鞘受结节间沟狭窄粗糙而面的机械刺激，加剧了肌腱与腱鞘的摩擦，使局部气血瘀滞，充血、水肿，使肌腱与鞘膜增厚，纤维管腔变窄，肌腱在管腔内滑动困难而产生症状。甚至局部发生粘连，影响关节的活动功能，从而继发肩关节周围炎。本病的病理变化是肌腱与腱鞘的损伤性炎症，表现为腱鞘充血、水肿、增厚、肌腱变黄，失去光泽，粗糙与纤维化。在肌腱与腱鞘之间，有时发生粘连形成。精血亏损：由于中年以后，肾气不足，精血亏损，筋脉失其濡养，则拘急挛缩。临床可见结节间沟粗糙或变窄，肩袖的退行性变等而导致本病。外感风寒湿邪："风寒湿三气袭人经络，入于骨则重而不举，入于脉则血凝不流，入于筋则屈而不伸……逢寒则急。"(《三因极一病证方论分》)机体感受风寒湿邪后，局部肌肉痉挛，缺血缺氧，筋脉挛急，从而导致本病的发生。

二、临床表现

肩部疼痛，活动时加剧。尤以外展外旋上肢，或伸肩时疼痛更甚。疼痛部位及压痛点，均在肱骨结节间沟处(肩髃穴)，休息后症状缓解。本病好发于中年人，急性期主要表现为三角肌保护性痉挛，局部肿胀疼痛，常将上肢内收旋抱于胸前。检查局部可摸到捻发音，本病也可与肩关节周围炎等肩周病并存。

三、诊断要点

(1)病史：有急、慢性损伤和劳损病史，多数呈慢性发病过程。

(2)疼痛：开始表现为肩部疼痛，以后逐渐加重，最终出现肩前或整个肩部疼痛，受凉或劳累

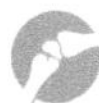

后加重，休息或局部热敷后痛减，肩部乏力。

(3)肿胀：在疾病初期，除局部疼痛外，可伴有轻度肿胀。主要为急、慢性损伤性炎症引起的局部充血和水肿所致。

(4)活动受限：肩关节活动受限，尤以上臂外展向后背伸和用力屈肘时明显，有时向三角肌放射。

(5)压痛：肱骨结节间沟处压痛明显，少数患者可触及条索状物。

(6)肩关节内旋试验及抗阻力试验阳性。

(7)X线检查：一般无病理体征。退行性变者，可发现骨刺、骨疣等，有助于对本病的诊断。

四、针灸治疗

(一)毫针法

处方：肩髃、肩髎、臂臑、曲泽、合谷。

操作：穴位常规消毒，毫针刺。中等强度刺激，平补平泻，留针30分钟(留针期间也可用TDP局部照射)，每天1次，10天为1个疗程。

(二)穴位注射法

处方：结节间沟处。

操作：用5 mL注射器，7号针头，取1%普鲁卡因3～4 mL，加醋酸泼尼松1 mL，确定结节间沟，进针时针头向远侧倾斜与肩前约成45°角，针尖斜面向下。针头经皮内、皮下及三角肌后在刺穿腱鞘时有韧性突破感，即达鞘内。如果注射时阻力很大，一般为刺入肌腱内。此时用手固定针头与注射器连接处，边注射边缓慢向外退出针头，当阻力突然消失，即为注射入鞘内。注射完毕拔出针头后，纱布覆盖针口，拇指沿肌腱纵向深部按摩及横向弹拨10分钟。若症状改善不明显，间隔7天再手法及注射1次，3次为1个疗程，避免短时间内多次重复注射，治疗后在日常生活中避免肩关节过度活动。

五、推拿治疗

(一)捏揉点拨舒筋法

操作：让患者坐在治疗凳上，施术者站其伤侧。先用一手握住伤肢腕部提起持定，用另一手着力，反复捏揉肩部及上肢肌肉穴位，在肩井、肩髃、肩贞、肩髎、臂臑、臑会等穴处进行重点捏揉。再用拇指着力，反复点揉抠拨肩髃穴，手法由轻逐渐加大用力。再用一手着力，反复拿揉患侧肩及上肢肌肉、再用摇肩法，反复旋转摇动肩关节，旋转摇动的幅度逐渐加大。最后，用拍打法，反复拍打肩部及上肢四面肌肉3～5遍。用以舒筋通络，理气活血而止痛。

(二)按摩舒筋法

(1)擦法：患者取坐位，术者站其后外侧，一手托握住患侧上臂并命名其旋外，一手用掌擦法于肿胀处，以温热且有深透感为佳，随后在局部给予热敷。

(2)揉法：患者取坐位，患肢自然下垂，术者站其患侧，一足踩踏在患者所坐的凳上，用膝部顶托患臂的腋下，并使患臂架托在术者大腿的前侧，此时患臂已处于旋外部位。随后，医者一手用掌揉法施于肩前缘、肩髃、天府、天泽、曲泽、肱二头肌长腱附着处，另一手托握患者臂肘部做肩关节的旋外活动。

(3)拨法：用拇指指腹在压疼点处拨动，使用拨法时，应垂直于肌腱方向拨动，使该腱如同被动的琴弦一般。

(4)按法:患者坐位,术者站其前外侧,分别按揉天府、曲池、肩髃、肩髎肱二头肌长头腱的附着处。

(5)搓法:患者取坐位,患肢自然放松下垂,术者站于外侧,用搓法从肩向前臂方向移动,反复3～5次。

(6)抖法:术者双手握住患侧腕关节,做幅度小而频率快的抖法,抖动幅度以传至肩部为佳。

(三)揉按点穴法

(1)患者正坐,术者站于患侧,一脚踏在凳上,使患肢外展位放于术者大腿无端,术者一手固定患肢,另一手在患肩部施轻柔缓和的手法4分钟。

(2)患者承上势,术者用拇指细心地触摸到结节间沟和增粗变硬的长头肌腱,并沿其纤维方向做深沉缓和的顺理筋手法3分钟。

(3)患者承上势,术者一手置于肩前,一手放于肩后,双手掌根同时相对用力,揉按肩部3分钟。

(4)取肩贞、肩髎、天宗、曲池穴位,每穴点按1分钟以酸胀、重、麻得气为度。

(5)绷紧患肩前皮肤后贴消炎止痛膏,用三角巾悬吊制动休息。本法适用于治疗急性期肱二头肌长头腱鞘炎。

(四)搓揉舒筋法

(1)急性期:即有肿胀,疼痛剧烈者,应让患者暴露患侧肩关节。术者一手握住上臂下端并使之外旋,另一手在肿胀处施用擦法,擦法毕,局部给予热敷。

(2)慢性发作或急性期后,患者取坐位,患肢自然下垂,术者站在患侧,用滚或掌揉法于肩前缘,另一手握住腕关节,配合肩关节的外展和外旋。然后,术者托住患肢的肘部,并使肩关节处于外展位,另一手用拇指(或示、中)指指腹在压痛点,做按揉法和拨法。接上势,患肢自然放松下垂,术者立其外侧,从肩向前臂方向做患肢的搓法,继上势,术者双手握住患侧的腕关节做上肢抖法,抖动感直至肩部。

(五)拔伸抖拉法

(1)患者坐位,术者站其患侧,拿合谷、阳池、阳谷、阴池、小海各半分钟;以中指指端点按天鼎、缺盆、中府等穴。

(2)术者一手握住患者肘部,使其肩关节外展约40°,前屈90°;另一手拇指按在肱二头肌肌腱部,其余四指放在肩后,拿揉患者肱二头肌腿处3～5分钟。

(3)术者以拇指与食、中指,捏拿肱二头肌腱,并向上提位。

(4)术者一手拇指放于患者患侧之肱骨头后部,四指放其肩顶,另一手握其患侧腕部。先屈曲其肘,然后突然伸直拔伸,向前、后外侧45°方向各拔伸3次,拔伸的同时,拇指向前推送肱骨颈的后侧。

(5)用滚法自肩前部至上臂、前臂反复操作2～3分钟。

(6)环转摇动肩关节前、后各3周。

(7)用双掌搓揉患侧肩部至肘,腕关节,然后抖拉上肢结束治疗。本法适宜于治疗多种原因导致的肱二头肌长头肌腱腱鞘炎。

(胡宗华)

 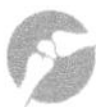

第十一节 桡骨茎突部狭窄性腱鞘炎

桡骨茎突狭窄性腱鞘炎是指桡骨茎突部位的腱鞘因运动时受到摩擦而发生炎症病变，引起腱鞘水肿、增厚、硬度增加，所致的肌腱活动障碍的一种疾病。本病好发于常用腕部操作的劳动者，女性发病率高于男性。

一、病因病理

在腕桡骨下端茎突处有一腱鞘，鞘内有拇长展肌、拇短伸肌一起通过，进入拇指背侧。由于腱沟表浅而狭窄，底面突出不平，沟面又覆盖着伸肌支持带，因此在正常时，两腱只能紧密地通过这一坚韧的鞘内。若腕指经常活动或短期内活动过度，导致拇短伸肌腱及拇长展肌腱在腱鞘隧道中频繁活动，造成积累性劳损，使腱鞘组织纤维轻度撕裂，加上急、慢性寒冷的刺激，使肌腱与腱鞘发生炎性水肿。在水肿的吸收和修复过程中，腱鞘机化，腱壁肥厚，管腔狭窄，肌腱肿胀变粗而发病。

二、临床表现

临床患者腕部桡骨茎突处慢性疼痛及压痛，局部肿胀隆起功能障碍，腕及手指活动时疼痛加剧，并向手、肘、肩部放射。桡骨茎突部可触及硬块，狭窄严重时在桡骨茎突处可触及摩擦感，少数有弹响指，病久大鱼际有轻度萎缩。握拳试验阳性。X 线检查仅个别患者桡骨茎突处有轻度脱钙或钙质沉着现象。

三、诊断要点

(1)有外伤或劳损史。

(2)腕部桡骨茎突处慢性疼痛，进行性加重，可放射至全手、肩部及肘部。

(3)拇指及腕部活动障碍，拇指无力。

(4)桡骨茎突处轻度肿胀，局限性压痛，可触及一豌豆大的软骨样肿块。

(5)握拳试验阳性，检查时令拇指外展或屈曲内收置于掌中心，握拳并使腕部向尺侧倾斜，常引起剧烈疼痛，腕关节尺偏范围显著缩小。

(6)X 线检查一般无异常。

四、针灸治疗

(一)毫针法

处方：阿是穴、阳溪、列缺、合谷。

操作：局部常规消毒。取阿是穴为主穴，以其为中心向四周透刺 2～4 针，顺腱鞘方向倾斜留针30 分钟。阳溪穴直刺 0.3～1.0 寸，列缺穴针尖向外进针 0.5～1.0 寸，合谷穴直刺 0.5～1.0 寸，均以局部产生酸胀感为度，每天或隔天治疗 1 次，10 次为 1 个疗程。

(二)穴位注射法

处方:阿是穴。

操作:局部常规消毒,将复方当归注射液 2 mL 注入痛点,每 5 天 1 次,5 次为 1 个疗程。

(三)皮肤针法

处方:阿是穴。

操作:皮肤常规消毒,用皮肤针局部叩刺,以微出血为度。隔天 1 次,5 次为 1 个疗程。

(四)耳针法

处方:腕区、神门、皮质下。

操作:耳郭严格消毒,用短毫针对准穴位阳性反应点快速刺入,行泻法捻转数秒,留针 30 分钟,每天1 次,10 次为 1 个疗程。

(五)耳压法

处方:腕区、神门,皮质下。

操作:取 5 mm×5 mm 胶布,中心置一王不留行籽贴压双侧耳穴,嘱患者每天自行按压 3～4 次,每次 3 分钟。每 5 天更换 1 次。5 次为 1 个疗程。

(六)艾炷灸法

处方:阿是穴。

操作:取麦粒大小艾炷置于局部压痛点上,直接非化脓施灸,每次连续灸 3～5 壮,以皮肤发生红晕为度。隔天 1 次,5 次为 1 个疗程。

(七)隔姜灸法

处方:阿是穴、列缺、阳溪、阳池、腕骨、合谷。

操作:切取厚约 2 分许的生姜 1 片,在中心处用针穿刺数孔,上置艾炷放在穴位上旋灸。每次选2～3 个穴位,连续施灸 5～7 壮,以局部皮肤潮红为度。每天 1 次,5 次为 1 个疗程。

五、推拿治疗

(一)理筋法

操作:患者取坐位,术者一手握住患手,另一手拇示指沿桡侧上下摩动,再用拇指指腹在有疼痛的硬结部位做横向推揉和弹拨,由轻到重,重复 10～20 次。每天 1 次,10 次为 1 个疗程。

(二)弹拨法

操作:患者取坐位,患腕拇指向上,术者双手握腕,双拇指握稳在上,两拇指向相反方向用力,交错拨动数次,操作时可听到"吱吱"声音,重复操作:每天 1 次,10 次为 1 个疗程。

(三)拔伸法

操作:患者取坐位,术者一手挟持患侧拇指近侧端,一手握住患部,相对用力拔伸拇指。握腕之手拇指在拔伸的同时按揉阳溪穴。挟持拇指的手在拔伸时,同时做拇指的外展、内收被动活动。再从第 1 掌骨背侧到前臂用擦法治疗,以透热为度。每天 1 次,10 次为 1 个疗程。

(四)捏揉舒筋法

操作:让患者坐于治疗凳上,施术者先用一手握住患肢手部持定,用另一手着力,反复捏揉前臂桡侧及腕部桡侧肌肉韧带,在外关、偏历、列缺、阳溪等穴处,进行重点捏揉,再用拇指尖着力,在患肢桡骨茎突处,反复进行抠拨和刮动,拨离其粘连增厚之结节,刮其增厚之鞘壁,促使其肌腱活动畅通无阻。再用一手着力,捏住其拇指,反复进行掌屈背伸、内收外展,和反复旋转摇指活

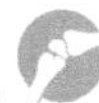

动。若属尺骨茎突狭窄性腱鞘炎，用一手握住患肢手部持定，用另一手拇指着力，反复抠拨和刮动尺骨茎突腱鞘之处，再屈伸拔伸牵拉旋摇小指，各反复数次。

（胡宗华）

第十二节 腕部扭挫伤

腕部有8块腕骨，分两行排列，近排腕骨与桡骨远端构成桡腕关节。尺骨远端由三角软骨与腕关节隔开。桡、尺骨远端由掌侧、背侧韧带所附着固定，构成下桡尺关节。腕部的结构较复杂，由于活动频繁，各种运动不慎或用力不当，均可造成腕部的损伤。

一、病因病理

直接暴力的打击造成腕部扭挫伤；跌仆时手掌或手背着地，或用力过猛，迫使腕部过度背伸、掌屈及旋转活动，引起韧带、筋膜的扭伤或撕裂，从而造成腕部的扭挫伤。

二、临床表现

伤后腕部肿痛，或酸痛无力，功能障碍。若下桡尺关节韧带损伤，可扪及尺骨小头较小隆起，按压尺骨小头有松动感。

三、诊断要点

(1)有明显的外伤史。直接暴力的打击或跌仆滑倒时皆可造成腕部扭挫伤。

(2)轻者腕部疼痛无力，重则肿痛，局部瘀紫，压痛及功能活动受限明显。

(3)桡骨茎突疼痛及压痛多为桡侧副韧带损伤；尺骨茎突疼痛及压痛多为尺侧副韧带损伤；腕背伸疼痛或掌屈疼痛多为掌、背侧副韧带损伤或屈、伸肌腱损伤；前臂旋转疼痛并尺侧疼痛，多为腕部三角纤维软骨板损伤；不同方向有活动痛，也常可伴有腕骨间的错缝等。

(4)腕部扭挫伤要与无移位桡骨远端骨折、腕舟状骨骨折相鉴别。无移位桡骨远端骨折肿胀多不明显，压痛局限在桡骨远端；腕舟状骨骨折时，肿胀和压痛点局限在阳溪穴部位。

(5)必要时拍X线片，以排除骨折、脱位及骨病变。

四、针灸治疗

(一)毫针法

处方一：阳池、曲池、阿是穴。

操作：穴位局部常规消毒后，用1寸毫针刺入，待有酸、麻、胀等得气感后，留针30分钟。每天1次，6次为1个疗程。

处方二：外关、合谷、阳溪、曲池。

操作：穴位局部常规消毒后，用1寸毫针刺入，得气后留针30分钟。每天或隔天1次。

(二)穴位注射法

处方：压痛点、支沟。

操作:常规消毒后,用地塞米松 6 mg 和 0.5%普鲁卡因 2 mL 混合,刺入所选穴位,待有酸胀等针感,回抽不见血,即注入药液。隔天 1 次,10 次为 1 个疗程。

(三)耳针法

处方:腕、肾上腺、神门、皮质下。

操作:常规消毒后,用 25 号 0.5 寸毫针,对准上述穴位快速刺入,以不穿透对侧皮肤为度。用强刺激,每穴留针 30 分钟。每天 1 次,10 次为 1 个疗程。

(四)皮肤针法

处方:患腕局部。

操作:皮肤常规消毒后,用梅花针在患腕局部做环腕叩刺,使局部皮肤发红并有少量出血点。

(五)灸法

处方:压痛点局部。

操作:取生川乌、生草乌各 20 g,丁香、肉桂各 10 g,樟脑 40 g,共研细末,以米醋调匀,制成直径约1 cm、厚约 0.5 cm 的药饼,敷于患腕压痛最明显处,上盖纱布并以胶布固定。然后固定熏灸器,将艾条火头对准药饼熏灸 40 分钟,每天 1 次。

五、推拿治疗

(一)按摩舒筋法

操作:先点按痛点。然后摇腕,双手分握腕的尺、桡侧,在牵引下缓缓屈伸,左右摇动腕关节数次,以调理筋腱韧带及错缝。最后理筋,以切、捻、揉、分筋等手法理顺各部的韧带和肌腱。

(二)捏揉分拨摇腕法

操作:让患者坐于治疗凳上,施术者先用一手握住伤肢之手持定,用另一手反复捏揉推按患肢前臂及腕关节周围肌肉韧带等软组织及其穴位,对其损伤疼痛之处进行重点的推揉,若有粘连结节,可用指尖进行反复抠拨,使其缓解。再用双手分腕法,即用双手分别握住患肢手之大小鱼际,用双拇指着力,按于患肢腕背中央,反复向两侧分推。然后,顺势再做腕关节的掌屈、背伸、内收、外展和反复摇腕活动,各 7～8 次。

(胡宗华)

第十三节　腕管综合征

腕管综合征是指由于腕管内压力增高,腕管狭窄,压迫从腕管内通过的正中神经及屈腕肌腱,导致功能障碍的一种病证。临床上以手指麻木、无力、刺痛、感觉异常、腕管部压痛为主要特征。本病又称“腕管卡压综合征”“止中神经卡压征”。好发于中年人,女性多于男性。

一、病因病理

腕管是由背侧的 8 块腕骨组成的凹面与掌侧的腕横韧带构成的一个骨纤维管道,管内有正中神经、屈指浅肌腱(4 根)、屈指深肌腱(4 根)和拇长肌腱通过。正常情况下,管内有一定的容积供肌腱滑动。当局部遭受损伤,如骨折脱位、畸形愈合、骨质增生、韧带增厚等因素;或腕管内腱

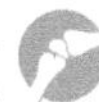

鞘囊肿、脂肪瘤压迫、指屈浅、深肌腱非特异性慢性炎症的影响，可导致腕管相对变窄，或腕管内容物体积增大，肌腱肿胀，正中神经即被卡压而发生神经压迫症状。

中医学认为本病由于急性损伤或慢性劳损，使血瘀经络，以及寒湿淫筋，风邪袭肌，致气血流通受阻而引起。

二、诊断

(一)症状

(1)起病缓慢，少数患者有急、慢性损伤史。

(2)初期主要为正中神经卡压症状，患手桡侧三个半手指(拇、示、中、环指桡侧半指)有感觉异常、麻木、刺痛。昼轻夜重，当手部温度增高时更显著。劳累后加重，甩动手指，症状可缓解。偶可向上放射到臂、肩部。患肢可发冷、发绀、活动不利。

(3)后期患者出现鱼际肌(拇展短肌、拇对掌肌)萎缩、麻痹及肌力减弱，拇指外展、对掌无力，握力减弱。拇、示、中指及环指桡侧的一半感觉减退。肌萎缩程度常与病程长短有密切关系，一般病程在4个月以后可逐步出现。

(二)体征

(1)感觉障碍。多数患者痛觉减退，少数患者痛觉过敏，温觉、轻触觉不受影响，痛觉改变以拇、示、中三指末节掌面为多。

(2)肌力减退。鱼际肌变薄，拇指肌力减弱，外展、对掌无力，活动功能受限。

(3)叩击腕管时，正中神经支配的手指有触电样放射性麻木、刺痛。

(4)屈腕试验阳性。

(三)辅助检查

1.X线片检查

一般无异常，可排除骨性病变。

2.肌电图检查

鱼际肌可出现神经变性。

三、治疗

(一)治疗原则

舒筋通络，活血化瘀。

(二)手法

一指禅推法、㨰法、按法、揉法、拿法、摇法、擦法等。

(三)取穴与部位

曲泽、内关、大陵、鱼际、劳宫等穴，腕管部、前臂手厥阴心包经循行线。

(四)操作

(1)患者正坐，将手掌心朝上放于软枕上，术者面对患者而坐，用㨰法沿前臂屈肌群至腕部往返治疗，并配合轻快的拿法使前臂肌肉放松。时间2～3分钟。

(2)继上势，术者用一指禅推法、拿揉法在前臂沿手厥阴心包经往返治疗。重点在腕管及鱼际处，手法先轻后重。时间2～3分钟。用拇指点按曲泽、内关、大陵、鱼际、劳宫等穴，每穴1分钟。

(3)摇腕法。患者正坐，前臂放于旋前位，手背朝上。术者双手握患者掌部，右手在桡侧，左手在尺侧，而拇指平放于腕关节的背侧，以拇指指端按入腕关节背侧间隙内。在拔伸情况下摇晃腕关节，然后，将手腕在拇指按压下背伸至最大限度，随即屈曲，并左右各旋转其手腕 2～3 次。

(4)患肢屈肘 45°，术者一手握患手以固定腕部，另一手拇指从腕管向前臂屈肌方向做推揉法 8～10 次。可使腕管内渗出液推至前臂肌群以利吸收，从而缓解管内压力。

(5)继上势，从腕管至前臂用掌擦法操作，以透热为度。最后，摇腕关节及各指关节，并捻各指关节结束治疗。时间 2～3 分钟。

四、注意事项

(1)治疗期间，腕部避免用力，必要时可应用护腕保护，或制动休息。

(2)注意保暖，可配合局部湿热敷。

五、功能锻炼

可进行各手指的灵活精细动作锻炼。

(胡宗华)

第十四节　胸椎小关节错缝

胸椎小关节错缝是指胸椎小关节的解剖位置改变，以至胸部脊柱机能失常所引起的一系列临床表现，属于脊柱小关节机能紊乱的范畴。本节主要讨论胸椎小关节滑膜嵌顿和因部分韧带、关节囊紧张引起反射性肌肉痉挛，致使关节面交锁在不正常或扭转的位置上而引起的一系列病变。多发生在胸椎第 3～7 节段，女性发生率多于男性。以青壮年较常见，老人则很少发生。

一、病因病理

脊柱关节为三点承重负荷关节，即椎体及椎体两侧的上、下关节突组成的小关节，构成三点承重，小关节为关节囊关节。具有稳定脊椎，引导脊椎运动方向的功能。胸椎间关节面呈额状位，故胸部脊柱只能做侧屈运动而不能伸屈，一般不易发生小关节序列紊乱。但是，当突然的外力牵拉、扭转，使小关节不能承受所分担的拉应力和压应力时，则可引起胸椎小关节急性错缝病变。

因姿势不良或突然改变体位引起胸背部肌肉损伤或胸椎小关节错位，使关节滑膜嵌顿其间，从而破坏了脊柱力学平衡和运动的协调性，引起活动障碍和疼痛。同时，损伤及炎性反应可刺激感觉神经末梢而加剧疼痛，并反射性地引起肌肉痉挛，也可引起关节解剖位置的改变，发生交锁。日久可导致小关节粘连而影响其功能。典型胸椎小关节错缝在发病时可闻及胸椎后关节突然错缝时的“咯嗒”声响，错缝局部疼痛明显。

本病属中医“骨错缝”范畴。常因姿势不当，或不慎闪挫，以致骨缝错开，局部气血瘀滞，经脉受阻，发为肿痛。

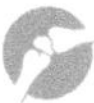

二、诊断

(一)症状

(1)一般有牵拉、过度扭转外伤史。

(2)局部疼痛剧烈,甚则牵掣肩背作痛,俯仰转侧困难,常固定于某一体位,不能随意转动,疼痛随脊柱运动增强而加重,且感胸闷不舒、呼吸不畅、入夜翻身困难,重者可有心烦不安、食欲减退。

(3)部分患者可出现脊柱水平面有关脏腑反射性疼痛,如胆囊、胃区等疼痛。

(二)体征

1.棘突偏歪

脊柱病变节段可触及偏歪的棘突。表现为一侧偏突,而对侧空虚感。

2.压痛

脊柱病变节段小关节处有明显压痛,多数为一侧,少数为两侧。

3.肌痉挛

根据病变节段的不同,菱形肌、斜方肌可呈条索状痉挛,亦有明显压痛。

4.功能障碍

多数无明显障碍,少数可因疼痛导致前屈或转侧时活动幅度减小,牵拉疼痛。

(三)辅助检查

胸椎小关节错缝属解剖位置上的细微变化,故而X线摄片常不易显示。严重者可见脊柱侧弯、棘突偏歪等改变。

三、治疗

(一)治疗原则

舒筋通络,理筋整复。

(二)手法

㨰法、按法、揉法、弹拨法、擦法、拔伸牵引、扳法等。

(三)取穴与部位

局部压痛点、胸段华佗夹脊穴及膀胱经等部位。

(四)操作

(1)患者取俯卧位,术者立于其一侧,以㨰法、按法、揉法在胸背部交替操作,时间5～8分钟。

(2)继上势,沿脊柱两侧竖脊肌用按揉法、弹拨法操作,以松解肌痉挛,时间3～5分钟。暴露背部皮肤,涂上介质,沿两侧膀胱经行侧擦法,以透热为度。

(3)俯卧扳压法。患者俯卧,术者站立在患侧,一手向上拨动一侧肩部,另一手掌抵压患处棘突,两手同时相对用力扳压。操作时可闻及弹响。

(4)患者取坐位,术者立于其身后,采用胸椎对抗复位扳法,或采用抱颈提升法操作(参见胸胁屏伤操作),以整复关节错缝。

四、注意事项

(1)整复关节错缝手法宜轻、快、稳、准,勿以关节有无声响为标准。当一种复位法未能整复时可改用其他复位法。

(2)治疗期间应卧硬板床。

(3)适当休息,避免劳累,慎防风寒侵袭。

(胡宗华)

第十五节　退行性脊柱炎

一、概述

退行性脊柱炎又称肥大性脊柱炎、增生性脊柱炎、老年性脊柱炎、脊椎骨关节炎等,是指椎间盘退变狭窄,椎体边缘退变增生及小关节因退变,使相应的神经根受压或受损而出现一系列功能障碍的病症。以椎体边缘增生和小关节肥大性变化为其主要特征。本病好发于中年以后,男性多于女性,长期从事体力劳动者易患此病。

本病属中医"腰痛"的范畴。

二、病因病机

(1)每因用力不慎,姿势不当,或负重过度,跌仆损伤,使经络受损,气血运行不畅,血脉瘀阻,不通则痛。

(2)年老肾气不足,精髓亏虚,或房劳过度,耗伤精血,使肾元虚惫,精血空虚,筋脉失养,致腰痛连腿,屈伸不利。

(3)因感受风寒,或久卧湿地,或冒雨涉水,或久居冷室,寒湿之邪,闭阻经络,使气血阻滞,骨节酸痛。

(4)素体阳气偏盛,内有蕴热,或嗜食辛热之品,积热于里;或感受时邪,误治失治,邪热传里;或感受寒湿之邪,久郁化火。使邪热浸淫腰脊,流注筋脉,痛及腰腿,灼热疼痛。

三、临床表现和体征

(一)症状

(1)患者多为40岁以上的体质肥胖者,有长期从事弯腰劳动和负重的工作史或有外伤史,起病缓慢。

(2)早期症状典型,患者常感腰背酸痛不适,僵硬板紧,不能久坐久站,晨起或久坐起立时症状较重,稍加活动后减轻,但过度活动或劳累后加重。

(3)腰部俯仰活动不利,但被动运动基本达到正常。

(4)急性发作时,腰痛较剧,且可牵制到臀部及大腿,若骨刺压迫或刺激马尾神经时,可出现下肢麻木无力、感觉障碍等症状。

(二)体征

(1)腰椎生理曲度减小或消失,甚或出现反弓。

(2)局部肌肉痉挛,有轻度压痛,一般无放射痛。

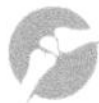

(3)下肢后伸试验常呈阳性，直腿抬高试验一般可接近正常。

(4)X 线检查可见椎体边缘有不同程度增生，或有椎间隙变窄，生理弧度改变。

四、鉴别诊断

根据患者的年龄、病史、症状、体征及 X 线所见，本病一般诊断不难。临床上主要是跟强直性脊柱炎(多在 40 岁以下发病，脊柱强直出现较早，椎体模糊呈竹节样改变，无关节间隙模糊，骶髂关节首先受累，急性期血沉、抗 O 均增高)相区别。

五、针灸治疗

(1)治则：通络止痛。

(2)主穴：相应脊椎夹脊穴。

(3)配穴：①劳损腰痛，宜活血化瘀，可刺血郄委中穴，放血，腹部可用刺络拔罐法治疗；②肾虚腰痛，宜补肾壮腰，配肾俞、命门、腰阳关、关元俞、太溪，补法、多灸；③寒湿腰痛，宜温通经络，散寒去湿，取肾俞、命门、大肠俞、腰阳关，用温针灸或直接灸；④湿热腰痛，宜清热祛湿，配三焦俞、大肠俞，用泻法或刺络法治疗。除此之外，若腰痛沿经脉向下肢放射，呈牵拉样疼痛，可配合足少阳及足太阳经脉的环跳、阳陵泉、委中、绝骨、昆仑等穴治疗。

(4)方义：腰椎两侧夹脊穴紧靠腰椎，是治疗椎关节病变有效而安全的穴位，具有通络止痛的功效，为临床所常用；委中为血之郄穴，有去瘀止痛之功；肾俞、命门、腰阳关、关元俞都是壮腰补肾之要穴，用温灸法，可温阳去湿而除寒；泻三焦俞、大肠俞有清利下焦湿热之功。古人认为，足太阳膀胱经是主筋所生病者，足少阳胆经是主骨所生病者，退行性脊柱炎病在骨而牵涉筋，故可沿经脉向下肢放射疼痛，针灸也常配合膀胱经及胆经穴位治疗，以舒筋理骨，上下结合，以提高疗效。

六、基本推拿治疗

(1)治则：舒筋通络，行气活血，解痉止痛。

(2)主要手法：㨰法、按法、揉法、点压法、弹拨法、扳法、擦法及被动运动。

(3)常用穴位及部位：肾俞、命门、腰阳关、腰夹脊、气海俞、关元俞、委中、阳陵泉、承山等。

(4)操作：①㨰揉腰背法。患者俯卧位，医者用深沉有力的㨰法施于腰背两侧骶棘肌，自上而下反复3～5 遍，然后用掌根按揉 3～5 遍，以缓解肌肉痉挛。②弹拨止痛法。医者用拇指在腰背疼痛的部位上，做与肌纤维垂直方向的弹拨，再结合局部痛点按压肾俞、大肠俞、腰阳关、居髎等穴。③腰椎扳法。患者俯卧位，医者先行腰椎后伸扳法扳动 3～5 次，然后用腰椎斜扳法，左右各 1 次。④活血通络法。患者俯卧位，医者以红花油或冬青膏为介质，在腰部督脉经及两侧膀胱经施擦法，再横擦腰骶部，以透热为度。⑤有下肢牵痛者，可用㨰法施于大腿后外侧和小腿外侧，随后拿委中、承山，按揉阳陵泉、昆仑等穴。

七、其他疗法

(一)耳针

耳穴选腰椎、骶椎、坐骨神经、神门、肝、肾。以患侧为主，每天针刺 1 次，每次留针 2～4 小时，或用微针埋针，每周 1～2 次。

(二)穴位注射

穴位仍按夹脊穴为主，药物选用丹参注射液、当归注射液，每次 4 mL，分 2 穴注射；或用 10%葡萄糖10～20 mL穴位注射，每次 1～2 穴；疼痛明显者选用 2%普鲁卡因 4 mL 加泼尼松龙 1 mL，穴位注射，每天 1 次。

(三)敷贴

用双柏散和水加蜂蜜，煎热后湿敷腰部。每天 1 次，适用于湿热腰痛者。

(四)其他

治疗腰痛方法颇多，除上述方法外，其他如红外线照射、超短波治疗、低频磁疗、激光治疗、药物离子透入法、蜡疗等均有帮助，可配合选用。

(胡宗华)

第十六节　梨状肌综合征

梨状肌综合征亦称梨状肌损伤或梨状孔狭窄综合征，是指因梨状肌发生损伤、痉挛、变性以致梨状孔狭窄，从而使通过该孔的坐骨神经和其他骶丛神经及臀部血管遭受牵拉、压迫所产生的一种病症。本病以老年人多见。

一、病因病理

梨状肌为臀中深层的一块小肌肉，起自骶骨前面的外侧面，由坐骨大孔穿出，将坐骨大孔分为梨状肌上孔与下孔，止于股骨大转子。主要协同臀部内外肌群其他肌肉完成大腿外旋动作。由于所处解剖位置重要，往往由于受到风寒侵袭或在某些动作，尤其在下肢外展、外旋再由蹲位变直立时，使下肢负重内收内旋易使梨状肌拉长、过牵而伤，均可引起该肌充血、痉挛、水肿、肥厚等无菌性炎症反应，从而刺激或压迫该部位的坐骨神经，产生以坐骨神经痛为主要症状的症候群，即梨状肌综合征。

二、临床表现

临床表现主要为通过梨状肌上、下孔的神经、血管及梨状肌本身损害的症状，其中最突出的是干性坐骨神经痛。起病可急可缓，病前多有外伤、过度体力劳动或受凉史。病程大多为慢性间歇性经过。通常累及一侧下肢。初期症状多为臀部钝痛、刺痛并伴有紧困、酸胀感，且疼痛常向大腿后侧、小腿后外侧及足背或足外缘放射，走路或其他体力活动时加剧。此外，有时疼痛尚伴有下腹部及会阴部感觉异常。

三、诊断要点

(1)大部分患者有外伤史或慢性劳损史，部分患者有夜间受凉史。

(2)自觉患肢变短，行走跛行。患侧臀部有深在性酸胀，伴有一侧下肢沿大腿后面、小腿后外侧的放射性疼痛，偶有小腿外侧麻木或足趾的麻木及会阴部不适，走路时身体半屈曲，鸭步移行步态。

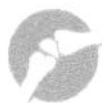

(3)腰部无畸形,无椎旁压痛点。患侧臀肌可有萎缩、松弛。梨状肌部位有压痛和放射痛,局部可有条索样隆起或弥漫性钝厚,肌肉松弛,沿坐骨神经可有压痛。

(4)直腿抬高试验60°以内疼痛明显,超过后疼痛反而减轻,下肢外展外旋时可引起坐骨神经痛。

(5)梨状肌紧张(内旋髋)试验:患肢向健肢上交叉(内收髋)试验时神经牵拉呈阳性。亦常见跟腱反射改变。

(6)腰椎摄片无异常。

(7)肌电图提示潜伏期延长,震颤电位等神经受损表现。

四、针灸治疗

(一)毫针法

处方一:主穴:环跳、秩边、居髎。配穴:疼痛沿下肢外侧放射者,加阳陵泉、丘墟;疼痛沿下肢后侧放射者,加委中、昆仑;疼痛沿下肢前面放射者,加足三里;腰痛者,加相应背俞穴。

操作:环跳穴直刺,针尖向外生殖器方向,深2.0~3.5寸,使局部酸胀或麻电感向下肢放散。秩边进针2~3寸,使局部酸胀,亦可再深刺,使之产生麻电感并向下肢放散。居髎针刺手法亦重,使得气感向四周扩散。每天1次,疼痛缓解后隔天1次。

处方二:阿是穴。

操作:用“合谷刺”法,患者侧卧,患侧在上,局部常规消毒,选28号2.5~3.0寸毫针,于患侧梨状肌走行部位压痛最明显处快速直刺至病所,行大幅度捻转提插手法,中强刺激量,使患者局部产生强烈的酸胀感,能出现抽动感放散至会阴部更佳。然后将针退至皮下,分别以45°左右的角度向左右深刺,行同样手法,待患者出现酸胀感至尾骶部和下肢即可出针。

(二)电针法

处方:主穴:梨状肌的体表投影部位。配穴:L_3~S_2夹脊穴、委中、承山、阳陵泉、绝骨、昆仑。

操作:用26号3寸毫针在体表投影最明显的压痛点上快速进针,使之得气,然后在该针左右两旁的梨状肌走行上分别再刺2针,亦使之得气,接上G-6805治疗仪,用连续波通电15~20分钟,隔天1次,10次为1个疗程。

(三)温针法

处方:主穴:患侧梨状肌中心点(或取病变部位的压痛点正中)。

操作:采用28~30号3寸长的毫针,在患侧梨状肌的中心点直刺1针,达到梨状肌部位后,用轻微小频率的提插捻转手法(补法),中强刺激。傍针距正中(左右上下均可,视病情、病位而定)3 cm处各斜刺1针,针向病所。深度与直刺正中针相同,产生针感后,再在齐刺3针的针柄上进行温针灸3~7壮,每次留针30分钟,每天1次,10次为1个疗程。

(四)刺络拔罐法

处方:阿是穴、委中。

操作:皮肤常规消毒后,针具选用梅花针,操作时右手握针柄的后段,示指压针柄中段,使用手腕之力在压痛点最明显处反复进行叩刺,待皮肤微出血时,再加火罐帮助淤血外排,留罐10~20分钟,起罐后在患部下肢委中穴处用三棱针点刺出血,待黯色血排净。见红赤血时即将消毒棉球按压在针孔上。隔天1次,7次为1个疗程。

(五)穴位注射法

处方:患侧秩边穴。

操作:常规消毒后,用 7 号麻醉针头,30 mL 注射器抽吸 10%葡萄糖注射液 10 mL,注射用水10 mL,维生素 B_1 20 mg,将针头直刺入皮肤,穿透皮下组织,再穿透臀大肌筋膜,进入臀大肌,继续深入进梨状肌下缘时,术者有一种似针尖刺入豆腐样感觉,患者有明显酸胀反应,多数患者诉有向下放散感,这时将针头向后稍退少许,回抽无回血时将药液注入,此时局部酸胀十分明显,大部分患者诉有药液向大腿后侧往下流动感,注完后将针头退至皮下迅速拨出。隔天注射 1 次,5 次为 1 个疗程。

五、推拿治疗

(一)点拨舒筋法

(1)患者俯卧,医者先用拇指指腹在梨状肌部位做与梨状肌走行垂直方向的拨动,拨动 3～5 次后,再用拇指点按梨状肌约 1 分钟。

(2)用示、中、环三指指腹从臀及大腿后中线,沿足太阳膀胱经由上向下依次拨动至腓肠肌下缘承山穴处,反复 3～5 遍。

(3)用拇指点按承扶、殷门、委中、阳陵泉、承山、昆仑等穴位。

(4)用掌揉法从臀部沿大腿后侧向下依次按揉至腓肠肌部,反复 2～5 遍。

(5)用掌拍法,由上向下拍数遍,最后抚下肢结束手法。隔天 1 次,不需辅助任何药物。

(二)揿揉按压法

主要用于慢性梨状肌损伤。

(1)患者俯卧位,术者先按摩臀部、腰部痛点,可用揿法、揉法等,使局部有温暖舒适感。然后以指代针点按阿是穴及痛点周围及下肢诸穴,如大肠俞、秩边、阳陵泉等穴。以局部有沉胀酸痛感为度,亦可用肘压法,按压痛部。

(2)医者可使用拨络法。用双手拇指推拨梨状肌,推拨的方向应与肌纤维行走方向相垂直,以剥离其粘连。

(3)可按照髋关节后侧部筋伤手法施用摇拨、屈按等手法及“伸膝蹬空法”被动活动臀部肌群及除其痉挛。

(4)最后用捋顺法、拍打法做结束手法。

(三)理筋通络法

让患者俯卧于治疗床上,施术者先用掌根着力,反复按揉搓摩臀部及下肢后侧肌肉。再用双手拇指着力,反复拿揉臀部梨状肌处,对其痉挛或粘连结节进行重点拿揉和拨离,促使其缓解,若其指力达不到,可用肘尖着力,进行反复点揉拨压梨状肌处及臀部和下肢穴位。再用手掌着力,反复按揉臀部及下肢后侧肌肉和穴位,并用掌推法,反复推揉臀部及下肢后侧。最后,用拍子拍打臀部及下肢后侧面。

(胡宗华)

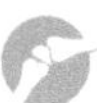

第十七节　急性腰扭伤

急性腰肌扭伤为腰部的肌肉、韧带、筋膜等软组织在活动时因用力不当而突然损伤，可伴有椎间小关节的错位及其关节囊嵌顿，致使腰部疼痛并活动受限。本病中医称之为“闪腰岔气”，多发于青壮年体力劳动者，临床上多见于搬运、建筑工人或长期从事弯腰工作、平时缺乏体力锻炼的人。损伤多发生于腰骶，骶髂关节或椎间关节两侧骶棘肌等部位。主要因外部暴力，以致筋脉损伤，气滞血瘀，气机不通而痛。

一、病因病理

本病多为遭受间接外力所致，如搬运重物用力不当或体位不正而引起腰部筋膜部筋膜肌肉的损伤。急性扭伤多发生于腰骶、骶髂关节、椎间关节或两侧骶棘肌等部位。腰骶关节是脊柱的枢纽，骶髂关节是躯干与下肢的桥梁，体重的压力和外来冲击力多集中在这些部位，故受伤机会较多。当脊柱屈曲时，两旁的伸脊肌(特别是骶棘肌)收缩，以抵抗体重和维持躯干的位置，这时如负重过大，易使肌纤维撕裂；当脊柱完全屈曲时，主要靠韧带(尤其是棘上、棘间、后纵、髂腰等韧带)来维持躯干的位置，这时如负重过大，易造成韧带损伤。轻音可致骶棘肌和腰背筋膜不同程度的自起点撕裂，较重者可致棘上、棘间韧带的撕裂。腰部活动范围过大，椎间小关节受过度牵拉或扭伤，可致骨节错缝或滑膜嵌顿。另外，直接受暴力的冲击、压砸可造成腰部软组织的挫伤。

二、临床表现

本病多有外伤史，受伤时部分患者可感到腰部有“咯咯”响声，伤后立即出现一侧或两侧剧痛。腰痛不能挺直、俯仰屈伸，严重者转侧起坐甚至翻身时均感腰部疼痛异常。疼痛为持续性，活动时加重，休息后也不能缓解，咳嗽、喷嚏、大声说话或腹部用力等均可使疼痛加重。患者站立时腰部僵硬，患者常以两手撑腰，行走时多挺直腰部、步态缓慢，卧位时常以手撑腰才能翻身转动。绝大多数患者有明显的局限压痛点，且由于疼痛可致不同程度的功能受限。本病多无下肢痛，但有可能出现反射性坐骨神经痛。直腿抬高试验可为阳性。

三、诊断要点

(1)多发于青壮年体力劳动者，有明显的外伤史。

(2)有明显的损伤部位，腰肌紧张，腰骶部有压痛、撕裂痛。

(3)患者腰部各方向的活动均受限。

(4)X线摄片检查多无明显异常，或可发现平腰、后突或侧弯变形，或两侧小关节突不对称，腰椎后突和侧弯，椎间隙左右宽窄不等。

四、针灸治疗

(一)毫针法

处方一：水沟。

操作:患者采取仰卧位或坐位,先用三棱针将患者上唇系带之粟粒大小的硬结刺破。穴位局部常规消毒后,再将上唇捏起,用缓慢捻进法或快速捻进法进针,针尖向上斜刺0.2 寸,当局部出现麻胀或痛胀感觉时,继续捻针 0.2～0.3 寸,并嘱患者同时向左右前后活动腰部。留针 15～30 分钟,行针 1～2 次,6 次为1 疗程。

处方二:后溪。

操作:患者坐位,手半握拳。穴位常规消毒后,用 1.5～2.0 寸毫针刺入 1.5 寸左右,针尖向劳宫。留针 15 分钟,其间行针 3 次。同时令患者随意缓慢活动腰部,幅度逐渐加大。每天针刺 1 次。

处方三:外关。

操作:患者立位,穴位常规消毒后,用 28 号 2.5 寸毫针,垂直快速刺入,行提插、捻转手法,强刺激。得气后留针 20 分钟,每隔 5 分钟行针 1 次。留针期间让患者做俯仰、转侧、踢腿、下蹲等动作。

处方四:上都。

操作:患者取立位,手握空拳,掌心向下。局部常规消毒后,选用 28 号 2 寸毫针,针刺上部穴(在第 2、3 指掌关节间),向掌心方向刺入 1.0～1.5 寸,行捻转补泻手法、得气后留针 20 分钟,让患者做俯仰、转侧、踢腿、下蹲等动作,以患者出汗为度。

处方五:飞扬。

操作:患者坐位,取健侧飞扬常规消毒,用 28 号 2.5 寸毫针直刺 2 寸,中等刺激。边捻针边嘱患者活动腰部,留针 20～30 分钟,其间行针 3 次,每次运针 1 分钟,每天 1 次。

处方六:龈交。

操作:取龈交穴(上层系带与齿龈交接处,腰扭伤者多在此处出现一米粒大白色小结),用新洁尔灭消毒,取 30 号 1 寸毫针在小结后侧沿口唇方向水平进针,行快速捻转强刺激。留针 5～10 分钟,其间嘱患者活动腰部,幅度逐渐加大。

处方七:水沟、养老、腰痛点。

操作:穴位常规消毒后快速进针,得气后边行针,边令患者活动腰部,如前后屈伸、左右侧弯等动作,运动幅度由小到大。留针 15 分钟,其间行针 2～3 次,用捻转提插泻法针感以患者耐受为度。若针刺疗效欠佳,可在患部加拔火罐 10 分钟。

(二)刺络拔罐法

处方:阿是穴、委中。

操作:患者俯卧,严格消毒局部皮肤后,医者持三棱针在痛点散刺(豹纹刺),在委中穴点刺出血数滴,然后在痛点行拔罐术(用大号罐),每次留罐 10～15 分钟,每天 1 次,5 次为 1 个疗程。散刺须做到浅而快,点刺委中穴出血不宜过多。

(三)手针法

处方一:扭伤 1、扭伤 2。

操作:取穴(扭伤 1 在示指与中指掌骨间隙;扭伤 2 在中指与无名指掌骨间隙)后常规消毒,用 30 号2.5 寸毫针沿掌骨间隙平刺 1.5～2.5 寸,提插捻转使酸胀感传至腕部,留针 20 分钟,间隔 5 分钟捻转1 次,并嘱其活动腰部,幅度由小列大。

处方二:第二掌骨侧腰穴。

操作:常规消毒后,沿着压痛最明显处的第 2 掌骨拇指侧边缘垂直刺入。进针后,轻轻捻转,立即产生局部较强的胀、麻、酸、困感，并向发病部位传导。2～5 分钟后患者即感患部轻松舒适，留针 15～30 分钟(令患者活动腰部)。每天 1 次，5 次为 1 个疗程。

(四)电针法

处方一：条口透承山。

操作：用 5 寸毫针，分别取双下肢的条口刺向承山，使针感传至足后跟，接上 G－6850 型治疗仪，电流强度以患者耐受为度，脉冲率与心率大致相同，并让患者弯腰，做前后左右旋转摇动，治疗 20～30 分钟。

处方二：夹脊穴。

操作：根据腰部位的不同，取患侧或双侧相应部位的夹脊穴，用 28 号 3 寸毫针稍偏向内侧进针 2～3 寸，局部酸胀感或有麻电感向下肢放散。如治疗棘间韧带扭伤，可向棘间韧带方向进针 1.0～1.5 寸，局部酸胀向四周放散。接 G-6805 型治疗仪通电。主穴接负极，配穴接正极，选断续波，频率为 200～250 次/分，通电20～30 分钟。

(五)头针法

处方：双足运感区，或配上 1/5 感觉区。

操作：患者取坐位。医师严格消毒穴位后，用 26 号 2～3 寸毫针，沿头皮斜刺一定深度后，以每分钟 150～200 次的频率持续捻转 2～3 分钟，嘱患者顺势活动，间隔 10 分钟，再按上法反复运针 3 次，留针30～40 分钟。

(六)耳针法

处方一：神门。

操作：患者取坐位，医师用 0.5 寸毫针，严格消毒穴位后，在神门附近的痛点进针，行中等强度刺激3～5 分钟。如疼痛减轻不明显，留针 10 分钟，并间歇加强刺激。

处方二：阿是穴。

操作：患者取坐位，医者在两耳的耳郭正中间，与耳轮脚成一水平线处找痛点，如痛点不明显即在对耳轮正中间严格消毒后针刺。采用强刺激，进针后频频捻针，以患者能耐受为度，并嘱患者活动腰部，留针 20 分钟。

(七)耳压法

处方：腰、骶、腰椎、肾、神门。

操作：将耳部常规消毒后，在上述穴位附近探查敏感点，将王不留行籽贴附在小方块胶布中央，贴敷于耳穴上。嘱患者每天自行按压数次，3～5 天复诊后更换穴位或酌情增减。

(八)眼针法

处方：中焦区、下焦区、肾区、膀胱区及球结膜毛细血管形状变化的相应区域。

操作：患者仰卧位，穴位常规消毒后，医师用 30 号或 32 号 0.5 寸长毫针，左手按压眼球保护，右手持针横刺，循眼针分区顺序方向刺入，不施补泻手法，起针时用棉球压按片刻。

(九)鼻针法

处方：腰三点(鼻下缘中央一点，鼻翼上方左右各一点)。

操作：穴位消毒后，用毫针垂直依次刺入鼻合各穴，进针深度以不穿透鼻骨为度，运用中等强度刺激，得气后留针 15～30 分钟，每 5 分钟行针 1 次。留针期间令患者活动腰部。

(十)穴位注射法

处方一：腰阳关、命门、腰眼。

操作:穴位常规消毒后,用注射器在消毒的空盐水瓶内抽取空气,每穴各注入空气 2～10 mL,隔天治疗 1 次。

处方二:气海俞。

操作:用 20 mL 注射器接 7 号针头,抽取 5%葡萄糖氯化钠 15 mL,于患侧气海俞快速进针,针尖向内下,直达肌肉深层,回抽无血即快速注射,患者身觉有电麻感,并向周围和臀部放射。每天 1 次,7 次为1 疗程。

(十一)火针法

处方:腰阳关、承山。

操作:穴位严格消毒后,用自控弹簧火针,针体直径 1.5 mm,把针体在酒精灯上烧灼待针尖红而发亮时,准确刺入腧穴,疾刺快出,针刺深度 2～3 mm。需要时隔天再针 1 次。

(十二)足针法

处方:22 号穴(行间与太冲之间)。

操作:取两足背 22 号穴附近压痛最明显的部位。常规消毒后,用 0.5 寸毫针捻入,并轻轻捻转,同时嘱患者活动腰部,每次 2～3 分钟。

(十三)灸法

处方:肾俞、大肠俞、命门、阿是穴。

操作:将生姜 50 g 捣如泥,樟脑粉 10 g,纱布 10 cm×10 cm 备用。治疗时先用温水浸湿纱布,拧干拉平,置于所取穴位上,将生姜泥铺于纱布上,厚约 1 cm,压平。将樟脑粉分为 5 份,每份 2 g 左右。每次取 1 份均匀地撒在生姜泥上,点燃樟脑燃炙。灸完 1 次,接着再放 1 份,直至灸完 5 次为止。

五、推拿治疗

(一)旋转复位法

操作:先揉搓双侧腰部肌群,使痉挛缓解,减轻复位的阻力,再根据棘突偏移方向作逆向旋转复位。当听到清脆的“咯”的一声轻响即说明已复位,最后做同样的检查核实复位情况并做揉搓手法松解双侧肌群以收功。

(二)三搬三压法

操作:患者取俯卧位。先用搬肩压腰法:术者一手以掌根按压患者第四、第五腰椎,另一手将对侧肩部搬起,双手同时交错用力,左右各 1 次。再用搬腿腰法:术者以一手掌根按压患者第三、第四腰椎,另一手托住患者膝关节部,使关节后伸至一定程度,双手同时相对交错用力,恰当时可听到弹响声,左右各做 1 次。最后用双髋引伸压腰法:术者一手以掌根按压患者第三、第四腰椎,另一手与前臂同时将双腿抬起,先左右摇摆数圈,然后上抬双腿,下压腰部,双手交错用力。

(三)揉按拿捏法

操作:让患者俯卧于治疗床上,施术者先用双手掌着力,反复揉按脊柱两侧肌肉,在腰椎扭伤之处及其周围做重点揉按。再用双手拇指着力,反复点揉脊柱两侧肌肉及华佗夹脊穴,并在腰部扭伤之处及其周围进行重点点揉,用以理气活血,舒筋通络,放松肌肉。再用斜扳法和侧扳法,活动腰部各大小关节,再用双手拿揉法,反复拿揉腰椎两侧肌肉,并重点拿揉扭伤之处。再用拇指点揉委中、承山等穴。最后,用拍打法,拍打腰背及下肢后侧肌肉。

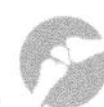

(四)理筋止痛法

操作:患者正坐,术者坐其背后,以双手拇指触摸棘突,找到棘上韧带剥离处,嘱患者稍向前弯腰,术者一手拇指按在剥离的棘上韧带上端,向上推按牵引;另一手拇指左右拨动已剥离韧带,找到剥离面,然后顺脊柱纵横方向由上而下顺滑按压使其贴妥。术后避免腰部旋转活动,暂不做身体屈曲运动。

(胡宗华)

第十八节　腰肌劳损

腰肌劳损是指腰部积累性的肌肉组织的慢性损伤,是引起慢性腰痛的常见疾病之一。病变主要在腰部深层肌肉纤维及筋膜组织,好发于腰背部、骶髂部及髂嵴部,多见于青壮年。发病原因多因损伤、受寒冷刺激、风湿病、脊椎病或慢性感染而引起。

一、病因病理

引起腰肌劳损的原因较多,若劳逸不当、气血筋骨活动不调,或长期腰部姿势不良、长期从事腰部持力及弯腰活动,或长期在潮湿、寒冷的环境下生活、工作等,可引起腰背肌筋膜损伤,产生慢性疼痛。部分患者由于急性腰肌劳损缺乏充分的治疗或治疗不及时,使肌肉,筋膜因损伤而出血、渗液,产生纤维性变,导致肌肉、筋膜粘连,造成腰背痛。另外,先天性脊柱畸形、老年性驼背、脊椎骨折畸形愈合力线不正、肌肉韧带牵拉力不协调、脊椎稳定性减弱,或下肢功能性缺陷,如小儿麻痹症、股骨头无菌性坏死、髋关节结核等,走路姿势不平衡,致腰肌劳损,出现腰痛。

二、临床表现

部分患者有腰急性扭伤史,腰背部酸痛或胀痛、隐痛、重坠痛是本病主要症状,时轻时重。经常反复发作,休息后减轻,常感弯腰动作困难,怕做弯腰动作,弯腰稍久疼痛即加速,有时用拳叩击腰部可使疼痛减轻。与天气变化和居住环境有关,每遇阴雨寒冷天气,环境潮湿或受风寒湿侵害侵袭时疼痛加剧。

三、诊断要点

(1)腰部隐隐作痛,时轻时重,反复发作。

(2)慢性腰痛,休息后减轻,劳累后加重,适当活动或变换体位时减轻。

(3)弯腰工作困难,若勉强弯腰则疼痛加剧。

(4)常喜双手捶腰,以减轻疼痛。

(5)可出现臀部及大腿后侧上部胀痛。

(6)检查时脊柱外观多属正常,俯仰活动多无障碍,一侧或两侧骶棘肌处、髂骨嵴后部或骶骨后面腰背肌止点处有压痛。

(7)X 线检查可显示腰椎侧弯、平腰,或见第五腰椎骶化、第一骶椎腰化、隐性脊柱裂等先天变异,或见腰椎有骨质增生等。

四、针灸治疗

(一)毫针法

处方一：肾俞、气海俞、大肠俞、志室、命门、腰眼、腰阳关及相应的夹脊穴。

操作：穴位常规消毒后，用 1 寸毫针向脊椎方向针刺，用中强刺激，留针 20 分钟：每天 1 次，6 次为1 疗程。

处方二：天柱。

操作：患者端坐微垂首，在双侧天柱穴稍做点按后，用 30 号 1 寸毫针迅速进针 0.5～0.8 寸，针尖向椎间孔方向。进针后不做任何提插捻转等手法。边留针边嘱患者站立，活动腰部，范围由小到大。留针20 分钟，每天 1 次，8 次为 1 个疗程。

处方三：手三里与曲池连线之中点。

操作：患者取立位，手半握拳端平，针刺深约 1.5 寸，针感酸、麻、胀、重。针后同时加腰部活动，主要向疼痛方向。留针 20 分钟，注意右侧腰痛取左侧穴位，左侧腰痛取右侧穴位，中间腰痛取左侧穴位。取针后患者腰腹前方，用一手按扶在肩前部，另一手按扶在髂骨后外侧部，双手对称地施以反旋转动，使腰部旋转，直至最大限度。

(二)穴位注射法

处方：阿是穴。

操作：用 10%葡萄糖注射液 10～20 mL 或加维生素 B_1 100 mg，在肌肉痉挛压痛处按一针多向透刺原则，分别向几个方向注入药液，将 50%葡萄糖注射液 5 mL 加妥拉苏林 5 mg 或 5%当归注射液 2～4 mL，注入压痛最明显处。3～4 天 1 次，10 次为 1 个疗程。

(三)刺络拔罐法

处方：肾俞、腰阳关、次髎。

操作：患者俯卧，皮肤严格消毒后，医者持三棱针在痛点散刺(豹纹刺)，刺出血数滴，然后在痛点行拔罐术(用大号罐)。每次留罐 10～15 分钟，每天 1 次，5 次为 1 个疗程。

(四)灸法

处方：阿是穴、命门、肾俞。

操作：将当归、白芍、红花、续断、狗脊、公丁香、桑白皮、升麻、川芎、木香各 10 g，没药、乳香各 6 g，全蝎 3 g 共研细末，同时以 75%酒精调制成厚约 3 cm 的药饼，并用细针在药饼上戳数孔，置于命门、肾俞及阿是穴，再放上艾炷点燃隔药施灸，每穴 5～7 壮。每天 1 次，10 次为 1 个疗程。

(五)针挑法

处方：阿是穴。

操作：患者取两腿跨骑坐位，俯伏椅背上，皮肤常规消毒后，用 0.5%～1%普鲁卡因在穴位上注一皮丘。左手持消毒棉签，右手持特制钢针挑开皮肤，挑起皮下丝状纤维样物，拉出剪掉，一般只挑皮下纤维样物，也可深达筋膜层。术毕以 1 片生姜盖上，再贴上跌打风湿膏药。4～7 天 1 次，8 次为 1 个疗程。每次挑 2～4 穴为宜。

(六)耳针法

处方：腰椎区、腰痛点、神门、皮质下、肾上腺。

操作：严格消毒耳郭，快速进针，捻转片刻后留针 15～20 分钟。每天 1 次，无效时可埋针1～7 天。

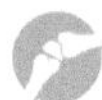

(七)耳压法

处方:腰、肾、肛、神门。

操作:将王不留行籽按压在腰、肾、肛、神门等穴位上。3天1次,1个月为1个疗程。

五、推拿治疗

(一)舒筋理筋法

操作:患者取俯卧位,先使用点穴、㨰法、揉按等手法,舒筋活络。先从胸椎至骶部两侧,自上而下点按华佗夹脊诸穴及委中穴,再在局部由轻渐重地施以㨰法。最后在疼痛处用掌根进行揉法。揉时配合拨络法,然后以双手相叠沿脊柱及其两侧自上而下施按法。

(二)揉拍止痛法

操作:让患者俯卧于治疗床上,施术者先用双手掌着力,反复揉按脊柱两侧肌肉,边揉边向下移动,直达骶部,反复3～5遍。再用双手拇指着力,反复点揉脊柱两侧肌肉及华佗夹脊穴,并重点点揉腰椎两侧肌肉穴位。再用双拳㨰压法,反复㨰压脊柱两侧肌肉及其经络穴位,反复3～5遍,并重点㨰压腰椎两侧肌肉穴位。再用双手拿揉法,反复拿揉腰椎两侧肌肉及其穴位,对其疼痛之处进行重点拿揉。再用拇指点揉环跳、承扶、委中、承山等穴。最后,拍打腰背及下肢后侧肌肉。

(三)弹经活络法

操作:患者俯卧,术者立于患者足下,弹左足用右示指,弹右足用左示指放在昆仑穴上,向下用力压,然后向外踝方向滑动,术者感觉指下有一根筋在滚动,患者感觉麻、痛或触电感向足心放散,左右昆仑各弹拨3次。

(四)㨰按揉推法

操作:患者俯卧,先沿双侧骶棘肌自上而下施行㨰法,再在腰部终痛处及其周围施行按㨰法或一指推法,配合按压肾俞、大肠俞、阿是穴。根据具体情况,适当配合相应的被动运动。

(胡宗华)

第十九节　强直性脊柱炎

强直性脊柱炎(ankylosingspondylitis,AS)是一种病因不明的与HLA-B27相关的慢性炎症性疾病,主要侵犯骶髂关节、脊柱骨突、脊柱旁软组织及外周关节,并可伴见关节外表现,如急性前葡萄膜炎、主动脉瓣关闭不全、心脏传导障碍、肺上叶纤维化、神经系统受累及继发性肾脏淀粉样变,严重者可发生脊柱畸形或强直。

(1)强直性脊柱炎是一种与HLA-B27相关的主要侵犯骶髂关节、脊柱骨突、脊柱旁软组织及外周关节的慢性炎症性疾病。

(2)本病的治疗以非甾体抗炎药、慢作用药及生物制剂为主。

(3)强直性脊柱炎中医病名为大偻,肾虚督寒为本病的根本病机,辨证分为肾虚寒湿证和肾虚湿热证。

一、概述

(一)强直性脊柱炎的发展简史

强直性脊柱炎是一个古老的疾病，Brodie 于 1850 年首先描述了一位 31 岁男性患者，临床表现为脊柱强直、偶尔伴发严重眼部炎症；直到 1930 年人们才充分认识到骶髂关节病变是 AS 放射学上的特点。由于以前对该病认识不充分，曾经有过许多命名，如类风湿关节炎中枢型、类风湿脊柱炎。

1963 年国际抗风湿病联盟会议命名为“强直性脊柱炎”，以代替类风湿脊柱炎，随着医学的发展及发现该病与 HLA-B27 强相关以来，对该病的认识逐渐深入。

(二)强直性脊柱炎在全球和全国的总体流行及分布情况

强直性脊柱炎发病存在明显的种族和地区差异。欧洲白种人的患病率大约为 0.3%，在亚洲，中国的患病率与欧洲相仿，患病率初步调查为 0.3%左右，日本本土人为 0.05%～0.20%。在非洲黑种人中，强直性脊柱炎非常罕见，仅在中非和南非有过个别的病例报道。

二、强直性脊柱炎的发病机制与病理

(一)发病机制

虽然 AS 的病因及发病机制至今仍不明，但其发病可能涉及遗传、感染、免疫、环境、创伤、内分泌等方面因素。

1.遗传因素

AS 具有遗传倾向，遗传基因在其发病中起了主导作用，所涉及的遗传因素除 HLA-B27 及其亚型之外，尚有 HLA-B27 区域内及区域外的其他基因参与，同时也体现了家族聚集性。

2.免疫因素

(1)细胞免疫和体液免疫应答：AS 患者存在多种抗体和细胞免疫改变，具有自身免疫性特征。活动期 AS 患者血清 IgG、IgM，尤其是 IgA 水平经常增高，提示该病涉及体液免疫；在 AS 患者体内存在严重的 Th1/TH_2 失衡，且随炎症的活动，Th1 细胞的分化能力较 Th2 下降更明显。

(2)细胞因子网络调节：AS 患者体内存在多种细胞因子的改变，血清中 TNF-α、IL-17 水平明显升高，且与疾病活动指数具有相关性。

3.其他因素

外源性因素可能诱发 AS，包括细菌感染、寒冷潮湿、外伤等因素。

(二)病理

AS 的原发病理部位在附着点或肌腱、韧带囊嵌入骨质处，附着点炎导致 AS 典型病变的发生，如韧带骨赘形成、椎体方形变、椎体终板破坏及足跟腱炎。

T 细胞在 AS 发病中的作用，CT 引导骶髂关节活检组织的免疫组织化学研究发现，炎性骶髂关节处存在 $CD4^+$ T 细胞、$CD8^+$ T 细胞、巨噬细胞。在特征性的黏液样浸润物附近富含 TNF-α 的 mRNA，而在新骨形成区发现转化生长因子-β(TGF-β)的 mRNA。

三、中医对强直性脊柱炎的认识

(一)中医古籍相关论述

《黄帝内经》对痹病的概念、病机、病位、症状及鉴别、预后等均有较详尽的记载，是后世医家

论痹、治痹之渊源，其中有关“肾痹”“骨痹”的论述，颇多与现代医学之AS有相似之处，可以看作是中医学对本病认识的先驱。如《素问·痹论》云：“五脏皆有合，病久而不去者，内舍于其合也。故骨痹不已，内舍于肾……肾痹者，善胀，尻以代踵，脊以代头。”又如《素问·骨空论》云：“督脉为病，脊强反折。”在汉隋唐时期，如《诸病源候论·背偻候》云：“肝主筋而藏血，血为阴，气为阳。阳气，精则养神，柔则养筋。阴阳和同，则血气调适，共相荣养也，邪不能伤。若虚则受风，风寒搏于脊膂之筋，冷则挛急，故令背偻”等。元代朱震亨《丹溪心法·腰痛七十三》云：“湿热腰痛者，遇天阴或久坐而发者是也；肾虚者，痛之不已是也。瘀血者日轻夜重者也。”此明确指出，肾虚是腰痛的根本原因。到了明清时期，《杂病源流犀烛》云：“凡人一身之骨，最大者脊骨也……且居中丽正，一身之骨胥于是附，犹屋之正梁，且为一身之骨之主也”。尤在泾《静香楼医案·下卷》云：“脊背为督脉所过之处，风冷承之，脉之不得通，则恶寒而痛，法宜通阳”。此明确指出应以“温通”为用。

以上记载有关腰脊、骶髂关节部位疾病的描述，虽然不能认为它就是AS，但其中包含着似本病的可能性。

（二）现代医家对病因病机及其辨治的认识

王为兰教授认为，肾虚督滞是AS的基本病因病机；朱良春教授根据病情轻重将本病分为肾痹型和骨痹型：前者为前期型，又分湿热郁阻和肾督亏虚两型，后者为后期型；路志正教授在《治痹心得》中谈到治疗痹病应注意的问题，其要点包括：治痹病不可单用风药、注重痰瘀燥毒、重视脾胃、痹病后期宜培补肝肾、注意综合疗法等。

（三）中医对强直性脊柱炎的认识

1.强直性脊柱炎中医病名为大偻，属于尪痹范畴

中医学中并没有AS的病名，但诸多医著中却有类似AS临床表现的记载和论述，如“骨痹”“肾痹”“龟背”“历节风”等。焦树德教授在学习、继承前人论述的基础上，谨遵仲景先师“诸肢节疼痛，身体尪羸”之意，创立“尪痹”病名，把关节变形、骨质受损、筋挛肉倦、屈伸不利、活动受限、几成废人的疾病，冠之“尪痹”，并在1981年12月武汉召开的“中华全国中医学会内科学会成立暨首届学术交流会”上正式提出“尪痹”病名。并且“尪痹”之病名被越多的医家、学者所认同，经专家们论证将本病名纳入了国家中医药管理局1994年6月发布、1995年1月实施的《中华人民共和国中医药行业标准·中医病证诊断疗效标准》（以下简称《标准》）：“尪痹由风寒湿邪客于关节，气血痹阻，导致小关节疼痛、肿胀、晨僵为特点的疾病”，并明确指出，“本病指类风湿关节炎”。

2.大偻病名由来

《标准》中已明确规定“尪痹”指类风湿关节炎，也就是说类风湿关节炎相关的中医病名即称“尪痹”。为此，中医学对于强直性脊柱炎还应考虑建立新病名来适应临床研究和中西医结合的需要。我们在长期诊治大量强直性脊柱炎患者时体会到尽管辨其证属“肾虚督寒证候”者颇占大多数，然表现为无畏寒喜暖，反见发热、畏热、口干、口渴、咽痛、口臭、心烦、便秘、溲黄等热象者有之，发病无明显腰背痛，而以四肢关节尤其是膝、踝、足跟、足底等关节肿胀疼痛的强直性脊柱炎患者也不乏其人，故仅以“尪痹肾虚督寒证”作为强直性脊柱炎的中医病名未免含义狭窄而不确切。于是，1999年我们正式提出：强直性脊柱炎相关的中医病名为“大偻”。“大偻”之名首见于《黄帝内经》。《素问·生气通天论篇》曰：“阳气者，精则养神，柔则养筋，开阖不得，寒气从之，乃生大偻。”“大”者具有两层含义，一为脊柱乃人体最大的支柱，二为寓其“病情深重”之意。“偻”者指脊柱生理曲度消失，包含有当直不直而屈曲或当屈曲而不曲反僵直的双重含义。综上所述，

“大偻”即指病情深重，脊柱弯曲，或僵直的疾病，因此用“大偻”来指强直性脊柱炎也是比较合适恰当的。

3.大偻已被国家中医重点专科建设项目所采纳

在国家中医重点专科建设项目中，经过协作组反复研讨，确定强直性脊柱炎的中医病名为大偻，其辨证论治方法已经被《大偻(强直性脊柱炎)诊疗方案》所采纳。

4.大偻病因病机

大偻(强直性脊柱炎)主要病因病机不外乎在肾督亏虚、阳气不足的情况下，或因风寒湿邪深侵肾督。督脉行于脊背通于肾，总督人体诸阳，督脉受邪则阳气开阖不得，布化失司。肾藏精主骨生髓，肾受邪则骨失淖泽，且不能养肝荣筋，血海不足，冲任失调，脊背腰胯之阳失布化，阴失营荣。加之寒凝脉涩，必致筋脉挛急，脊柱僵曲可生大偻之疾；或因久居湿地之域及素嗜辛辣伤脾蕴湿，化热交结，湿热之邪乘虚入侵痹阻肾督，阳之布化失司，阴之营荣失职，湿热蕴结，伤骨则痹痛僵曲、强直而不遂，损筋则“软短”“弛长”而不用，损肉则肉削倦怠，形体尪羸，也可生大偻之疾；或因肾督虚，邪气实，寒邪久郁，或长期温肾助阳药后阳气骤旺，邪气从阳化热，热盛阴伤，阳之布化受抑，阴之营荣乏源，筋脉挛废，骨痹痛僵，还可产生大偻之疾。若兼邪痹胸胁、四肢、关节、筋骨，则见胸胁痛而不展，肢体关节肿痛僵重，屈伸不利等。

综上，大偻的发病系由肾虚亏虚、阳气不足为其内因，风寒湿热之邪深侵为其外因，内外合邪所致。还会波及肝、脾、肺、心、胃肠、膀胱等其他脏腑病变。同时诸多经脉与督脉相通。

四、临床表现

(一)临床症状

1.一般症状

起病缓慢而隐匿，早期可有低热、食欲缺乏、乏力、消瘦等症状。

2.中轴关节表现

隐匿起病的腰背部或骶髂部疼痛和/或发僵，半夜痛醒，翻身困难，晨起或久坐后起立时腰部发僵明显，但活动后减轻。可有臀部钝痛或骶髂关节剧痛，偶向周边放射。疾病早期疼痛多在一侧呈间断性，数月后疼痛多在双侧呈持续性。随病情进展由腰椎向胸颈部脊椎发展，则出现相应部位疼痛、活动受限或脊柱畸形。

3.外周关节表现

以膝、髋、踝和肩关节居多，肘及手和足小关节偶有受累。以非对称性、少数关节或单关节及下肢大关节的关节炎为特征。我国约45%的患者从外周关节炎开始发病。24%～75%的患者在病初或病程中出现外周关节病变。髋关节受累者达38%～66%，表现为局部疼痛，活动受限，屈曲挛缩及关节强直，其中大多数为双侧受累。膝关节和其他关节的关节炎或关节痛多为暂时性，极少或几乎不引起关节破坏和残疾。

4.关节外表现

眼部受累多见，甚至是本病的首发症状，可出现虹膜炎或葡萄膜炎，发生率达25%～30%。心血管系统受累少见，病变主要包括升主动脉炎、主动脉关闭不全和传导障碍。肺实变是少见的晚期关节外表现，以缓慢进展的肺上段纤维化为特点。肾脏受累较少，以淀粉样变及IgA肾病为主。

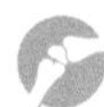

（二）体征

骶髂关节和椎旁肌肉压痛为本病早期的阳性体征。随病情进展可见腰椎前凸变平，脊柱各个方向活动受限，胸廓扩展范围缩小，以及颈椎后突。以下几种方法可用于检查骶髂关节压痛或脊柱病变进展情况。

1.枕墙距

令患者靠墙直立，双足跟贴墙，双腿伸直，背贴墙，收领，眼平视，测量枕骨结节与墙之间的水平距离。正常为0，大于0即枕部触不到墙为异常。

2.屏墙距

测量方式同上，为测量耳屏距墙的距离。

3.颈椎旋转度

患者坐位，挺直上身，收颌，双手平放于膝，用一量角器向患者鼻尖方向置于患者头顶，令患者向左右旋转颈部，分别测量两侧旋转角度，计算平均值。

4.颌柄距

令患者下颌贴向胸骨柄，测量两者间的距离。正常为0，>0即下颌触不到胸骨柄为异常。

5.指地距

患者直立，弯腰、伸臂，测量指尖与地面的距离。

6.Schober试验

令患者直立，在背部正中线髂嵴水平做一标记为零，向下5 cm做标记，向上10 cm再做标记，然后令患者弯腰（注意保持双膝直立），测量两个标记间的距离，此增加值（cm）即为Schober值。小于4 cm提示腰椎活动度降低。（附）改良的Schober试验：令患者直立，在腰部两侧髂后上棘连线中点水平做一标记为零，向上10 cm再做标记，然后令患者弯腰（注意保持双膝直立），测量两个标记间的距离，此增加值（cm）即为改良Schober值。应测量两次取平均值。

7.踝间距

患者平卧，双膝伸直，两踝尽量向外伸开，测量两踝间最大距离。然后让患者直立，双膝伸直，两踝尽量向两侧伸开，测量两踝间最大距离。计算两次测量的平均值为最后测量值，单位cm。

8.胸廓活动度

患者直立，用刻度软尺测量其第4肋间隙水平（妇女为乳房下缘）深呼气和深吸气之胸围差。小于5 cm者为异常。

9.侧位腰椎活动度

患者直立，双臂贴紧体侧自然下垂，双手指伸直，测量中指距地的距离，然后令患者向左侧、右侧弯腰（保持双膝直立），分别测量计算左右两侧中指距地的距离差，左右两侧的平均值为最后值，单位cm。

10.骨盆按压

患者侧卧，从另一侧按压骨盆可引起骶髂关节疼痛。

11."4"字试验

患者仰卧，一侧下肢伸直，另侧下肢以"4"字形状放在伸直下肢近膝关节处，并一手按住膝关节，另一手按压对侧髂嵴上，两手同时下压。下压时，骶髂关节出现痛者，和/或者曲侧膝关节不能触及床面为阳性。

五、实验室检查及其他检查

(一)实验室检查

活动期患者可见血沉(ESR)增快,C反应蛋白(CRP)增高及轻度贫血。类风湿因子(RF)阴性和免疫球蛋白轻度升高。AS有遗传倾向,但不一定会遗传。目前已证实,AS的发病和HLA-B27密切相关,并有明显家族遗传倾向。AS患者HLA-B27阳性率达90%左右,但是大约90%的HLA-B27阳性者并不发生AS,以及大约10%的AS患者为HLA-B27阴性。近年的研究提示,其他新的致病基因如IL-23R、IL-1和ARTS1也与AS致病相关。

(二)影像学检查

1.X线检查

(1)骶髂关节X线片:AS最早的变化发生在骶髂关节。该处的X线片显示软骨下骨缘模糊,骨质糜烂,关节间隙模糊,骨密度增高及关节融合。骶髂关节炎X线片的病变程度分为5级:0级为正常;1级为可疑;2级有轻度骶髂关节炎;3级有中度骶髂关节炎;4级为关节融合强直。

(2)脊柱X线片:脊柱的X线片表现有椎体骨质疏松和方形变,椎小关节模糊,椎旁韧带钙化及骨桥形成。晚期可有严重的骨化性骨桥表现,而呈“竹节样变”。

(3)髋关节X线:髋关节受累者可表现为双侧对称性关节间隙狭窄、软骨下骨不规则硬化,髋骨和股骨头关节面外缘的骨赘形成,还可引起骨性强直。

(4)其他部位X线片:骨盆、足跟等部位X线片可见耻骨联合、坐骨结节和肌腱附着点(如跟骨)的骨质糜烂,伴邻近骨质的反应性硬化及绒毛状改变,可出现新骨形成。

2.CT检查

骶髂关节及髋关节CT:典型的患者X线检查可有明显改变,但对于病变处于早期的患者X线表现为正常或可疑,CT检查可以增加敏感性且特异性不减。

3.MRI检查

在AS早期X线片不易发现骶髂关节的改变,MRI对异常信号的高敏感性,以及断层的高分辨率避免了影像结构重叠,可以清晰地显示滑膜部及韧带部,结构清楚,尤其MRI对早期轻微的关节面骨质信号异常的显示,敏感性明显高于X线片。此外最近研究表明脊柱、骶髂关节MRI不但可以更清晰地显示AS患者慢性炎症病变如硬化、侵蚀、脂肪沉积、骨桥强直等,还可以显示AS急性炎症病变如骨髓水肿、滑囊炎、滑膜炎、附着点炎等的程度,对评价疾病的急性炎症活动度和慢性炎症病变的程度有较高的价值。

六、诊断与鉴别诊断

(一)诊断

1.纽约标准

目前较为广泛通用的标准是1984年修订的纽约标准。

(1)临床标准:①腰痛、僵3个月以上,活动改善,休息无改善。②腰椎额状面和矢状面活动受限。③胸廓活动度低于相应年龄、性别的正常人(<5 cm)。

(2)放射学标准:双侧骶髂关节炎≥2级或单侧骶髂关节炎3～4级。

(3)分级:①肯定强直性脊柱炎符合放射学标准和至少1项临床标准。②可能强直性脊柱炎符合3项临床标准,或符合放射学标准而不具备任何临床标准(应除外其他原因所致骶髂关节炎)。

2.ASAS脊柱关节病诊断标准

(1)2009年ASAS提出的中轴型脊柱关节病分类标准：适用于腰背痛≥3个月且发病年龄<45岁的患者，具有影像学显示骶髂关节炎加上1个以上脊柱关节病特征，或者HLA-B27阳性加上2个以上其他脊柱关节病特征，可诊断为中轴型脊柱关节病。

脊柱关节病特征包括炎性腰背痛、关节炎、附着点炎(足跟)、葡萄膜炎、指或趾炎、银屑病、克罗恩病/结肠炎、非甾体抗炎药治疗效果好、脊柱关节病家族史、HLA-B27、CRP升高。

影像学显示骶髂关节炎的定义为：MRI检查显示活动性(急性)炎症，高度提示与SPA相关的骶髂关节炎，或根据修订的纽约标准有明确放射学骶髂关节炎。

(2)2010年ASAS提出的外周型脊柱关节病分类标准：关节炎、附着点炎或趾炎，加上≥1个脊柱关节病特征，或加上≥2个其他脊柱关节病特征。脊柱关节病特征为：葡萄膜炎、银屑病、炎性肠病、前期感染史、HLA-B27阳性、影像学骶髂关节炎(X线或MRI)；其他脊柱关节病特征为：关节炎、附着点炎、趾炎、炎性下腰痛史、SPA家族史。

(3)ASAS炎性腰背痛诊断标准：慢性背痛>3个月，且满足以下5条至少4条，可诊断为炎性腰背痛，分别为年龄<40岁，隐匿发病，活动后改善，休息后无改善，夜间痛(起床时改善)。

(二)鉴别诊断

强直性脊柱炎的常见症状，如腰痛、僵硬或不适等在很多临床疾病中普遍存在，需注意和以下疾病相鉴别。

1.类风湿关节炎

本病多见于女性。由于类风湿关节炎的基本病理改变为滑膜血管翳及血管炎，故常以掌指关节及近端指间关节为主，为对称性多关节炎，多不累及骶髂关节，如脊柱受累也常只侵犯颈椎。患者的关节区常可见类风湿皮下结节。类风湿因子阳性，其阳性率在类风湿关节炎患者可达60%～95%。

2.骨关节炎

骨关节炎又称骨关节病。本病多见于50岁以上中老年人群，其病理表现以关节软骨损伤、关节边缘和软骨下骨反应性增生为特点。缓慢起病，关节肿痛、发僵，常在活动后加重，休息后可缓解，关节活动时可有骨摩擦音。关节以手远端指间关节、膝关节、髋关节、第一跖趾关节、颈椎、腰椎易受累。位于远端指间关节的结节称为Heberden结节，位于近端指间关节的结节称为Bouchard结节。实验室检查血沉、血常规、C反应蛋白等指标往往正常，类风湿因子阴性。关节X线片检查见关节间隙变窄、骨赘、骨硬化、关节无强直。患者无全身系统性病变。另有一种特殊的骨关节炎即弥漫性特发性骨质增生症(diffuse idiopathic skeletal，DISH)需与AS相鉴别。该病为至少在连续四节椎体的前面或前外侧面有骨化或钙化；椎间盘相对完好；无椎弓关节骨性僵直，无骶髂关节侵蚀、硬化或骨性融合；可合并颈椎后纵韧带骨化症(ossification of posteripr longitudinal ligament，OPLL)或椎体后缘增白、硬化。而AS病变多自双侧骶髂关节开始向上蔓延，椎弓关节常有破坏。椎体呈方形。骨化薄而平。AS多发于20～30岁青中年，而DISH多见于老年人，骨化厚而浓密，外缘呈水波样，椎弓关节、骶髂关节正常，椎体一般无方形改变。

3.Reiter综合征

本病和强直性脊柱炎同属于血清阴性脊柱关节病，多见于成年男性，不洁性交或腹泻常为诱因。临床表现以关节炎、尿道炎和结膜炎三联症为特征。关节炎为多发性、不对称性，以下肢关节，如膝关节、踝关节、跖趾关节、趾间关节易受累。肌腱端病为本病较特异改变，发生在背部、足底、足跟、胸壁和下肢软组织出现刺击样疼痛。关节炎反复发作后常伴有骶髂关节和脊柱病变。本病90%的患者可出现尿道炎。约2/3患者出现双侧性结膜炎，少数患者可出现角膜炎、巩膜炎、前眼色素层炎、虹膜睫状体炎、视网膜炎等。皮肤黏膜损害也常见，约占25%，典型改变的有环状龟头炎。

4.银屑病关节炎

本病是与银屑病相关的炎性关节病，也是血清阴性脊柱关节病中的一种。它有典型的皮肤鳞屑性皮疹，皮疹为圆形或不规则形，表面覆以银白色鳞屑，去除鳞屑后显露出薄膜，刮除薄膜可见点性出血，此为银屑病的典型表现，具有诊断意义。17%患者具有类似强直性脊柱炎的骶髂关节炎改变，但常为单侧受累。远端指(趾)关节受累时有可见“笔帽征”的X线特征。90%患者有指甲损害，表现为小坑、纵嵴和甲碎裂。实验室无特异指标，有血沉增快、贫血、类风湿因子阴性；有典型银屑病皮损，再出现关节炎时较好诊断。若关节炎症状先出现，则应注意鉴别。

5.肠病性关节炎

本病也是血清阴性脊柱关节病的一种，指炎性肠病导致的关节炎，即溃疡性结肠炎与克罗恩病性肠病关节炎等。关节炎以膝关节、踝关节等单关节炎为主，关节肿胀疼痛，呈游走性、非对称性，少数患者出现关节腔积液。临床症状还可见发热、腹痛、腹泻。实验室检查滑液细菌培养阴性，类风湿因子阴性，HLA-B27阳性率为50%～70%，低于强直性脊柱炎，反复发作的患者关节X线片可有骨质疏松表现。

6.髂骨致密性骨炎

本病多发于20～25岁女性，多见于妊娠或产后妇女，肥胖女性更易罹患，它是以骨质硬化为特点的非特异性炎症，慢性发病，病程较长，临床症状一般较轻，可出现轻度的下背部、腰骶部位疼痛、酸沉感，疼痛呈间歇性，骶髂关节X线片或CT显示病变累及双侧骶髂关节中下2/3髂骨耳状面或全部耳状面，病变致密，均匀一致，略呈三角形，未见有骨质破坏及透亮区。病变内缘为髂骨关节面，外缘亦整齐。骶髂关节面光整，关节间隙无明显改变，骶骨未见异常。病变进展缓慢，邻近骨质疏松改变不明显。实验室检查HLA-B27阳性率如正常人群。

7.腰肌劳损

本病多由于腰背肌纤维、筋膜等软组织的慢性损伤而产生腰痛，起病缓慢，症状时轻时重，多在休息后减轻，劳累后加重。一般无外周关节肿痛，无晨僵现象。X线改变可有腰椎轻度骨质增生、骨质疏松等。实验室检查血沉、C反应蛋白正常，HLA-B27阴性。

8.机械性腰痛

本病可发生于任何年龄，无家族史，起病突然，一般持续时间小于4周，活动后症状加重，无夜间痛重，疼痛范围局限，活动后疼痛加剧，即时相指标ESR、CRP等多正常。而AS好发于40岁以下男性，可有家族史，发病隐匿，疼痛持续时间大于3个月，夜间痛重，疼痛范围弥散，活动后疼痛可减轻，ESR、CRP可升高。

七、药物治疗

(一)中草药辨证论治

辨证论治是中医的灵魂。历代医家本着“有是证、则是方、用是药”的原则，对大偻(强直性脊柱炎)辨证论治，取得了较好的效果。阎小萍教授提出了“两期六型”辨证方法，以及进一步精炼优化的“寒热为纲”辨证方法，在临床中广泛应用。

1.“两期六型”辨证方法

(1)活动期:①肾虚督寒证。临床特点。腰、臀、胯疼痛,僵硬不舒,牵及膝腿痛或酸软无力,畏寒喜暖,得热则舒,俯仰受限,活动不利,甚则腰脊僵直或后凸变形,行走坐卧不能,或兼男子阴囊寒冷,女子白带寒滑,舌苔薄白或白厚,脉多沉弦或沉弦细。治法。补肾祛寒、强督除湿、散风活瘀、强壮筋骨。方药。补肾强督祛寒汤加减。熟地,淫羊藿,金毛狗脊,制附片,鹿角胶(或片或霜),杜仲,骨碎补,补骨脂,羌独活,桂枝,川断,赤白芍,知母,地鳖虫,防风,川怀牛膝。加减。寒甚病重者加制川乌、制草乌,干姜、七厘散助阳散寒止痛;关节沉痛僵重,舌苔白厚腻者,去熟地,加片姜黄、炒白芥子、生薏米;大便溏稀者可去或减少川牛膝用量,加白术,并以焦、炒为宜;项背寒痛者可加重羌活用量,并加炙麻黄;久病关节僵直不能行走,或腰脊坚硬如石者,可加透骨草、寻骨风、自然铜及泽兰,甚者可再加急性子。②邪郁化热证。临床特点。腰、骶、臀、胯僵痛,困重,甚则牵及脊项,无明显畏寒喜暖,反喜凉爽,伴见口干、咽燥、五心烦热、自汗盗汗,发热或午后低热,甚者关节红肿热痛,屈伸不利,纳呆倦怠、大便干、小便黄,舌偏红,舌苔薄黄或黄白相兼少津,脉多沉弦细数,尺脉弱小。治法。补肾清热、强督通络。方药。补肾强督清热汤加减。狗脊,生地,知母,鹿角霜,骨碎补,龟板,秦艽,羌活,独活,桂枝,白芍,黄柏,地鳖虫,杜仲,寄生,炙山甲。加减。若午后潮热明显者加青蒿、炙鳖甲、银柴胡、胡黄连、地骨皮;若咽干、咽痛,加元参、知母、板蓝根;若关节红肿疼痛、僵硬、屈伸不利者,加忍冬藤、桑枝、寒水石、片姜黄、生薏米、白僵蚕;若疼痛游走不定者加威灵仙、青风藤、防风;若腰脊、项背僵痛不舒、活动受限者,加葛根、白僵蚕、伸筋草、防风。③湿热伤肾证。临床证候特点:腰、臀、胯酸痛、沉重、僵硬不适,身热不扬,绵绵不解,汗出心烦,口苦黏腻或口干不欲饮,脘闷纳呆,大便溏软或黏滞不爽,小便黄赤或伴见关节红肿灼热焮痛,或有积液,屈伸活动受限,舌质偏红,苔腻或黄腻或垢腻,脉沉滑、弦滑或弦细数等。治法。清热除湿、祛风通络、益肾强督。方药。补肾强督清化汤加减。狗脊,苍术,黄柏,牛膝,薏苡仁,忍冬藤,桑枝,络石藤,白蔻仁,藿香,防风,防己,萆薢,泽泻,寄生,炙山甲。加减。若关节红肿热痛兼有积液,活动受限甚者可加茯苓、猪苓、泽兰、白术、寒水石;若脘闷纳呆甚者可加佩兰、砂仁、川朴;若低热无汗或微汗出而热不解、五心烦热可加青蒿、炙鳖甲、败龟板、知母,并加重炙山甲用量;若腰背项僵痛、俯仰受限可加白僵蚕、伸筋草、葛根、羌活;若兼见畏寒喜暖恶风者加桂枝、赤白芍、知母;若口黏、胸闷、咽中黏痰频频者加苏藿梗、杏仁、茯苓、化橘红;若腹中不适、便意频频、大便黏滞不爽者加焦榔片、炒枳壳、木香、乌药。④邪痹肢节证。临床证候特点:病变初起表现为髋、膝、踝、足跟、足趾及上肢肩、肘等关节疼痛、肿胀、沉重、僵硬,渐见腰脊颈僵痛不舒、活动不能;或除腰背胯尻疼痛外,并可累及以下肢为主的大关节,畏寒、疼痛、肿胀,伴见倦怠乏力、纳谷欠馨等。病处多见畏寒喜暖(亦有无明显畏寒、反喜凉爽、发热者)舌淡红暗、苔白,脉沉弦或沉细弦。治法。益肾强督、疏风散寒、祛湿利节。方药。补肾强督利节汤加减。狗脊,骨碎补,鹿角片,青风藤,络石藤,海风藤,桂枝,白芍,制附片,知母,秦艽,独活,威灵仙,续断,桑寄生,炙山甲。加减。若见口干欲饮、溲黄便干等化热征象者,可减或去桂枝、制附片,加大知母用量并加用炒黄柏、生地;若关节红肿热痛或不恶寒、反恶热喜凉者可加忍冬藤、桑枝、寒水石,减或去桂枝、制附片;若上肢关节疼痛,晨僵畏寒者可加羌活、片姜黄、制川乌或草乌;若恶风畏寒,腰尻凉痛喜覆衣被,四末不温者,可加淫羊藿、干姜、炒杜仲;若下肢关节沉重肿胀,伴见倦怠、食欲差者可加千年健、苍术、白术;若关节屈伸不利、僵硬不舒甚者可加伸筋草、白僵蚕。⑤邪及肝肺证。临床证候特点。腰、脊、背部疼痛、僵硬、屈伸受限,心烦易怒;胸锁关节、胸肋关节、脊肋关节疼痛、肿胀感,或伴有压痛;或伴有胸闷、气短、咳嗽、多痰等;或伴有腹股沟处、臀部深处疼痛及坐骨结节疼痛，或伴有双目干涩疼痛且可牵及头部、双目白睛红赤或红丝缕缕，发痒多眦，大便或干或稀，脉象多为沉弦，舌苔薄白或微黄。治法。燮理肝肺、益肾强督、通络利节。方药。补肾强督燮理汤加减。狗脊，骨碎补，鹿角，延胡索，香附，苏梗，姜黄，枳壳，桂枝，白芍，续断，杜仲，羌活，独活，防风，炙山甲。加减。若腰脊背痛僵明显可加桑寄生、菟丝子；如同时兼畏寒及颈项僵痛者可再加干姜、炙麻黄、葛根；若胸锁、胸肋、脊肋关节疼痛甚且伴有心烦易怒者可酌加青皮、川楝子；若胸闷、气短明显者加檀香、杏仁、槟榔；若胸脘胀满、纳谷欠馨，可去方中枳壳，酌加厚朴、枳实、陈皮；若微咳者可酌加炒苏子、炒莱菔子、杷叶，紫菀；若伴低热者可减少桂枝用量酌加炒黄柏、知母、败龟板，并可加大炙山甲的用量；若白睛红赤双目干涩、发痒多眦明显者可酌加白菊花、枸杞、知母、炒黄柏、炒黄芩，减少或去掉桂枝、骨碎补、鹿角的用量；若大便秘结可加生地、决明子；若大便溏稀日数次者可酌加补骨脂、建莲肉、炒薏苡仁。

(2)缓解期：缓解稳定证经治疗后，腰、脊、背、胸、颈及关节等部位疼痛、僵硬基本消失或明显减轻，无发热，血沉、C 反应蛋白等化验结果基本在正常范围。

鉴于病情明显减轻且较稳定。则可将取效明显的最后一诊方药 4～5 剂共研细末，每服 6 g，温开水送服，每天 3 次以巩固疗效。

2.“寒热为纲”辨证方法

(1)肾虚督寒证：腰骶、脊背、臀疼痛，僵硬不舒，牵及膝腿痛或酸软无力，畏寒喜暖，得热则舒，俯仰受限，活动不利，甚则腰脊僵直或后凸变形，行走坐卧不能，或见男子阴囊寒冷，女子白带寒滑，舌暗红，苔薄白或白厚，脉多沉弦或沉弦细。

治法：补肾强督，祛寒除湿。

方药：补肾强督祛寒汤加减。狗脊，熟地，制附片，鹿角霜，骨碎补，杜仲，桂枝，白芍，知母，独活，羌活，续断，防风，威灵仙，川牛膝，炙山甲等。

(2)肾虚湿热证：腰骶、脊背、臀酸痛、沉重、僵硬不适，身热不扬，绵绵不解，汗出心烦，口苦黏腻或口干不欲饮，或见脘闷纳呆、大便溏软，或黏滞不爽，小便黄赤或伴见关节红肿灼热焮痛，或有积液、屈伸活动受限，舌质偏红，苔腻或黄腻或垢腻，脉沉滑、弦滑或弦细数。

治法：补肾强督，清热利湿。

方药：补肾强督清化汤加减。狗脊，苍术，炒黄柏，牛膝，薏苡仁，忍冬藤，桑枝，络石藤，白蔻仁，藿香，防风，防己，萆薢，泽泻，桑寄生，炙山甲等。

以上两种证候可以根据临证进行加减。如外周关节型可以按照邪闭肢节证分寒热辨证加减；胸胁、臀部深处等疼痛可以按照邪及肝肺证进行加减。

(二)中成药辨证治疗

1.寒证

(1)补肾舒脊颗粒：骨碎补、狗脊、鹿角、川断、羌活等。

功效：补肾舒脊，散寒除湿，活血止痛。

主治：强直性脊柱炎，肾督阳虚、寒湿瘀阻。

用法：每次 1 袋，每天 2 次。

(2)尪痹胶囊(片、颗粒)：熟地黄、续断、附子(制)、淫羊藿、威灵仙、皂刺、羊骨等。

功效：补肝肾，强筋骨，祛风湿，通经络。

主治：用于肝肾不足，风湿阻络所致的尪痹，症见肌肉、关节肿痛、局部肿大、僵硬畸形、屈伸不利、腰膝酸软、畏寒乏力、屈伸不利及类风湿关节炎见有上述证候者。

用法：口服，一次 5 粒，一日 3 次。

(3)藤黄健骨片：熟地黄、鹿衔草、骨碎补(烫)、淫羊藿、鸡血藤、肉苁蓉、莱菔子(炒)。

功效：补肾，活血，止痛。

主治：用于肥大性脊椎炎、颈椎病、跟骨刺、增生性关节炎、大骨节病。

用法：口服，一次 5 粒，一日 3 次。

(4)独活寄生丸：独活、桑寄生、熟地黄、牛膝、细辛、秦艽、茯苓等。

功效：祛风除湿。

主治：养血舒筋，祛风除湿。

用法：口服，一次 1 丸，一日 2 次。

(5)风湿骨痛胶囊：骨碎补总黄酮。

功效：温经散寒，通络止痛。

主治：用于寒湿痹所致的手足四肢腰脊疼痛。

用法：每次 2～4 粒，每天 2 次。

2.热证

(1)清热舒脊浓缩丸：狗脊、知母、生石膏、苍术、黄柏等。

功效：清热、舒脊、利节、益肾。

主治：强直性脊柱炎关节腰骶脊背疼痛，关节红肿热痛，伴见口干、烦热等。

用法：口服，每次 6 g，每天 3 次。

(2)湿热痹胶囊(颗粒)：苍术、关黄柏、薏苡仁、连翘、川牛膝、地龙等。

功效：祛风除湿，清热消肿，通络定痛。

主治：湿热痹证，其症状为肌肉或关节红肿热痛，有沉重感，步履艰难、发热、口渴不欲饮，小便黄淡。

用法：口服，一次 4 粒，一日 3 次。

(3)四妙丸：苍术、川牛膝、黄柏、薏苡仁。

功效：清热除湿，通筋利痹。

主治：适用于热痹，表现为肢体关节疼痛，痛处灼热，肿痛剧烈，筋脉拘挛，日轻夜重，兼有发热、心烦，小便黄少，舌红苔黄，脉滑数。

用法：口服，每次 6 g，每天 3 次。

(4)知柏地黄丸：知母、黄柏、熟地、怀山药、山萸肉、丹皮、茯苓、泽泻。

功效：滋阴降火。

主治：早期强直性脊柱炎，属阴虚火旺者。

用法：每次 1 丸，每天 2 次。

(5)帕夫林胶囊：白芍总苷。

功效：舒筋活络。

主治：强直性脊柱炎外周关节炎。

用法：每次 2 粒，每天 3 次。

上述辨证如伴见关节疼痛较甚者可选用元胡止痛片；颈项僵痛明显者可选用愈风宁心片；疼痛固定不移，夜间痛甚，疼痛持续不减者，可用七厘散；骨质疏松者可加用壮骨关节胶囊、强骨胶囊或壮骨健肾丸。

注意：辨其不同证候，采用不同配伍。

肾虚督寒证：可选用补肾舒脊颗粒＋帕夫林胶囊＋风湿骨痛胶囊＋七厘散。

邪郁化热证：可选用补肾舒脊颗粒＋帕夫林胶囊＋知柏地黄丸＋血塞通。

湿热伤肾证：可选用四妙丸＋帕夫林胶囊＋知柏地黄丸＋血塞通。

邪闭肢节证：可选用补肾舒脊颗粒＋尪痹胶囊（片、颗粒）＋六味地黄丸。

邪及肝肾证：可选用补肾舒脊颗粒＋元胡止痛片＋帕夫林胶囊＋六味地黄丸。

八、外治疗法

（一）中医外治疗法

根据病情及临床实际，结合寒热证候辨证选用外治治疗。证偏寒者，可选用中药热敷、中药离子导入、中药蒸汽加手法按摩、红外线疼痛治疗加中药蒸汽、中药药罐疗法和电磁治疗、超声药物透入、中药穴位贴敷、拔罐和走罐、针灸、火疗等治疗，酌情选用驱风散寒除湿、温经通络外用药物；证偏热者，可选用中药湿包裹、中药穴位贴敷、半导体激光照射治疗、拔罐和走罐、针灸等治疗，酌情选用清热利湿外用药物。

寒证常用治疗药物：寒痹外用方（川乌 10 g，桂枝 15 g，透骨草 20 g，乳香 10 g，没药 10 g，制元胡15 g），辣椒碱，PIB 骨通贴膏，穴位贴。

热证常用治疗药物：热痹外用方（黄柏 15 g，知母 15 g，大黄 15 g，冰片 6 g，忍冬藤 20 g，地丁 20 g），如意金黄散，新癀片，冰硼散，穴位贴。每天 3～4 次，每次 1～2 项。

（二）其他疗法

根据病情，可配合选用手法治疗；中晚期脊柱活动受限者，可选用微创治疗（针刀疗法）、带刃针疗法、钩活术疗法；脊柱或外周关节疼痛者，可选用蜂针疗法；下腰部疼痛剧烈者，可行骶髂关节内糖皮质激素注射，每年以 3 次以下为宜；膝关节红肿热痛，活动受限者，可选用双膝关节内糖皮质激素注射，每年以 3 次以下为宜；药物及保守治疗效不佳、关节功能严重受限者，可行关节置换术治疗；脊柱过度屈曲、功能严重障碍者，可行脊柱矫形术治疗；并发骨质疏松症者，可采用针刺缓解原发性骨质疏松症疼痛技术，或选用骨质疏松治疗康复系统、骨质疏松治疗仪治疗；伴发脊柱及外周关节纤维化及骨化，可选用骨质增生治疗仪进行治疗。

（董吉哲）

第二十节　髋部扭挫伤

髋部扭挫伤是指髋关节在过度内收、外展、屈曲及过伸活动时，髋关节周围肌肉、韧带及关节囊等，在外力的作用下扭挫造成撕伤、断裂或水肿，引起髋关节功能不同程度的障碍疾病，以青壮年多见。如运动中过度伸展、摔跤、蹲伤或自高处坠下等。临床根据损伤时间分为新鲜性扭挫伤和陈旧性扭挫伤两种，早期诊断和治疗效果迅速良好。

一、病因病理

激烈运动时，髋关节活动范围大，致使肌肉、韧带造成撕裂或离断，局部组织水肿，甚至局部

 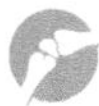

瘀血积滞，产生肿胀、瘀斑，脉络不通而疼痛，同时髋关节功能失调。高处坠落和蹲伤，多髋关节后侧臀部肌肉和腰部肌肉受挫伤，局部组织瘀血、疼痛，不能活动，甚至强迫体位。

二、临床表现与诊断

损伤后局部疼痛、肿胀，甚至产生瘀斑。被动活动时疼痛加剧。如蹲伤后臀部疼痛，轻度肿胀，压痛明显，屈髋时臀部疼痛而受限。腰部和臀部损伤，除局部症状外，偶可出现下肢不等长，也称长腿症或骨盆倾斜症，X线片只见骨盆倾而无其他异常。患肢呈保护性姿态，如跛行、拖拉步态、骨盆倾斜等。

三、治疗

（一）药物治疗

髋部扭挫伤后患者应卧床休息，并应以内服中药治疗为主。早期因瘀血积滞，脉络不通，应活血化瘀，通络止痛。可选用复元活血汤、桃红四物汤、血府逐瘀汤等。根据多年临床经验，早期常规处方用药是丹参、红花、赤芍、土鳖虫、川膝、当归尾、青皮、丹皮、双花、蒲公英、甘草。体温高者可加紫花地丁、败酱草、臀部疼痛或骨盆倾斜者加桑寄生、川断。时间拖久者应活血通络、温经通络，上方去双花、蒲公英，加独活、鸡内金、木瓜。

（二）手法治疗

患者取俯卧位，术者在髋部痛点采用按揉、弹拨、拔伸等法及配合髋关节被动活动。患者仰卧，医师站在患侧，面对患者，于患处先用按、揉法舒筋，病情减轻后，再用弹拨手法拨理紧张之筋，以解除肌筋的痉挛。

（董吉哲）

第二十一节 腰椎间盘突出症

腰椎间盘突出症又称腰椎间盘纤维环破裂髓核突出症。它是腰椎间盘退行性变之后，在外力的作用下，纤维环破裂髓核突出刺激或压迫神经根造成腰痛，并伴有坐骨神经放射性疼痛等症状为特征的一种病变。腰椎间盘突出症是临床常见的腰腿痛疾病之一，好发于20～45岁的青壮年，男性比女性多见，其好发部位多见于$L_{4\sim5}$和L_5S_1之间。

根据本病的疼痛性质应属于中医痛痹范畴，根据本病的疼痛部位应归属于督脉、足太阳经及经筋和足少阳经及经筋的病变。

一、诊断要点

(1)有急、慢性腰部疼痛史。

(2)下腰部疼痛，疼痛沿着坐骨神经向下肢放射，当行走、站立、咳嗽、打喷嚏、用力大便、负重或劳累时疼痛加重，屈髋、屈膝卧床休息后疼痛缓解。

(3)坐骨神经痛常为单侧，也有双侧者，常交替出现，疼痛沿患肢大腿后面向下放射至小腿外侧、足跟部或足背外侧。

(4)检查:①腰部僵硬,脊柱侧弯,腰椎前凸减小或消失。②压痛点:腰椎间隙旁有深度压痛,并引起或加剧下肢放射痛(即腰椎间盘突出的部位);环跳、委中、承山、昆仑等部位压痛。③皮肤感觉异常:小腿外侧及足背部感觉减退或麻木表明第5神经根受压;外踝后侧、足底外侧和小趾皮肤感觉减退或麻木,表明 S_1 神经根受压。④直腿抬高试验阳性、屈颈试验阳性、颈静脉压迫试验阳性、踇趾背屈力减弱(L_5 神经根受压)或踇趾跖屈试验性(S_1 神经根受压)、腱反射减弱或消失(膝腱反射减弱或消失表示 L_4 神经根受压,跟腱反射或消失表示骶神经根受压)。⑤X线片检查:X线片可见脊柱侧弯或生理前屈消失,椎间隙前后等宽,或前宽后窄,或椎间隙左右不等宽等。⑥CT、MRI检查:可见腰椎间盘突的部位、大小及与椎管的关系。

二、病因病机

椎间盘是一种富有弹性的软骨组织,位于两个椎体之间。每个椎间盘有髓核、纤维环和软骨板组成。

椎间盘的主要功能是承担与传达压力;吸收脊髓的震荡;维持脊柱的稳定性和弹性。其中髓核是椎间盘的功能基础,纤维环和软骨板均有保护髓核的作用,而软骨板的膜具有渗透作用,可与椎体进行水分交换,以维持随和正常的含水量,保持髓核的半液体状态。

腰椎间盘容易突出有其生理和解剖的原因,后纵韧带具有保护椎间盘的作用,但下达腰部时逐渐变窄,而腰段椎管比颈段胸段粗大,所以腰部椎间盘的纤维环缺乏有力的保护;椎间盘中的髓核位置偏后外侧,而且纤维环前厚后薄,后面缺乏有力的保护;脊柱腰段是承受压力最大的部位,又是活动量最大的部分,所以椎间盘受到牵拉、挤压的力量较大,而保护的力量较小,所以容易突出。

(一)椎间盘退化变性是产生本病的病理基础

随着年龄的增长,以及不断的遭受挤压、牵拉和扭转等外力作用,使椎间盘发生退化变性,髓核含水量逐渐减少而失去弹性,继而使椎间隙变窄、周围韧带松弛或产生纤维环裂隙,形成腰椎间盘突出症的内因。在外力的作用下,髓核可向裂隙出移动或自裂隙处向外突出,刺激或压迫邻近的软组织(脊神经)而引起症状。中医认为"五八肾气衰",或由于劳伤过度,肝肾亏损,筋骨失养,不在隆盛,易被外力所伤,易受外邪侵袭而发病。

(二)外力是引起本病的主要原因

腰在负重的情况下突然旋转,或向前外方的弯腰用力,使腰椎前屈,腹部压力增大,合力向后,推动髓核后移,靠近纤维环后缘。此时,如果向后的合力超过了脊柱后方韧带、肌肉的抵抗力,髓核可突破纤维环的薄弱处而凸出。此种情况多见于从事体力劳动的年轻人。中医认为扭挫闪伤筋脉,血溢脉外,瘀血闭阻,压迫阻滞经络气血的运行,不通而痛,发为本病。

(三)腰背肌劳损是引起本病的辅助条件

脊椎的后方主要有后纵韧带、棘上韧带和棘间韧带及骶棘肌的保护,限制脊柱过度前屈,防止椎间盘后移。长期持续的弯腰工作,容易造成脊柱后侧肌肉韧带劳损和静力拉伤,使肌肉、韧带乏力,保护作用下降。再加上弯腰时髓核后移,长期挤压纤维环后壁而出现裂隙。在某种不大力的作用下,也可导致髓核从纤维环的裂隙处凸出。这种情况多见于40岁后的非体力劳动者,中医认为"五八肾气衰",腰府失养,易受外力所伤,或劳累过度,耗伤气血,腠理空疏,易受外邪而发病。

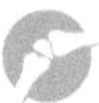

(四)受寒是本病的主要诱因

寒冷刺激导致局部血液循环变慢,容易引起肌肉的不协调收缩,使椎间盘压力增大,为本整的发生提供了条件。中医认为感受风寒湿邪,痹阻经脉,气血不通而发病,如《素问·举痛论》曰:"寒气入经而稽迟泣而不行,……客于脉中则气不通,故卒然而痛"。

三、辨证与治疗

(一)辨经络治疗

1.主症

疼痛沿足太阳经放射或足少阳经放射。

2.治则

疏通经络,行气止痛。

3.处方

(1)足太阳经证:$L_{2\sim5}$夹脊穴、阿是穴、秩边、环跳、殷门、阳陵泉、委中、承山、昆仑。

(2)足少阳经证:$L_{2\sim5}$夹脊穴、阿是穴、环跳、风市、阳陵泉、悬钟、丘墟。

操作法:针刺夹脊穴时,针尖略向脊柱斜刺,深度在 40 mm 左右,捻转手法,有针感向下肢传导效果较好。针秩边、环跳进针 60 mm 左右,行提插捻转手法,得气时,有针感沿足太阳经或足少阳经传导为佳。其余诸穴均直刺捻转平补平泻手法或泻法。

4.方义

本方是根据疼痛的部位辨经论治,循经取穴,旨在疏通经气,达到通则不痛的目的。夹脊穴邻近病变部位,阿是穴是病变的部位,二穴是治疗本病的主穴。秩边、环跳是治疗腰腿痛的主要穴位,《针灸甲乙经》"腰痛骶寒,俯仰急难……秩边主之"。环跳是足少阳、太阳二脉之会,更是治疗腰腿疼痛、麻木、瘫痪的主要穴位,正如《肘后歌》云:"腰腿疼痛十年春,应针环跳便惺惺"。阳陵泉也是治疗本病不可缺少的穴位,因为本穴属足少阳经,为筋之会穴,主治腰腿痛,如《针灸甲乙经》说"髀痹引膝,股外廉痛,不仁,筋急,阳陵泉主之。"且阳陵泉处又有坐骨神经的重要分支腓总神经,本病在此处多有压痛,故阳陵泉是治疗本病的重要穴。其余诸穴均属于循经取穴,疏导经气,通经止痛。

(二)病因辨证治疗

1.瘀血阻滞

(1)主症:多有腰部外伤史,或腰腿痛经久不愈,疼痛如针刺、刀割,连及腰髋和下肢,难以俛仰,转侧不利,入夜疼痛加剧。舌质紫黯或有瘀点,脉涩。

(2)治则:活血化瘀,通络止痛。

(3)处方:腰椎阿是穴、环跳、阳陵泉、膈俞、委中。

(4)操作法:针阿是穴时,先在其正中刺 1 针,针尖略斜向脊柱,得气后行捻转泻法,然后在其上下各刺 1 针,针尖朝向第 1 针,得气后两针同时捻转,使针感向下肢传导。膈俞用刺络拔火罐法,委中用三棱针点刺出血,所出之血,由黯红变鲜红为止。环跳、阳陵泉直刺捻转泻法。阿是穴与阳陵泉连接电疗机,选择疏密波,强度以患者能忍受为度,持续 30 分钟。

(5)方义:阿是穴位于病变部位,属于局部取穴。膈俞是血之会穴,委中又称"穴郄",对于瘀血阻滞者有活血祛瘀,通络止痛的作用,正如《素问·刺腰痛论》:"解脉会令人腰痛如引带,常如折腰状,善恐。刺解脉在郄中结络如黍米,刺之血射,以黑见赤血而已。"

2.寒湿痹阻

(1)主症:腰腿疼痛剧烈,屈伸不利,喜暖畏寒,遇阴雨寒冷天气疼痛加重,腰腿沉重、麻木、僵硬。舌苔白腻,脉沉迟。

(2)治则:温经散寒,祛湿通络。

(3)处方:腰部阿是穴、肾俞、环跳、次髎、阳陵泉、阴陵泉、跗阳。

(4)操作法:阿是穴的刺法同上,加用灸法或温针灸法。肾俞直刺平补平泻手法,加用灸法。其他诸穴均用捻转泻法。

(5)方义:本证是由于寒湿邪气痹阻经脉所致,治当温经散寒,阿是穴的部位是病变的部位,也是寒湿凝结的部位,故温针灸阿是穴除寒湿之凝结。灸肾俞温肾阳祛寒湿。次髎通经利湿,并治腰腿疼,《针灸甲乙经》曰“腰痛怏怏不可以俛仰,腰以下至足不仁,入脊腰背寒,次髎主之。”阴陵泉除湿利尿,疏通腰腿部经脉,足太阴经筋结于髀,著于脊,多用于治疗湿性腰腿痛的治疗,《针灸甲乙经》“肾腰痛不可俯仰,阴陵泉主之”。跗阳位于昆仑直上3寸,主治腰腿疼痛,《针灸甲乙经》跗阳主“腰痛不能久立,坐不能起,痹枢骨衔痛”,本病在跗阳穴处常有压痛、硬结或条索,针灸此穴对缓解腰腿痛有较好的效果。用此穴治疗腰腿痛在《黄帝内经》中即有记载,称之为“肉里脉”,《素问·刺腰痛论》“肉里之脉令人腰痛,不可以咳,咳则筋缩急。刺肉里之脉,为二痏,在太阳之外少阳绝骨之后。”

3.肝肾亏损

(1)主症:腰腿疼痛,酸重乏力,缠绵日久,时轻时重,劳累后加重,卧床休息后减轻。偏阳虚者手足不温,腰腿发凉,或有阳痿早泄,妇女有带下清稀,舌质淡,脉沉迟;偏阴虚者面色潮红,心烦失眠,下肢灼热,或有遗精,妇女可有带下色黄,舌红少苔,脉弦细。

(2)治则:补益肝肾,柔筋止痛。

(3)处方:腰部阿是穴、肾俞、肝俞、关元俞、环跳、阳陵泉、悬钟、飞扬、太溪。

(4)操作法:阿是穴针刺平补平泻法,并用灸法;肾俞、关元俞针刺补法并用灸法;环跳平补平泻法;其余诸穴均用捻转补法。偏阴虚者不用灸法。

(5)方义:腰为肾之府,肾精亏损,腰府失养而作痛;肝藏血而主筋,肝血不足,筋失血养而作痛。治取肾俞、肝俞、关元俞补益肝肾濡养筋骨而止痛。太溪配飞扬属于原络配穴,旨在补益肾精调理太阳、少阳经脉以止痛。在飞扬穴处又有小络脉分出,名曰飞扬脉,主治腰痛,《素问·刺腰痛论》“飞扬之脉,令人腰痛,痛上怫怫然,甚则悲以恐,刺飞阳之脉,……少阴之前与阴维之会。”所以说飞扬是治疗肾虚及肝虚引起腰痛的重要穴位。环跳是足少阳、太阳经的交会穴,位于下肢的枢纽,悬钟乃髓之会穴,阳陵泉乃筋之会穴,三穴同经配合,协同相助,补益精髓濡养筋骨以止痛。

(董吉哲)

第二十二节 腰椎管狭窄症

一、概述

椎管狭窄症是指各种形式的椎管、神经根管及椎间孔的狭窄，包括软组织(如黄韧带肥厚、后韧带钙化等)引起的椎管容积改变及硬膜囊本身的狭窄。由于椎管狭窄造成对脊髓及神经、血管卡压和刺激从而引起椎管狭窄症的发生。1803 年 Porta 最先注意到椎管管径缩小是椎内神经受压的一个原因。1910 年 Sumita 首先记载了软骨发育不育者的腰椎管狭窄症，其后 Donath 和 Vogl 相继描写了本症。1953 年 Schlesinger 和 Taverus 作了比较全面的叙述。1954 年 Verbiest 和 1962 年 Epstenin 先后提出因腰椎椎管狭窄，压迫马尾神经所引起的神经并发症。1964 年 Brish 和 1966 年 Jaffe 等描述了间歇性跛行与椎管狭窄有关。

二、病因病机

(一)发育性脊椎狭窄

发育性脊椎狭窄又称原发性椎管狭窄。这种椎管狭窄，系由先天性发育异常所致。故椎管的前后径和左右径都一致性狭窄。椎管容量较小，所以任何诱因都可使椎管进一步狭窄，引起脊髓、马尾或神经根的刺激或压迫症状。如横管横断呈三叶形常可使侧隐窝狭窄。

(二)退变型椎管狭窄

退变型椎管狭窄又称继发性椎管狭窄，主要是由于脊椎发生退行性病变所引起。因脊椎有退行性病变，椎间盘萎缩吸收，椎间隙变窄，环状韧带松弛，脊椎可发生假性滑脱或增生。更由于脊椎松弛，椎板及黄韧带可由异常刺激而增厚(如椎板厚度超过 5 mm，黄韧带厚度超过 4 mm，即为不正常)，硬膜外脂肪可变性、纤维化，使硬脊膜受压，引起一系列马尾及神经压迫或刺激症状。

(三)脊椎滑脱性狭窄

如患者有脊椎崩裂症或腰椎峡部不连，常可发生脊椎滑脱。当有脊椎滑脱时，因上下椎管前后移位，可使椎管进一步变窄。更由于脊椎滑脱，可促进退行性变，峡部纤维性软骨增生，更加重椎管狭窄，压迫马尾或侧隐窝内神经根，引起椎管狭窄症。

(四)医源性椎管狭窄

由于各种手术治疗的刺激，尤其是施行脊椎融合植骨术后，常可引起棘间韧带和黄韧带肥厚或植骨部全部椎板增厚，结果使椎管变窄压迫马尾或神经根，引起椎管狭窄症。

(五)外伤性椎管狭窄

当脊椎受到外伤时，尤其是当外伤较重引起脊柱骨折或脱位时常引起椎管狭窄，压迫或刺激马尾或神经根，引起椎管狭窄症。

(六)其他骨病所致之椎管狭窄症

如畸形性骨症和氟骨症等，均可因椎体、椎板、和软组织增厚而使椎管内容减小，压迫或刺激神经根引起椎管狭窄症。

三、诊断

根据详细病史、临床症状和体征、X 线片、造影、CT、MRT 等不难诊断，但需与腰椎间盘突出症与血栓闭塞性脉管炎等鉴别。

(一)临床表现

本症好发于 40～50 岁之男性多以女性，尤其是 $L_{4\sim5}$ 和 L_5S_1 最多见。其主要症状是腰腿痛，常发生一侧或两侧根性放射性神经痛。严重者可引起两下肢无力，括约肌松弛、二便障碍或轻瘫。椎管狭窄症的另一主要症状是间歇性跛行。多数患者当站立或行走时，腰腿痛症状加重，行走较短距离，即感到下肢疼痛、麻木无力，越走越重。当略蹲或稍坐后腰腿痛症状及跛行缓解。引起间歇性跛行的主要原因，可能与马尾或神经根受刺激或压迫有关。1803 年 Portal 最先注意到椎管前后径缩小，可压迫椎管内神经。1858 年 Charcot 认为下肢血管病变导致骨骼肌供血不足也能引起间歇性跛行，故间歇性跛行又分为神经性间歇性跛行和血管性间歇性跛行两大类。1949 年，Boyd 指出血管性间歇性跛行仅在行走后才发生大腿或小腿肌肉痉挛性疼痛，经休息后临床症状即可减轻。而因椎管狭窄症使腰骶神经根受压所引起的间歇性跛行又称神经源性间歇性跛行症。可由于体位的改变引起下肢放射性神经痛，尤其是每当腰椎过伸时，腰腿疼痛症状加重。因为当腰椎过伸时，腰椎椎间隙前部增宽，后方变窄常使腰椎间盘及纤维环向椎管内突出，使椎管进一步变窄，刺激或压迫神经根。也由于腰椎过伸神经根变短变粗，容易受压而产生神经根或马尾刺激症状。在背伸的同时，腰椎的黄韧带也松弛形成皱襞增厚使椎间孔变小也压迫或刺激马尾及神经根引起马尾及神经根的刺激症状。上述临床症状当腰椎前弯时，可因椎管后方的组织拉长椎管内容减小，脱出的间盘回缩等而减轻，也可于略蹲、稍坐或卧床休息而减轻。因此患腰椎管狭窄症者，往往自觉症状较多，较重，而阳性体征则较少。因为患者于卧床检查时其临床体征或已缓解，或已消失之故。临床常见的体征除腰部前屈时症状减轻，与腰椎背伸时腰腿痛症状加重外，还常有直腿抬高阳性或阴性，往往两侧相同，下肢知觉异常或减退。两腿无力，膝跟腱反射不正常及括约肌无力，二便障碍等。

椎管的测量：1975－1977 年，Verbiest 根据椎管中央矢状径(m－s 径)和椎管横径的测量将椎管狭窄分为 3 型。

(1)绝对型：即椎管的中央矢状径小于或等于 10 mm 者，为绝对型椎管狭窄(m－s 径≤10 mm)。

(2)相对型：即椎管的中央矢状径小于或等于 10～12 mm 者(m－s 径为 10～12 mm)，较多。

(3)混合型：总之，中央矢状径(m－s 径)小于 11.5 mm 由肯定为病理现象。如腰椎管的头侧或尾侧的中央矢状径比值大于 1 则为异常现象(头尾正常时 m－s 径之比值小于 1)。横径：即椎弓根最大距离，平均值为 23 mm。其正常值下限为 13 mm(X 线照片为 15 mm)。

(二)辅助检查

1.X 线

正位 X 线片常显示腰椎轻度侧弯，关节突间关节间距离变小，有退行性改变。侧位 X 线片显示椎管中央矢状径常小，小于 15 mm 就说明有狭窄的可能。

2.造影

造影是诊断本症的可靠方法。正位片可清楚显示硬脊膜腔的大小，如出现有条纹状或须根

状阴影，表示马尾神经根有受压现象，或全梗阻，如影柱呈节段性狭窄或中断，表示为多发性或全梗阻。

3.CT、MRI 检查

鞘膜囊和骨性椎管二者大小比例改变，鞘膜囊和神经根受压，硬膜外脂肪消失或减少，关节突肥大使侧隐窝和椎管变窄，三叶状椎管，弓间韧带、后纵韧带肥厚。

(三)临床分类

根据病因不同，它分为原发性和继发性，原发性又称先天发育不良与畸形或特发性腰椎等狭窄，继发性又称后天性椎管狭窄，多由于椎间盘突出，骨质增生，以及关节退化变性或脊椎滑脱外伤性骨折脱位，骨炎、肿瘤、血肿等，其中最主要常见的是退行性椎管狭窄。早期，由于椎间盘退变，髓核脱水，膨胀力减低，使黄韧带及关节囊松弛，导致脊柱不稳定，产生假性滑脱，引起椎管腔狭窄。晚期，可继发椎间纤维环向后膨出，后纵韧带肥厚、骨化、后缘增生、关节囊肥厚、关节肥大、黄韧带肥厚骨化，无菌炎症水肿，肿胀致使管腔容积减少，正常腰椎管矢状径均为 15 mm 以上，横径在 20 mm 以上，根据发生原因不同可分为：①全椎管狭窄；②侧隐窝管狭窄；③神经根管狭窄 3 种。

四、治疗

保守治疗主要有休息、理疗、按摩、服药、应用支具和硬膜外腔激素封闭等。如卧床休息、消炎止痛类西药、理疗、骨盆牵引，腰背肌锻炼等可以改善局部血液循环，减轻无菌性炎症反应，消除充血，水肿，增加椎管内容积，缓解神经压迫，减轻肌肉痉挛，从而减轻局部症状。非类固醇抗炎药除减轻神经受压所致的炎性反应外，还具有止痛效果，但此类药可致胃及十二指肠溃疡，也影响肝肾功能，用药时应注意。理疗方法是拉力疗法、腰肌强度锻炼和无氧健康训练。骑静止的自行车对有些患者很有效，这种锻炼腰呈屈曲位，多数患者能耐受。用马具设计的踏车行走锻炼，因腰椎不受力，故对腰椎管狭窄的患者也很有用。用于软组织理疗的方法较多，包括：热疗、冰疗、超声、按摩、电刺激和牵引等方法，虽较常用，但对腰椎疾病的疗效尚未得到证实。然而，对辅助腰椎活动和进行更强的理疗做准备还是有益的，锻炼和理疗较安全，可延迟手术治疗，锻炼可改善患者全身情况，即使不减轻症状，也有利于更好地接受手术治疗。应用支具及腰围保护可增加腰椎的稳定性，以减轻疼痛，但应短期应用，以免发生腰肌萎缩。硬膜外腔激素封闭治疗腰椎管狭窄的方法仍有争议，一般认为，用于治疗根性痛的疗效较差。Cuckler 等前瞻性研究了一组患者，用于减轻根性疼痛，经双盲交叉对比研究结果表明，在对照组(硬膜外注射生理盐水)与实验组(硬膜外注射激素)之间没有显著性差异。Rosen 等人回顾性研究了一组应用硬膜外激素治疗的患者，60%疼痛症状短期有减轻，仅有 25%疼痛症状长期有减轻。

绝大多数患者通过保守治疗是可以获得较好的疗效的，其次是日常生活中要做好积极的预防和保健措施如下。①腰的保护：睡床要软硬适中，避免睡床过硬或过软，使腰肌得到充分休息；避免腰部受到风、寒侵袭，避免腰部长时间处于一种姿势，肌力不平衡，造成腰的劳损。②腰的应用：正确用腰，搬抬重物时应先下蹲，用腰时间过长时应改变腰的姿势，多做腰部活动，防止逐渐发生劳损，而最终引起腰椎退性改变。③腰部保健运动：坚持腰的保健运动，经常进行腰椎各方向的活动，使腰椎始终保持生理应力状态，加强腰肌及腹肌练习，腰肌和腹肌的力量强，可增加腰椎的稳定性，对腰的保护能力加强，防止腰椎发生退行性改变。

(董吉哲)

第二十三节　髌下脂肪垫劳损

髌下脂肪垫劳损是指膝关节由于急性损伤或慢性劳损引起脂肪垫的无菌性炎症，临床上以两膝眼肿胀、压痛、关节屈伸受限为主的一种病证。本病好发于运动员及膝关节屈伸运动过多的人，如经常爬山、下蹲起立者。肥胖者更易发生。

一、病因病理

髌下脂肪垫位于髌骨下方，是髌韧带后方及两侧与关节囊之间的脂肪组织，呈三角形，充填于膝关节前部间隙，有增加膝关节稳定性和减少摩擦的作用。引起髌下脂肪垫劳损的原因可见于急性损伤、慢性劳损和继发性损伤。急性损伤常因膝关节极度过伸或膝前部遭受外力的撞击损伤；慢性劳损常因膝关节过度屈伸活动，脂肪垫嵌于胫股关节之间受挤压、摩擦，形成慢性损伤；继发性损伤多为髌骨软骨炎、创伤性滑膜炎、半月板损伤等病证所引发。其病理表现为脂肪垫肥厚、充血、水肿，发生无菌性炎症，刺激神经末梢而疼痛；肥厚的脂肪垫在膝关节活动时嵌入关节间隙，出现交锁现象；无菌性炎症反应又促使渗出增多，两膝眼饱满。病史较长者则脂肪垫肥厚，并与髌韧带发生粘连，从而影响膝关节的伸屈活动。

本病属中医伤科"筋伤证"范畴。膝为胫股之枢纽，隙为脂垫之所在，起稳定关节的作用。过度屈伸膝节，脂垫嵌入而伤，或积劳成伤，累及脂垫，气血瘀滞，为肿为痛，以致膝关节屈而不伸。

二、诊断

(一)症状

(1)膝关节有急性损伤或慢性劳损史。

(2)膝前部髌韧带两侧疼痛或酸痛无力，尤以站立或运动时膝关节过伸时明显，可放散到小腿部、足踝部。

(3)膝关节髌韧带两侧饱满，劳累后加重，休息后减轻。

(4)膝关节屈伸活动不灵活，少数患者可有被卡住的感觉。

(二)体征

(1)髌韧带两侧肿胀，两膝眼部可见明显膨隆。

(2)髌韧带两侧关节间隙按之酸胀痛，屈膝活动时有深部挤压痛。

(3)脂肪垫挤压试验阳性。

(4)膝关节过伸试验阳性。

(三)辅助检查

1.X线片检查

可排除膝关节骨与关节病变。

2.实验室检查

血常规、尿常规检查，血沉检查，抗"O"及类风湿因子检查未见异常。

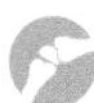

三、治疗

(一)治疗原则

舒筋通络,活血消肿。

(二)手法

㨰法、一指禅推法、按法、揉法、擦法及被动运动手法等。

(三)取穴与部位

梁丘、内膝眼、犊鼻、阴陵泉、阳陵泉等穴及髌韧带两侧关节间隙。

(四)操作

(1)患者仰卧位,患膝腘窝部垫枕使膝关节呈微屈(约屈膝 30°)。术者先在其膝关节周围施㨰法往返操作,重点在髌骨下缘部。手法宜轻柔,时间约 5 分钟。

(2)继上势,术者用拇指点、按揉梁丘、内膝眼、犊鼻、阴陵泉、阳陵泉等穴,以酸胀为度,用力不宜过重。每穴约 1 分钟。

(3)继上势,术者以一指禅推法或按揉法在髌韧带两侧的关节间隙重点治疗,手法宜深沉,并配合做髌韧带的左右弹拨操作。时间 5～8 分钟。

(4)被动运动手法。患者仰卧屈膝屈髋 90°,一助手握住股骨下端,术者双手握持踝部,两者相对牵引,术者内、外旋转小腿数次,然后做膝关节尽量屈曲,再缓缓伸直数次。此法对脂肪垫嵌入关节间隙者效果尤著。

(5)患者仰卧位,半屈膝位,沿关节间隙施擦法,以透热为度。搓揉膝关节结束治疗。

四、注意事项

(1)急性期避免膝关节过度屈伸活动,后期宜加强膝关节功能锻炼。

(2)对手法治疗无效者,可行手术切除肥厚的脂肪垫;或局部注射强的松龙 12.5～25.0 mg 加 1%普鲁卡因 5～10 mL,效果良好,此法可重复 2～3 次。

(3)注意膝部保暖,对伴有膝部其他疾病者,应同时给予治疗。

五、功能锻炼

急性期过后,做股四头肌等长收缩练习,每次 5～6 分钟,并逐渐增加练习次数,以防肌肉萎缩。慢性期做膝关节屈伸活动,防止或解除关节粘连。

六、疗效评定

(一)治愈

膝关节无肿痛,功能完全或基本恢复,膝过伸试验阴性。

(二)好转

膝部肿痛减轻,下楼梯仍有轻微疼痛,膝过伸试验(±)。

(三)未愈

症状未改善,X 线片可见脂肪垫钙化阴影。

(董吉哲)

第二十四节　膝关节侧副韧带损伤

膝关节侧副韧带损伤是指由于膝关节遭受暴力打击、过度内翻或外翻引起膝内侧或外侧副韧带损伤，临床以膝关节内侧或外侧疼痛、肿胀、关节活动受限，小腿外展或内收时疼痛加重为主要特征的一种病证。膝关节侧副韧带损伤可分为内侧副韧带损伤和外侧副韧带损伤，临床以内侧副韧带损伤多见。可发生于任何年龄，以运动损伤居多。

一、病因病理

(一)内侧副韧带损伤

膝关节生理上呈轻度外翻。当膝关节微屈(130°～150°)时，膝关节的稳定性相对较差，此时，如果遇外力作用使小腿骤然外翻、外旋，牵拉内侧副韧带造成损伤；或足部固定不动，大腿突然强力内收、内旋；或膝关节伸直位时，膝或腿部外侧受到暴力打击或重物挤压，促使膝关节过度外翻，即可造成内侧副韧带损伤。若损伤作用机制进一步加大，则造成韧带部分撕裂或完全断裂，严重时可合并半月板或交叉韧带的损伤。

(二)外侧副韧带损伤

由于膝关节呈生理性外翻，又有髂胫束共同限制膝关节内翻和胫骨旋转的功能，所以外侧副韧带的损伤较少见。但在小腿突然内翻、内旋；或大腿过度强力外翻、外旋；或来自膝外侧的暴力作用或小腿内翻位倒地捩伤，使膝关节过度内翻，导致膝外侧副韧带牵拉损伤。损伤多见于腓骨小头抵止部撕裂。严重者可伴有外侧关节囊、腘肌腱撕裂，腓总神经损伤或受压，可合并有腓骨小头撕脱骨折。

韧带损伤后引起局部出血、肿胀、疼痛，日久血肿机化、局部组织粘连，进一步导致膝关节活动受限。

本病属中医伤科“筋伤”范畴。中医认为膝为诸筋之会，内为足三阴经筋所结之处，外为足少阳经筋、足阳明经筋所络，急、慢性劳伤，损伤筋脉，气血瘀滞，致筋肌拘挛，牵掣筋络，屈伸不利，伤处为肿为痛。

二、诊断

(一)症状

(1)有明显的膝关节外翻或内翻损伤史。

(2)伤后膝内侧或外侧当即疼痛、肿胀，部分患者有皮下瘀血。

(3)膝关节屈伸活动受限，跛行或不能行走。

(二)体征

1.肿胀

伤处肿胀，多数为血肿。血肿初起为紫色，后逐渐转为紫黄相兼。

2.压痛

膝关节内侧或外侧伤处有明显压痛。内侧副韧带损伤压痛点局限于内侧副韧带的起止部；

外侧副韧带损伤时，压痛点常位于股骨外侧髁，或腓骨小头处。

3.放散

痛内侧副韧带损伤，疼痛常放散到大腿内侧、小腿内侧肌群，伴有肌肉紧张或有痉挛；外侧副韧带损伤，疼痛可向髂胫束、股二头肌和小腿外侧放散，伴有肌肉紧张或有痉挛。

4.侧向运动试验

膝内侧或外侧疼痛加剧，提示该侧副韧带损伤。

5.韧带断裂

侧副韧带完全断裂时，可触及该断裂处有凹陷感，做侧向运动试验时，内侧或外侧关节间隙有被"拉开"或"合拢"的感觉。

6.合并损伤

合并半月板损伤时麦氏征阳性；合并交叉韧带损伤时抽屉试验阳性；合并腓总神经损伤时，小腿外侧足背部有麻木感，甚者可有足下垂。

(三)辅助检查

X线片检查：内侧副韧带完全断裂时，做膝关节外翻位应力下摄片，可见内侧关节间隙增宽；外侧副韧带完全断裂者做膝关节内翻位应力下摄片，可见外侧关节间隙增宽；合并有撕脱骨折时，在撕脱部位可见条状或小片状游离骨片。

三、治疗

(一)治疗原则

活血祛瘀，消肿止痛，理筋通络。

(二)手法

㨰法、按法、揉法、屈伸法、弹拨法、搓法、擦法等。

(三)取穴与部位

1.内侧副韧带损伤

血海、曲泉、阴陵泉、内膝眼等穴及膝关节内侧部。

2.外侧副韧带损伤

膝阳关、阳陵泉、犊鼻、梁丘等穴及膝关节外侧部。

(四)操作

1.内侧副韧带损伤

(1)患者仰卧位，患肢外旋伸膝。术者在其膝关节内侧用㨰法治疗，先在损伤部位周围操作，后转到损伤部位操作。然后沿股骨内侧髁至胫骨内侧髁施按揉法，上下往返治疗。手法宜轻柔，切忌粗暴。时间5～8分钟。

(2)继上势，术者用拇指按揉血海、曲泉、阴陵泉、内膝眼等穴，每穴约1分钟。

(3)继上势，术者做与韧带纤维垂直方向施轻柔快速的弹拨理筋手法，掌根揉损伤处，配合做膝关节的拔伸和被动屈伸运动，手法宜轻柔，以患者能忍受为限。时间3～5分钟。

(4)继上势，术者在膝关节内侧做与韧带纤维平行方向的擦法，以透热为度。搓、揉膝部，轻轻摇动膝关节数次结束治疗。时间2～3分钟。

2.外侧副韧带损伤

(1)患者取健侧卧位，患肢微屈。术者在其大腿外侧至小腿前外侧用㨰法治疗，重点在膝关节外侧部。然后自股骨外侧髁至腓骨小头处施按揉法，上下往返治疗。手法宜轻柔，切忌粗暴。时间5～8 分钟。

(2)继上势，术者用拇指按揉膝阳关、阳陵泉、犊鼻、梁丘等穴，每穴约 1 分钟。

(3)继上势，术者在与韧带纤维垂直方向施轻柔快速的弹拨理筋手法，掌根揉损伤处，配合做膝关节的拔伸和被动屈伸运动，手法宜轻柔，以患者能忍受为限。时间为 3～5 分钟。

(4)患者俯卧位，术者沿大腿后外侧至小腿后外侧施㨰法治疗。然后转健侧卧位，在膝关节外侧与韧带纤维平行方向施擦法，以透热为度。搓、揉膝部，轻轻摇膝关节数次结束治疗。时间 3～5 分钟。

四、注意事项

(1)急性损伤有内出血者，视出血程度在伤后 24～48 小时才能推拿治疗。

(2)损伤严重者，应做 X 线片检查，在排除骨折的情况下才能推拿。若损伤为韧带完全断裂或膝关节损伤三联征者宜建议早期手术治疗。

(3)后期应加强股四头肌功能锻炼，防止肌萎缩。

五、功能锻炼

损伤早期，嘱患者做股四头肌等长收缩练习，每次 5～6 分钟，并逐渐增加锻炼次数，以防肌肉萎缩，然后练习直腿抬举，后期做膝关节屈伸活动练习。

六、疗效评定

(一)治愈

肿胀疼痛消失，膝关节功能完全或基本恢复。

(二)好转

关节疼痛减轻，功能改善，关节有轻度不稳。

(三)未愈

膝关节疼痛无减轻，关节不稳，功能障碍。

(董吉哲)

第二十五节 膝关节创伤性滑膜炎

膝关节创伤性滑膜炎主要是指膝关节遭受扭挫等外伤或劳损，导致关节囊滑膜层损伤，发生充血、渗出，关节腔内大量积液积血，临床以关节肿胀、疼痛、活动困难为主要特征的一种疾病。本病又称急性损伤性膝关节滑膜炎，可发生于任何年龄。

一、病因病理

膝关节的关节囊分纤维层和滑膜层，滑膜层包裹胫、股、髌关节。正常情况下，滑膜层分泌少量滑液，有利于关节活动和保持软骨面的润滑。当膝关节由于跌仆损伤、扭伤、挫伤、遭受撞击等

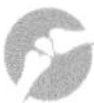

急性损伤，或过度跑、跳、起蹲等活动及慢性劳损、关节内游离体等因素，使滑膜与关节面过度摩擦，挤压损伤滑膜，导致创伤性滑膜炎的发生。其病理表现为滑膜充血、水肿、渗出液增多并大量积液，囊内压力增高，影响组织的新陈代谢，形成恶性循环。若滑液积聚日久得不到及时吸收，则刺激关节滑膜，使滑膜增厚，纤维素沉积或机化，引起关节粘连，软骨萎缩，从而影响膝关节正常活动。久之可导致股四头肌萎缩，使关节不稳。

本病属中医伤科“节伤”“节粘证”范畴。膝为诸筋之会，多气多血之枢，机关之室。凡磕仆闪挫，伤及节窍；或过劳虚寒，窍隙受累，气血瘀滞，瘀阻于窍则节肿，筋络受损则痛，拘挛则屈而不能伸，伸而不能屈，久之则节粘不能用。

二、诊断

(一)症状

(1)膝关节有明显的外伤史或慢性劳损史。

(2)膝关节呈弥漫性肿胀、疼痛或胀痛，活动后症状加重。

(3)膝软乏力、屈伸受限、下蹲困难。

(4)急性损伤者，常在伤后 5～6 小时出现髌上囊处饱满膨隆。

(二)体征

(1)膝关节肿大，屈膝时两侧膝眼饱胀。

(2)局部皮温增高，关节间隙广泛压痛。

(3)膝关节屈伸受限，尤以膝关节过伸、过屈时明显。抗阻力伸膝时疼痛加重。

(4)浮髌试验阳性。

(三)辅助检查

1.膝关节穿刺

可抽出淡黄色或淡红色液体。

2.膝关节 X 线片检查

一般无明显异常，但可排除关节内骨折及骨性病变。

三、治疗

(一)治疗原则

活血化瘀，消肿止痛。

(二)手法

摇法、按法、揉法、㨰法、拿法、摩法及擦法等。

(三)取穴与部位

伏兔、梁丘、血海、双膝眼、鹤顶、委中、阳陵泉、阴陵泉等穴及患侧膝关节周围。

(四)操作

(1)患者仰卧位、伸膝位。术者立于患侧，以㨰法或掌按揉法在膝关节周围治疗，先治疗肿胀周围，然后治疗肿胀部位，并配合揉拿股四头肌。手法先轻，后适当加重，以患者能忍受为度。时间 5～8 分钟。

(2)继上势，术者用拇指依次点按伏兔、梁丘、血海、双膝眼、鹤顶、委中、阳陵泉、阴陵泉等穴，每穴0.5～1 分钟。

(3)继上势,术者以手掌按于患膝部施摩法,以关节内透热为宜。

(4)继上势,术者将患肢屈髋屈膝呈 90°,以一手扶膝部,另一手握踝上,左右各摇晃膝关节 6~7 次,然后做膝关节被动屈伸运动6~7 次。动作要求轻柔缓和,以免再次损伤滑膜组织。

(5)继上势,在髌骨周围及膝关节两侧用擦法,以透热为度。再用两手掌搓揉膝关节两侧。局部可加用湿热敷。

四、注意事项

(1)急性期膝关节不宜过度活动。可内服活血化瘀的中药,外敷消瘀止痛膏。

(2)对严重积液者,可用关节穿刺法将积液或积血抽出,并注入 1%盐酸普鲁卡因 3~5 mL 及强的松 12.5~25.0 mg,再用加压包扎处理。此法可重复 2~3 次。

(3)患膝注意保暖,避免受风寒湿邪侵袭。

(4)慢性期应加强股四头肌功能锻炼,防止肌萎缩。

五、功能锻炼

急性期过后,做股四头肌等长收缩练习,每次 5~6 分钟,并逐渐增加练习次数,以防肌肉萎缩。慢性期做膝关节屈伸活动,防止或解除关节粘连。

六、疗效评定

(一)治愈

疼痛肿胀消失,关节活动正常。浮髌试验阴性,无复发者。

(二)好转

膝关节肿痛减轻,关节活动功能改善。

(三)未愈

症状无改善,并见肌肉萎缩或关节强硬。

(董吉哲)

第二十六节　膝关节骨性关节炎

膝关节骨性关节炎早期多为单侧性发病,通常由于创伤或术后关节长期不适当的外固定所致。如因撕裂的半月板滑动或交锁所引起。双侧发病者多为年龄较大的男性,妇女多在停经期,因骨的退行性改变而致本病,该病的发生率随年龄的增大而增高,是一种常见的老年人关节病,通过初步的流行病学检查,我国人群中膝关节的骨性关节炎患病率为 9.56%,60 岁以上者达 78.5%,本病属中医学"骨痹"范畴。

一、病因病理

由于创伤、肥胖等因素导致膝关节软骨、软骨下皮质、关节周围肌肉承受过度的压力;或由于老年性退行性变、骨质疏松等因素,导致膝关节软骨、软骨下皮质、关节周围肌肉发生异常,从而

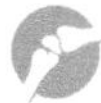

使膝关节软骨发生变性。软骨基质内糖蛋白丢失使关节表层的软骨软化，在承受压力的部位出现断裂，使软骨表面呈细丝绒状物。以后软骨逐渐片状脱落而使软骨层变薄甚至消失。软骨下的骨质出现微小的骨折、坏死，关节面及周围的骨质增生构成X线上的骨硬化和骨赘及骨囊性变。关节滑膜可因软骨和骨质破坏，代谢物脱落入关节腔而呈现轻度增生性改变，包括滑膜细胞的增生和淋巴细胞的浸润，其程度不如类风湿关节炎明显。严重的骨性关节炎的关节囊壁有纤维化，周围肌腱亦受损。

二、临床表现

本病起病缓慢，症状多出现在50岁以后，随年龄增长而发病者增多。膝关节疼痛，并伴有压痛、骨性肥大、骨性摩擦音、少数患者有畸形。关节的疼痛与活动有关，在休息后疼痛可缓解；在关节静止久后再活动，局部出现短暂的僵硬感，持续时间不超过30分钟，活动后消失；病情严重者即使休息时都有关节痛和活动受限。

三、诊断要点

(1)膝关节疼痛，受累关节僵硬时间小于30分钟。

(2)多发生在50岁以后的老年人。

(3)有骨摩擦音，伴有压痛。

(4)X线检查，关节间隙变狭窄，软骨下骨质硬化，关节缘有骨赘形成，软骨下骨质出现囊性变，股骨头呈扁平样改变和关节半脱位。

四、针灸治疗

(一)毫针法

处方：膝眼、梁丘、膝阳关、阳陵泉、足三里、阿是穴。

操作：局部皮肤常规消毒，针刺得气后，施行提插捻转强刺激；操作后留针15～20分钟。每天或隔天1次，10次为1个疗程。

(二)灸法

处方：足三里、膝眼、阴陵泉、阿是穴。

操作：在患肢找准上述诸穴，将燃着的艾条对准穴位，距离为2～5 cm，进行回旋灸或雀啄灸，以患者能忍受，局部皮肤潮红为度。每次15～20分钟，每天1次，10次为1个疗程。

(三)温针法

处方：阳陵泉、阴陵泉、梁丘、阿是穴。

操作：局部皮肤常规消毒后，用30号2寸毫针，阳陵泉直刺1.2寸，阴陵泉直对阳陵泉刺入1.5寸，梁丘直刺1.2寸，阿是穴直刺1.0～1.2寸，施以平补平泻手法，得气后在针柄上插艾条段温灸，留针20～30分钟，隔天1次，10次为1个疗程。

(四)穴位注射法

处方：膝眼、阳陵泉、足三里、梁丘、阿是穴。

操作：将患肢上述诸穴严格消毒，采用当归或威灵仙注射液，进行穴位注射，针刺得气回抽无血后，推注药液，每穴0.5～1.0 mL，隔天1次，10次为1个疗程。

(五)耳针法

处方：交感、膝、神门、阿是穴。

操作：在耳郭上找准以上诸穴，严格消毒耳郭，快速捻入进针，得气后，行捻转强刺激，留针10～15分钟。每天或隔天1次，10次为1个疗程。

(六)耳压法

处方：神门、膝、踝、交感、阿是穴。

操作：在耳郭上选准上述诸穴，用莱菔子或王不留行籽按压穴位，每穴按压2～5分钟，然后用胶布固定于穴区上。每周贴压2次，10次为1个疗程。

五、推拿治疗

(一)点按法

操作：先用拇指、示指或中指分别卡握在髌骨关节内外侧间隙处，两力相挤持续1～2分钟，然后点按内外膝眼、髌骨下极、鹤顶穴、血海、梁丘及风市穴，对痛点明显者可持续点按2分钟，每次20～30分钟，每天2次，20次为1个疗程。

(二)捶击法

操作：双手握空拳在髌骨周围快速捶击50次，速度由慢到快，再由快到慢，要有反弹感。可促进关节积液的吸收。每天操作1次，每次5～10分钟，10次为1个疗程。

(三)拇指推揉法

操作：患者仰卧或坐位，术者立于患膝外侧，一手扶按患肢固定，一手拇指压推揉患处，沿膝前关节囊、髌韧带、双侧副韧带、腘后关节囊等部位行指压推揉治疗，指力由轻到重，以局部酸胀为度，每次5～10分钟，每天1次，10次为1个疗程。

(四)弹拨肌筋法

操作：患者仰卧或坐位，术者右手拇指与其余4指相对分置于膝外内侧，先把拇指自外向内弹拨捏提膝外侧肌筋数次，再用其余4指由内向外强拨膝内侧肌筋数次，最后术者将右手置于膝后，弹拨腘后肌筋数次。每天1次，每次30～60分钟，10次为1个疗程。

(五)松筋解凝法

操作：患者仰卧于诊断床上，先行拿揉、擦等手法放松患肢肌肉，一助手握患者股骨下端。术者握患足进行对抗牵引，然后在持续牵引下进行患膝屈、伸、内、外旋活动，并重复1～2次，最后以拿揉及叩拍法放松患肢，结束手法治疗。隔天1次，10次为1个疗程。

(六)捏推髌骨法

操作：患者取坐位，术者双手拇示指相对捏握髌骨，先横向推运，再纵向推运，最后环转推运髌骨，反复数次。每天1次，每次20～30分钟，10次为1个疗程。

(七)关节扳屈法

操作：患者取俯卧位，术者一手扶按患侧腘窝部，另一手握患踝，向后扳屈小腿，逐渐加大膝关节屈曲度，以患者能忍受为限。每次15～20分钟，每天1次，10次为1个疗程。

(八)屈伸法

操作：患者仰卧法，术者一手握住患侧大腿下端向下按压，另一手握住足踝部向上提拉，使膝关节过伸，到最大限度时停留数秒或同时轻微震颤数次，放松后再重复1～2次；患者俯卧位，术者一手放在大腿右侧，另一手握患踝部尽量屈膝关节到最大限度时停留数秒，放松后再重复1～

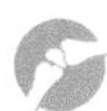

2 次。行上述手法每周2～3 次,每次 10 分钟、15 分钟,10 次为 1 个疗程,疗程间隔 7 天。

(九)牵引法

操作:患者俯卧,患肢上踝套,牵引装置的滑轮架安放在床头侧,行屈膝牵引,床头侧摇高,以体重对抗牵引力量。牵引时医者扶按患膝紧贴床面固定,随屈膝度增大,小腿前侧垫枕,以稳定牵引。牵引重量为 10～15 kg,牵引时间为 20～30 分钟,每天 1 次,15 次为 1 个疗程。

(十)弹拨法

操作:患者俯卧位,患侧大腿下段前方垫枕,使膝前悬空。术者立于患侧,先用拇、中指按压环跳、承扶、殷门、委中、承山、三阴交等穴,然后弹拨腘绳肌和腓肠肌,其中腘绳肌肌腱重点弹拨。每周行手法弹拨 2 次。每次每膝 10～15 分钟,10 次为 1 个疗程。

(董吉哲)

第二十七节　踝关节扭挫伤

踝关节扭挫伤主要是指踝关节内侧副韧带、外侧副韧带和下胫腓韧带的损伤。一般是骑车、上下楼突然跌倒或道路不平时由于踝关节不稳定而使其过度向内和向外翻转所致。临床分为内翻型和外翻型2 种,以前者多见。本病可发生于任何年龄,以青壮年常见。运动员在进行田径、球类和体操等身体训练时,易发生此病。此外,踏空、高坠等均可导致踝关节扭伤。本病属中医学“筋伤”的范畴,是由于经筋损伤,脉络受阻所致。

一、病因病理

踝关节扭伤的主要病因是前外侧的胫腓前韧带、内侧的三角韧带、内外侧副韧带等的损伤。多发生在行走过程中因道路不平或阻碍物不慎跌倒,或空中落地、站立不稳,下楼或下坡时失脚踏空,体育运动中撞跌摔地时,足部突然受到内翻和外翻的暴力所引起。踝关节的扭伤可引起软组织的急性损伤,当其处于跖屈位时,距腓前韧带与胫骨之纵轴走行一致,而且处于紧张状态,故在跖屈位受到内翻暴力时,首先发生距腓前韧带损伤;当踝关节于 0°位受到内翻暴力时,可单纯发生跟腓韧带损伤,也可以是继发于距腓前韧带损伤之后,由外力继续作用所导致。距腓后韧带在外踝 3 组韧带中较为坚强,损伤极少发生,仅于踝关节极度背屈位而又受到内翻暴力时,才会损伤。外翻断裂时则合并有多踝或腓骨下端骨折,并可同时有下胫腓韧带损伤。

二、临床表现

踝关节扭伤之后踝部立即出现肿胀疼痛,不能走路或可勉强行走。伤后 2～3 天局部即可出现紫瘀血斑。内翻扭伤时,多在外踝前下方肿胀,压痛明显。若将足做内翻动作时,则外踝前下方发生剧痛。外翻扭伤时,在内踝前下方肿胀,压痛明显。若将足做外翻动作时,则内踝前下方发生剧痛。轻者韧带受到过度的牵引而引起损伤反应;重者则引起完全或不完全的韧带断裂及关节脱位,若不及时处理或处理不当,局部渗出液与瘀血积聚,造成损伤组织愈合不良或结缔组织过度增生,以上因素均可导致局部的粘连,关节不稳和其他继发性病理变化。

三、诊断要点

(1)有明显的受伤史即踝关节扭伤史。受伤之后有局部肿胀、骤然疼痛和紫瘀血斑,且行路时疼痛加剧。

(2)受伤后行走不利,伤足不敢用力着地,踝关节活动时损伤部位疼痛而致关节活动受限,患者跛行甚至完全不能行走。

(3)局部有明显压痛点。

(4)做与受伤姿势相同的内翻或外翻位X线片检查,一侧韧带撕裂显示患侧关节间隙增宽;下胫腓韧带断裂,则显示内、外踝间距增宽。

四、针灸治疗

(一)毫针法

(1)处方一:丘墟透照海。

操作:患者侧卧位进针处常规消毒,毫针从丘墟刺入,针尖指向照海,缓慢提插进针,以患者有强烈的酸麻胀痛感为度。当在照海处可隐约摸到针尖,但针尖仍处于皮下时,即停止进针。于针柄处置艾条施温针灸法,换灸2次,每天或隔天1次。治疗10次左右即可。

(2)处方二:健侧外关。

操作:以1.5寸毫针,快速刺入皮下,进针至0.5~1寸,患者得气后行平补平泻手法,强度以患者能耐受为度。留针过程中行针2~3次,并让患者自行做旋转踝关节的动作。每天或隔天治疗。

(3)处方三:中渚、阳池。

操作:取患侧中渚穴与阳池穴,予常规消毒后快速进针直达皮下,待患者产生酸胀感后留针20分钟,留针期间辅以自行揉按,活动患部的动作。

(4)处方四:大陵、内庭、侠溪、阿是穴。

操作:取健侧大陵、内庭、侠溪及疼痛局部,以1.5寸毫针快速刺入皮下,至0.5~1寸停针,有酸麻胀重等针感时即行平补平泻法,以患者能耐受为度,留针20~30分钟,行针期间嘱咐患者以踝关节旋转运动相配合。

(5)处方五:第二掌骨桡侧末端"足端踝穴"。

操作:患者取坐位,将与病足同侧的手握空拳,放松肌肉,将虎口朝上,取足踝穴常规消毒后,垂直刺入0.6~0.8寸,并同时活动踝关节。

(6)处方六:神门、阳谷、阿是穴。

操作:仰掌取神门,屈腕取阳谷,均取患处对侧穴位。常规消毒,以1寸毫针快速刺入穴位。针神门时,以神门透大陵,针尖指向大陵;针阳谷时,以阳谷透阳池,针尖向阳池方向斜刺。阿是穴采取平补平泻手法。提插捻针,得气后留针,并令患者做跳跃动作,以增强疗效。

(7)处方七:阳池、阿是穴。

操作:取同侧阳池穴及局部阿是穴,常规消毒后快速进针,得气后留针,患者可配合自我按摩,使扭伤局部血液循环改善,瘀血消散,则疼痛自除。

(8)处方八:冲阳、足三里、八风穴、阿是穴。

操作:取患侧八风穴,配合冲阳,得气后留针30分钟,阿是穴行平补平泻法。

(9)处方九：同侧腕关节对应点。

操作：常规消毒后，斜刺进针，得气后反复刮针柄，并活动受伤关节。

(二)耳针法

处方：耳穴踝、膝、神门、皮质下、肾上腺。

操作：外踝扭伤加健侧腕骨，内踝扭伤加患侧阳溪透太渊。瘀血肿痛者加耳尖穴，筋伤重者配肝，内伤者配脾。消毒后，以速刺法垂直刺入皮下 0.2～0.3 寸，以局部产生胀感、耳郭渐有热感为度，同时令患者活动扭伤的踝部、并逐步增大活动幅度。出针后，可由耳尖放血数滴，以增强治疗效果。

五、推拿治疗

(一)摇按捋顺理筋法

操作：踝关节扭伤时，令患者侧卧，使伤踝在上，助手以双手握住患者伤侧小腿下端，固定伤膝。医者双手相对，拇指在上握住足部，做踝关节摇法，然后徐徐使足跖屈内翻，在牵引下将足背屈，外翻，同时双手拇指向下按压，最后以手拇指在韧带损伤处做捋顺法。亦可使患者取端坐位，医者以一手握住患足背部，在踝关节轻度内翻姿势下，进行持续性牵引，同时以另一手拇指和示指顺肌腱走向进行按摩，并喷白酒于伤侧足部。停止按摩后，在继续牵引下，将踝关节内翻，尽力跖屈。施行此理筋手法时，对单纯韧带扭伤或韧带部分撕裂者可进行手法理筋，瘀肿严重者，手法宜轻。

(二)理筋顺筋止痛法

操作：患者仰卧于治疗床上，施术者用一手握住患者足前部固定，另一手着力，反复捏揉按摩踝部损伤之处及其周围软组织，用以活血理气顺筋通络，手法宜轻柔而不可用力过猛，以免增加出血和渗出。并向四周散其气血，理筋顺筋。若属外踝损伤，则应反复点揉外踝损伤之处及其周围软组织。若属内踝损伤，则应反复点揉内踝损伤之处及其周围软组织。用一手握住踝上部，另一手握住足前部，双手协同用力，反复做踝关节的跖屈背伸活动，反复做踝关节的向内旋转摇踝活动和向外旋转摇踝活动，各 10 余次。以促使其恢复活动功能。

(三)推揉疏筋法

操作：原则是以解除肌肉的紧张痉挛，消散瘀血，去除粘连，活动关节为主。首先以拇指行推法，对小腿各肌群逐一施行推拿。在有明显压痛和瘀血聚结的地方，用拇指指尖轻推，行指揉及拔络法，以患者有痛感为度。在受伤部位行揉、㨰手法的同时，另一手握住患足前部并摇动关节，通过疏理经筋的方法而使其断离的软组织得以复位。

六、中药治疗

(1)早期：治宜活血祛瘀，消肿止痛，内服舒筋丸，一次 6 g，一日 3 次。外敷五黄散或三色敷药或一号新伤药。

(2)后期：治宜舒筋活络，温经止痛，内服小活络丹，一次 6 g，一日 3 次。外用海桐皮汤或四肢损伤洗方熏洗。

(董吉哲)

第二十八节　跟　痛　症

跟骨痛症是跟部周围由急性或慢性损伤引起的一系列疼痛性疾病的总称，以跟部跖侧的疼痛为主，常伴有跟骨骨刺。足内在肌张力失常、跟骨内压增高或局部炎症、跟骨关节部损伤、骨质增生等，均可导致足跟痛。此病多发生于 40～60 岁的中、老年人，妇女及肥胖的男性尤为多见。临床可分为跟后痛、跟下痛、跟痛病 3 类。机体素质机能的下降、长期慢性的劳损及某些持久的站立、行走的刺激，均可导致跟骨周围的痛证。也有并无明显外伤史而逐渐发生的足跟疼痛。

一、病因病理

本病的发生可由急性损伤或慢性劳损所引起，认为与跟垫的退变有关。急性者如行走时足跟部突然踩着硬物，或下楼时用力过猛、足跟着地等，都可引起损伤。踝部皮肤是人体最厚的皮肤，皮下脂肪致密、发达，且与跟骨之间有滑液囊存在。中、老年人，特别是形盛而体衰者，肝肾不足，筋骨衰弱，尤其容易由于足跟负重过大而出现跟痛。经常长途跋涉，跟下软组织遭受反复挤压性损伤；跖腱膜长期、持续地受到牵拉，在跟骨结节附着处发生慢性损伤等，均可引起跟痛。此外，病程日久，可在跟骨结节部的前缘产生骨质增生，即跟骨刺，单纯的跟骨刺有时较小引起疼痛，当承重走路时，跟骨结节滑囊及跟部脂肪垫因受骨刺的挤压与刺激，而发生滑囊炎及跟骨脂肪垫变性，始引起疼痛。在此过程中，跟垫中胶原纤维水分含量和可塑性纤维组织减少。另外，类风湿、跟骨结核、青少年或儿童因跟骨骨骺炎等，均可产生眼痛症。

二、临床表现

急性损伤者，表现为足跟着力部急性疼痛，不敢走路，尤其畏行凸凹不平的道路。慢性者起病缓慢，可有数月或几年的病史。早晨起床后立时疼痛加重，行走片刻后疼痛减轻，但行走过久或晚间疼痛又加重。多数为一定发病，偶有两侧足跟皆痛者。局部无红肿，在跟骨跖面的跟骨结节处有压痛，如骨刺较大者，可触及骨性隆起。

三、诊断要点

(1)少数患者有扁平足的病史。
(2)急性损伤局部微肿，压痛明显，且走路时因鞋的摩擦而使疼痛加重。
(3)表面皮肤增厚，皮肤微红，足尖着地无力。
(4)慢性损伤局部检查不红不肿，但有压痛或骨性隆起。
(5)X 线检查可显示跟骨结节上缘或下缘有刺状骨质增生形成。

四、针灸治疗

(一)毫针法

处方一：昆仑、仆参、太溪、水泉。
操作：常规消毒后取 1.5～2.0 寸毫针直刺以上各穴，行平补平泻手法，以足跟部有酸、麻、

胀、重等针感为度，每次留针 20 分钟。每天 1 次，10 次为 1 个疗程。

处方二：三阴交、阿是穴。

操作：对于虚证的患者在三阴交及疼痛局部行平补手法后留针 30 分钟，再隔姜灸 7 壮。加刺太溪穴。实证患者则在三阴交及疼痛局部行平泻手法，不留针，加刺太冲穴。同时以陈醋湿热敷足跟部，效果更好。隔天 1 次，2 次为 1 个疗程。

处方三：太溪、大陵、水泉、阿是穴。

操作：患者取坐位，穴位常规消毒后，以 1 寸毫针直刺大陵穴，行提插捻转手法，以针下有抵触感为度。以相同手法针刺其他各穴及疼痛局部，每次留针 25 分钟。

处方四：下关、大陵、三阴交、阿是穴。

操作：患者仰卧或者垂足，先后疼痛范围内上下揉按以寻找敏感点。局部常规消毒后直刺，以局部产生麻胀感为度，行平补平泻手法，可同时震动患侧足跟，使针感放射到足跟部为宜。行针至足跟有热感即可。留针 30 分钟，每 10 分钟行针 1 次。每天或隔天治疗 1 次，5 次为 1 个疗程。

(二)穴位注射法

处方：阿是穴。

操作：本法适用于足跟疼痛较重者，以泼尼松混悬液 0.5 mL，加普鲁卡因 3 mL，在严格无菌操作下行痛点封闭，封闭后休息 1～2 天，一般治疗 1 次即可取得较好疗效。

(三)灸法

处方：阿是穴。

操作：在跟部取阿是穴，涂少许活血酒。各置一含少量麝香、雄黄、冰片的小艾炷，用药线点燃，待患者感到有灼热时急用木片压灭，使患者自觉热气内攻。若无此感觉可连用 2～3 次。对于病程长者，少倾便加用悬灸，对跟部及周围进行广泛温和灸 5～10 分钟。嘱患者着软底鞋，勿久行负重，3～7 次症状可消失。

五、推拿治疗

(一)按揉理筋法

操作：做理筋手法时，应遵循治疗力度先轻后重，活动范围由小渐大，活动速度由慢到快的原则，选用具有通经活络、行气活血、补肾壮骨等作用的轻柔手法，以解除其由于局部淤血凝滞、脉络不通、气血不行而导致的疼痛，亦可在痛点及其周围做按摩、推揉手法，以温运气血而减轻疼痛。

(二)捏揉抠拨捏拿法

操作：让患者俯卧于治疗床上，施术者先用一手着力，反复捏揉小腿后侧肌肉，从跟腱经承山至委中穴，反复 3～5 遍。再用拇指着力，反复抠拨弹拨昆仑、太溪等穴，并从跟腱抠拨捏拿至跟骨结节处，反复3～5 遍。治跟后滑囊炎有效。

(三)理筋分筋法

操作：令患者取坐位或卧位，屈膝 90°，医者一手握住患足做背屈固定，使跟腱处于紧张状态，另一手按摩患者小腿至皮肤潮红，然后以理筋、分筋等手法施于小腿前侧、足跟部及痛点 3～5 分钟，取足三里、太溪、昆仑、阳陵泉、绝骨、申脉、解溪等穴，分别以拇指按压，施强刺激 2～3 分钟，重点按压刺激患部压痛点，再以叩诊锤叩跟骨压痛点 3～5 次，轻推、摩揉小腿及跟部，以缓解肌痉挛及足跟部疼痛，最后用力向外旋转膝踝关节，并牵伸小腿，每 2～3 天1 次，5 次为 1 个疗程。

(四)指刮舒筋通络法

操作：让患者俯卧于治疗床上，施术者用拇指尖着力，摸准滑囊疼痛之处，反复进行刮动，如刮动跟后滑囊疼痛处，或刮动跟下滑囊疼痛处，反复刮动其滑囊结节平复消失为度。对治疗跟后滑囊炎和跟骨结节下滑囊炎有效。

(五)捶击疏经止痛法

操作：让患者俯卧于治疗床上，施术者先用一手握住患肢踝关节固定，用另一手握住小捶(铁锤、木槌、或卵圆石均可)，对准其足跟疼痛的滑囊结节，反复进行捶击，至其滑囊被击破吸收，则其疼痛消失。对治疗跟骨结节下滑囊炎有效。

(董吉哲)

第二十九节　腱鞘囊肿

腱鞘囊肿是常发生于关节附近的囊性肿物，古称“腕筋结”“腕筋瘤”。其多附着于关节囊上或腱鞘内，或与关节腔、腱鞘相通。囊肿可单独存在或几个连在一起，多见于腕、踝关节背侧面，其他如腕关节掌侧，指、趾背面与掌面及腕关节侧面与腘窝等部位亦可发生。

一、病因病理

本病多由局部气血凝滞而成。常与劳损或外伤有关，亦有人认为是局部胶样变性所致。囊肿的外膜为纤维组织，内膜白而光滑，内为白色黏液。有时囊肿与腱鞘或关节腔相通，可能是关节或腱鞘内压力增加，造成关节囊或腱鞘膜向外突出所形成的疝状物。

二、临床表现

腱鞘囊肿患者以青壮年多见，女性多于男性。囊肿局部可见一个凸出体表的半球形或棱形肿块，起病缓慢或偶尔发现，很少有疼痛或轻度痛感，表面光滑，大多数柔软并有囊性感，少数质地硬韧。与皮肤无粘连，周围境界清楚，但肿块基底固定，几乎没有活动。发生于腘窝内的，直膝时可如鸡蛋大，屈膝时则在深处不易摸清楚。部分腱鞘囊肿可自消，但时间较长。

三、诊断要点

(1)可能有轻度外伤史。

(2)以 15～30 岁女性为多见。

(3)囊肿生长缓慢，呈圆形，触压时紧张、坚韧或软骨样硬，越小越坚硬，不与皮肤粘连。囊肿大小可随关节活动而有变化，如腕背部腱鞘囊肿，当腕掌屈时肿块突出，而背伸时则变化不明显。

(4)无自觉症状，关节活动时有微痛或不适。

(5)穿刺可抽出透明胶状黏液。

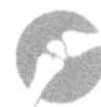

四、针灸治疗

（一）毫针法

处方一：囊肿点。

操作：用围刺法，在囊肿周围用普通针灸针穿透囊壁，多用对刺 4 针，中央 1 针。进针后，连续施以进退捻转数次，直至出现酸麻胀等针感后出针。拔针后在囊肿处加压，将囊肿内黏液挤出。每天 1 次，10 次为 1 个疗程。

处方二：囊肿中心及四周。

操作：局部消毒，医者持 30 号毫针沿囊肿边缘等距离进针，针尖要相互接触，针刺斜度不超过 15°。第 5 针直刺囊肿中央，针尖须深达囊肿基底部，留针 30 分钟，每隔 10 分钟以轻度手法捻针 1 次，有针感即可。每天针刺 1 次。

（二）火针法

处方：囊肿点。

操作：局部常规消毒后，用 26 号毫针在火焰上烧红，对准部位疾进疾出，在囊肿中央直刺 1 针，再自前后左右各向中央斜刺 1 针，深度以刺至囊肿基底部为最佳；然后用消毒干棉球在针孔四周挤压，可见无色或褐色的胶状黏液，液出净后，用消毒干棉球敷盖在囊肿部位上面，加压固定，3 天治疗 1 次。

（三）三棱针法

处方：囊肿最高点。

操作：局部常规消毒，用三棱针从囊肿最高点迅速刺入，刺破肿块后，用力马上加以挤压，囊肿内胶状黏液可随之从刺破的针孔溢出，囊肿即刻见消。随后用消毒后的干棉球放在原囊肿部位，视囊肿大小放1 分、2 分或 5 分硬币于棉球上，胶布加压包扎 3～5 天。

（四）电针法

处方：囊肿点。

操作：囊肿局部皮肤以 75%酒精消毒，在囊肿四周扎 3～4 针，针尖要穿透囊肿壁斜向囊肿基部，其正中部加扎 1 针至基部。接通 G-6805 治疗仪，用断续波，电流量以患者能忍受为度，留针 15 分钟。针后用酒精棉球加压按摩 3 分钟。每天 1 次。

（五）指针法

处方：囊肿局部。

操作：用拇指指腹按压在囊肿上，小囊肿用单拇指，大囊肿用双拇指，其余四指握住患者肢体，由小到大均匀加力揉挤，呈螺旋形疏导。当指下感到囊肿较前变软时，便猛加指力，挤压囊肿，至指下有囊肿破溃感受时，再由大到小地均匀减力，并以囊肿中心为圆心，向四周做划圆状揉按疏导 70 次。

（六）穴位埋线法

处方：囊肿点。

操作：彻底清洁消毒囊肿部位皮肤后，用 1%利多卡因局部麻醉，经皮肤穿入 2 条 00 号丝线至囊肿内，两条丝线互成直角，并在皮肤表面打结。如囊肿较大，穿入缝线后可抽吸出内容物，用消毒敷料覆盖囊肿后，用纱布绷带稍加压包扎，一般性囊肿不必加压。一般 2 周后拆除缝线。

(七)穴位注射法

处方:囊肿局部。

操作:用当归注射液 2 mL,泼尼松 12.5 mg,加 1%普鲁卡因 1 mL,做局部注射。由囊肿中心向四周分别注入药液,或先将囊肿锤破后再注入药液。

五、推拿治疗

(一)按揉挤压法

操作:让患者坐于治疗凳上,或卧于床上。施术者先用一手握住患肢之手固定,用另一手拇指着力,反复推按捏揉囊肿之处及其四周组织,摸清囊肿四周情况,拨离其周围粘连。再将患肢手腕尽量掌屈,以暴露其肿物,用拇指着力,按于囊肿之上,用爆发力猛力挤压囊肿之物,促使囊壁破裂,其胶状内容物流散于下皮下组织中,逐渐吸收。必要时可用双手拇指挤压,挤破之后,应再用力捻揉数次,使其内容物尽量溢出囊皮之外。也可用棉球加压包扎数天,以防复发。

(二)指压消肿法

操作:对囊壁薄者,可做指压法。如囊肿在腕背部,将手腕尽量掌屈,使囊肿更为高突和固定。术者用拇指压住囊肿,并加大压力挤破之。此时囊肿内黏液冲破囊壁而出,散入皮下,囊肿即不明显,再用按摩手法散冲活血,局部用绷带加压包扎 1~2 天。

(董吉哲)

第三十节　骨质疏松症

骨质疏松症是 1885 年由 Pommer 首先提出,早年一般认为全身骨质减少即为骨质疏松,或认为老年骨折为骨质疏松。直到 1990 年在丹麦举行的第 3 届国际骨质疏松研讨会,以及 1993 年在我国香港举行的第 4 届国际骨质疏松研讨会上,骨质疏松确认为:原发性骨质疏松是以骨量减少、骨的微观结构退化为特征,致使骨的脆性增加及易于发生骨折的一种全身性骨骼疾病。根据其临床症状及体征,本病属中医学“骨痿”“骨痹”的范畴,总的来说定位较准确应是“骨痿”。

一、分类

骨质疏松症可分为三大类,即原发性骨质疏松症、继发性骨质疏松症和特发性骨质疏松症。原发性骨质疏松症是随着年龄的增长而发生的一种退行性改变,它分为两型:Ⅰ型为绝经后骨质疏松症,发生于绝经期妇女,属高转换型骨质疏松症;Ⅱ型为老年性骨质疏松症,与绝经后骨质疏松症相比,男性患者比例增多,属低转换型骨质疏松症。继发性骨质疏松症是由某些疾病或药物等因素所诱发的骨质疏松症。特发性骨质疏松症多见于 8~14 岁的青少年或成人,多有家族遗传史,女性多于男性。妇女妊娠及哺乳期所发生的骨质疏松也可列入特发性骨质疏松。目前国内外研究的重点和热点为原发性骨质疏松症。

二、病因病理

医学界普遍认为骨质疏松症的发生主要与遗传、闭经、各种激素代谢异常、营养及生活方式等诸多因素有关。

(一)激素调控

研究表明有多种激素与骨质疏松症的发生有关,但最为重要的有雌激素、甲状旁腺激素、降钙素、活性维生素 D($1\alpha,25(OH)_2D_3$)及细胞因子等。

1.雌激素

雌激素是由卵巢分泌的、对维持女性的正常生理特征起重要作用的激素之一。它能增加降钙素分泌,抑制甲状旁腺激素活动,从而抑制骨钙融出,且可增强骨细胞活动。此外,雌激素能帮助活性维生素 D 在肾内的合成,有利于钙在肠内的吸收。妇女在绝经后卵巢功能逐渐减退,雌激素的产生减少,直接降低了成骨细胞的活性,骨基质形成减少,同时还可使骨骼对甲状旁腺激素的敏感性增加,使骨吸收加快而升高血钙水平,使肠钙吸收及肾小管重吸收降低,尿钙排出增加。雌激素缺乏,使降钙素分泌进一步降低,破骨细胞活性增强,骨钙大量释放入血,骨的形成减少,骨的吸收增加,每个骨再建单位骨吸收量和骨形成量之间平衡失调,致使骨骼脱钙,骨质变薄,骨量减少,骨质变稀疏,骨密度、骨强度、骨钙含量均下降,使骨组织的正常荷载功能发生变化。

2.降钙素

降钙素是甲状腺 C 细胞分泌的,由 32 个氨基酸组成的多肽激素。由于破骨细胞上存在降钙素受体,降钙素与破骨细胞上的降钙素受体结合,使骨吸收受抑;同时,降钙素又能抑制甲状旁腺激素和活性维生素 D 的活性,降低血钙浓度,促进钙的重吸收。当妇女绝经或卵巢切除后,雌激素分泌明显低下,从而对外源性 CT 的反应性降低,加速骨质疏松的进程,如接受雌激素替代疗法,可提高机体对外源性 CT 的敏感性,对防治骨质疏松有利。研究发现任何年龄组的男性 CT 水平均高于女性,加之高龄妇女 CT 分泌的贮备能力甚小,这是女性骨质疏松患者较男性多见的原因之一。

3.甲状旁腺激素

各种原因引起的甲状旁腺激素分泌过多均可导致骨质疏松。其主要生理作用是:增强破骨细胞的活性,促进骨吸收,使骨钙释放入血,伴随着破骨细胞活性增强,成骨细胞活性也相应增强;它减少近端肾小管对磷的重吸收,而增加钙的重吸收;促进肾的活性维生素 D 的转化,间接促进肠钙吸收。甲状旁腺激素具有调节体内钙离子浓度,维持胰岛 β-细胞和全身神经肌肉等各种细胞活性的功能。而甲状旁腺激素合成和分泌又受钙水平的调节,血钙降低能刺激甲状旁腺激素的合成与分泌。甲状旁腺激素的分泌与血钙离子浓度呈负反馈机制,即钙离子浓度降低,甲状旁腺激素分泌增多;反之,甲状旁腺激素分泌减少。

4.活性维生素 D

正常的活性维生素 D 的分泌可以刺激成骨细胞活性和骨基质形成,有效地防止骨质疏松。若分泌不足,则保护骨的能力下降;分泌过多,又会使骨破坏增加,导致骨量丢失。活性维生素 D 的作用除了能充分利用食物中的钙之外,它还可以制造与钙结合的蛋白质,将细胞内的钙与蛋白质结合,使细胞内钙离子浓度下降,从而降低血钙浓度和细胞内钙离子浓度,避免由于血钙浓度及细胞内钙离子浓度升高而导致一系列病症。因此,活性维生素 D 与骨质疏松症的关系可总结为以下几方面:①抑制甲状旁腺激素的分泌,防止骨钙融出;②增加肠钙吸收,维持钙平衡;③激活骨代谢,有利骨转换;④促进肾小管的钙、磷重吸收,有利骨形成;⑤刺激骨细胞分化、增殖,有利骨形成;⑥调节免疫的应答反应。

5.细胞因子

细胞因子是通过自分泌与旁分泌和细胞黏附作用,在骨代谢过程中发挥重要作用。其中白细胞介素-1、白细胞介素-6、肿瘤坏死因子、白细胞抑制因子、白细胞介素-11、单核细胞克隆刺激因子、粒单细胞克隆刺激因子等促进破骨细胞生成,具有促进骨吸收作用;而白细胞介素-4、干扰素 γ 有抑制骨吸收的作用;白细胞介素-3 与粒单细胞克隆刺激因子有协同作用;活化的吞噬细胞间接与骨吸收有关。

(二)营养状态

构成骨骼的主要成分包括钙、磷、镁、蛋白质、维生素及部分微量元素,它们是影响骨代谢的物质基础。因此,这些物质的缺乏或比例失调是导致营养性骨质疏松症的主要原因之一。

1.钙缺乏

钙是人类的重要元素之一,是构成骨矿物质的主要成分,也是人体含量最多的矿物质成分,其绝大部分都储存在骨组织中。钙不仅是骨矿物质的重要组成成分,而且对机体的细胞有重大作用和影响。钙能调节多种酶活性,钙与环磷酸腺苷可相互影响,为维持细胞膜结构的稳定,细胞内钙浓度仅为细胞外钙浓度的万分之一。只有这样才能阻止细胞内的酶活动,才能有效地发挥细胞的正常功能。当细胞受到外界刺激,细胞内外出现钙离子浓度差,才能使信息得以传递。

钙离子进入细胞膜要靠激素调控,而调节钙的激素主要是甲状旁腺激素、降钙素、$1\alpha,25(OH)_2D_3$。甲状旁腺激素促进钙离子穿膜转运,降钙素可抑制钙离子穿膜转运。维生素 D 及活性维生素 D 能促进肠钙结合蛋白合成,加速钙内流和进入肠黏膜的吸收,即加速钙离子转运。血钙水平下降,使甲状旁腺激素分泌增多,它作用于环磷酸腺苷使其升高,造成破骨细胞活性增强,骨吸收加速,骨钙融出,骨吸收超过骨形成,而发生骨质疏松。而血钙的降低是由于低钙饮食、低维生素 D 或低活性维生素 D、日照不足和长期卧床、高磷饮食的摄入等造成的钙吸收低下。因此,钙的缺乏是引起骨质疏松的一个主要因素。

导致钙缺乏的原因主要有两个方面。其一,是饮食摄入钙量的不足,究其原因主要是食物单调和结构不合理所致。其二,是摄入钙的吸收不良。另外,若长期服用氢氧化铝或过多摄入植酸盐、草酸盐、碱性磷酸盐等,亦可降低钙的吸收。

2.磷代谢异常

磷是骨质无机成分中仅次于钙的第二大元素,其代谢调节和钙一样,在肾、肠道、骨内进行,近 90%的无机磷在肾内进行着代谢调节。磷与钙一样参与骨的代谢,骨矿的形成需要磷,每存留 2 g 的钙就需要 1 g 的磷,在血中磷与钙保持一个恒定的比值。磷酸盐的缺乏可对骨吸收产生刺激作用,使骨吸收增强,骨不能矿化而引发骨质疏松。但磷的摄入应适量为好,过多不仅影响钙的吸收,同时也阻碍磷酸盐的吸收。研究表明,高浓度的磷可使血清中的钙下降,导致甲状旁腺激素分泌增加造成骨溶解升高,骨矿减少。

3.蛋白质缺乏

蛋白质和氨基酸是提供骨基质合成的重要原料,低蛋白摄入影响到骨质合成材料氨基酸的供给,使骨基质减少。但是过度摄取又将影响钙的代谢,造成负钙平衡。究其原因,是蛋白质分解生成的硫酸盐含硫氨基酸,可抑制肾小管中钙的重吸收,造成尿钙排泄增加而刺激甲状旁腺激

素分泌亢进，骨吸收增强，骨矿物质减少导致骨质疏松，说明膳食蛋白水平对钙存留与钙吸收有显著的影响。纠正这种高蛋白饮食所致的负钙平衡，必须增加钙的摄取，一般而言，蛋白质摄取量与钙的摄取量呈正比关系。

4.维生素 D 缺乏

维生素 D 对骨矿物质代谢的影响是双向的，既可促进新骨钙化，又可促进钙由骨中游离出来，使骨盐不断更新，维持钙的平衡，同时，对骨胶原也有调节作用。无论是内源性还是外源性的维生素 D_3都必须在肝脏与肾脏中活化为 $1\alpha,25(OH)_2D_3$的形式才具有活性，其可促进钙磷在肠中的吸收，促进骨胶原合成与成骨。在正常健康情况下，人自身合成的维生素 D_3就可满足需要。若由于日照量不足或随增龄皮肤厚度直线下降而致维生素 D_3合成能力降低，达不到需要量时，就必须由食物中摄取，若摄取仍不能满足需要时，就会影响到血中钙磷浓度，使成骨过程减少，破骨过程增加，导致骨质疏松。

其他如镁、氟缺乏也对骨质疏松症的发生产生影响。镁对骨的生长是必需的，其可直接影响骨的代谢。氟作为钙磷沉着基质，起着骨胶原的作用。适量摄入氟有利于钙磷的利用。但摄入过多的氟，干扰体内的钙磷代谢，影响骨中氟、钙、磷的正常比例。

(三)免疫功能

主要是指免疫细胞(包括巨噬细胞和破骨细胞)和骨髓的关系。骨髓位于骨的中心部分，其骨髓中的系列细胞按比例增生的情况和细胞形态、功能是否正常直接影响骨骼的坚实程度。70～80 岁的老年人，其骨髓增生普遍减低，骨髓内脂肪组织增加，骨髓中的造血细胞减少，这也是老年骨质疏松的原因之一。另外，骨髓中免疫细胞的活跃程度也与骨形成有关。骨细胞中包括促进骨形成的成骨细胞和主管骨吸收的破骨细胞。骨细胞和免疫细胞通过各自新释放的细胞因子和体液因子，共同发挥着骨髓与骨之间彼此关联的功能，保障骨钙平衡，支持骨形成和骨重建，一旦平衡破坏，骨吸收明显大于骨形成时，骨量减少，将发生骨质疏松。免疫功能老化，导致机体结合组织如构成骨、软骨、皮肤、肌肉血管壁等全身器官的支架和包膜的胶原纤维、弹性蛋白、蛋白多糖等老化而致骨质疏松。

(四)物理因素

包括是否经常运动、日光照射情况、重力负荷等因素，它们与骨质疏松的发生有关。经常从事室外体力劳动者其骨矿含量相应较多。由于运动可从各个方面对骨骼产生作用，使骨产生应力，有利于骨形成。经常伏案工作，活动甚少的知识分子易发生骨质疏松；而长期卧床、老年偏瘫患者由于肢体长期失用，正常骨代谢失调，形成负钙平衡，破骨细胞相对活跃，骨吸收增强，骨钙融出，常合并发生骨质疏松和骨折。日光中的紫外线照射皮肤，有利于合成活性维生素 D，调节钙、磷代谢，促进肠钙吸收，并使之在骨中沉积。体重重的人较体重轻的人，骨质疏松发生相应少和轻，就是重力负荷可增加骨矿含量的例证。早在 20 世纪 60 年代就有报道，宇航员在宇宙飞行之后较宇宙飞行之前，其骨密度下降、骨量减少，发生了骨质疏松，这说明重量负荷和机械应力对骨量颇有影响。

(五)遗传基因

临床流行病学研究显示白种人、黄种人比黑种人发生骨质疏松的机会较多，且症状较重；身材矮小的人较身材高大的人易发生骨质疏松，即使生活条件、身体状况、环境因素相近，性别相同、年龄相近的两个人，其骨质疏松的发生和程度也有差别，这些事实都揭示骨质疏松与遗传因素有关。有研究证实，活性维生素 D 为骨特异蛋白，是成骨细胞产生的非胶原蛋白，这种特异蛋白基因是一种强有力的刺激因子,维生素 D 受体基因是决定骨质疏松的重要因素之一。另外,具有 BB 型相对遗传基因的人,比 EB 型或 bb 型遗传基因的人骨密度明显低下。

骨质疏松症的主要病理变化是骨基质和骨矿物质含量减少。对骨质疏松症的长骨组织的横断面和纵切面,以及对椎体、骨盆骨等切面的观察,均表现为骨皮质变薄,这主要是由于骨皮质的内面被破骨细胞渐进性吸收所引起的。一般情况下骨骼中的成骨细胞激活尚正常,但破骨细胞的转化异常,破骨细胞的数量增多,骨的吸收增加,以致松质骨骨小梁的体积变小、变细,骨小梁的数量减少,骨小梁断裂等。由于骨皮质的变薄和骨小梁的体积变小和减少,使骨髓腔明显扩大,并常常被脂肪组织和造血组织所填充。

通过组织形态学观察,可以直接和准确地分析骨质疏松症骨静止的和动态的细胞学和组织学的异常变化,特别是骨的有机基质、成骨细胞、破骨细胞、骨单位和骨小梁的基本结构变化和所占比例的改变。随着骨质疏松的进展,骨细胞逐渐减少,部分骨细胞核固缩,空骨陷窝数量逐渐增加,哈佛系统以外的空骨陷窝可以达到 75%之多,其周围的鞘增厚,骨小梁变短且数量减少。由于骨质量下降,钙化过程基本正常,使骨变脆而易于发生骨折,常发生于长骨(股骨颈骨折和桡骨远端骨折最常见)和骨盆等处。严重的骨质疏松症时,椎体可以形成雪鱼椎骨,在许多情况下可因此发生椎体的压缩性骨折。

中医学认为骨质疏松症病因病机当首责于肾虚。各种原因导致肾(气、阴、阳)的不足,影响骨髓和血之化源,精不生髓,骨失髓血充养,发生骨骼脆弱无力之证。由于年龄增长、生理退化,“女子……七七,经脉虚,太冲脉衰少,天癸竭,地道不通”,“丈夫……八八天癸绝,精少,肾脏衰,形体皆极”,表现为肾精不足,精不充髓,髓失所养,导致骨软不坚,出现“骨痿”。其次,脾主运化水谷精微,为气血生化之源、“后天之本”。脾虚不健,必然影响肾藏之精。《内经》曰“夫精者身之本也”,先天之精与后天之精是相互依存、相互促进的。若脾虚,则腐蚀无能,运化不足,津液亏损,脾肾生化无源,可导致肾精匮乏,骨质失养,变生此病。另外,骨质疏松症患者多年老体弱,元气不足,正如清代医家王清任所说:“元气既虚,必不能布于血管,血管无气,必停留而瘀”。瘀血一旦形成,不但在局部产生疼痛症状,而且使骨骼失养,脆性增加,发生骨质疏松症,容易骨折。

总结历代医家所论,骨质疏松症与肾、脾两虚及血瘀有密切的关系,其病因病机关键是肾虚,脾虚会加重肾虚,脾肾两虚又导致血瘀;相反,血瘀形成后又会阻碍气血的运行,加重肾虚与脾虚。因此,其病性属本虚标实,病位主要在肾,与脾胃、经络有关。骨质疏松症的发生主要与肾虚、脾虚、血瘀三个因素有关,其中肾虚是本病的主要病因。“多虚多瘀”是骨质疏松症的病理特点。

三、临床表现

骨质疏松症的临床表现以疼痛为主,其主要体征和并发症有身材缩短、驼背及骨折等。疼痛是骨质疏松症最主要的和最重要的主诉特征,疼痛的部位以腰背部为主,后期表现为持续性疼痛。也可以是全身骨骼疼痛,或者髋、膝、腕关节疼痛。这种疼痛发生的原因是由于骨转换加快,骨量丢失加速,骨小梁破坏增加,骨支撑结构难以承载相应的应力(如重力、肌肉的牵拉力等)所致。这时轻微的力量就可以导致骨折的发生,当出现椎体压缩性骨折波及神经时,可以出现肢体麻木、疼痛,或肋间神经痛等症状。因而疼痛可以作为骨折阈值的临床指征。身材缩短、驼背是骨质疏松症发生期间,脊椎椎体发生慢性累积性压缩性骨折的结果。骨质疏松发生时,椎体内骨小梁破坏,数量减少,椎体支撑能力下降,容易受压变形(呈现楔形或双凹状),椎体高度下降。病变可累及多个椎体，经过数年逐渐出现身高缩短。活动度和负重量较大的椎体(第 11、12 胸椎和第 3 腰椎)变形显著或者出现压缩性骨折，可使脊柱前倾、背屈加重，形成驼背。驼背的程度越重，腰背疼痛越明显。骨折是骨质疏松症最重要的并发症，因骨的显微结构破坏而引起，即使没有较大的外力作用也易引起。它好发于松质骨较多的部位(如椎体或跟骨)或者应力较集中处(如桡骨远端、股骨上端、踝关节等)。骨折给老年患者造成的痛苦最大，并严重限制患者的活动，其导致的并发症往往危及患者的生命。

(一)X 线片检查

作为初步诊断骨质疏松的基本手段，主要观察骨骼的密度，皮质的形态，骨小梁的数量、形态、分布等。X 线可用于同其他表现为骨密度低的非骨质疏松症疾病的鉴别诊断，以及定性、定位诊断骨质疏松引起的各种骨折。必须指出，骨质疏松 X 线征出现较晚，骨内钙盐须丧失 30%～50%始能显阳性 X 线征。但 X 线摄影费时少，费用低，仍是诊断骨病的常用手段。骨质疏松的 X 射线主要表现为椎体骨小梁数目稀少，变细和萎缩，结构模糊不清，细而小的骨小梁呈稀疏网格状。椎体可见因椎间盘膨胀和压力增高而造成的双凹变形。管状骨内膜骨质吸收，皮质变薄，髓腔增大。干骺端的纵行骨小梁细且稀，骨小梁间隔变宽，椎骨、腕附骨、扁平骨可见区域性骨小梁减少，骨关节面变薄。

(二)骨密度测定法

骨密度测定法是指每单位骨组织的骨矿含量，目前，用于测量骨矿含量的方法很多，包括定性、半定量和定量等多种类型。但定性和半定量检查法都不能作为早期诊断骨质疏松症及动态观察骨密度测定法变化的灵敏指标，因此，检测骨密度测定法的方法研究皆以定量检查为重点。

1.单光子及单能量 X 线吸收法

单光子是利用 ^{125}I 发射出的低能平行光子束来测定骨密度测定法。以 X 线管代替单光子的放射活性源便产生了单能量 X 线。单光子测量结果以每平方厘米骨所含骨量的克数表示，其主要应用于末梢骨的骨皮质，如桡骨、跟骨，因这两个部位周围软组织的厚度薄且能够控制。但单光子对桡骨和跟骨的骨密度测定法测定值与脊柱和髋部等临床最有价值部位的骨密度测定法的相关性差，因而不能直接反映全身骨密度测定法情况。但单光子相对价廉、方便且放射线暴露少。

2.双光子吸收测定和双能 X 线吸收测定

双光子吸收测定是通过测量 ^{153}钆(^{153}Gd)发射两种不同能量的光子的吸收情况，计算骨组织等量吸收的部分，其准确性和精确性明显优于单光子，成为一种较好的研究骨质疏松的工具。双能 X 线吸收测定技术的主要改进点是用 X 线管代替同位素 ^{153}Gd 而产生两种能量更强的光子流。双能 X 线源具有稳定性大、散射线少且较放射性核素素源的射线强度大等特点，故可减少辐射量，提高空间分辨率和精确性，缩短扫描成像速度。在体模、标本和人体等研究表明其精度为双光子吸收测定的 2 倍，图像空间分辨率为 1.5 mm，而双光子吸收测定为 2～10 mm。双能 X 线吸收测定还减少了因体厚所致线束硬化效应的影响。双能 X 线吸收测定是目前骨量测量的"金标准"，反映的是二维骨密度测定法，可测量全身任一部位，但标准部位是腰椎、近端股骨和远端前臂。

3.定量 CT 测定

由于计算机体层摄影能提供客观的定量信息并具有良好的密度分辨率，逐渐引入用于评估骨钙含量。定量 CT 测定可正确地单独选择脊柱或其他骨骼(如桡骨、跟骨)的兴趣区，测出该部位骨密度测定法。定量 CT 由于其价格昂贵及不易获得而限制了其应用,然而定量 CT 测定是唯一的一个提供三维骨密度测定法测量的方法,定量 CT 测定可分别测量腰椎椎体的松质骨和密质骨的骨密度测定法,且不受软组织重叠的影响。

4.定量超声测定

超声检查由于它的无损伤性,可反映骨量、骨质变化及它的高精确性,并且日益受到重视。定量超声测定是以与双能 X 线吸收测骨密度测定法不同的形式来表示骨骼强度的方法,主要应用于跟骨、桡骨及髌骨的骨密度测定法测定,亦可预测髋部骨折,包括超声波速和宽波段超声衰减等参数,是较便宜的易于携带且不用射线的测量骨密度测定法,该方法亦可评价骨质量的变化。

(三)生化检查

骨形成、骨吸收和骨静止三个阶段构成骨再建的全过程,骨代谢的过程能反映破骨细胞和成骨细胞的活动及骨基质、骨矿物质的变化,评价骨质疏松的生化指标有骨吸收指标、骨形成指标、激素及骨矿物质指标。

1.衡量骨吸收的生化指标

(1)空腹尿钙:临床常用的尿钙测定法有 24 小时尿钙、空腹 2 小时尿钙、空腹尿钙。24 小时尿钙容易受饮食的影响,需要钙的定量饮食。空腹尿钙是指同时测定早晨首次尿钙和肌酐,以钙/肌酐的比值表示。空腹 2 小时尿钙是晨起后排尿弃去并记时,饮水 500 mL,2 小时后留尿记尿量,测钙和肌酐,此法兼具 24 小时尿钙和空腹尿钙的优点。正常空腹 2 小时尿钙/肌酐比值为 0.4,若有增高提示有负钙平衡,骨质疏松症患者骨吸收增加或骨形成减少均可出现空腹尿钙增加。

(2)血抗酒石酸盐酸性磷酸酶:常可用酶动力学及电泳法测定,人血浆酒石酸盐酸性磷酸酶值为 3.1~5.4 U/L。最近发展的放射免疫和酶联免疫方法,酒石酸盐酸性磷酸酶被认为是一种敏感的特异性骨吸收指标,在生理性骨增长或病理性破骨细胞活性增加状态,血清酒石酸盐酸性磷酸酶升高。

(3)羟脯氨酸:尿羟脯氨酸在很大程度上能反映机体的骨代谢状况。成人每天尿羟脯氨酸排出量为 15~43 mg(114~330 μmol),儿童尿羟脯氨酸明显高于成人,为 20~180 mg(150~1 370 μmol),羟脯氨酸受每天的饮食影响较大,一般我们采用清晨第 2 次空腹尿,受饮食的影响较小、取样方便。

2.衡量骨形成的生化指标

(1)骨钙素:常采用双位点免疫放射法和放射免疫法分别测定健康成人血清骨钙素的正常参考值,分别为(23.3±10.5)μg/mL 和(7.5±3.4)μg/mL。

(2)血清碱性磷酸酶和骨碱性磷酸酶:血清碱性磷酸酶和骨碱性磷酸酶是评价骨形成和骨转换的常用指标。骨血清碱性磷酸酶由成骨细胞产生,其含量反映成骨细胞活性。以对硝基磷酸盐作底物血清总碱性磷酸酶的参考值,婴幼儿为 50~165 U/L,儿童为 20~150 U/L,成人为 20~75 U/L。采用聚丙烯酸胺凝胶电泳和热失活法可测定骨碱性磷酸酶。采用单克隆抗体来识别骨血清碱性磷酸酶有更高的灵敏性和特异性。

3.激素的检查

(1)甲状旁腺激素:常采用电泳分离结合和游离的碘标记配体,或使用包被的活性炭吸附游离的激素,或放射免疫法。标本采集可用血清和乙二胺四乙酸血浆,而肝素抗凝血因其产生任意

 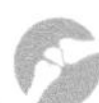

性低值而不采用。

(2)降钙素:临床上最常用的测定方法是放射免疫测定法,可直接测定血中、体液中或经过提取的组织中降钙素含量,灵敏度高,其正常含量范围在 100 pg/mL 以下。

(3)雌激素:主要采用放射免疫测定法,且主要是测定血浆中雌二醇的含量,其正常参考值如下:男性成人 8～36 pg/mL,女性卵泡期 10～90 pg/mL,排卵峰值期 100～500 pg/mL,黄体期 50～240 pg/mL,绝经后 10～30 pg/mL。

4.与骨矿化有关的生化检查

由于骨细胞的活动,新骨不断形成,矿物质的沉积和释放亦在持续进行,通过测定血液中钙、磷的含量可间接了解骨代谢的状况。

(1)血钙:临床上常用的方法有乙二胺四乙酸滴定法和比色法,如邻甲酚酞络合酮法,可采用自动生化分析仪或分光光度仪进行测定,成人血清总钙的参考值范围为 2.10～2.55 mmol/L,儿童为 2.2～2.7 mmol/L。

(2)血磷:临床上常用的方法有硫酸亚铁磷钼蓝比色法和紫外光度法,可采用自动生化分析仪或分光光度仪进行测定,成人血清无机磷的参考值范围为 0.96～1.62 mmol/L(3～5 mg/dL),儿童为 1.45～2.10 mmol/L(4.5～6.5 mg/dL)。

(四)骨组织形态计量学

骨组织形态计量学又称骨活检,此法一般常用于动物实验的衡量,对于人来说,因为是创伤性的检查,较少应用。其方法是在脱钙和不脱钙骨组织切片上观察并量化成骨细胞和破骨细胞、骨皮质和骨松质及骨小梁的结构或连接性。脱钙切片的缺点是不能观察和量化骨样组织及其钙化的动态过程;不脱钙切片的制作虽然复杂,但可克服脱钙切片的不足。在活检取材前应对矿化前沿进行标记,常用的标志物为盐酸四环素和脱甲金霉素,常用计量为盐酸四环素 7 mg/kg 体重,每天 3 次;脱甲金霉素 4 mg/kg 体重,每天 3 次。用药日程通常是连服 2 天,停药 10 天,再连服 2 天,再停药 5 天,然后取材。取材的操作过程要细心,定位要精确。标本取出后应立即固定、脱水、包埋、切片、磨片、染色等处理后,运用计算机全自动图像数字化分析仪测量骨组织形态计量动态参数,包括骨小梁面积、骨小梁宽度和骨小梁数目、骨小梁间隙、骨小梁表面破骨细胞数、骨小梁末端数等及骨组织形态计量静态参数,包括骨小梁面积百分率、骨小梁表面百分比、骨小梁形成表面百分比、骨小梁吸收表面百分比、骨小梁体积百分比、皮质骨面积百分比、纵向骨生长率、活性生成面百分比、骨小梁矿化沉积率、骨小梁骨生成速率、标记周长百分数等。

四、诊断

骨质疏松症诊断以骨密度减少为基本依据,并结合病史和有无骨折进行综合考虑。在鉴别原发性和继发性骨质疏松时,需进行相关的血液生化检查。世界卫生组织推荐的标准是以峰值骨量减少 2.5S 为依据,但对不同的人种和在不同地区,这个标准不一定完全适用。我国刘忠厚等学者根据大量人群的调查分析,确立了女性以峰值骨量减少 2.0S 作为我国骨质疏松症的诊断标准。但在临床上单纯以峰值骨量减少来判断骨质疏松的发生尚有一定的困难,因而多种方法的应用显得更为实际。

(一)骨质疏松症的诊断标准

(1)全身无力,多以腰背部疼痛为明显,逐渐加重,轻微外伤可致骨折。

(2)脊椎常有后突畸形。

(3)X线表现为骨质普遍稀疏,以脊椎、骨盆、股骨上端明显。脊柱改变最为特殊,椎体可出现鱼尾样双凹形,椎间隙增宽,有 Schmorl 结节,胸椎呈楔形变,受累椎体多发、散在。

(4)骨密度检测出现阳性征象,如双能X线、双光子、单光子吸收法、超声检测等。

(二)中国人骨质疏松症建议诊断标准

骨矿含量诊断标准和峰值骨密度丢失百分率及分级标准(主要用于女性成人、男性参照执行)。本标准目前主要以双能X线(双能X线吸收法)为手段制定,不排除多种方法应用。

1.参考世界卫生组织的标准:

结合我国国情,制订本标准,以汉族妇女双能X线吸收测量峰值骨量(M±SD)为参考值,在目前尚无细分标准的情况下,不同民族、地区和性别可参照执行该标准。①>M-1SD:正常。②≤M-1SD~2SD:骨量减少。③<M-2SD以上:骨质疏松症。④<M-2SD以上:伴有一处或多处骨折,为严重骨质疏松症。⑤<M-3SD以上:无骨折,也可诊断为严重骨质疏松症。

2.参考日本1996年修订版的标准

自己尚未做峰值骨密度调查,亦或自己做了一些调查,但SD不便应用时,可用腰椎骨量丢失百分率(%)诊断法。①>M-12%:正常。②≤M-13%~24%:骨量减少。③<M-25%:骨质疏松症。④<M-25%:伴有一处或多处骨折,为严重骨质疏松症。⑤<M-37%:无骨折,也可诊断为严重骨质疏松症。

五、治疗概述

(一)治疗原则

随着世界人口老龄化趋势的增强,作为老年性疾病之一的骨质疏松症的治疗越来越引起人们的重视,骨质疏松症的药物治疗有了快速的发展。目前国际上已将防治骨质疏松症、预防骨折与防治高血压、预防脑卒中及防治高脂血症、预防冠心病放在同等重要的地位。骨质疏松症的发生是一个渐进的过程,无论是原发性骨质疏松症、特发性骨质疏松症或是继发性骨质疏松症,虽然它们的患病原因不同,但是他们在骨骼上的病理改变是一致的,所以治疗原则也一样。

1.防治结合,预防为主

对于骨质疏松症,目前尚无有效的方法能使骨量已经严重丢失的患者恢复正常水平,同其他老年性疾病一样,骨质疏松症应注重早期预防,一旦发生骨质疏松症,应积极进行早期治疗,有效地干预骨质疏松的病理进程,防止骨折等严重后果的发生。

2.改善骨质疏松状况

骨质疏松症的治疗主要为两个方面,一方面在于延缓骨量丢失,另一方面在于恢复已丢失的骨量。因为人类的骨量随着年龄的增长而处于不断的变化之中,从出生到30岁之前,骨量在不断增长,而30~40岁之间则为骨量峰值相对稳定期,40岁之后则进入骨量丢失期。所以骨质疏松症的防治应在骨量增长阶段尽量使峰值骨量增大,并使峰值骨量维持较长时间,以预防骨质疏松症的发生。在骨量丢失阶段应采取相应的治疗手段延缓骨量的丢失,以及恢复已经丢失的骨量,从而达到改善骨质疏松状态,改善骨骼的生物力学性能,有效预防骨折发生和改善骨质疏松症疼痛等症状。

3.病因治疗

骨质疏松症可分为原发性骨质疏松症、继发性骨质疏松症和特发性骨质疏松症三大类,虽然它们在骨骼上的病理改变是一致的,但其形成原因各不相同,所以在治疗骨质疏松症的同时,一

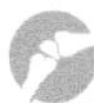

定要注意针对骨质疏松形成的原发病因及每一种类型的不同特点进行治疗，只有这样，才能收到较好的治疗效果。

4.对症治疗

骨质疏松症的临床表现为疼痛、身高缩短、驼背、骨折等，在治疗骨质疏松症的同时，应针对不同的临床症状进行处理。比如，疼痛是由于骨吸收及微小骨折或骨骼周围软组织牵拉所致，可采用药物内服外用、物理疗法等。骨折则是由于骨骼的生物力学性能下降，轻微外力作用下造成的病理性骨折，可根据不同部位、不同类型的骨折，采取相应的治疗方法。

5.预防骨折的发生

骨折是骨质疏松症最严重的后果，所以预防骨折的发生是骨质疏松症防治中的最重要的一个环节。骨量减少、骨骼的脆性增加是发生骨折最重要的危险因素，所以，延缓骨量丢失和增加骨量，增加骨骼的生物力学性能，是预防骨折的最重要步骤。同时，摔倒也是发生骨折的又一个重要因素，保护视力，改善工作生活环境，增强体质等对于减少摔倒，减少骨折的发生，起着重要的作用。

（二）治疗目标

骨质疏松症的治疗应首先明确诊断及其分型，判断骨质疏松的程度，根据骨代谢及患者的全身情况等综合分析，来确定不同的治疗方案。其当前的治疗目标为：①缓解骨质疏松造成的疼痛症状；②预防脆性骨折的发生；③抑制过快的骨吸收；④促进生理性的骨形成。

当初步的治疗目标已达到之后，其进一步的治疗目标为：①纠正异常的骨重建；②增加骨的修复能力（慢性损伤、微小骨折的修复和骨的重建），改善骨的质量。

（三）疗效评价标准

对骨质疏松症治疗效果的评价可以从以下几个方面来考虑。

1.骨质的评价

对骨质的评价可应用单光子吸收仪、双能 X 线吸收仪、放射照相术（即 X 线照相术）、活体中子激活分析、骨活检、钙平衡测定等。宜采用多种评价方法，若选用单一评价方法，单光子吸收仪、双能 X 线吸收仪、定量 CT 可作为疗效评估的公认指标。

2.骨折发生率的评估

骨质疏松症最重要的临床表现是骨折，因此必须了解药物或其他治疗措施对骨质疏松引起骨折发生率的影响。

3.对疼痛及丧失劳动能力的评估

一种药物在治疗骨质疏松症中证明有良好的作用，除了增加骨密度和骨强度，减少骨折发生率外，亦期待减轻伴随此病的疼痛和活动障碍。如可按疼痛的程度、部位和类型及活动受限的部位和程度等进行评价。

4.安全性评价

安全性检查一般包括肝功能（转氨酶、碱性磷酸酶等）、肾功能（尿常规、血肌酐或尿素氮）、血常规（血红蛋白或红细胞总数、白细胞总数及分类、血小板计数等）。部分患者还应进行血清电解质（钾、钠、氯、二氧化碳结合力）、血糖、尿酸、血清蛋白、凝血酶原时间及心电图检查。此外，还应做与钙磷代谢关系密切的检查如血钙、磷，尿钙、磷，肌酐。有些患者还应照 X 线片，检查软组织钙化情况。

5.药效学评价

在研究药物的生物学作用和机制时还需做一些与药效学有关的检查，也可广义地作为安全性检查。包括：①血清甲状旁腺激素水平。②血清1,25(OH)$_2$D$_3$水平。③血清骨钙素与碱性磷酸酶(骨形成)。④尿羟脯氨酸或胶原吡啶交联(骨吸收)。⑤肠钙吸收试验。⑥骨中矿物质更新的钙稳定动力学试验。

(四)治疗药物分类

骨不断地进行着旧骨的吸收和新骨的形成变化，骨吸收和骨形成相互耦联，处于动态的平衡。如果骨吸收大于骨形成，则发生骨质疏松症。骨质疏松症的治疗药物主要作用于骨吸收和骨形成的动态平衡过程中。根据其作用机制，治疗骨质疏松症药物可分为骨吸收抑制剂和骨形成促进剂两大类，但有些药物具有双向调节作用。骨质疏松症的药物治疗原则是：当骨密度高于骨折阈值时，选择抗骨吸收类药物，以防止骨量的进一步丢失；当骨密度低于骨折阈值时，选择促进骨形成的药物，以提高骨量，降低骨折的发生率。目前抗骨吸收的药物临床应用较多，而促骨形成的药物仅有氟化物被推荐应用于骨质疏松症的临床治疗。

1.抗骨吸收药物

此类药物能抑制骨吸收过程，可增加由于正常骨耦联机制被解离而丢失的骨量。其中雌激素防治绝经后骨质疏松症主要通过三条途径：第一条途径为通过下丘脑-垂体-性腺轴系统，调节雌激素及受体的合成；第二条途径是通过钙代谢调节系统，影响三种钙代谢激素的分泌；第三条途径是通过成骨细胞-破骨细胞信号传导系统，调控三种关键生长因子的表达。降钙素主要抑制骨吸收而减少骨量丢失，同时有短暂的骨量增加。二磷酸盐则通过减少破骨细胞的数量、改变破骨细胞的形态和降低破骨细胞的活性来达到抑制骨吸收的作用。

2.促进骨形成药物

对骨质疏松症的理想药物应该是促进新骨的形成，增加骨骼的骨量并减少骨折发生率。其中氟化物可直接刺激成骨细胞，促进细胞增殖和碱性磷酸酶的合成，以增加松质骨的骨量。合成类固醇药物能刺激骨形成和增加肌肉组织，主要应用于老年人骨质疏松症。低剂量的甲状旁腺激素也有促进成骨细胞合成，刺激骨形成作用。

3.钙剂与维生素D活性代谢物

适当的钙摄入对与年龄有关的骨质疏松症可防止过多的骨量丢失，其对骨量的维持表现在3个方面：①平素习惯食用高钙食物(如牛奶)的人群一般有更多骨组织，其髋部骨折发生率较低钙摄入者为低，青少年时期适当的钙摄入更为重要，它不仅可以提高峰值骨量，而且可维持一个较长时期。②对绝经后骨质疏松症，虽然高钙摄入不能替代雌激素治疗，但可以减少雌激素的用量。③高钙摄入可提高皮质骨量。活性维生素D代谢物可降低因甲状旁腺激素和细胞因子导致的骨吸收，调节骨重建，从而改善骨强度；另一方面，可减少皮质骨穿孔，增加骨细胞数量、骨生长因子和骨基质蛋白，降低骨折的发生率及提高骨折修复能力；维生素D是促使进钙吸收的唯一激素，在维持机体钙、磷代谢平衡方面起着重要的作用。

4.中药

在中医学中骨质疏松症属于“骨痿”的范畴。中医学认为，肾为先天之本，主骨生髓，骨的生长发育、强劲衰弱与肾精盛衰关系密切，肾精充足则骨髓生化有源，骨骼得以滋养而强健有力；肾精亏虚则骨髓生化乏源，骨骼失养，骨矿含量下降，骨密度降低而发生骨质疏松症。脾为后天之本，主百骸，先天之精依靠脾胃运化水谷精微的不断充养，如脾胃虚弱，运化乏力，先天之精无以

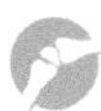

充养，势必精亏髓空而百骸萎废。也就是说，肾亏脾虚是该病发生的基本病理因素。然而，由于脾肾亏虚，不能运行血脉，致使血瘀经脉，造成本虚标实之证。肾虚为本病的根本，肾虚又有阴虚和阳虚之分。补肾重在温补肾阳，填补肾精。临床治疗的过程中还应当根据有无脾虚、血瘀等表现不同，给予健脾益气、活血化瘀等药物进行辨证论治。

中医理论认为肾虚、脾虚、血瘀为骨质疏松症发生的三个重要因素，其中肾虚是本病的主要病因。因此骨质疏松症的中药治疗以补肾填精药为主，兼以补胃健脾、活血化瘀药。基础实验研究显示，多种补肾方药及补肾健脾活血药合用的方药可使骨质疏松模型大鼠的骨量、骨密度、骨组织形态计量学、骨生物力学、矿物质与微量元素、软骨和骨胶原生长代谢等方面发生变化，与模型组比较明显提高，治疗后各项生化指标与激素和某些与骨生长有关因子的数值亦有明显改变。而大量临床报道显示，采用中药治疗骨质疏松症疗效明显，与西药组(强阳性对照)相比，疗效接近甚至更优。目前认为中药防治骨质疏松症的机制，与临床上常用的抗骨吸收或促骨形成的西药不同，中药标本同治，通过对机体全身性的调节，达到纠正激素失衡和钙平衡作用的功效。既抑制骨吸收，又促进骨生成。其作用可能通过：①类激素样作用和类促性腺激素样作用。②调节体内 $1,25(OH)_2D_3$水平。③调节体内钙磷代谢，升高血钙浓度。④调节体内内环境微量元素的平衡，促进骨生成。⑤对下丘脑-垂体-肾上腺轴的调节保护作用，抑制以白细胞介素-1、白细胞介素-6 等为主的骨吸收激动因子的活性而抑制骨质疏松症的发生和发展等方面而得以实现。

骨质疏松症与老年性痴呆症、糖尿病并列为老年病中最重要的三大疾病，骨质疏松症已被世界卫生组织认为达到流行程度。西药在防治骨质疏松症方面，存在着不良反应大，治标不治本，费用高的缺点，相比之下，中药标本兼治，不良反应较少，价格低廉且疗效显著而逐步受到了关注。自 10 年前，第一个防治骨质疏松症的中药制剂骨疏康颗粒问世以来，已经有多种中药复方制剂在临床应用。例如，骨松宝颗粒、仙灵骨葆胶囊、健骨圣丸、益肾健骨片等。随着一些实力雄厚的工厂企业参与到防治骨质疏松症的中药新药的开发研究，更是加速了中药向骨质疏松症领域进军的步伐。例如，由国家科研拨款六十万元人民币，企业投资七千余万元的国家重点科技攻关项目“中药强骨胶囊防治原发性骨质疏松症研究”取得重大科技成果，填补了我国治疗骨质疏松症中药二类的空白。该项目由北京岐黄药品临床研究中心负责研究，来自中国中医研究院西苑医院、四川省中药研究所、中日友好医院、福建省中医研究院、北京东直门医院、武汉同济医科大学、清华大学、中国科学院等单位 100 多个科研人员参与开发。强骨胶囊首次从单一植物中提取有效部位治疗原发性骨质疏松症，运用了外骨细胞培养、基因技术等中药物质基础研究手段，且首次成功地采用了具有国家专利的大孔吸附树脂提取工艺进行精制。临床观察证明，该药能迅速缓解关节骨痛，显著提高骨密度，在调整患者整体功能状态的情况下，对腰背等四肢酸痛、畏寒肢冷、抽筋、下肢无力等骨质疏松症症状具有确切疗效，达到国内领先水平。“中药强骨胶囊治疗原发性骨质疏松的研究”已于 2002 年获国家药品监督管理局颁发的中药二类新药证书和生产批文。“强骨胶囊高技术产业化示范工程”，又被列入 2002 年国家计委高技术现代中药专项项目。展望未来，更多的中药制剂将会被成功地开发，在防治骨质疏松症方面中药将会取得更大的成就。

但是，在新药开发的过程中仍然存在不足。具体表现在：①合理的组方，优化的制剂工艺，可控的质量标准等药学资料不完备。②一般药理研究中实验动物的雌雄、年龄、重量，实验仪器的类型，测试指标等不统一，欠缺可比性与重复性。③对药物急性毒性试验、长期毒性试验、依赖性试验、致突变试验、生殖毒性试验、致癌试验不够重视，药物的安全性评价过不了关。④临床研究缺乏 DME(Design, Measurement and Evaluation in Clinical Research, 即临床科研设计、衡量、评价)机制。例如,缺少统一纳入标准、排除标准、观察指标,足够的随访时间、样本量,随机双盲的实验设计等。

(五)新药开发研究

1.化学药物

1992 年世界骨质疏松症药物市场,主导产品为结合雌激素、雌二醇经皮吸收贴剂、鲑鱼降钙素。到了 1995 年,主导产品增加了利维爱、阿伦磷酸钠,形成雌激素、降钙素、双磷酸盐三大类药物。到了 2000 年,主导产品为结合雌激素、鲑鱼降钙素、阿伦磷酸钠。国际上一些知名的医药科研院所和大型制药企业,已根据市场导向,加大骨质疏松症药物研制资金的投入,预计在 21 世纪将有一批新的化学药物问世。

2.生物药物

生物药物是以基因工程、细胞工程、酶工程及发酵工程为基础的高新技术产品。据统计全世界大约有生物技术公司 2 000 余个,其中从事医药生物高新技术开发研究的有 20 余个,已获得新产品 20 余种。目前正在研究的此类产品主要有:酸性和碱性成纤维细胞生长因子(aFGF 或 bFGF)、类胰岛素生长因子Ⅰ和Ⅱ、甲状旁腺素及甲状腺素(ALXI-Ⅱ)等。我国珠海东大生物制药有限公司等研究开发,并被列入国家"八五"科技攻关计划的一类新药,碱性成纤维生长因子(贝复济)获国家卫生部批准,使我国成为世界上第一个完成碱性成纤维细胞生长因子产业化的国家。

3.中医中药

我国根据中医理论研究开发的骨质疏松症治疗药物虽有数十种之多,但绝大多数仍处于临床前或临床研究阶段。中药在防治骨质疏松症方面面临新的发展机遇,已受到国内外学者的关注,中医中药正在走向世界。据不完全统计,全世界有 64 个国家及 2 000 余个研究机构在研究开发中药,其中亚洲有 16 个国家及 1 600 个研究机构。中药开发研究目前需要解决的问题主要是:①中药化学成分非常复杂,需要找到分离、提取中药有效成分的理想方法。②建立筛选中药有效成分的试验模型。③统一中药研究开发技术标准及中药质量管理标准。④加强中西药结合,建立中国统一的新药学。

4.我国新药研究现状

我国骨质疏松症治疗药物研究起步较晚,创新能力较弱,资金投入不足,尚不能适应我国人口老龄化趋势发展的需要。我国骨质疏松症治疗药物研究进展主要有:①研制成功新型雌激素类药物尼尔雌醇,已作为国家基本药物广泛应用于临床。②仿制国外骨质疏松症治疗新药,如钙尔奇 D、雌二醇经皮吸收贴剂、羟乙磷酸钠、阿伦磷酸钠、阿尔法骨化醇、依普黄酮等。③研制成功中药骨疏康颗粒剂等。④研制成功碱性成纤维细胞生长因子等。

六、治疗方法

(一)中医治疗骨质疏松症的常用中成药

1.强骨胶囊

(1)成分:骨碎补总黄酮。

(2)功用:补肾壮骨,强筋止痛。

(3)主治:用于原发性骨质疏松症、骨量减少患者的肾阳虚证候,症见:腰背四肢酸痛,胃寒肢冷或抽筋，下肢无力，夜尿频多等。

(4)用法：饭后温开水送服。一次 1 粒，一天 3 次，3 个月为 1 个疗程。

(5)不良反应：偶见口干、便秘，一般不影响继续治疗。

(6)注意事项：目前尚无孕妇服用本品的经验。

(7)药理作用：对维 A 酸、卵巢切除所致骨质疏松大鼠模型有治疗作用，增加骨密度，改善骨生物力学指标，具有性激素及促性腺激素样作用，提高血钙及血、骨中的碱性磷酸酶，促进骨形成，抑制骨吸收。Beagle 犬结药 24 周，剂量相当于每天人临床用量的 80 倍和 8 倍，均未见明显毒副作用，表明强骨胶囊应用于临床有较大的安全性。

2.龙牡壮骨颗粒

(1)组成：龙骨、牡蛎、龟甲、党参、黄芪、白术、茯苓、麦冬、大枣、鸡内金、甘草、有机钙剂、维生素 D 等。

(2)功用：强筋壮骨，和胃健脾。

(3)主治；用于治疗和预防缺钙症、软骨病。对多汗、夜惊、夜啼及食欲缺乏、消化不良、发育迟缓等症也有治疗作用。

(4)用法；开水冲服，一天 3 次。2 岁以下，一次 5 g，2～7 岁，一次 7 g，7 岁以上，一次 10 g，成年人，一次 15 g。

(5)不良反应；本品不含糖精、色素、防腐剂，不含任何激素，长期服用无毒副作用。

(6)注意事项：本品冲服时有微量不溶物，系有效成分，须搅匀后服下。服用本品请参照用法用量或遵医嘱。预防剂量请酌减服用。无须另服用维生素 D 类药物。

(7)药理作用：龙牡壮骨颗粒能综合调整吸收功能，促进钙、磷的平衡吸收，对钙的吸收尤为明显，并能显著提高血清中 25(OH)D_2 水平，增加骨盐含量及骨密度，对佝偻病临床消失率达 95%以上。

3.仙灵骨葆胶囊

(1)组成：淫羊藿、续断、补骨脂、地黄、丹参、知母。

(2)功用：滋补肝肾，活血通络，强筋壮骨。

(3)主治：用于肝肾不足，瘀血阻络所致骨质疏松症。

(4)用法：口服，一次 3 粒，一天 2 次；4～6 周为 1 个疗程；或遵医嘱。

(5)注意事项：重症感冒期间不宜服用。

(6)药理作用：提高骨折模型大鼠血清生长激素浓度，增强骨组织转化生长因子-β_1 的表达。提高去卵巢致骨质疏松症大鼠骨密度，增加股骨骨矿含量。

4.地仲强骨胶囊

(1)组成：地黄、杜仲、枸杞子、女贞子、菟丝子、(炒)山药、(炒)茯苓、发酵虫草菌粉、莲子、芡实、牡蛎(煅)。

(2)功用：益肾壮骨，补血益精。

(3)主治：用于骨质疏松症。

(4)用法：口服，一次 3～4 粒，一天 3 次；或遵医嘱。

5.全鹿丸

(1)组成：全鹿干、地黄、楮实子、补骨脂、肉苁蓉、甘草麦冬、杜仲、茯苓、小茴香、葫芦巴、锁阳、牛膝、菟丝子、枸杞子、当归、天冬、白术、芡实、陈皮、续断、沉香、党参、熟地黄、山药、川芎、巴戟天、五味子、覆盆子、花椒、黄芪、大青盐。

(2)功用:补肾填精,益气培元。

(3)主治:用于老年阳虚,腰膝酸软,畏寒肢冷,肾虚尿频,妇女血亏,崩漏带下。

(4)用法:口服,一次 1 丸,一天 2 次。

(5)药理作用:提高老年小鼠巨噬细胞吞噬能力;延长家兔凝血时间,增加离体兔心的冠脉流量;延长戊巴比妥钠对小鼠的睡眠时间。

6.补益剂

(1)二至丸。

组成:女贞子适量,旱莲草适量。

功用:补肾养肝。

主治:肝肾阴虚之骨质疏松症。

用法:女贞子研末,旱莲草煎熬浓缩成流浸膏,二者混合为丸,每丸约 15 g,早晚 1 丸,开水送服。

药理作用:增强免疫功能,降血脂,降血糖,抗血栓,抗氧化,耐缺氧,清除氧自由基,保肝等。

(2)十全大补汤。

组成:人参 6 g,茯苓 8 g,白术 10 g,甘草 5 g,川芎 5 g,熟地 15 g,当归 10 g,生姜适量,大枣适量,黄芪 15 g,肉桂 8 g,白芍 8 g。

功用:温补气血。

主治:气血不足。久病体虚,脚膝无力,食少遗精,精神倦怠,面色萎黄,以及疮疡不敛,妇女崩漏等。

用法:上药加生姜 3 片,大枣 2 枚,水煎,温服,每天 1 剂。

药理作用:促进特异性及非特异性免疫功能,改善及促进造血功能,抗放射性损伤,抗肿瘤,抗衰老,恢复骨盐含量等。采用卵巢切除术致骨质疏松症大鼠模型,设立十全大补汤组、双丙酸雌二醇组、1a-羟基维生素 D_3组、模型对照组、空白对照组,结果显示十全大补汤对卵巢摘除诱发的骨质疏松症,使骨盐含量恢复与双丙酸雌二醇、1α-羟基维生素 D_3有相同的效果。

(3)八珍汤。

组成:人参 3 g,茯苓 8 g,白术 10 g,甘草 5 g,川芎 5 g,熟地 15 g,当归 10 g,生姜适量,大枣适量,白芍 5 g。

功用:补益气血。

主治:气血两虚。面色苍白或萎黄,头晕眼花,四肢倦怠,气短懒言,心悸怔忡,饮食减少,舌淡,苔薄白,脉细弱或虚大无力。

用法:加生姜 3 片,大枣 2 枚,水煎服。

药理作用:兴奋造血系统功能,促进红细胞增生,促进血清清蛋白增生,抑制血小板聚集,抗血栓,强心,扩张外周血管,增强免疫功能,抗炎,改善肝功能等。

(4)六味地黄丸。

组成:熟地 24 g,山药 12 g,山茱萸 12 g,茯苓 12 g,泽泻 9 g,丹皮 9 g。

功用:滋补肝肾。

主治:肾阴虚证。腰膝酸软,头晕目眩,耳鸣耳聋,遗精,盗汗,消渴,骨蒸潮热,手足心热,舌燥咽痛,虚火牙痛,齿龈出血,小儿囟门不合等。

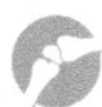

用法：炼蜜为丸。成人每服 6～9 g，小儿每服 1.5～3.0 g，空腹开水送服。或为汤剂，水煎服。

药理作用：增强细胞免疫，增强吞噬细胞的吞噬功能，增强诱生干扰素，抗肿瘤，抗化学治疗药物毒副作用，抗突变，抗衰老，抗氧化，降血糖，降血压，降血脂，抗动脉硬化，抗缺氧，保肝，抗心律失常，防治绝经后骨质疏松症等。采用双侧卵巢切除术致骨质疏松症大鼠模型，设立假手术组、模型组、耳针组、中药(六味地黄丸加味)组、耳针加中药组、西药组(雌二醇)，治疗 3 个月，观察耳针及中药对去势雌鼠的影响。结果显示耳针、中药皆能提高去势雌鼠的骨矿含量、骨密度。

(5)右归丸。

组成：熟地黄 240 g，山药 120 g，枸杞子 120 g，山茱萸 90 g，菟丝子 120 g，鹿角胶 120 g，杜仲 120 g，肉桂 60～120 g，制附子 60～180 g，当归 90 g，蜂蜜适量。

功用：温补肾阳，填精补血。

主治：肾阳不足，名门火衰。年老或久病气衰神疲，畏寒肢冷，腰膝酸软，阳痿遗精，或阳衰无子，或大便不实，或小便自遗等。

用法：炼蜜为丸，每丸重 15 g，早晚各服 1 丸，开水送服。或为汤剂，水煎服。

药理作用：增加机体免疫功能，对实验性"肾阳虚"动物重要脏器的保护和功能调节作用，调节性激素含量，调节环核苷酸含量，抗衰老，抗应激作用，保持去卵巢大鼠骨密度等。采用去卵巢致骨质疏松症大鼠模型，随机分为实验组(右归丸流浸膏)、阳性对照组(盖天力)、空白对照组，检测血清碱性磷酸酶、血清胰岛素样生长因子-1，整体大鼠和腰椎的面积、骨矿含量、骨矿物质密度。结果显示，右归丸能保持去卵巢大鼠的骨密度，提高大鼠血清胰岛素样生长因子-1 分泌水平，但对大鼠血清碱性磷酸酶影响不明显。

(6)左归丸。

组成：熟地黄 240 g，山药 120 g，杞子 120 g，山茱萸 120 g，牛膝 90 g，菟丝子 120 g，鹿角胶 120 g，龟甲胶 120 g，蜂蜜适量。

功用：滋阴补肾。

主治：真阴不足证。头目眩晕，腰酸腿软，遗精滑泻，自汗盗汗，口燥舌干等。

用法：先将熟地蒸烂，炼蜜为丸，每服 9～15 g，开水送服。或为汤剂，水煎服。

药理作用：升高雄性小鼠血清睾酮水平，增加睾丸和精囊腺重量，增加雌性小鼠子宫重量，增强小鼠局巨噬细胞大吞噬功能，抗骨质疏松症等。采用双侧卵巢切除术致骨质疏松症大鼠模型，应用骨组织形态计量学方法测定胫骨 TBV%、TRS%、TFS%、AFS%、MAR、BFR、OWS 和 mAR。结果显示卵巢切除所造成的是一种骨吸收大于骨形成的高转换型骨质疏松症，给大鼠灌服左归丸，能使上述指标发生逆转。同样的造模方法，采用小鼠胸腺细胞检测法和依赖株细胞增殖反应法测定白细胞介素-1 和白细胞介素-6 的活性。结果显示大鼠切除卵巢后，白细胞介素-1、白细胞介素-6 活性增高，而左归丸对白细胞介素-1、白细胞介素-6 活性有抑制作用。提示左归丸抑制白细胞介素-1、白细胞介素-6 活性是其防治骨质疏松症的机制之一。采用放射免疫分析法测定外周血清中雌二醇(E_2)、骨钙素和降钙素的含量，结果显示大鼠切除卵巢后，E_2 含量降低，骨钙素含量增加，降钙素含量降低。而左归丸对 E_2 含量无显著影响，但能使降钙素含量增加，使骨钙素含量降低。提示左归丸能使降钙素含量增加是其防治骨质疏松症的机制之一。

(7)肾气丸。

组成：生地黄 240 g，山药 120 g，山茱萸 120 g，茯苓 90 g，泽泻 90 g，丹皮 90 g，桂枝 30 g，制

附子 30 g。

功用:温补肾阳。

主治:肾阳不足。腰痛脚软,下半身常有冷感,少腹拘急,小便不利或频数,舌质淡胖,尺脉沉细,以及痰饮,水肿,消渴,脚气,转胞等。

用法:炼蜜为丸,每丸重 15 g,早、晚各服 1 丸,开水送服。或为汤剂,水煎服。如有咽干、口燥、舌红、少苔等肾阴不足,肾火上炎症状者慎服。

药理作用:降血糖,降血脂,增强免疫功能,促进睾丸产生睾酮,抗衰老,抗突变,利尿,降血压,抑制骨吸收亢进等作用。促性腺激素释放激素促效剂抗原肽转运蛋白体所致的低雌激素状态,可引起大鼠股骨、胫骨骨量发生变化。设立空白对照组、抗原肽转运蛋白体造模组、抗原肽转运蛋白体及治疗药物并用组,结果显示,抗原肽转运蛋白体可使大鼠股骨、胫骨吸收亢进,骨量降低,而肾气丸对骨吸收亢进有抑制作用。

(8)虎潜丸。

组成:龟甲 120 g,黄柏 150 g,知母 60 g,熟地黄 60 g,白芍 60 g,锁阳 45 g,陈皮 60 g,虎骨 30 g(用代用品),干姜 15 g。

功用:滋阴降火,强壮筋骨。

主治:肝肾不足,腰膝酸软,筋骨萎软,腿足瘦弱,步履不便。

用法:炼蜜为丸,每次 9 g,口服 1～2 次。或为汤剂,水煎服。

药理作用:抗炎,镇痛,抗疲劳等。

7.健脾剂

(1)附子理中丸。

组成:人参 6 g,白术 9 g,甘草 6 g,干姜 5 g,附子 9 g。

功用:健脾益气,温阳祛寒。

主治:脾胃虚寒,风冷相乘。脘腹疼痛,霍乱,吐痢转筋等。

用法:炼蜜为丸,每服 1 丸(9～15 g),开水送服。或为汤剂,水煎服。

药理作用:镇痛,调节肠道运动,增强抗寒能力,提高免疫功能等。

(2)参苓白术散

组成:党参、茯苓、白术、山药、炙甘草各 60 g,炒扁豆 45 g,莲子、薏苡仁、桔梗、砂仁各 30 g(一方有陈皮,或加大枣)。

功用:补气健脾,渗湿和胃,兼能理气化痰。

主治:主治脾胃气虚而挟湿之证。症见饮食不消,或吐或泻,形体虚弱,四肢无力,胸脘满闷,脉缓弱等。

用法:上药共为细末,每服 6～9 g,开水或枣汤送服。或作汤剂,水煎服,用量按原方比例酌减。

药理作用:镇痛,调节肠道运动,增强抗寒能力,提高免疫功能等。

8.活血剂

(1)血府逐瘀汤。

组成:川芎 5 g,桃仁 12 g,红花 9 g,当归 9 g,生地黄 9 g,赤芍 6 g,牛膝 9g,桔梗 5 g,柴胡 3 g,枳壳 6 g,甘草 3 g。

功用:活血祛瘀,行气止痛。

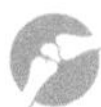

主治：胸中血瘀证。胸痛、头痛日久不愈，痛如针刺而有定处，或呃逆日久不止，或饮水即吐，干呕，或内热烦闷，或心悸失眠，急躁易怒，入暮潮热，唇暗或两目黯黑，舌黯红或有瘀斑，脉涩或弦紧。

用法：水煎服。

药理作用：改善血液流变学，改善微循环，抗脑缺血，抗心肌缺血，抗炎，镇痛，抗心律失常，降血脂，抗门脉高压，抗缺氧等。

临床研究：临床上可用于治疗头痛，高血压头痛，心肌缺血，自发性气胸，慢性肝炎，腔隙性脑梗死，眼底出血，痛经，顽固性失眠。

(2)补阳还五汤。

组成：黄芪 120 g，当归尾 3 g，赤芍 5 g，地龙 3 g，川芎 3 g，红花 3 g，桃仁 3 g。

功用：活血补血通络。

主治：半身不遂，口眼歪斜，语言謇涩，口角流涎，小便频数或遗尿不禁等。

用法：水煎服。

药理作用：抗血栓形成，溶血栓，抑制血小板聚集，扩张脑血管，增加脑血流量，改善血液的流变性，预防急性脑损伤，修复神经损伤，强心，降血脂，耐缺氧，抗疲劳，促进骨折愈合等。

(3)身痛逐瘀汤。

组成：秦艽 3 g，川芎 6 g，桃仁 9 g，红花 9 g，甘草 6 g，羌活 3 g，没药 6 g，当归 9 g，五灵脂 6 g，香附 3 g，牛膝 9 g，地龙 6 g。

功用：活血行气，通络止痛。

主治：气血痹阻经络证。肩痛、臂痛、腰痛、腿痛或周身疼痛，经久不愈。

用法：水煎服。

药理作用：抗炎，镇痛，抗过敏，抑制溶血素反应。

(二)骨质疏松症的非药物疗法

1.物理疗法

物理疗法简称理疗，是应用自然界和人工的各种物理因子作用于机体，以达到治疗疾病，提高机体功能的疗法。

在医学领域中，利用物理因子防治疾病已有悠久历史。早在公元二世纪《黄帝内经》中就记载有药熨(温热)，浸渍发汗(水疗)等方法。随着科技的进步和现代康复医学的完善，更多的物理因子应用于临床实践，如光、电、波、热、磁、水、力等。在骨质疏松的防治中，物理疗法已成为重要和有效的手段，具有不可替代的作用。

(1)日光浴疗法：日光即太阳光，由太阳发出，是地球光线和热能的主要来源，日光浴疗法是应用太阳光来预防和治疗疾病的方法。原理：太阳光中含有大量的紫外线，由于大部分会被大气层所吸收，所以地球表面的紫外线仅占整个太阳光谱的 1%～2%，并且都是中长波紫外线，恰好是治疗骨质疏松症的有效紫外线。皮肤内的 7-脱氢胆固醇能大量吸收紫外线(波长为 275～297 nm)，即形成维生素 D_3 的紫外线 B，波长为 280～320 nm。波长为 320～400 nm 为长波紫外线 A；波长为 100～280 nm 为短波紫外线 C。不同波长紫外线对人体产生的生物学作用不同，但只有中长波的紫外线才有利于治疗骨质疏松症。因为中长波的紫外线穿透深度为 0.1～1 nm，可以达到表皮深层、毛细血管及神经末梢和部分真皮毛细血管层，这种穿透深度能引起机体内光生物化学效应。临床应用时应说明首次剂量，再次照射时应酌情加减。

日照时间地点和量:进行日光浴,以平射光为好。每天上午 8～10 时,下午 3～4 时为最佳日照时间。就一年而言,夏季、秋季为好,虽南北不同但原则不变。冬季温度低于 20 ℃即不宜裸身户外日光浴,可改为户内进行。在户外宜选择环境幽雅、空气新鲜的草地、海滨、河滩、公园、树林或自家的小院、阳台。

日照量是日光浴应掌握的日照射量,最精确的方法是计测当地当时获得 1 千卡热量所需要的时间,再根据所需要的治疗剂量换算应照射的时间。但一般很少被人们采纳,因为可变的因素很多,用日照计和气象观测资料的日光照射卡热分钟数表示日照时间,常被各地物理康复医师参照,依此向日光浴提供以下参数:见表 7-1。

表 7-1 中国不同纬度地区各月份(上午 9 时,下午 5 时)所得 20.9 J(5 cal)的分钟数

城市	纬度	1月	2月	3月	4月	5月	6月	7月	8月	9月	10月	11月	12月
泉州	25	8.5	6.9	6.0	5.0	4.7	4.6	4.8	5.5	6.6	6.9	8.5	9.0
青岛	35	13.7	10.0	7.3	5.9	5.3	5.1	5.3	5.9	7.4	8.0	12.5	15.1
北京	40	23.8	11.2	7.9	6.4	5.6	5.4	5.6	6.1	7.8	9.8	15.1	20.0
哈尔滨	45	30.3	12.8	8.5	6.8	5.8	5.6	5.9	6.4	11.2	11.2	18.5	27.8

日光浴照射的方法:平时可进行局部照射治疗,户外活动可同时进行,骑自行车上下班时,着 T 恤衫、短裤、旅游鞋,颜面、颈肩、膝以下、前臂和手都可以进行局部日光浴,30 分钟至 1 小时,每周 4～5 次,对钙缺乏性骨关节疼、肌肉痉挛、皮肤过敏性皮疹等都有治疗和预防作用。对于经常坐办公室的工作人员,这种日光浴方式最经济有效,节省时间,适应快节奏的现代化的生活方式。

骨质疏松症患者最适合全身日光浴疗法,根据骨质疏松的情况可以采用不同的全身日光浴照射法。骨质疏松性全身性骨钙缺乏症,全身日光浴照射法又可分为三种形式:中心加速法、末端缓进法、间歇渐增法。对不同的骨质疏松钙缺乏的患者,物理康复医师会建议患者具体用何种方法更好些。现将全身日光浴照射法分述如下。①中心加速法:取卧位,第一天照射身体躯干正、背、左、右各 20.9 J(5 cal),时间可参照上表,以后每天或隔天增加 20.9 J,逐渐增加至每部分 125.5～251 J(30～60 cal),连续七次休息一天。25～30 天为 1 个疗程。这种方法适合海滨疗养度假者。日光将改变人体的肤色,照射前可适当涂些防晒油。②末端缓进法:这是一种逐渐增加照射面积的方法,适用于日光耐受性差的患者,但不是日光过敏的患者。第一天照射足部 20.9 J(5 cal),第二天照射足部 20.9 J(5 cal)后,再照射暴露的小腿 20.9 J(5 cal),此时足部为 41.8 J(10 cal),以此类推逐渐增加照射面积和量。第七天达到 146.4 J(35 cal)。③间歇渐增法:这是较缓慢的渐进方法,适合于心脑功能不全的骨质疏松症患者,方法也是从每天 20.9 J(5 cal)开始,渐增到 62.8 J(15 cal)。每增加 62.8～83.7 J(15～20 cal),日光浴者转移到遮阴处,休息 5～10 分钟,再在日光下照射,如此反复达到照射剂量。

日光浴的注意事项:①避免在日光下暴晒。强烈的太阳光中含大量紫外线,紫外线作用皮肤上可造成皮肤的灼伤,表现为皮肤潮红,表皮水泡,常疼痛难忍。故需适当用衣物等遮盖裸露的皮肤,防止灼伤。尽量不要让阳光直接照射皮肤,皮肤长期接受紫外线的照射,可使色素大量沉着,甚至诱发皮肤癌变。因此最好选择在树荫、房檐等地方日光浴,这些地方虽然不能直接接受紫外线的照射,但地面反射的紫外线就可满足产生充足的维生素 D_3 的需要了。②在进行全身日光浴照射时必须遵循渐进的原则，先从小剂量开始，逐渐增加照射量至规定的剂量，当然规定的剂量也有个体差异，在照射过程中，如果出现显著变红疼痛，则表示照射量相对过量，或称敏感，应酌情减量或终止照射，如果皮肤红肿、脱皮，是过量造成的灼伤，应避免。③在用日光浴照射全身皮肤治疗骨质疏松症时，如果出现头痛、头昏、恶心、心悸、烦躁、体力下降，应该减少照射或暂停，或稍经休息再开始。总之，日光浴治疗骨质疏松症是一个缓慢的过程，不宜急于求成，否则会事与愿违。④日光浴时要注意保护眼睛，尤其夏季阳光充足，最好准备一副有色眼镜，防止阳光直接射入眼睛，损伤视网膜，造成视力减低甚至失明等严重后果。日光浴多采用卧位施行，为防止直射头部发生日射病，头部必须有遮断直接阳光照射的设备。⑤日光浴前应先在遮阴处做3～5 分钟空气浴，如果气温低于 20 ℃或 20.9 J(5 cal)热量需要 10 分钟以上地区，或有风散热较大，不宜在露天场地日光浴。日光浴前不宜淋浴，当然海滩日光浴在泳后进行是可以的。饭后半小时可以开始，不宜空腹或在行日光浴中睡眠。日光浴过程中，可以进食或饮清凉饮料(如含钙较多的果汁及矿泉水等)。⑥日光浴与运动相结合：如户外散步、慢跑、扭秧歌、跳舞等，这样会更有利于钙的吸收，骨钙沉积。⑦日光浴与补钙相结合：日光浴的同时，多食高钙食物，如牛奶、豆类食品、蔬菜等，这样会有大量的钙被吸收。

(2)泥浴疗法：泥浴是把各种泥类物质加温后，涂敷于患部进行治疗的一种物理疗法。因它具有特殊的理化性质，故在传导热疗法中有其独特的作用。泥浴主要通过温热作用、机械刺激作用及化学物质的复合作用，能够缓解肌肉痉挛，促进机体的新陈代谢，调节骨骼的代谢，产生镇痛、消炎等作用。因此，泥疗对骨质疏松症所引起的腰背及其他部位的疼痛有良好的治疗作用。

进行泥疗的注意事项：①治疗过程中应保持适宜的温度和湿度，注意通风，保证治疗后的冲洗及清洁。②应根据患者的年龄、体质和病情规定相应的治疗范围、温度、时间和疗程，并依据患者对治疗的反应及时调整。③治疗过程中机体失水较多，特别是全身治疗时尤为显著，应准备好淡盐水，以便患者随时饮用，以防水电解质平衡失调。④治疗后应卧床休息 30～60 分钟，当天不宜过多活动，不可做日光浴或游泳。⑤泥疗期间应加强营养，因为泥疗能促进蛋白质和糖的代谢，需在食谱中增加蛋白质、糖及维生素 B_1 等。⑥泥疗的效果多在治疗后 1 个月出现，疗效能维持 2～3 个月，故疗程间隔时间不应少于 3 个月，最好是 4～6 个月。泥疗的禁忌证包括急性化脓性疾病，高热患者，严重心、肾疾病患者，进行性活动性肺结核，骨结核，恶性肿瘤，糖尿病，严重动脉硬化，出血倾向，严重的神经官能症，甲状腺功能亢进等。

(3)空气浴疗法：空气浴是利用大气的温度、气压、气湿、气流，散射光线和空气中的化学物质等对机体的综合作用，进行防病治病的方法。空气中复杂的作用因素可影响机体所有的感受器，从分子与细胞至器官与整个机体，从周围神经组织至精神情绪都可产生良好的反应。通过系统的空气浴疗法，可锻炼机体对外界环境的适应能力，恢复被破坏了的生理功能，对改善代谢，增强体质，提高抗病能力有着重要的作用。空气浴时一般采用静卧方式进行，即在浴场的病榻上或躺椅静卧，亦可在凉台或露天睡眠的方式；在寒冷的情况下可用活动的方式，即自我进行身体摩擦、体操活动或散步等。裸体状态是接受空气浴的主要形式，有时根据气候条件和患者的耐受性最初可采用半裸体或非裸体逐步过渡，在寒冷的季节亦可非裸体进行。

空气浴的注意事项：①空气浴治疗作用缓慢，需长期坚持。②必须按循序渐进的原则进行，时间逐渐延长，温度逐渐降低，衣着逐渐减少。③随时注意大气变化，如气温、气流急剧变化应设有避风装备，避免风流直接吹来。在室内进行空气浴避免敞开的窗户直接对着患者头部和口鼻。④在空气浴治疗过程中，如患感冒或其他疾病，待治愈后再继续进行。空气浴的禁忌证：体质严重虚弱、重症心血管病、肾脏病。

(4)矿泉浴疗法:矿泉浴是指以有医疗作用的矿泉洗浴,达到预防和治疗疾病的一种物理疗法。矿泉的浴用法是矿泉在医疗上应用最普遍的方法。

矿泉浴对机体产生的作用主要如下。①机械的刺激作用:包括水的浮力作用,水的静压作用和水的液体微粒运动对机体的摩擦作用。②温度的刺激作用:包括低温浴的疗效,不感温浴的疗效、温热浴的疗效和高热浴的疗效。③化学成分的刺激作用:主要通过使离子状态的化学成分进入体内与使化学物质附着在体表而产生对皮肤的刺激发生作用。矿泉浴法能通过自主神经作用、肾上腺皮质激素类作用、巯基作用、组胺作用和蛋白作用,对机体产生直接和间接的、近期和远期的效应,从而改善内环境的稳定性和机体与外环境之间的平衡,这些基本效应包括增强适应-调节功能、改善营养-代谢功能、改善机体的反应性、提高机体防御功能、促进机体功能正常化作用、影响药物的作用。对运动系统及神经系统影响较大的矿泉浴主要有硫化氢泉、淡泉、铁泉等。

进行矿泉浴疗法时应注意以下几方面。①入浴时间:饭后 30～60 分钟合适,空腹易引起眩晕、恶心甚至虚脱。饱食后因入浴引起血大量流向体表,会引起胃消化功能障碍。②每次浴疗时间:浴疗时间应依病情、泉质而分,但皆应以患者感到舒适为宜。一般 5～20 分钟。特殊不感温浴可达数小时,10～24 次为 1 个疗程。③浴前注意:浴前休息片刻,排大便;暴怒、失眠、体温升高、月经期、心悸时应停止治疗。④浴中注意:先用矿泉水淋浴全身;两足浸入后再逐渐全身浸入;头部冷湿敷;浴中如出现恶心、心慌、头晕等症状应出浴休息;浴中头颈及心前区应露出水面;出浴时应缓慢坐起,逐渐站起再离开浴池。⑤浴后注意:浴后以毛巾擦干全身,穿上治疗衣,防止感冒;适当补充钠及水分;浴后卧床休息 30 分钟;浴后不要吸烟饮酒。

(5)海滩沙浴疗法:利用海滩沙为介质,向机体传热刺激皮肤感受器,达到治疗目的的方法称为海滩沙浴治疗法。海沙对机体的作用主要表现为温热作用和机械作用。治疗方法:待海沙经日光加热至所需温度后,患者躺在沙上,用热海沙撒在除面、颈、胸部以外的全身其他部位。沙的厚度 10～20 cm,腹部薄些,6～8 cm,头部应有遮光设备。开始治疗为 10 分钟,然后可逐渐增加到 30～40 分钟。第一次治疗温度可为 46～47 ℃,以后加到 48～49 ℃,视患者的反应,可加到 50～55 ℃。但不可高于 55 ℃,治疗时间最长不超过 40 分钟,全身沙浴隔天 1 次,每疗程 15 次。海滩沙浴可在海水浴前和海水浴后进行,海滩沙浴可和海滩散步、健身体操及医疗体育配合治疗。海滩沙浴的禁忌证:急性炎症、心力衰竭、高热、肿瘤、虚弱肺结核及有出血倾向的病症。

(6)海水浴疗法:海水作为一种物理治疗因子,其来源极其丰富。海水可被看作一种复杂的混合溶液,溶剂是水,溶解质包括盐类、有机物和无机物。按一定的要求,利用海水锻炼身体和防治疾病的方法称为海水浴疗法。海水浴对人体的作用是多方面的,除了水本身的直接作用外,海水的盐类和太阳辐射、空气离子也起一定作用,但主要是温度、化学和由静水压、水流冲击与浮力构成的机械作用。治疗方法分全身游泳法、半身浸入法、浅水站立法、浅水坐浴法。开始时,治疗时间宜短,每次 3～5 分钟,以后逐渐增加,每次不超过 20 分钟。对体弱者,每次 5～10 分钟,可每天 1 次或隔天 1 次,身体情况好者,每天也不超 2 次,两次间隔应大于 4 小时。

海水浴的注意事项:①海水温度高于 20 ℃,当时的气温又高于海水温度 2 ℃以上,风速 4 m/s以下方可进行海水浴。②空腹或过饱时不宜进行海水浴,餐后 1～1.5 小时入浴为宜。③入浴前进行适量的准备活动,可行 5～10 分钟的日光浴或空气浴,轻度活动身体,并用海水做局部冲洗,使机体适应海水。④在进行泥疗、蜡疗和硫化氢浴期间,禁做海水浴,直流电离子导入过后 4 小时方能进行海水浴。⑤在治疗过程中应严密观察浴者的反应，以及时调整治疗计划，做好必要的急救措施。浴后应在空气浴处躺卧休息 15 分钟。

(7)人工紫外线疗法。①原理：紫外线照射皮肤和皮脂腺，使其内含的大量 7-脱氢胆固醇的分子结构苯环第 10 位碳链发生羟基化，生成活性维生素 D_3，在人体内继续参与代谢，转化为活性维生素 D，进而调节钙、磷代谢，促进肠黏膜吸收食物中的钙质，促进骨钙化，使骨矿含量增加，有利于骨生成，因而可以预防和治疗骨质疏松症。②方法：采用全身照射法，具体可分二野法、四野法等。常规二野法操作如下：嘱患者戴墨镜；三角内裤、女性三点式泳服，完全裸露。第一野为光源中心正对正中线，在双股上 1/3 中点连线交点处。第二野为背部正中线臀褶皱处。卧位垂直距离 100 cm，可分为基本进度法、加速进度法和缓慢进度法进行照射。治疗骨质疏松症，首次剂量不宜选用二级红斑量。

人工紫外线疗法的注意事项及禁忌证：①预热灯管 3～5 分钟，稳定后再作治疗。由于电压波动对紫外线的影响很大，最好加用稳压器。②采用紫外线治疗时，最好同时给予足够的钙剂，创造足够的钙供应及良好的钙吸收条件，从而保证正钙平衡，以增加骨矿含量。③在紫外线照射时，工作人员及患者都要防护眼睛，防治电光眼炎。④注意紫外线疗法的生物学敏感性。在所有的理疗方法中，紫外线疗法生物学敏感性差异最为突出。种族肤色的差异，白人较黑人敏感；性别年龄的差异，女性比男性敏感，孩子比老人敏感；不同部位的差异，腹部比背部敏感；季节和地区的差异，春季比夏季敏感，高纬度比低纬度敏感。服用磺胺、异丙嗪(非那根)、奎宁、双氢克脲塞等药物，使机体对紫外线的敏感性加强，除需光敏者外，需酌情减量或停药若干日再进行紫外线治疗。⑤治疗剂量要随时调整，首次剂量是关键。治疗骨质疏松症非一日之功，贵在长期坚持。⑥由于患红斑狼疮等胶原病，服用大量激素而造成的继发性骨质疏松症，或因恶性肿瘤、心脏病等长期卧床而致失用性骨质疏松症，或严重紫外线过敏的骨质疏松症患者禁用，因为紫外线疗法会加重原发病。

(8)药浴：药浴疗法是在中国传统医学理论指导下，选用天然草药加工制成浴液，熏蒸洗浴人体外表，以达到养生治病目的的疗法。

药浴疗法的作用机制包括了刺激作用和药效作用两个方面：①刺激作用是指洗浴时浴水对体表和穴位的温热刺激或冷刺激、化学刺激和机械物理刺激等。水的温度、静水压力等物理作用，以及水中(水蒸气中)含有微量的无机盐的化学刺激作用，可以通过经络、俞穴将刺激信息传入内脏或至病所，发挥调节或治疗作用，从而达到治病养生的目的。此外，药浴时水的热力可以扩张血管，促进血液循环和新陈代谢，药物中有效成分通过开放的皮脂腺、汗腺等渗透吸收，一些挥发性的药物分子还可以经上呼吸道进入人体。②人们在药浴治疗时，溶液中的药物可以通过透皮吸收，使局部或全身的血药浓度提高，发挥其药理作用，从而产生治疗效果。药浴方是根据不同的病症来选择相应的药物配伍，因而可以产生不同的治疗作用。

中国传统医学认为，肝肾失养，筋脉不通是导致骨质疏松症性腰背疼痛的主要原因。采用药浴治疗骨质疏松症性腰背疼痛时，应以补肝肾、通经络为原则。治疗方法常有：①取 15 g 续断、20 g 杜仲、20 g 枸杞子、20 g 延胡索、15 g 巴戟天、15 g 白芷、15 g 川芎、15 g 归尾，放入锅中，加水煮 15 分钟，取汁洗腰背部，温度应保持在 40～50 ℃，每天 1 次。②取当归、五加皮，没药、青皮、川椒、姜黄、香附子各 15 g，鸡血藤、地苍根 30 g，乳香、桂枝各 10 g。将上述诸药放入锅中，加水煮沸 30 分钟后，取药液先熏洗患处，注意不要烫伤患者，距离 10～20 cm，每次 30～40 分钟，取药液温洗患处 15～20 分钟，每天 2 次，12 次为 1 个疗程。③伸筋草 20 g，牛膝、木瓜、桑枝、乳香、没药、羌活、独活、补骨脂、淫羊藿、草薢各 15 g，桂枝、桃仁各 10 g。药放入锅中，加水煮沸 30 分钟后，打开锅盖。放到已开有小窗的床底下，蒸气对准小窗。患者仰卧于床上，使症状明显的腰部或背部对准小窗，让蒸气直接熏蒸患部，锅面距离治疗部位 10～20 cm，每次 30～40 分钟，后用药液温洗患部。每天 1 次，20 次为 1 个疗程。④取千年健、刘寄奴、穿山甲各 20 g，木瓜、秦艽、牛膝各 15 g，细辛、荆芥、没药各 10 g。将药放入锅中，加水煮沸 30 分钟后，打开锅盖，放到床底下，患者仰卧于开有小孔的治疗床上，将患部放在小空处接受蒸气浴，锅面距离治疗部位 10～20 cm，每次 30～40 分钟，再用药液温洗患部 15～20 分钟。每天 1 次，15 次为 1 个疗程。

(9)蜡疗：是利用加温后的石蜡作为导热体，涂敷于患部的治病方法。蜡疗之所以能用于治疗骨质疏松症，主要是因为蜡疗有良好的透热作用。其热可深达皮下组织 0.2～1 cm，且热容量很大，导热性小，即使温度高达 60～75 ℃，也不致发生皮肤烫伤，而且散热慢，保温时间长，可达 2～8 小时。蜡疗可导致局部小血管扩张，具有改善血液循环和缓解肌肉痉挛的作用。随着局部涂敷石蜡温度的下降，体积可逐渐缩小 10%左右，因此，蜡疗对局部又有柔和的机械压迫作用，从而防止组织内淋巴和血液渗出，对关节具有消炎止痛和消肿作用。因此，蜡疗非常适用于治疗关节痉挛或挛缩性骨质疏松症、骨质疏松性骨折、失用性骨质疏松症等。蜡疗有刷蜡法、浸蜡法、蜡饼法等数种方法。每天或隔天 1 次，每次 30 分钟，10～20 次为 1 个疗程。蜡疗可在家中进行。选用 0.5 kg 熔点为 53～56 ℃的医用石蜡，装在铝制或搪瓷茶盘内，用小火使蜡完全融化，然后让其冷却。为使蜡块表层与底层同时凝固，可以向盘内加些冷水，水比蜡重，会沉入盘底。等到表层与底层的蜡差不多凝固后，把水倒掉擦干，在桌上铺一块塑料布，把蜡倒在塑料布内，裹住需要治疗的部位，外用毛毯保温 30～60 分钟，然后把石蜡剥下。石蜡反复使用。

(10)刮痧疗法：是一种用光滑扁平的器具蘸上润滑液体刨刮或用手指钳拉患处以达到治病目的一种简单理疗方法，是从按摩、针灸、拔罐、放血等疗法变化而来。刮痧可调节肌肉的收缩和舒张，使组织间压力得到调节，以促进刮拭组织周围的血液循环，增加组织血流量，从而起到活血化瘀、祛瘀生新的作用。出痧的过程是血管扩张渐至毛细血管破裂，血流外溢，皮肤局部形成瘀斑的过程。此等血凝块(出痧)不久即能溃散，而起自体溶血作用，形成一种新的刺激因素，不但可以刺激免疫功能，使其得到调整，还可以通过神经作用于大脑皮质，继续起到调节大脑的兴奋与抑制和内分泌平衡。刮痧对骨质疏松症引起的腰背疼痛有较好的疗效，其方法如下：①将水或麻油涂抹在颈椎、胸椎和腰椎上。②以刮痧板或铜钱、汤匙等器材，从颈椎向胸椎、腰椎方向刮拭，刮痧板与皮肤成 45°角，由轻至重，以刮出红色瘀血点为止。③3～5 天瘀点消失后，再刮第二次。④痧板要消毒后使用，以避免传染皮肤病。

(11)拔罐疗法：是以罐为工具，利用燃烧、蒸气、抽气等造成负压，使罐吸附于施术部(穴)位，产生温热刺激，使局部发生充血或瘀血现象，从而达到治疗目的的一种理疗方法。拔罐器具的种类很多，适合应用的罐具有竹罐、玻璃罐、抽气罐。拔灌疗法具有数千年的历史，它不但具有温经通络、祛湿逐寒、行气活血、消肿止痛等作用，也还有清热泻火的功效，且不同的拔罐方法具有不同的作用。拔罐对于缓解骨质疏松症引起的腰背疼痛症状有较好的作用。骨质疏松症是由于肾虚，“肾主骨”功能衰退而致。腰为肾之府，肾虚则腰痛。素体虚弱，偶遇外邪使腰背部气血、经络不通，疼痛加重。拔罐通过温热和负压刺激有关部位，可以起到疏通经络、调节气血、缓解肌肉紧张的作用，从而达到镇痛的目的。拔罐治疗骨质疏松症性腰背方法是：选择颈、背、腰部的疼痛部位，在火罐口及腰、颈、背部的皮肤上涂一些润滑油，将罐吸附于颈部，手握罐底，使罐沿肌肉、肌腱行走方向沿颈部到腰部或由腰部到颈部来回推移，至皮肤潮红为止，每天 1 次，10 次为 1 个疗程。

(12)敷贴疗法：敷贴疗法又称为“外敷法”，是常用的理疗方法之一。它是将鲜药捣烂，或将干药研成细末后以水、酒、醋、蜜、植物油、鸡蛋清、葱汁、生姜汁、蒜汁、莱汁、凡士林等调匀，直接涂敷于患处或穴位。由于经络有“内属脏腑、外络肢节、沟通表里、贯通上下”的作用，不但可以治疗局部病变，并且也能达到治疗全身性疾病的目的。使用时可根据“上病下取、下病上取、中病旁取”的原则，按照经络循行走向选择穴位，然后敷药，可以收到较好的疗效。

敷贴疗法的方法可选用：①取 15 g 苍术，12 g 黄柏，6 g 龙胆草，20 g 防己，10 g 羌活，9 g 桂枝，10 g 白芷，10 g 威灵仙，适量神曲。将上述诸药共研为末，装瓶备用。用时取 20～30 g 药末，加适量酒制成药饼，敷贴于症状明显的关节等处的皮肤上，盖以纱布，用胶布固定，每天或隔天 1 次，7 次为 1 个疗程。②取 15 g 鸡血藤，20 g 秦艽，12 g 花椒，25 g 杜仲，10 g 透骨草，10 g 伸筋草，10 g 当归，9 g 莪术。将上述诸药共研为末，用生姜汁和酒调成稀糊状，敷贴于患者的颈、腰、背的皮肤上，并配合适当的推揉手法。每次 20～30 分钟，每天 1 次，10 次为 1 个疗程。③取川椒、桂枝、当归、川芎、防己、独活各 15 g，桃仁、三七、乳香、杜仲、没药各 10 g，苏木、鸡血藤各 30 g。将上述诸药放入 3 000 g 50%酒精中，浸泡 2 周即可使用。用纱布 5 层浸湿药液，敷贴于患处，再用电吹风加热，旋转移动，使热度均匀。每次 15～20 分钟，每天 1 次，15 次为 1 个疗程。④取苏木、鸡血藤、地稔根各 25 g，杜仲、续断、菟丝子各 20 g，川椒、当归、川芎、鸟不落、羌活、防己、红花、三七、没药各 10 克。将上述药放入 2 500 g 50%酒精中，浸泡 2 周即可使用。用纱布 5 层浸湿药液，敷贴于患处，再用电吹风加热，旋转移动，使热度均匀。每次 15～20 分钟，每天 1 次，10 次为 1 个疗程。⑤取防风、威灵仙、川乌、草乌、透骨草、续断、狗脊各 100 g，60 g 红花，60 g川椒，共研细末，每次用 50～100 g 醋调后装布袋敷于皮肤上，并在药袋上加敷热水袋，每次 30 分钟，每天 1～2 次，平均疗程 30 天。⑥取当归、熟地各 15 g，川芎、赤芍各 12 g，3 g 肉桂，25 g 葱头。将上述诸药共同捣碎，混匀，炒热，用布袋包裹熨于患者颈腰背部。每次 15～20 分钟。每天 2 次，10 次为 1 个疗程。

(13)超声波疗法：利用超声波治疗疾病的方法称为超声波疗法。超声波疗法是利用超声波具有的行波场中的与驻波场中的机械效应；热效应；空化作用、弥散作用、触变作用、聚合与解聚作用、改变组织氢离子浓度、对物质代谢的影响等理化效应，使机体局部组织血管扩张、血流加速、细胞膜通透性加强、代谢旺盛、酶活性增强、促进细胞增生、改变微量元素在组织中的分布，促进损伤组织的修复和组织器官功能恢复正常。超声波疗法能刺激骨生长，减轻疼痛症状，对骨质疏松症有一定的疗效。超声波治疗有低强度超声波疗法和高强度超声波疗法两种，理疗科常用的是低强度超声波疗法又称为非损伤性超声波疗法。低强度超声波疗法包括：连续或脉冲式超声波疗法、超声—电疗法、超声药物透入疗法、超声雾化吸入疗法等方法。在正常情况下，按常规剂量与方法治疗，超声波不会引起不良反应的，但如果超声波强度太强，治疗时间过长，疗程太久或机体处于异常状态时，就可以产生下列反应。局部烫伤；红细胞、白细胞下降；胃部疼痛或肢体灼痛；出现失眠、多梦、疲乏无力、情绪不稳等症状。如果出现上述情况，应查明原因，调整治疗强度和时间，或停止治疗。进行超声波治疗的禁忌证：血栓性静脉炎，出血倾向。高热、孕妇下腹部、生殖腺及内分泌部位不能作超声治疗，颅脑及心区慎用。

(14)电磁疗法：应用电磁场治疗疾病的方法称为电磁疗法。将电磁技术用于骨质疏松症治疗或辅助治疗无疑是一种创新。很多实验表明某些特定参数的电磁场能够减少或防止骨质疏松症的骨量丢失，还有些实验发现电磁场能明显恢复骨质疏松症患者的骨量。由此可见，电磁刺激在骨质疏松治疗上具有良好的应用价值。主要的方法如下。①磁场治疗：磁贴：小剂量 0.05 T（500 Gs）以下，磁铁块 3～4 枚/周，穴位法或贴敷法；磁床：小剂量，总体面积受磁量 0.08～0.40 T（800～4 000 Gs）；热磁：中剂量，磁场强度 0.05～0.2 T（500～2 000 Gs），总受磁量 0.4～0.6 T（4 000～6 000 Gs），20 分钟；By-磁疗：中剂量，每块磁环 0.06 T（600 Gs），总受磁量 0.5 T（5 000 Gs）左右，20 分钟；高旋磁：大剂量，1.2 T（12 000 Gs），调频 35～40 Hz，每天 1～2 小时。②高频治疗：超短波：急性期需无热量 80 mA 或微热量 100 mA，15～20 分钟；微波：20～50 W 或 50～100 W，15～20 分钟。③压电位低频疗法：音频电位治疗：频率 2 000 次/秒，20 分钟；感应闪动电治疗：频率每秒 50～100 次/秒，脉冲度 10 毫秒，断续波，10～15 分钟；干扰电治疗：频率 50～100 Hz，10～20 分钟，0～100 Hz；正弦调制中频治疗：频率 30 Hz，调幅 50%～75%，3～5 分钟；直流电离子导入：现少用，常用交流场效应行离子导入。

2.推拿疗法

推拿古称按摩、按跷、案杌等，是运用手法刺激体表的一定部位以治疗疾病的一种疗法。是中医学的宝贵遗产。远在两千多年前的春秋战国时期，推拿已在我国广泛应用，随着科技的发展和对外交流的进步，推拿作为一种无痛无毒副作用、非损伤性的自然疗法，必将为人类的卫生保健事业做出更大的贡献。

（1）按法。

定义：以手指或手掌面着力于治疗部位或穴位上，逐渐用力下按，按而留之，为按法。其中，用手指按压体表的手法称为指按法；用手掌按压体表的方法称为掌按法。可单手操作，也可双手操作。

功效：具有较好的行气活血、开通闭塞、缓急止痛的功效。

应用：各种急慢性疼痛如项背部疼痛、膝关节酸痛、腰背部疼痛及头痛。

（2）点法。

定义：接触面积小，压力强的按法称为点法。点法为按法的延伸。

功效：具有通经活络、消积破结、开通闭塞、消肿止痛、调节脏腑等功能。

应用：全身各部位或穴位。

（3）推法。

定义：术者以指、掌、拳、肘着力于人体的一定治疗部位或穴位上，作单方向的直线移动。临床上分为平推法、直推法、旋推法、分推法、合推法和刨推法六种，其中以平推法应用最多。

功效：具有舒筋通络、理筋止痛、调和气血等功能。

应用：全身各部。以肩背部、胸腹部、腰背部及四肢部为多。

（4）擦法。

定义：用指、掌贴附于体表一定治疗部位，作直线来回摩擦运动的手法，称为擦法。其中以掌为着力点的手法称为掌擦法；以大鱼际为着力点的手法称为大鱼际擦法；以拇指或示、中、无名指为着力点的手法称为指擦法。

功效：擦法是一种柔和温热的刺激，可应用于全身各部。在运动系统的应用中具有温经散寒、行气活血、消瘀止痛等功效。

应用：在运动系统中常用于治疗四肢软组织肿痛、关节活动不利等病症，以及肩背部、腰背部风湿酸痛、筋脉拘急等症。

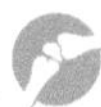

(5)摩法。

定义:用手掌或指腹轻放于体表治疗部位,做环形的、有节律的摩动手法称为摩法。以手指着力做环形有节律的摩动手法称为指摩法;以手掌着力作环形有节律的摩动手法称为掌摩法。

功效:摩法刺激柔和舒适,在运动系统中具有行气活血、散瘀消肿的功效。

应用:在运动系统中主要用于腰背的酸痛及四肢关节的外伤肿痛、风湿痹痛等症。

(6)揉法。

定义:用手指的罗纹面、掌根、手掌的大鱼际着力吸定治疗部位或某一穴位,作轻柔缓和的环旋运动,并带动该处的皮下组织一起揉动的方法称为揉法。根据着力部位不同分为大鱼际揉法、掌揉法、掌根揉法、指揉法。

功效:揉法具有疏通经络、温经散寒、活血祛瘀、消肿止痛等功效。

应用:用于全身各部,尤以腰背四肢为多。如肾虚腰痛、腰之横突综合征、四肢关节的酸痛等。

(7)一指禅推法。

定义:以大拇指端的罗纹面,沉肩、垂肘、悬腕,运用腕部的摆动带动拇指关节作伸屈运动的手法称为一指禅推法。另外,以大拇指偏峰为着力点的称为一指禅偏峰推法;以大拇指指间关节背部桡侧为着力点的称为屈指推法,又称跪推法。

功效:一指禅推法接触面小,功力集中,渗透性强,可适用于全身各部的操作。具有舒筋通络、调和营卫、祛瘀消肿等作用。

应用:主要应用于颈项部、四肢关节部位的酸痛等。

(8)㨰法。

定义:㨰法类手法由腕关节的屈伸运动与前臂旋转运动复合而成。根据着力点的不同分为指间关节㨰法、掌指关节㨰法、小鱼际㨰法和前臂㨰法四种。

功效:具有活血祛瘀、舒筋通络、滑利关节、缓解疼痛等功效。

应用:常应用于运动系统和神经系统的疾病,如急性腰扭伤或慢性劳损、颈椎病、腰椎间盘突出症、风湿疼痛、肢体瘫痪、运动功能障碍及肢体麻木等。

(9)捏法。

定义:用指腹相对用力,挤捏肌肤或做捻转挤拿扯提对称用力动作称为捏法。可用二指、三指,也可用五指捏,这主要根据具体的情况而定。

功效:本法用力较轻,刺激柔和,具有舒筋通络、行气活血及正骨作用。

应用:常用于脊背(捏脊疗法)、四肢及颈项部疼痛等。

(10)拿法。

定义:用拇指与四指的罗纹面对称用力内收的手法称为拿法。捏而提之谓之拿。

功效:具有疏通经络、调和气血,以及祛风散寒、开窍醒神的作用。

应用:常用于头部、颈项部、肩背部和四肢等部位疼痛等。

(11)搓法。

定义:用手掌面着力于治疗部位或夹住肢体作交替搓揉动作称为搓法。

功效:具有调和气血、疏通经络的功效。

应用:适用于四肢、腰背及胁肋部,以上肢为常用。此手法常作为操作的结束手法。

(12)振法。

定义:以指或掌吸附于治疗部位,作频率密集的快速振颤动作称为振法。根据着力点的不同分为指振法和掌振法。

功效:具有疏经通络、活血止痛的作用。

应用:主要应用于头面部、胸腹部,以及肩背部病变。

(13)抖法。

定义:用单手或双手握住患肢远端,稍用力作小幅度的、连续的、频率较快的上下抖动称为抖法。

功效:本法是一种和缓、放松、疏导的手法,具有疏经通络、通利关节、松解粘连、消除疲劳的作用。

应用:适用于四肢,以上肢为常用。常用于操作的结束手法。

(14)击法。

定义:用拳、掌、指及桑枝击打体表的方法称为击法。根据着力的方式可分为拳击法、掌击法、指击法和棒击法。

功效:具有舒筋通络之效。

应用:头颈、胸背、腰臀、四肢等部位病变。

(15)拍法。

定义:用虚掌平稳而有节奏地拍打治疗部位的手法称为拍法。

功效:具有促进气血运行、消除疲劳、解痉止痛等作用。

应用:肩背部、腰骶部及下肢等部位病变。

(16)啄法。

定义:五指聚拢成梅花状,运用腕力,啄击治疗部位的手法,如鸡啄米状而称为啄法。

功效:具有活血止痛、通经活络、开胸顺气、安神醒脑的功效。

应用:头部及胸腹部病变。

(17)叩法。

定义:用小指尺侧轻击体表治疗部位的手法称为叩法。

功效:具有疏通经络、消除疲劳、振奋精神的功效。

应用:适用于肩背腰臀及四肢部等部位的病变。

3.针灸疗法

针灸疗法是在中医理论指导下运用针灸的经络学说及治疗原则、治疗手法来防治疾病的一门学科,有应用广,疗效好,操作简便,适应证广,花钱少等优点。中医理论认为,经络具有联络脏腑,沟通肢节,运行气血,濡养周身,抗御外邪,保卫机体等生理功能。用针灸疗法治疗腰背痛、腰腿痛已有悠久的历史。它通过多种针刺和艾灸的手段,以调整人体脏腑经络气血,达到治疗疾病的目的。

(1)体针。

1)方法 1。

取穴:肾俞、委中、阳陵泉、志室、阿是穴、三阴交、太溪。

施术:常规消毒上述诸穴区的皮肤,针刺得气后施平补平泻手法,留针 15～20 分钟。每天或隔天 1 次,15 次为 1 个疗程。

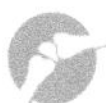

2)方法 2。

取穴:肾俞、脾俞、足三里、太白、太溪。

施术:针刺得气后施补法,然后留针 20 分钟后出针。隔天治疗 1 次,10 次为 1 个疗程,每 1 个疗程结束后休息 5 天,再继续第 2 个疗程,3 个疗程后复查结果。

3)方法 3。

取穴:肾阴虚者取肾俞、照海、三阴交;肾阳虚者取中脘、气海、命门;气血瘀滞取气海、足三里、三阴交。

施术:针刺手法以补为主,每次施治留针 15~20 分钟,每天或隔天 1 次,10 次为 1 个疗程。

(2)耳针疗法。

1)方法 1。

取穴:腰椎、骶椎、肾、神门、脾、肾上腺。

施术:在耳郭上找准上述诸穴。严格消毒耳郭,针灸得气后,留针 10~15 分钟,每天 1 次,10 次为 1 个疗程,两耳交换使用。

2)方法 2。

取穴:子宫、肾、内分泌、卵巢、脾。

施术:取以上耳穴埋针 2 天,两耳交替;每天自行按压 5~6 次,每次 10 分钟左右;30 天为 1 个疗程,休息 5 天后再进行第 2 个疗程,共进行 3 个疗程。

3)方法 3。

取穴:肾、脾、腰椎、胸椎、神门、肾上腺、阿是穴。

施术:用王不留行籽或莱菔籽按压在诸穴上,然后用胶布粘压,4 天换 1 次,7 次为 1 个疗程。

(3)灸法。

1)方法 1。

取穴:关元、气海、脾俞、肾俞、三阴交、足三里。

施术:每穴施灸 5~7 分钟,每天 1 次,10 天为 1 个疗程。

2)方法 2。

取穴:阿是穴、腰阳关、肾俞、命门、身柱。

施术:找准上述诸穴,进行隔姜灸,每次每穴灸 2~3 壮,每天 1 次,10 次为 1 个疗程。

4.运动疗法

运动疗法是通过肢体的运动和特殊的体育锻炼,来恢复机体整体功能和肢体功能的一种方法,亦称医疗运动、体育疗法或练功疗法。运动疗法在我国有着悠久的历史。自春秋战国时期,所见的诸子百家的书籍中已有记载。如《庄子・刻意》中述“吹呴呼吸、吐故纳新、熊经鸟申”,其意是指通过气功运动等方法使人维持健康。中国最早的经典医著《内经》,书中也有多处对运动疗法的论述。三国时期的著名医师华佗,对运动疗法尤为重视,他创造了五禽戏体操。在隋唐时期巢元方等所著的《诸病源候论》书中,提及的八段锦、易筋经和太极拳等运动疗法的重要手段和方法,流传至今而不衰。运动疗法在 16 世纪开始进入较系统的阶段,17 世纪开始强调运动对长寿的作用,19 世纪后得到了大力的提倡和发展,当今运动疗法已成为现代社会大众化的锻炼方式和系统化的医疗技术手段。随着社会现代化与老龄化进程的加速,人们日常的运动量越来越少,因运动量不足而导致的骨质疏松有上升趋势,尤其老年人表现得更加突出。运动疗法在骨质疏松症的预防、治疗和康复过程中均可发挥积极明显的作用,有着特殊、独到的疗效。并且运动疗法还具有简便性、易行性、经济性、整体性、安全性等优越特点，因此目前运动疗法已成为防治骨质疏松症的基本疗法之一。

(1)体育锻炼的方法：众所周知，运动疗法有提高持久性的耗氧运动和对身体应激很大的无氧运动两类，为维持、增加骨密度应在体育项目中发挥这两方面的优点。目前认为，最适宜的体育锻炼是大量肌群的规律运动，主要方法如下。

耐力训练。①步行训练：步行是一种简单而实用的运动项目，日本的佐藤哲认为：步行能有效维持脊柱及四肢的骨盐含量，每天步行少于5 000步则骨量下降，多于10 000步骨量增加不明显，而两者之间成明显的相关性。建议骨质疏松症患者每天步行5 000～10 000步为宜(2～3 km)。②慢跑：慢跑是一项非常有益于骨质疏松症的运动。慢跑能有对骨骼产生有效应力刺激，增加或维持骨成分，防止骨量过多丢失，同时增加肌肉力量，可间接刺激骨骼，同时能较好的防止骨质疏松引起的骨折。慢跑速度掌握在每分钟100～120 m为宜，每次慢跑时间20分钟左右，每天跑步量控制在2 000～5 000 m。③骑自行车：骑自行车是一种眼手身腿并用的全身性运动，对于维持、提高骨密度及增强身体平衡能力都有一定好处，能有效防止骨质疏松和减少跌倒概率。骑车运动应采用以每小时15千米左右的速度，每次锻炼30分钟左右为好。④游泳：虽然由于水的浮力作用减少了对骨的外加压力，对提高骨密度的效果并不明显，但游泳可有效增进心肺功能，提高机体调节体温的能力，增强肌肉，灵活关节，对维持骨健康也有一定功效。参加游泳锻炼的泳姿势不限制，每次时间不宜过长，速度不宜过快，一般每天锻炼1次，游程以不超过500 m为宜。另外跳舞、登山、扭秧歌、爬楼梯、门球等，对老年人来说也是较好的运动。

肌力训练。①握力训练：每天坚持握力训练30分钟以上，能防治桡骨远端、肱骨近端骨质疏松，适用于中老年骨质疏松症患者。②俯卧撑运动：每天1次，尽量多做，每次所做次数不得少于前一次。本运动能防治股骨近端、肱骨近端、桡骨远端的骨质疏松，适合中青年患者。③背包疗法：这是一种背负背包而行走的运动疗法，以两肩的带子和背包底部的三点为支撑，能够使弯曲的背部矫正过来，减轻腰背疼痛，有效维持骨量。背包重量应根据体力的情况，一般从1 kg开始，逐渐增加重量，每次步行30分钟，每周最少2次。要求行走时尽量注意放松伸展膝盖，脚后跟着地。④伸展或等长运动：本运动的最大作用是增加肌力和耐力，从而使相关部位的应力负荷增加，血液循环改善，骨密度增加。常用的方法有：上肢外展等长收缩，每天1～2次，用于防治肱桡骨骨质疏松。下肢的等长收缩，每天1次，用于防治股骨近端的骨质疏松。躯干伸肌过伸等长运动训练，可在站位或卧位下进行躯干伸肌群、臀大肌与腰部伸肌群的肌力增强运动，每周3次，每次10～30分钟，主要防治脊柱骨质疏松。对重度骨质疏松症患者，为避免引起疼痛，可在坐位进行训练。同时，要少做屈曲和等张运动，特别是对脊柱骨质疏松性骨折的患者更为重要。

日常静力性体位训练：由于重力(引力)和耐力的双重原因，会加重坐、立、卧等姿势不正确时的骨质疏松症的症状，因此要对骨质疏松症患者进行日常生活的静力性体位的训练。其方法如下：坐或立位时应伸直腰背，收缩腹肌或臀肌，增加腹压，吸气时扩胸伸背，接着收颏和向前压肩，或背靠椅坐直；卧位时应平仰、低枕，尽量使背部伸直，坚持睡硬板床。运动的持续时间、频度、强度等，要因人而异，一般以能够耐受、不出现疲劳为准。

(2)医疗体操：下面介绍一套GOODMANN练习法，这套动作分仰卧位和立坐位两部分。仰卧位每天做两回，每回各动作完成5～10次。立坐位训练每天做数回。具体方法如下：

仰卧位：①患者取仰卧位，上肢上举，置于头部两侧，尽力将上肢向上，下肢向下做伸展动作，同时腹部回收，背肌用力伸展。②双下肢屈曲，背肌伸展，一侧上肢摆动至与躯干呈垂直的位置

然后向床面方向用力按压。③双手抱膝,背肌伸展,双腿靠近胸部。④仰卧位,双下肢屈曲,肩关节外展90°,肘关节屈曲90°,用上臂向床面用力按压。⑤仰卧位,背肌伸展,做一侧膝关节的屈伸动作。⑥仰卧位,背肌、腹肌、大腿肌肉收缩,背肌伸展。两手、两膝用力向床面按压。

立位、坐位:①患者背部靠墙呈立位,上肢上举,尽力做背伸动作。②面对墙呈立位,双脚前后略分开。双侧上肢平举与肩同高,背肌伸展,上肢用力推墙。③双手扶木椅靠背,上身保持正直,背肌伸展,完成膝关节轻度屈曲动作。④维持上身垂直的坐位姿势。

(3)太极拳。

定义:太极拳以“太极”为名,以我国古代《易经》哲理为指导思想,即以“太极”哲理为依据,以太极图形组编动作的一种拳法。

功用:太极拳有养神、益气、固肾、健脾、通经脉、行气血、利关节的效用,可治疗神经、循环、呼吸、消化系统及关节、肢体等多种疾病,对年老体弱患者的康复,尤其适宜。

太极拳要领。①神静:排除思想杂念,使头脑静下来,全神贯注,用意念指导动作,神静则血气流通。②含胸拔背,气沉丹田:含胸,即胸略内涵而挺直;拔背,即指脊背的伸展,能含胸则自能拔背,使气沉于丹田。③体松:身体宜放松,不得紧张,故上要沉肩坠肘,下要松腰松胯。肩松下垂即是沉肩,肘松下坠即是坠肘;腰胯要松,不宜僵直板滞,以使气血周流。④全身谐调,浑然一体:太极拳要求根在于脚,发于腿,主宰于腰,形于手指。只有手、足、腰协调一致,浑然一体,方可上下相随,流畅自然。外动于形,内动于气,神为主帅,身为躯使,内外相合,则能达到意到、形到、气到的效果。⑤以腰为轴:太极拳中,腰是各种动作的中轴,宜始终保持中立直立,虚实变化皆由腰转动,故腰宜松,宜正直。腰松则两腿有力,正直则重心稳固。⑥连绵自如:太极拳动作要轻柔自然,连绵不断,不得用僵硬之拙劲,用意不用力。动作连续,则气流通畅;轻柔自然,则意气相合,百脉周流。⑦呼吸均匀:太极拳要求意、气、形的统一谐调。一般说来,吸气时,动作为合,呼气时,动作为开。呼吸均匀,气沉丹田,则无血脉逆胀之弊。

常见太极拳有陈氏、杨氏两种,国家体委编排的简化太极拳二十四式就很适合老年人练习。

(4)易筋经。

定义:易筋经是一种动则全身用力,静则全身放松,配合呼吸的动静结合,松紧结合的锻炼方法。

功用:对于年老体弱者来讲,练此功可以防止老年性肌萎缩,促进血液循环,调整全身的营养和吸收,对慢性疾病的恢复及延缓衰老都很有益处。

练功要求:①以意领气,意守丹田。②做到松静、自然、舒适。③锻炼应循序渐进,持之以恒。④练功的时间、次数、姿势的选择及动作的强度等要因人、因时、因地而异,一般以练功后微出汗为宜。⑤衣服要松宽适度,以免妨碍锻炼和出汗着凉。

功法:易筋经整套功法有十二势,均为立式动作,各有歌诀说明,其名称歌诀如下。①韦驮献杵第一势:立身期正直,环拱手当胸,气定神皆敛,心澄貌亦恭。②韦驮献杵第二势:足趾挂地,两手平开,心平气静,目瞪口呆。③韦驮献杵第三势:掌托天门目上观,足尖着地立身端,力周腿胁浑如植,咬紧牙关不放宽,舌可生津将腭抵,鼻能调息觉心安,两拳缓缓收回处,用力还将挟重看。④摘星换斗势:只手擎天并覆头,更从掌内注双眸,鼻端吸气频调息,用力收回左右眸。⑤倒拽九牛尾势:两腿后伸前屈,小腹运气空松,用力在于两膀,观拳须注双瞳。⑥出爪亮翅膀势:挺身兼怒目,推手向当前,用力收回处,功须七次全。⑦九鬼拔马刀势:侧首弯肱,抱顶及颈,自头收回,弗嫌力猛,左右相轮,身直气静。⑧三盘落地势:上腭坚撑舌,张眸意注牙,足开蹲似踞,手按猛如拿，两掌翻齐起，千斤重有加，瞪睛兼闭口，起立足无斜。⑨青龙探爪势：青龙探爪，左从右出，修士效之，掌平气实，力周肩背，围收过膝，两目注平，息调心谧。⑩饿虎扑食势：两足分蹲身似倾，屈伸左右腿相更，昂头胸作探前势，偃背腰还似砥平，鼻息调元均出入，指尖着地赖支撑，降龙伏虎神仙事，学得真形也卫生。⑪打躬势：两手齐持脑，垂腰至膝间，头帷探胯下，口更齿牙关，掩耳聪教塞，调元气自闭，舌尖还抵腭，力在肘双弯。⑫掉尾势（工尾势）：膝直膀伸，推手至地，瞪目昂首，凝神一志，起而顿足，二十一次，左右伸肱，以七为志，更作坐功，盘膝垂眦，口注于心，息调于鼻，定静乃起，厥功准备。总考其法，图成十二，谁实贻诸，五代之季，达摩西来，传少林寺，有宋岳侯，更为鉴识，却病延年，功无与类。

（许崇波）

第三十一节　佝　偻　病

佝偻病是发生于婴儿或儿童时期的骨质软化症。早在17世纪 Whistler 和 Glisson 已对其特征进行了准确的描述，但对它的病因，直到20世纪初经 Mellanby 和 McColum 的研究，才认识到此病与维生素D有关。

骨质软化症的主要原因是由于维生素D或其活性代谢物缺乏所致钙、磷代谢紊乱，所引起的骨基质形成后矿化过程发生障碍的一种骨代谢性疾病。因发病年龄不同，骨骼受累的部位不同，在临床上表现为两种不同的疾病：即儿童时期的佝偻病与成年人的骨质软化症。

佝偻病常见于6个月至3岁的儿童。6个月以内的正常胎儿，已从母体获得足够的维生素D和钙、磷等矿物质，足以维持其生长需要，很少发生佝偻病。但母体患有骨质软化症时，则胎儿仍可能发生佝偻病。儿童生长最快的时期（7～8岁男女儿童；女少年13～14岁，男少年15～16岁），如所需维生素D或钙、磷等矿物质不能满足供应时，也易患本病。晚发性佝偻病少见，仅见于长期患腹泻或营养不良的儿童。

一、病因病理

（一）病因

食物中钙、磷及维生素D缺乏或肠道疾病致其吸收不良是常见的病因。紫外线照射不足，亦影响皮肤中的胆固醇转变为维生素D。

体内维生素D的存在形式有两种，即麦角骨化醇（D_2）和胆骨化醇（D_3）。维生素D_2系皮肤中的麦角醇经紫外线照射后转化而成，自然的D_2存在于奶粉及人造黄油中。维生素D_3系皮肤中的7-去氢胆固醇经紫外线照后转化所得，自然的D_3存在于鱼类及乳类制品中。

体内维生素D的不足可由多种原因造成。概括起来包括：来源不足，吸收不良，利用不佳或消耗过量。具体来说可分为以下几种。

1.来源不足

正常人对维生素D的需要量为每天2.5～5.0 μg，相当于100～200 IU。维生素D为脂溶性物质，食物中常与维生素A同时存在。以鱼肝油中含量最高，蛋黄、奶类、黄油及动物脂肪中亦含有。当食物中脂肪类成分过少则造成维生素D摄入减少。日常生活中接受日照时间过少的

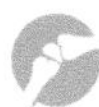

人，会减少皮肤中胆固醇转变成维生素 D 的量，就更需要靠食物中补充维生素 D。钙、磷和镁都是重要的骨矿物质。其中钙和磷尤为重要，若钙和/或磷不足则骨前质钙化不足，发生佝偻病。维生素 D 不足则肠道对于钙和磷吸收欠佳，从而发生钙与磷不足。就发生营养不良性本病来说，缺维生素 D 是最主要的原因，其次是缺钙，再其次是缺磷。因此佝偻病具有一定的生活方式相关的差异。

2.日光照射不足

日光的紫外线照射皮肤可形成维生素 D_3。由于玻璃也能吸收大部分日光中的紫外线，故室内工作者血中的维生素 D_3 和 25-(OH)D 的水平低于室外工作者。不能经常在室外活动的儿童其佝偻病的患病率要比经常在室外活动的儿童高 7～8 倍。热带和亚热带阳光充足，佝偻病的发生较温带和寒带少。地理位置与日照量关系密切。东北地区幼儿佝偻病的发病率明显高于华北和西北地区。长江流域佝偻病发病率高于华南。哈尔滨寒冷且日照较少，2～4 月份由于寒冷，儿童到室外活动少，佝偻病活动期在幼童高达 43.5%，随着天气暖和情况好转，9～10 月最轻，11 月以后又渐加重。老年人户外活动较少且日照机会少，日照时皮肤合成维生素 D_3 的能力也较低，故老人易有维生素 D_3 缺乏。可见，佝偻病亦具有一定的地域性相关的差异。

日光紫外线照射能使皮下生成维生素 D，但从来未发生由于日照过多而发生维生素 D 中毒。这是因为 7-脱氢胆固醇在紫外线的作用下先形成维生素 D_3 原，然后在体温作用下维生素 D_3 原逐渐转变为维生素 D_3。血浆的维生素 D 结合蛋白与维生素 D_3 原结合的能力只相当于与维生素 D_3 结合能力的 0.1‰，在 24 小时内约只有 50% 的维生素 D_3 原转变为维生素 D_3，因此不会有大量的维生素 D_3 被转运至肝脏形成 25-(OH)D_3。而且 25-(OH)D_3 在肾脏进一步转变为 1α，25-$(OH)_2D_3$，又受到甲状旁腺激素分泌量的调节。以上的机制使日晒不可能发生维生素 D 中毒。

3.吸收不良

胃肠部分切除术后，胆盐缺乏，慢性复发性胰腺炎，小肠黏膜病等均可致消化吸收不良；尤其是脂肪吸收不良时钙磷将与脂肪结合成难溶性的皂化物排出体外，维生素 D 亦溶于脂肪中同时排出。

4.利用困难

肝功能障碍而羟基化作用降低，使 25(OH)D_3 形成障碍，出现慢性肾衰、胱氨酸病、1,25$(OH)_2D_3$ 形成受损。维生素 D 依赖性佝偻病患者，其维生素 D 的摄入阈值增高，需要量大。

5.消耗过量

妊娠及哺乳期钙磷及维生素 D 需要量增加而营养补充不足。一个胎儿约需消耗母体 30 g 钙，哺乳期每天有 0.3～0.5 g 钙从乳汁分泌供养婴儿。抗癫痫和镇静药物可使 25(OH)D_3 迅速分解为无活性的代谢产物；肾病综合征引起 25(OH)D_3 排泄量增加。

体内骨矿化机制，是一个很复杂的生理生化过程，与骨细胞的功能活动有密切的关系。骨矿化过程是钙磷等无机矿物质以一定的形式结合后，按一定方式沉积在骨有机质表面而完成。正常矿化的进行必须具备一定的条件：①骨细胞活性正常；②骨基质合成速率及结构正常；③细胞外液中充足的钙、无机磷等离子环境；④矿化局部适宜的酸碱度(pH 7.6)；⑤钙化抑制剂的浓度范围。上述任一因素发生变化，均可影响骨的正常矿化。近年来的研究证明，成骨细胞的活性在骨矿化过程中起着重要作用。当维生素 D 缺乏时，骨基质合成减少，骨矿化率降低，矿化迟延时间延长，说明成骨细胞功能衰弱。佝偻病、骨质软化症的各致病因素中，钙、磷及维生素 D 或其活性代谢物缺乏是成骨细胞功能损害的主要原因。

1α,25-(OH)D_3缺乏使钙吸收减少，粪钙大量排出，血清钙降低。肠磷吸收也明显减少，血磷也有不同程度的下降。血钙、磷下降，使骨形成的微环境里，钙、磷的浓度降低，新形成的骨样组织矿化障碍，新骨形成减少。血钙减少，粪钙丢失，使尿钙明显减少，有时可测不出。这是佝偻病、软骨病与其他代谢性骨病不同的特点之一。长期的低血钙，刺激甲状旁腺增生，分泌较多的甲状旁腺激素，甲状旁腺激素一方面作用于肾脏，促进1α羟化酶活动，合成较多的1α,25$(OH)_2D_3$，另一方面作用于骨细胞和破骨细胞，加速骨吸收，使骨组织释放出更多的钙，以弥补血钙的不足。甲状旁腺激素作用于肾小管，使钙重吸收增加，尿钙进一步减少，使血磷进一步下降。伴甲状旁腺代偿性增生(继发性甲状旁腺功能亢进)的佝偻病、软骨病血钙正常或稍低于正常，血磷明显低于正常，无手足搐搦的临床表现，但有明显的骨骼畸形和骨组织破坏。相反，甲状旁腺增生不良的佝偻病、软骨病患者，骨组织破坏有限，骨钙外移不明显，血钙可显著低于正常，有时可低至4～5 mg/dL(1.00～1.25 mmol/L)，血钙离子减少更为显著，而血磷下降不明显。这种类型佝偻病、软骨病可有明显的手足搐搦。极其严重的患者，尽管有甲状旁腺代偿性增生，骨钙大量外移，也不能弥补血钙下降，这种类型的患者不仅有严重的骨破坏，而且有明显的手足搐搦。

(二)病理

佝偻病和骨质软化症的病理改变，主要发生在骨、软骨和甲状旁腺。骨组织形态计量学检查证明，由于矿化障碍，患者骨中的骨样组织相对体积、表面积及骨样组织小面的平均厚度，均比正常人显著增加。超微结构研究显示，胶原纤维排列异常，说明骨样组织成熟过程也发生障碍。

1.活动期

佝偻病的主要病变为骨髓板的矿化不良。表现为骨髓板的成熟带软骨细胞增殖，排列紊乱，失去正常结构。软骨不能正常矿化，骨样组织形成后大量堆积。软骨细胞柱高度增加，排列密集而不规则，使生长板增厚，横径增大，干骺端向外扩张呈杯口状改变，关节增粗。甲状旁腺表现为代偿性增生。病情严重时，哈佛氏管内也有骨样组织沉积；骨髓腔中血管和纤维组织增多。

2.恢复期

毛细血管自干骺部长入成熟带中排列不规则的、增殖的软骨细胞之间，使软骨周围的骨样组织重新矿化，转化为骨组织。骨髓板厚度逐渐恢复正常。干骺部的骨样组织转变为正常骨小梁。生物力学的作用使骨组织逐渐恢复正常结构和强度，骨骼的轻度弯曲畸形也可获得自行矫正。

二、临床表现与诊断

主要为骨骼畸形、骨痛、骨髓增大和生长缓慢；血钙低者常有手足搐搦。手搐搦，表现为腕向尺侧弯曲，掌指关节屈曲，手指伸直，拇指紧贴掌心。足搐搦，表现为踝屈曲，足趾伸直而向足心略弯。血磷低者可表现肌肉无力。生长速度快的骨骼，钙化不良显著。婴幼儿佝偻病的表现为多汗、夜惊、易激动、皮肤苍白、枕部头发脱落(枕秃)、不喜玩耍；易患腹泻或呼吸道感染；肌张力低下、松弛无力、腹大、气胀和便秘。发育缓慢，囟门迟闭，出牙晚，走路晚，病情严重时不能站立，无力行走。软骨内成骨较膜内成骨生长速度快，是主要受影响者；骨干只在佝偻病十分严重时才受累。骨骼近端与远端生长速度不同，生长快的一端变化显著，故临床所见股骨下端与胫骨上端病变最重。不同年龄、不同发育阶段，骨生长速度不一。发病部位与发病年龄有关。例如，新生儿时期颅骨生长最快，先天性佝偻病主要表现为颅骨软化；1岁以内，上肢和肋骨生长较快，可出现肋骨串珠，尺骨下干骺端肿大。轻度慢性佝偻病主要是骨骺板生长。严重的佝偻病，膜内成骨

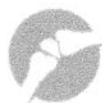

不足，常有骨干弯曲。4岁以前，如能及时治愈佝偻病，畸形大都可自行矫正；若持续到4岁以后，畸形将为持久性。某些类型的佝偻病可有继发性甲状旁腺功能亢进的X线改变，如掌骨的骨膜下骨吸收。

早期患儿头部增大，囟门迟闭(多超过1岁)。前额向外膨出，胸骨隆起，呈“鸡胸”。胸廓沿膈肌附着处向内陷没，形成横沟，即哈里逊沟。肋骨软骨处增大，在前胸两侧形成“串珠”畸形。四肢远端因骨样组织增生，使腕及踝部膨大似“手镯”“脚镯”畸形，下肢待患儿开始行走后，由于较软的长骨受体重压应力，可发生膝内翻或膝外翻畸形。

(一)X线表现

1.活动期

佝偻病的骨X线改变主要在干骺端。骨骺生长板增厚，膨大呈喇叭口状；干骺端边缘模糊，或呈毛刷状，干骺端骨小梁稀疏、紊乱、粗糙；骨骺骨化中心出现延迟，出现后较正常小，边缘不整齐，密度低而不规则；骨质普遍稀疏，密度减低，皮质变薄，可发生病理性骨折；长骨骨干部的横向骨小梁减少，纵骨小梁变细，且因支承力减弱而弯曲，出现膝内翻或膝外翻畸形；弯曲长骨四面的骨皮质常有增厚。病变在生长较快的骨端如桡骨下端、股骨下端和胫腓骨上端最明显。

2.恢复期

经治疗后，由于骨骺板再矿化干骺端出现一致密带，逐渐加宽向骨骺端推进；骨骼区出现环状致密影，逐渐增厚与骨化中心相融合，边缘变整齐，骨骺线逐渐变薄；骨密度和小梁结构逐渐恢复正常，骨皮质又恢复其致密和边缘锐利的特点；一般较轻的骨弯曲畸形也可逐渐自行矫正。

(二)实验室检查

1.血清钙、磷和碱性磷酸酶

血钙略低于正常，一般在8～9 mg/dL(2.0～2.2 mmol/L)，血磷明显低于正常，多在2～3 mg/dL(0.64～0.97 mmol/L)，碱性磷酸酶中度升高，常在10～15布氏单位(500～750 IU/L)。轻微或早期佝偻病血钙也可在正常范围，病情较严重者或甲状旁腺功能代偿较差者，血钙可显著低于正常，钙离子下降更为显著。血磷下降反映甲状旁腺增生，则血钙下降不明显。

2.尿钙、磷

尿钙减少是佝偻病的重要变化，一般在50 mg(12.5 mmol/L)左右(24小时尿钙可达3 mg/kg，0.75 mmol/kg体重以下)，严重者尿钙不能测出。尿磷变化不一，与磷入量有关。伴继发甲状旁腺功能亢进者，尿磷增加显著。

3.血清维生素D

直接测定血清维生素D及其代谢物是对佝偻病的诊断和疗效观察最理想的手段，且对病因分类有重要意义。但目前尚不能常规应用于临床。

三、治疗

(一)非药物治疗

1.天然日光浴和人工紫外线照射疗法

天然日光浴是治疗佝偻病最经济的疗法，可以替代药物治疗。在理疗科医师指导下，进行紫外线照射治疗，可以不受地点、季节和天气的限制。保健日光灯模拟太阳紫外线光谱中有益于人体的生物效应成分，以弥补冬春季紫外线照射的不足，其辐射强度是将紫外线预防佝偻病的有效性和安全性适宜地统一起来，在不引起机体损伤的前提下，达到预防佝偻病的目的。保健日光灯使用方便，小儿在正常的衣着下，非强制地接受预防，从而免受服药之苦，使用对象不仅限于预防佝偻病，老人、孕妇及缺乏日光照射的职业人群(如矿工等)都在使用之列。

2.饮食疗法

植物食品维生素 D 含量甚微，动物食品中维生素 D 含量丰富。如肝脏、蛋黄、奶油、鱼肝油、人造黄油等。多食用富钙食物有利于补充机体钙剂量。牛乳和母乳之维生素 D 均不足。故婴儿及儿童宜逐渐给以维生素 D 强化的牛乳或牛奶粉。一般膳食亦常常是钙量不足的膳食。中国城乡居民的膳食只供给 400～500 mg/d 的钙，属于正常量的低水平。如果膳食充足，不易缺乏维生素 D、钙。如有偏食、厌食、食物供应不足或有消化道疾病，则维生素 D、钙的缺乏是常见的。因此，有必要改变偏食等不良生活习惯，补充足够的富含维生素 D、钙的食物，同时积极治疗导致胃肠消化道疾病的各种原发病，调理胃肠道功能，纠正厌食。

3.肢体畸形的处理

患儿有骨痛者应少站立、少走路，以防下肢骨骼发生的压力性畸形。下肢轻微畸形者，随着佝偻病的治愈，畸形多可自行矫正。轻度畸形可用支具矫正。对于轻度的膝外翻畸形，白天可将鞋底内侧垫高，夜间可在双膝间夹软垫后，用高弹力绷带将双膝踝关节相对固定，以增加对股骨内髁骨骺的压力，使其生长速度减慢，从而有利于膝外翻畸形的矫正。同理，对轻度膝内翻畸形，可将鞋底的外侧垫高，夜间可在双踝间夹软垫后，将膝部与踝部分别相对固定。对那些病变尚未痊愈，畸形较轻的膝内、外翻，亦可用手法矫正，或夹板支持，这对 4 岁以下儿童比较适用。由于支架使用时间较长，应密切注意监护，以免因夹板固定不合适而使畸形加重或产生压迫溃疡。

(二)药物治疗

1.钙剂

补钙是治疗佝偻病首要的措施。钙剂需长期服用，一般持续几个月或几年。先补钙，然后再给维生素 D，或者同时给药，应该作为常规。否则有手足搐搦的佝偻病患者，由于维生素 D 使钙进入骨质，血钙下降更显著，加重手足搐搦。成人每天补钙量不应少于 1 000 mg/d，儿童每天也应在 500～600 mg/d，婴儿每天为 30 mg/(kg・d)。严重低血钙、手足搐搦者可静脉补充钙，如 10%葡萄糖酸钙 10～20 mL，缓慢静脉注射。

药用钙剂有许多种，均为化合物。例如，葡萄糖酸钙和乳酸钙每片是 0.5 g，由于葡萄糖酸的分子量大，乳酸的分子量小，故葡萄糖酸钙含钙只 9%，即 0.5g 葡萄糖酸钙含钙元素 45 mg。乳酸钙含钙 18%，即 0.5 g 乳酸钙含钙元素 90 mg，前文述及，中国成人膳食含钙量约 400 mg/d，如要达到推荐摄入量之量，则每天要补给钙元素 400 mg，这相当于 0.5 g 的葡萄糖酸钙 8.89 片，0.5 g乳酸钙 4.4 片。同理，由于碳酸钙含钙 40%，0.5 g 的碳酸钙只需 2 片就含钙元素 400 mg。所以钙剂含量越高所服的片数就较少，服药就较方便。有些制剂含钙量少而药价贵，从药物经济学来说不宜于用。

2.维生素 D

补充维生素 D 是治疗佝偻病的重要手段。维生素 D_2 和维生素 D_3 抗佝偻病的疗效基本相同。每 1 IU 维生素 D 相当于 25 ng。鱼肝油每毫升含维生素 D_3 约 100 IU，浓缩鱼肝油含维生素 D_3 12 000 IU/mL，鱼肝油兼含大量维生素 A。一般佝偻病的治疗剂量：鱼肝油 5～10 mL，每天 3 次。婴幼儿从每次 1～2 mL 开始，最多不超过 10 mL；成人可增加至 15 mL，每天 3 次。浓缩鱼肝油丸，每丸含 D_3 约 1 000 IU，每次 1～2 丸，每天 3 次。服用较大剂量维生素 D_2 或 D_3，每天 12 000 IU，则以 2～3 周为 1 个疗程。如每天进量在 1 500～4 500 IU，可以长期服用，大剂量维

生素 D(如 D_2 40 万 IU,D_3 30 万 IU)肌内注射可取得同样疗效,每月 1 次,1～2 次为 1 个疗程。现有多种维生素 D 新制剂,疗效更好。

3.中药

中医认为小儿佝偻病是由于先天不足,后天失养所致,属虚证,主要累及肾、脾两脏,而致脾、肾亏虚,采用补法治疗。

(1)先天不足型:形体消瘦或虚胖,痿软乏力,起步晚,毛发稀少而枯黄,精神萎靡,易出汗,食欲缺乏,舌淡,苔薄白,脉细。治宜补肾养肝。方用六味地黄丸加减。如有虚火潮热可加知母、黄柏;夜寐不安及夜惊者可加枣仁、夜交藤;自汗者加黄芪、大枣;骨软加杜仲、怀牛膝;齿迟者加骨碎补、补骨脂;发迟者加龟甲、何首乌;立迟者加鹿茸;行迟者加五加皮、牛膝;语迟者加菖蒲、远志。

(2)后天失养型:形体瘦小,肌肉松弛,面色肤色无华,毛发稀疏,厌食,精神萎靡或烦躁不安,夜寐不宁,易惊惕,大便清或秘结。舌淡苔薄白,脉细。治宜调补脾胃。方用补中益气汤加减。若项软天柱不正,合六味地黄丸久服;若食欲缺乏,胃脘不适者加山楂、麦芽、神曲等。

(三)手术治疗

下肢轻微畸形多可自行矫正。若畸形进一步发展,可采用手法折骨,石膏或夹板固定、截骨术来矫正。一般来说,对 4 岁以下儿童,主要畸形在胫腓骨者,可用折骨术。做折骨术时,应保护胫骨上下端的骨骺,避免在折骨术时损伤。

可将小腿外侧中央放在用棉花垫好的楔形木块上,两手握紧小腿两端,然后用力垂直向下压,先折断胫骨,后折断腓骨,造成青枝骨折,纠正小腿畸形,术后管型石膏固定或夹板固定,待骨折愈合后拆除石膏或夹板,需 6～8 周。若患儿已超过 4 岁,骨质已坚硬,或畸形最显著处位于关节附近,或弯曲畸形较重者可行截骨术矫正。膝外翻可作股骨下端截骨术;膝内翻可在作胫骨截骨后不同水平将胫骨斜行截断;髋内翻严重可作转子下截骨术。

四、预防

(1)围生期孕妇应正确补充维生素 D,降低新生儿佝偻病患病率。一次性口服或肌内注射维生素 D 均可改善孕妇及胎儿维生素 D 的营养状况。尤其在妊娠晚期,秋冬季节,在我国北方地区和有低钙症状者,更应强调维生素 D 的应用和补充。维生素 D 的用量可略偏大,但不宜长期大量服用,以防维生素 D 中毒。同时鼓励孕妇增加户外活动,多晒太阳,饮食多样化,多食含维生素 D 及含钙丰富的食物,这样就可以有效地降低新生儿佝偻病的患病率。

(2)提倡母乳喂养,增加日照时间,减少婴幼儿患病率。由于母乳中含钙、磷的比例适宜,有利于婴儿对钙的吸收。此外,母乳中含有水溶性维生素 D 硫酸盐,这种结合物具有抗佝偻病的作用。因此,大力提倡母乳喂养,以及时添加辅食,以保证婴儿对各种营养素的需求是避免佝偻病发生的重要措施。

(3)开展社区佝偻病的防治普及宣传教育工作,加强基层医务人员的业务培训,努力提高对本病的认识及防治水平。同时对家长要强化健康教育,使他们懂得防治知识。

(许崇波)

第八章 骨科护理

第一节 骨科手术前护理

完善的手术前准备是手术成功的重要保证。手术前护理的重点是全面地进行评估，发现并消除威胁手术安全性的因素，细致地做好各项准备及健康指导工作，使患者良好的耐受手术。

一、护理措施

(一)心理护理

无论手术大小，对患者都会造成较强的紧张刺激，导致患者出现焦虑、恐惧心理，并将直接影响到手术效果。因此，要根据患者的心理特点进行有效的心理护理，以减轻焦虑、恐惧的程度，使患者顺利度过手术期。患者入院后，护理人员应详细并尽快地利用宣传资料、模型、照片及图谱，向患者讲解手术的目的、方法及术后康复程序、注意事项。介绍成功的病例，消除紧张、焦虑感，增强战胜疾病的信心，积极配合治疗和护理。

(二)补充营养，维持体液、电解质平衡

手术前需改善机体营养状况，使之能承受手术创伤带来的损害。因此，应增加营养，给予高蛋白、高热量、高维生素食物。

(三)指导患者练习床上排便

躯干或下肢手术后，患者往往不能下床活动，易发生尿潴留和便秘。因此，骨科患者手术前3天应练习床上排便、排尿的动作。

(四)指导患者练习深呼吸、咳嗽

深呼吸有助于肺泡扩张，促进气体交换，预防肺部并发症。要交会患者深呼吸，有效咳嗽、咳痰的方法，并指导患者入院后需戒烟。

(五)指导患者术前功能锻炼

功能锻炼可促进肿胀消退，防止关节粘连及肌肉萎缩。应使患者预先熟悉功能锻炼方法，以利于手术后早日进行功能锻炼，主要方法为以下几种。

1.患肢股四头肌肌肉等长收缩运动

把腿放在床上，膝部用力往下压，数5～15秒，放松5～15秒，然后再重复(图8-1)。

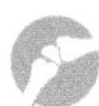

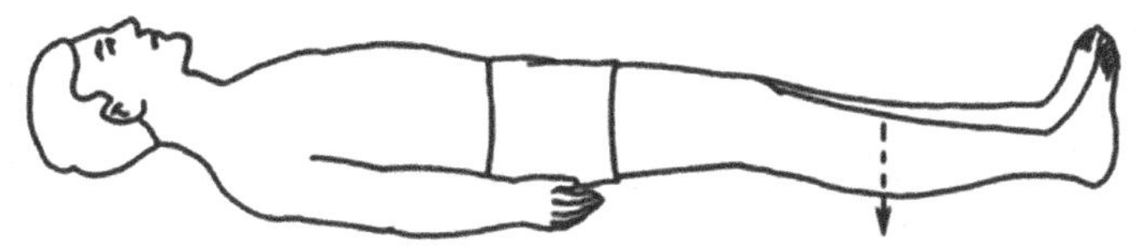

图 8-1 患肢股四头肌肌肉等长收缩运动

2.小腿肌肉运动

即足部的跖屈与背伸运动。做足部的跖屈与背伸运动时,每个动作可保持 5～15 秒,放松 5～15 秒,然后再重复(图 8-2)。

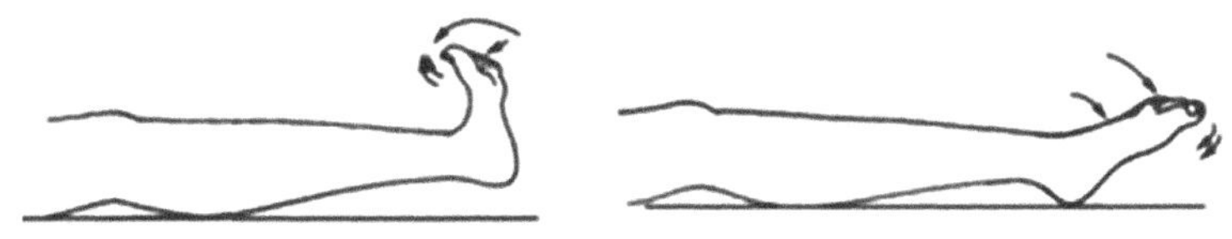

图 8-2 小腿肌肉运动

3.直腿抬高运动

患者平躺,将健侧肢体膝关节弯曲,同时将患肢伸直,膝关节不要弯曲,向上抬高,维持5～15 秒后再放下,休息片刻后再重复上述运动(图 8-3)。

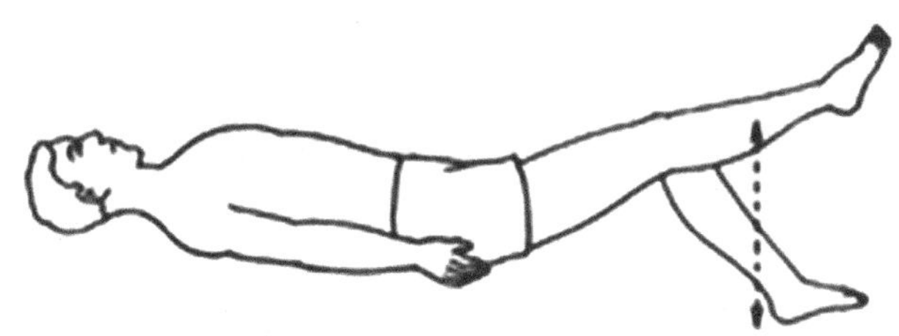

图 8-3 直腿抬高运动

(六)知识宣教

针对各种疾病做好知识宣教,如高血压、糖尿病等。向患者及家属讲解术前及术后恢复过程中的注意事项,取得患者和家属的信任和配合。

(七)疼痛表达指导

指导患者正确表达疼痛,可应用视觉模拟评分法,让患者学会术后正确表达疼痛。

(八)手术前一日准备

1.皮肤准备

根据手术需要,将手术部位及周围的毛发剃干净,备皮后进行清洁及沐浴。术前还需将指、趾甲剪短。备皮时要小心,避免划破皮肤。

2.配血

遵医嘱护士抽取 2 mL 血液并送至血库进行交叉配血试验,为术中紧急输血做好准备。

3.肠道准备

遵医嘱术前一日下午灌肠,灌肠后需了解患者排便情况。常规术前日晚 10 点后禁食,12 点后禁水。

4.药物试验

遵医嘱进行药物过敏试验。

(九)手术日晨护理

(1)测量体温、脉搏、呼吸,如有体温升高,以及时向医师汇报。

(2)嘱患者取下首饰、义齿、眼镜、发夹、手表等,贵重物品交由家人保管。

(3)准备术中用物,如手术带药、X 线片、CT 片、导尿包等。

(4)根据手术大小及麻醉方式准备麻醉床及用物,包括氧气装置及监护设备。

(十)保持充足的睡眠

术前保持充足的睡眠,术前晚可酌情遵医嘱给予镇静安眠药。

二、主要护理问题

(一)焦虑

焦虑与对手术不了解,担心预后不佳有关。

(二)知识缺乏

缺乏手术前的配合知识。

(三)体液不足

体液不足与摄入过少有关。

(陈　雪)

第二节　骨科手术后护理

手术后护理的工作重点是尽快恢复患者的正常生理功能,观察并预防并发症的发生,积极采取措施促进伤口愈合,以及促进骨关节功能的恢复。

一、护理措施

(一)监测生命体征

手术当日严密观察血压、脉搏、呼吸,遵医嘱给予心电监护,每 15～30 分钟测量 1 次,病情稳定后改为 1～2 小时测 1 次。

(二)保持呼吸道通畅

全麻未清醒患者,应去枕平卧,头偏向一侧,有利于呼吸道分泌物或呕吐物排出,防止误吸。鼓励患者深呼吸、咳嗽、咳痰。

(三)观察伤口出血情况

观察伤口敷料是否干净,如有渗血、渗液,以及时通知医师。观察引流液的量及性质,如引流量过多,以及时向医师汇报。

(四)观察患肢血液循环及神经功能

手术后包扎过紧和手术创伤所致的肿胀均对肢体形成压迫,能引起血液循环、神经功能障碍。因此,手术后必须严密观察患肢血液循环状况,肿胀情况,感觉、运动情况,以便及时发现早期缺血症状并及时处理。观察患肢有无皮肤苍白或青紫,肢端有无疼痛或麻木,肢端动脉搏动有无减弱或消失,趾端运动有无障碍,如发现异常及时处理。膝关节置换术后需注意观察绷带是否

束缚过紧，并及时通知医师处理。

(五)术后饮食

手术如为局部麻醉或者区域阻滞麻醉，在不恶心、呕吐的情况下不影响进食水；硬膜外麻醉，术后无恶心、呕吐可少量进水，第二天早上可进粥等半流质饮食，逐渐过渡为普通饮食；全麻术后无恶心、呕吐可少量饮水，排气后从半流质饮食逐渐过渡为普通饮食。应充分给予高蛋白、高热量、高维生素、易消化饮食，改善营养状况，增强机体抵抗力。对于糖尿病患者，严格按照糖尿病饮食。对高血脂患者，少食或忌食高脂食物。因患者卧床时间长、活动少，应指导患者多进食粗纤维食物、香蕉等，并放松精神，保持大便通畅。

(六)恶心、呕吐的护理

手术后的恶心、呕吐多为麻醉反应，麻醉作用消失后可自行停止。要关心安慰患者，讲解呕吐原因，使患者安静，避免紧张。呕吐时头偏向一侧，防止呕吐物进入呼吸道引起窒息。呕吐停止后，应清理呕吐物，并加强口腔护理。遵医嘱使用止吐药。

(七)腹胀的护理

手术后腹胀多因胃肠蠕动受抑制所致。鼓励患者早期活动，促进肠蠕动。指导患者不要进食产气食物，行腹部热敷或腹部按摩。必要时遵医嘱给予肛管排气。

(八)管路护理

手术后如有伤口引流管或尿管，应妥善固定，防止打折、扭曲。患者需注意，活动时勿将引流管及尿管打折、脱出，以保持引流管通畅。

(九)体位要求

脊柱手术患者需平躺4～6小时，之后每2小时轴线翻身一次；膝关节手术患者翻身不受限，平卧时患肢抬高30°；髋关节手术患者根据手术切口保持正确体位，如：患肢外展中立位等，翻身时两大腿间夹软枕，防止术后发生髋关节脱位。

(十)疼痛护理

观察患者疼痛的部位、性质及程度，了解疼痛的原因。介绍疼痛的性质及规律，缓解患者的焦虑情绪。指导患者正确应用自控镇痛泵，疼痛剧烈时遵医嘱给予止痛药物，并观察用药后的效果。

(十一)并发症的预防及护理

1.感染的预防

主要包括伤口及关节腔内感染、尿路感染、肺部感染等，以上感染均可导致发热，因此观察体温变化具有决定性作用。针对体温情况，要分析原因并结合血象、尿常规及胸片，综合考虑是否有伤口感染。发热反应可引起患者明显的焦虑，应加强体温变化的健康宣教，减轻患者不必要的紧张和焦虑。保持伤口敷料清洁干燥，以及时换药，遵医嘱及时输入抗生素。教会患者做深呼吸及咳嗽动作，协助叩背，必要时行雾化吸入，以防肺部并发症的发生。保持尿管通畅，定时给予会阴擦洗，鼓励患者多饮水，防止发生尿路感染。

2.压疮的预防

由于老年人血液循环差，且手术后卧床活动减少，机体反应低下，易发生压疮，应增加营养，保持患者及床单的干燥，清洁。避免摩擦力和剪切力，减少对组织的压力，平卧位时患者脚尖朝上，脚下垫海绵垫，以防足跟部压疮形成，协助患者翻身，定时做抬臀运动，减少背部及骨突出部位压疮形成。

3.下肢深静脉血栓的预防

下肢深静脉血栓是骨科患者常见的并发症，骨科手术涉及创伤、应激、制动、长期卧床等多种因素，与静脉血栓形成的三大因素，即血流滞缓、静脉内膜损伤和血液高凝状态密切相关。

(1)基础预防措施：保证足够入量，低脂饮食，戒烟，戒酒，功能锻炼。

(2)机械预防措施：遵医嘱应用 TED 抗血栓压力带(弹力袜)和/或气压式血液循环驱动仪(足底泵)。

(3)药物预防措施：遵医嘱应用低分子肝素皮下注射等。

(十二)功能锻炼

术后麻醉作用消失后即开始功能锻炼，具体方法需针对疾病及手术，遵医嘱进行。

二、主要护理问题

(一)有误吸的危险

误吸与麻醉、昏迷后咳嗽反射减弱或呕吐等因素有关。

(二)体液不足

体液不足与术中体液、血液的丢失或术后呕吐、引流等有关。

(三)疼痛

疼痛与手术创伤有关。

(四)尿潴留

尿潴留与麻醉后排尿反射受抑制、不习惯床上排尿有关。

(五)有感染的危险

感染与手术、呼吸道排痰不畅，留置导尿管有关。

(六)知识缺乏

缺乏术后功能锻炼知识。

(陈　雪)

第三节　锁骨骨折的护理

一、基础知识

(一)解剖生理

锁骨又名“锁子骨”“缺盆骨”，位于胸廓前上部两侧，全骨浅居皮下，桥架于胸骨与肩峰之间，是联系肩胛带与躯干的唯一支架。其骨干较细，内侧 2/3 呈三棱棒形，凸向前，有胸锁乳突肌和胸大肌附着，中外 1/3 交界处是骨折的好发部位。锁骨的功能是支持肩胛骨，使上肢骨与胸廓之间保持一定的距离，从而保证上肢的灵活运动。骨折后，近折端受胸锁乳突肌的牵拉而向上向后移位，远折端因上肢本身重量牵拉而向下移位，又因胸大肌、斜方肌、背阔肌的牵拉而向前向内移位，造成断端重叠(图 8-4)。锁骨骨折可发生于各种年龄，但多见于儿童及青壮年，约有 2/3 为儿童患者，又以幼儿多见。

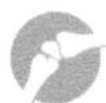

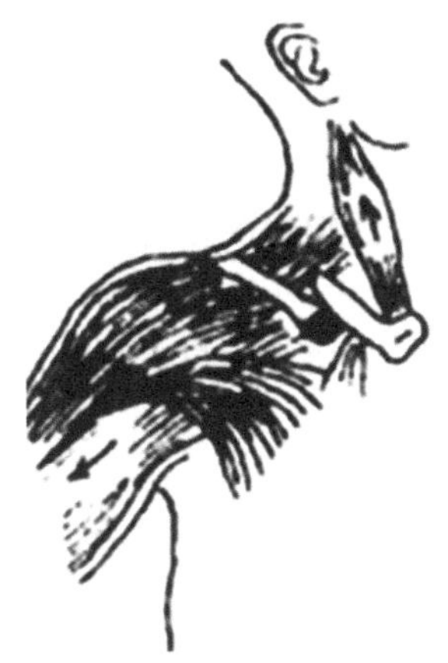

图 8-4 锁骨骨折

(二)病因

直接暴力和间接暴力均可造成锁骨骨折,但多为间接暴力所致。

(三)分类

1.横断骨折

跌倒时肩部外侧或手掌先着地,向上传导的外力经肩锁关节传至锁骨而发生骨折,以斜形或横断骨折为多。除有重叠移位,内侧段因胸锁乳突肌的牵拉向后上方移位,外侧段则由于上肢的重力和胸大肌、斜方肌、三角肌的牵拉而向前下方移位。

2.青枝骨折

幼儿骨质柔嫩而富有韧性,多发生青枝骨折。

3.粉碎骨折

直接暴力所致者,多因棒打、撞击等外力直接作用于锁骨而造成横断或粉碎骨折。粉碎骨折若严重移位,骨折片向下、向内移位时刺破胸膜或肺尖,可造成气胸、血胸。

(四)临床表现

骨折后局部疼痛、肿胀明显,锁骨上、下窝变浅或消失,骨折处异常隆起,出现功能障碍,患肩下垂并向前、内倾斜。患者常以健手托着患侧肘部,以减轻上肢重力牵拉而引起的疼痛。幼儿如不愿活动上肢,穿衣伸袖时哭闹,提示有锁骨骨折。X 线检查,可了解骨折和移位情况。

二、治疗原则

(1)幼儿青枝骨折用三角巾悬吊即可,有移位骨折用“8”字绷带固定 1～2 周。

(2)少年或成年人有移位骨折,手法复位“8”字石膏固定。手法复位可在局麻下进行。患者坐在木凳上,双手叉腰,肩部外旋后伸挺胸,医师站于背后,一脚踏在凳上,顶在患者肩胛间区,双手握住两肩向后、向外、向上牵拉纠正移位。复位后用纱布棉垫保护腋窝,用绷带缠绕两肩在背后交叉呈“8”字形,然后用石膏绷带同样固定,使两肩固定在高度后伸、外旋和轻度外展位置。固定后即可练习握拳、伸屈肘关节及双手叉腰后伸,卧木板床休息,肩胛区可稍垫高,保持肩部后伸。3～4 周后拆除。锁骨骨折复位并不难,但不易保持位置,愈合后上肢功能无影响,所以临床不强求解剖复位。

(3)锁骨骨折合并神经、血管压迫症状,畸形愈合影响功能,不愈合或少数要求解剖复位者,可切开复位内固定。

三、护理

(一)护理要点

(1)手法复位固定患者,要经常检查固定情况,既保持有效固定,又不能压迫腋窝。若发现患肢有麻木、发凉、运动障碍时,说明固定过紧,压迫血管神经,应及时调整固定。

(2)对粉碎性骨折,不必强行按压碎片使之复位,以防其刺伤肺尖及臂丛神经。对此种类型患者要严密观察呼吸及患肢运动情况,以便及时发现有无气、血胸及神经症状。

(3)术后患者要严密观察伤口渗血及末梢血循、感觉、运动情况,发现问题及时记录并处理。

(4)保持正常固定姿势。复位后,站立时保持挺胸提肩,卧位时应去枕仰卧于硬板床上。两肩胛间垫一窄枕,以使两肩后伸、外展,维持良好的复位位置。局部未加固定的患者,不可随便更换卧位。

(二)护理问题

有肩关节强直的可能。

(三)护理措施

(1)向患者解释功能锻炼的目的是促进气血运行,防止患肢肿胀,避免肩关节僵直,以取得患者配合。

(2)正确适时指导患者功能锻炼。

(四)出院指导

(1)锁骨骨折复位固定后,极少发生骨折不愈合,即使复位稍差,骨折畸形愈合,也不影响上肢功能,应先向患者及家属说明情况。

(2)复位固定后即出院的患者,应告诉其保持正确姿势,早期禁止做肩前屈动作,防止骨折移位;解除外固定出院的患者,应告诉其全面练习肩关节活动的要求:首先分别练习肩关节每个方向的动作,重点练习薄弱方面如肩前屈,活动范围由小到大,次数由少到多,然后进行各方面动作的综合练习,如肩关节环转活动,两臂做“箭步云手”等。不可过于急躁,活动幅度不可过大,力量不可过猛,以免造成软组织损伤。

(3)按时用药,患者出院时将药的名称、剂量、时间、用法、注意事项,向患者介绍清楚。

(4)饮食调养,骨折早期宜进清淡可口、易消化的半流食或软食;骨折中后期,饮食宜富有营养,增加钙质、胶质和滋补肝肾食品。

(5)注意休息,保持心情愉快,勿急躁。

(陈　雪)

第四节　肱骨干骨折的护理

一、基础知识

(一)解剖生理

肱骨干是指肱骨外科颈下 1 cm 至肱骨髁上 2 cm 之间的部分,肱骨干中下 1/3 交界处后外

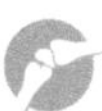

侧有桡神经沟，此处骨折易损伤桡神经；肱骨中段有营养动脉穿入下行，中段以下骨折易损伤营养血管而影响骨折愈合。此外，肱骨干骨折有时也伤及由上臂经过的肱动脉、肱静脉、正中神经和尺神经。

（二）病因

直接暴力和间接暴力均可造成肱骨干骨折，肱骨干的上 1/3、中 1/3 骨质较为坚硬。该段骨折多由直接暴力引起，如棍棒打击、重物挤压和机器缠绞等，折线多为横断或粉碎。肱骨干周围有许多肌肉附着，由于肩部和上臂周围肌肉牵拉，在不同平面的骨折可造成不同方向的移位。

（三）分类

1.肱骨干上 1/3 骨折

骨折线若在胸大肌附着点以下，三角肌止点以上，则近折端受三角肌、喙肱肌、肱二头肌和肱三头肌的牵拉而向上向外移位。

2.肱骨干中 1/3 骨折

骨折线若在三角肌止点以下，近折端受三角肌牵拉向前、向外移位，远折端受肱二头肌、肱三头肌牵拉而向上移位。如患者将患肢屈肘悬于胸前，远折端将向内旋转移位。

3.肱骨干下 1/3 骨折

多为间接暴力引起，折线多为斜形或螺旋形，暴力方向、前臂和肘关节的位置不同可引起不同移位，大多都有成角移位（图 8-5）。

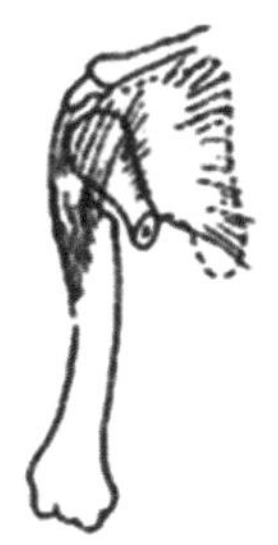
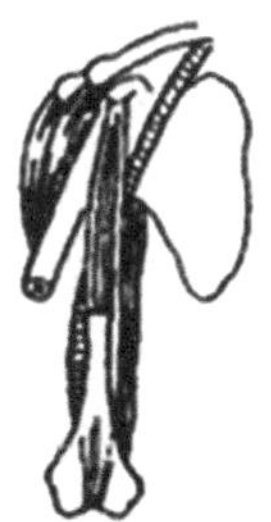

图 8-5 肱骨干骨折

（四）临床表现

伤后患臂疼痛、肿胀明显、活动障碍，患肢不能抬举，局部有明显环形压痛和纵向叩击痛。检查时必须注意腕及手指的功能，以便确定是否合并有神经损伤。肱骨中下 1/3 骨折常易合并桡神经损伤，桡神经损伤后，可出现腕下垂、掌指关节不能伸直，拇指不能伸展，手背第 1、2 掌骨间（虎口区）皮肤感觉障碍。

二、治疗原则

（一）手法复位小夹板固定

肱骨干各型骨折均可在局麻下或臂丛麻醉下行手法整复，根据 X 片移位情况，分析受伤机制，采取复位手法。麻醉后，纵向牵引纠正重叠，推按骨折两断端复位，小夹板固定。长管型石膏也可固定，但限制肩、肘关节活动。若石膏过重造成骨端分离，影响骨折愈合。

（二）骨折合并桡神经损伤

骨折无移位，神经多为挫伤，用小夹板或石膏固定，观察 1～3 月，神经无恢复可手术探查。骨折移位明显，桡神经有嵌入骨折断端可能。手法复位可造成神经断裂，应特别小心。手术探查神经时，同时做骨折复位内固定。晚期神经损伤多为压迫或粘连，应考虑手术治疗。

（三）开放骨折

伤势轻、无神经受损，可彻底清创，关闭伤口，闭合复位外固定，变开放伤为闭合伤。伤情重、错位多可彻底清创，探查神经、血管，同时复位固定骨折。

（四）陈旧性肱骨干骨折不愈合

肱骨干骨折无论用石膏或小夹板固定，都因肢体重量悬吊作用很少发生重叠、旋转及成角畸形，而因牵拉过度造成延迟愈合或不愈合者则多见，用石膏固定尤为常见。治疗肱骨干骨折时，要注意骨折断端分离，早期发现及时处理。已经不愈合者，应手术内固定并植骨促进愈合。

三、护理要点

（一）非手术治疗及术前护理

(1)减轻或预防不良情绪。

(2)给予高蛋白、高热量、高维生素、含钙丰富的饮食。

(3)U 形石膏托固定时可平卧。患肢以枕垫起，悬垂固定，2 周内只能取坐位或半坐位。

(4)合并桡神经损伤者应注意预防皮肤溃疡。

(5)外固定期间注意观察伤肢血液循环；合并桡神经损伤者观察感觉和运动功能恢复情况；注意肱动脉、肱静脉损伤情况。如发生可出现肢端皮肤苍白、皮温低、肿胀、发绀、湿冷等。

(6)功能锻炼：①早、中期：骨折固定后立即进行伤臂肌肉的舒缩活动。握拳、腕伸屈及主动耸肩等动作，每天 3 次。②晚期：去除固定后逐渐行摆肩。肩屈伸、内收、外展、内外旋等练习。

（二）术后护理

(1)内固定术后或使用外展架固定者，宜半卧位，平卧位时患肢下垫软枕。

(2)疼痛的护理：①找出引起疼痛的原因。②手术切口疼痛可用镇痛药；缺血性疼痛及时解除压迫；感染时及时处理伤口，应用抗生素。③移动时保护患处。

(3)预防血管痉挛：进行神经修复和血管重建术后，可能出现血管痉挛，应做到以下几点：①避免一切不良刺激。②1 周内应用扩血管、抗凝药物。③密切观察患肢血液循环变化。④功能锻炼。

四、健康指导

(1)注意保持功能体位。

(2)合并桡神经损伤者遵医嘱服用神经营养药物。

(3)继续进行功能锻炼：复位固定后即可进行手指主动伸屈运动。外固定或手术内固定者，2～3 周后进行腕、肘关节的主动运动和肩关节的内收、外展运动；4～6 周后进行肩关节的旋转活动。

(4)复诊：U 形石膏固定者，肿胀消退后复诊；悬吊石膏固定 2 周后更换长臂石膏托，维持 6 周左右；伴桡神经损伤者，定期复查肌电图。

（陈　雪）

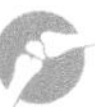

第五节 尺骨鹰嘴骨折的护理

尺骨鹰嘴呈弯曲状突起于尺骨上端，形似鹰嘴。鹰嘴突与冠状突相连而成半月切迹，有较深凹陷的关节面，是肘关节屈伸的枢纽。半月切迹和肱骨滑车组成关节。此部位骨折称为尺骨鹰嘴骨折，又称肘骨骨折、鹅鼻骨骨折。大多为波及半月切迹的关节内骨折。多见于成年人。伤后肘部疼痛，局部肿胀明显，肘关节伸屈活动受限，不能主动伸直或对抗重力。

一、主要治疗

(一)非手术治疗

单纯石膏(或半伸直夹板)外固定，适用于无移位骨折；手法复位经皮穿针固定、手法复位鹰嘴钳固定，适用于有移位骨折。

(二)手术治疗

克氏针张力带钢丝固定和鹰嘴解剖钉板固定，适用于手法整复不成功或陈旧性骨折。

二、护理措施

(1)详细询问病史，了解患者的生活习惯，认真观察患者疼痛性质、部位及肢端血液循环、感觉、运动等情况。并指导和协助其练习健侧肢体适应日常生活，如穿衣、洗脸、梳头、吃饭等。

(2)石膏固定患者，患肢抬高，以利静脉和淋巴回流，严密观察患肢末梢血液循环、感觉、运动等情况，严防压疮形成，保持床铺及石膏的清洁，尽量不要搬动患者，并应及早进行功能锻炼，防止肌肉萎缩。

(3)夹板固定患者，随时注意调节夹板松紧度，保持有效的外固定，固定松紧以布带上下移动 1 cm 为宜。防止压疮及前臂筋膜室综合征发生。

(4)尺骨鹰嘴钳夹固定后，经常检查固定情况，发生滑脱及时报告医师给予处理。闭合穿针夹板外固定者，保持针眼清洁干燥，防止针眼感染，严密观察患肢末梢血液循环、感觉运动情况及尺神经损伤情况，如发现患肢发凉、发紫、小指麻木、感觉迟钝等情况，以及时报告医师给予处理。

(5)体位护理：整复或手术后，多采用平卧位，抬高患肢高于心脏水平，以利于静脉回流，减轻肿胀。下床活动时，应先坐起休息 2 分钟适应后再下床，防止因体位改变而发生晕厥。

(6)病情观察：整复或手术后，严密观察患者肢端感觉、血液循环、活动及肿胀的程度，观察有无神经压迫症状，如有手指青紫、肿胀、发麻、发凉等情况，应及时报告医师处理。对儿童更要加强观察。

(7)刀口护理：严密观察刀口渗血情况，如有异常及时报告医师处理。

(8)功能锻炼：无移位或轻度移位骨折，通过主动锻炼活动，可获得良好的功能恢复。骨折复位或手术后即开始做手指、腕关节伸屈活动，如五指起落、左右摆掌、上翘下钩等，每天 2～3 次，每次 5～10 分钟。中期(2～3 周)继续上述锻炼，加做肩关节锻炼及上肢肌肉舒缩活动。后期(4 周)外固定解除后，做肘关节伸屈、前臂旋转活动。

(9)出院指导：①按医嘱服用接骨续筋药物，以促进骨折愈合，如三七接骨丸等。将药品的名称、剂量、时间、用法、注意事项，向患者介绍清楚。②嘱患者加强营养，如肾阳虚者多食温补食品，如羊肉、猪肉、桂圆等；肝肾阴虚者多食清补之品，如山药、鸭肉、牛肉、百合、枸杞等；一般患者可食核桃、瘦肉、骨头汤、黑芝麻等补肝肾强筋骨之食品。③嘱患者有计划加强功能锻炼，忌盲目粗暴活动。如有外固定嘱其继续锻炼手指、腕关节、肩关节等部位活动，暂时限制肘关节的活动。④手法整复、闭合穿针夹板固定的患者，会因肿胀消退而固定过松，或者发生钢针脱出等问题，嘱其及时就诊。⑤慎起居，避风寒，注意休息，保持心情愉快，勿急躁。⑥出院 1 周后来院复查，不适随诊。⑦3 个月可恢复正常活动，并逐渐恢复工作。

（陈　雪）

第六节　桡骨头骨折的护理

桡骨头骨折包括桡骨头部、颈部骨折和桡骨头骨骺分离，亦称桡骨上端骨折，是成年人容易发生的肘部损伤，主要临床表现是肘关节功能障碍及肘外侧局限性压痛和肿胀，前臂旋转时疼痛加重，桡骨头部压痛，可触到骨擦感。骨折轻微时，前臂旋转可不受限，仅有伸肘轻度受限，当骨折超过 1/4 关节面时，干扰前臂的旋转运动。多发生在平地跌倒或体育运动时致伤。X 线检查可明确诊断并能确定骨折类型。

一、主要治疗

（一）非手术治疗

手法复位、石膏外固定。

（二）手术治疗

钢针撬拔复位夹板或石膏外固定、桡骨头切开复位、桡骨头切除、桡骨头假体置换。

二、护理措施

（1）入院时热情接待患者，详细了解受伤原因及部位，以及时正确地做好入院评估。

（2）手法复位或手术前做好患者心理支持，尽量消除患者的恐惧情绪，协助患者做好各项检查。

（3）整复或手术前，指导患者宜食高维生素，清淡可口易消化食物，如新鲜蔬菜、米粥、面条等，忌生冷辛辣、油腻、煎炸食物。整复或手术后可根据患者的饮食习惯指导其进食高蛋白、高营养食物如牛奶、鸡蛋、排骨汤、瘦肉、水果、蔬菜等。

（4）手法复位或手术后应严密观察肢体远端血液循环活动和感觉情况，观察夹板或石膏的松紧是否适宜，手术者观察渗血情况。术后 30 分钟观察 1 次，4～6 次无异常后，4～8 小时观察 1 次，严格交接班。有异常时立即报告医师及时处理。

（5）功能锻炼：整复固定后即可做手指的抓空增力、腕关节伸屈活动，具体方法是将五指尽量伸开，再用力握拳，反复交替进行，患肢做手腕背伸屈曲活动，动作宜慢而有力，伸、屈动作反复交替进行，每天 3～4 次，每次 5～10 分钟；禁止做前臂旋转活动。3～4 周解除外固定后可做肘关节伸屈活动，前臂旋转活动，每天 3～4 次，每次 5～10 分钟，活动度逐渐加大，必要时辅以理疗、

 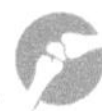

中药外洗。

(6)出院指导:①早期出院者嘱患者严密观察肢体远端血液循环活动和感觉情况,观察夹板或石膏的松紧是否适宜。②根据出院时骨折愈合情况继续服用接骨续筋之中成药,如三七接骨丸等。③加强营养,多食骨头汤、鸡蛋、鱼汤等,促进骨折愈合。④外固定解除后加强肘关节的伸曲、旋转活动,以主动锻炼为主,不可强行被动活动。⑤1周后复查,以后根据骨折愈合情况定期复查至痊愈,发现问题及时处理。

(陈 雪)

第七节 尺桡骨干双骨折的护理

尺桡骨干双骨折是常见的前臂损伤之一,青少年占多数,骨折后断端可发生重叠、旋转、成角和侧移4种畸形及上下尺桡关节、骨间膜的损伤,治疗时各种畸形均需得到矫正,方能恢复前臂旋转功能。多为直接暴力或重物打击伤或轧伤。临床表现:有明显外伤史,前臂伤后疼痛、肿胀及功能障碍,特别是前臂不能旋转活动,肢体骨折部位的压痛明显,且有肢体环形压痛,局部有明显畸形,有时可触及骨擦音,X线检查可确诊。

一、主要治疗

(一)非手术治疗

手法复位夹板或石膏外固定。

(二)手术治疗

经皮穿针内固定、切开复位钢板内固定、髓内针内固定。

二、护理措施

(1)入院时热情接待患者,详细了解受伤原因及部位,以及时正确地做好入院评估。

(2)了解患者的心理所需,消除其恐惧不安情绪,协助患者做好各项检查。

(3)饮食护理:手法复位或手术前,尊重患者的生活习惯,建议进食高蛋白、高维生素、高纤维易消化饮食,手术当日根据麻醉方式选择进食时间,臂丛神经麻醉者,术前4~6小时禁食水;全麻患者术前8小时禁食水。术后第2天根据患者的饮食习惯,宜食高维生素,清淡可口易消化食物,如新鲜蔬菜、米粥、面条等,忌生冷辛辣、油腻、煎炸食物。后期可根据患者的食欲习惯进食高蛋白如牛奶、鸡蛋、排骨汤、瘦肉、水果、蔬菜等。

(4)手法复位或手术后应抬高患肢,以利肿胀消退。注意观察手的温度、颜色及感觉,并向患者及家属说明注意事项。若手部肿胀严重,皮肤发凉、颜色青紫、疼痛剧烈,则应立即检查夹板或石膏是否固定太紧,必要时去除外固定,警惕发生前臂筋膜室综合征。手术者观察渗血情况,术后30分钟观察1次,4~6次无异常后,4~8小时观察1次,连续3天,各班床头交接。有异常时及时报告医师给予处理。

(5)功能锻炼:手术或复位固定后即开始进行手指屈伸、握拳活动及上肢肌肉舒缩活动,握拳时要尽量用力,充分伸屈手指,以促进气血运行,使肿胀消退。开始锻炼时活动范围和运动量可略小，以后逐渐增加。2～3 周后，局部肿胀消退，开始进行肩、肘、腕关节的屈伸活动，活动范围、频率逐渐增大，但应避免前臂旋转活动。固定 6～8 周后，前臂可做适当的旋转活动。外固定解除后，配合中药熏洗、全面锻炼患肢功能。

(6)出院指导：①早期出院者嘱患者注意观察肢体远端血液循环活动和感觉情况，观察夹板或石膏的松紧是否适宜。②出院时根据骨折愈合情况，遵医嘱指导患者继续服用药物治疗。③加强营养，促进骨折愈合，多食骨头汤、鸡蛋、鱼汤等。④外固定解除后加强肘关节的伸曲和前臂旋转活动。⑤儿童骨折时，告诉患儿在玩耍时注意保护患肢，防止再次致伤患肢。⑥1 周后复查，以后根据骨折愈合情况定期复查至痊愈，发现问题及时处理。

（陈　雪）

第八节　桡骨远端骨折的护理

桡骨远端骨折指桡骨下端 2～3 cm 范围内的松质骨骨折，是人体最常见的骨折之一，好发于中年及老年人，女性多于男性。分为科力骨折、史密斯骨折、巴尔通骨折。科力骨折，骨折远端向背侧移位并向桡侧偏，骨折近端相对移向前方，凸向掌侧，大部分患者伤后腕部及手部高度肿胀、压痛，活动受限，常有典型的餐叉样及枪刺样畸形。史密斯骨折，骨折远端向掌侧移位，近端向背侧移位。由于骨折平面与科力骨折相同，而骨折端移位的方向则相反，故又称反科力骨折。可因直接或间接暴力致伤，典型的呈垂状手畸形。巴尔通骨折又称背侧缘劈裂骨折，此类骨折较少见。

一、主要治疗

(一)非手术治疗

夹板或石膏外固定、手指皮牵引或掌骨牵引、手法复位经皮穿针夹板外固定，适用于桡骨远端不稳定及粉碎不十分严重的骨折。

(二)手术治疗

切开复位克氏针交叉内固定、T 型钢板内固定，适用于桡骨远端关节内骨折、粉碎性骨折、陈旧性骨折、手法复位失败者。

二、护理措施

(1)入院时详细询问病史，了解患者的生活习惯，帮助、指导其练习健侧肢体适应日常生活，如洗脸、刷牙、吃饭等。教会患者穿脱衣服的方法。

(2)手指牵引患者要注意防止牵引脱落，胶布松紧是否适中，局部皮肤情况，严密观察患肢末梢血液循环、感觉及运动情况。掌骨牵引患者应保持针眼处清洁干燥，牵引过程中加强巡视，经常检查牵引情况，以保持有效牵引，如手指发青、发凉、麻木、肿胀较甚、疼痛难忍者报告医师及时处理。

(3)饮食护理：骨折早期给患者清淡、易消化、温热饮食，如鸡蛋、牛奶、青菜、瘦肉等，忌食辛辣刺激、油腻、生冷及腥发类食物，如辣椒、胡椒等，中晚期给患者滋补肝肾、调和阴阳食物如动物肝脏、牛奶、排骨汤、瘦肉等以促进骨折愈合。

(4)老年患者注意观察患肢疼痛情况，给予无痛护理，手术后及时使用镇痛泵，手术当天遵医嘱及时正确使用止痛药，以防止血压升高，心脏不适。

(5)体位护理：复位或手术后患者卧位时应抬高患肢，高于心脏水平，以利静脉及淋巴回流，减轻肿胀。站立时应将前臂置于中立功能位，屈肘90°用前臂吊带将患肢悬挂胸前。

(6)病情观察：整复或手术后，严密观察患肢末梢血液循环、感觉、运动情况及桡动脉搏动情况，如有手指青紫、肿胀、发凉、发麻、桡动脉搏动减弱或消失等情况时，报告医师处理。夹板固定的松紧度以绷带上下移动1 cm为宜，要随时检查夹板松紧情况，若过紧易引起骨筋膜室综合征，过松则起不到固定作用。

(7)刀口护理：手术后要严密观察刀口渗血情况，如有异常情况报告医师及时处理。

(8)功能锻炼：因该病易发生于中老年人，故功能锻炼十分重要。骨折复位夹板固定后，早期应协助并指导患者做手指及肩、肘关节的活动，如握拳、肘关节的屈伸、耸肩等，每天2～3次，每次5～10分钟。粉碎性骨折由于关节面遭到破坏，愈合后常易导致创伤性关节炎，拆除外固定后应早期进行腕关节功能锻炼，如腕关节的掌屈、背伸等，每天3～5次，每次5～10分钟。使关节面得到磨造，改善关节功能，以预防后遗创伤性关节炎。后期解除固定后，做腕关节屈伸、左右侧屈和前臂旋转锻炼，每天3～5次，每次5～10分钟。

(9)出院指导：①按医嘱服用接骨续筋、活血化瘀药物，如三七接骨丸、仙灵骨葆等，以促进骨折愈合。②合理饮食，多食增加钙质、胶质、滋补肝肾之品，以利骨痂生成。③功能锻炼活动范围由小到大，次数由少到多，循序渐进。不可急于求成，力量不可过大过猛，以免造成骨折再移位。后期外固定解除后，可配合中药熏洗、理疗、按摩等方法，以舒筋活络，通利关节。④注意夹板的松紧情况，以固定布带在夹板外上下移动1 cm为宜。如出现手指温度发凉、颜色发紫等情况及时就诊。⑤手法复位后1周来院复查，手术患者伤口拆线后2～4周来院复查，未拆线患者1周来院复查，不适随诊，以防骨折再次移位。⑥注意休息，劳逸结合，保持心情舒畅，以提高机体抵抗力。⑦3个月后可恢复正常活动，并逐渐恢复工作。

（陈　雪）

第九节　骨盆骨折的护理

一、分类

(一)稳定型骨折

(1)骨盆环前侧耻骨支或坐骨支骨折。

(2)撕脱骨折：髂前上棘、髂前下棘、坐骨结节处肌肉强力收缩，发生撕脱骨折。

(3)髂骨翼裂隙骨折。

(二)不稳定型骨折

(1)骶髂关节脱位。

(2)骶髂关节韧带损伤。

(3)髂骨翼后部直线骨折。

(4)骶孔直线骨折。

(三)骶骨骨折

骶骨骨折根据骨折部位可分为三区：Ⅰ区：为骶骨翼骨折；Ⅱ区：为骶管孔区，骶1、2、3孔区骨折，可损伤坐骨神经；Ⅲ区：为骶管区，表现为骶区、肛门、会阴区麻木及括约肌功能障碍。

二、诊断

有明确外伤史，局部肿胀、疼痛，可有皮下瘀斑，骨盆挤压分离试验阳性。骶髂关节脱位时，双侧髂后上棘不对称。

骨盆正位X线检查是首选，可对90%的病例做出准确诊断。必要时可行骨盆斜位拍片。CT检查是金标准，但不是急诊评估的方法，可在患者情况稳定后进行。

此外，还需对骨折并发症，如休克、直肠肛管损伤等做出诊断。

三、治疗

骨盆骨折治疗原则是首先救治危及生命的内脏损伤及出血性休克等并发症，其次才是骨盆骨折本身。

(一)骨盆骨折并发症的治疗

1.出血性休克

一般应输血治疗，快速输血一定量后血压仍不能维持者，可先结扎髂内动脉，同时继续输血。此时仍不能稳定血压者，再找出血处止血，也可行血管造影和血管栓塞。

2.膀胱破裂及尿道损伤

膀胱破裂应手术治疗。尿道部分撕裂可保留导尿管，然后定期扩张尿道，可防止尿道狭窄。

3.神经损伤

先保守治疗，无效者需手术探查。

4.直肠肛管损伤

可给予彻底清创，缝合修补，局部引流，合理使用抗生素。

5.女性骨盆骨折合并生殖道损伤

应及时修补破裂阴道。

(二)骨盆骨折本身的治疗

1.稳定型骨折

一般不需整复，可卧床休息、止痛治疗。

2.不稳定型骨折

可行手法复位或牵引复位，持续牵引外固定法。牵引重量要大，以占体重1/7～1/5为宜，6个月之内不应减重，牵引应不少于8周。对于耻骨联合不稳定、髂骨翼、骶髂关节不稳定、经骶骨的不稳定也可考虑行内固定治疗。

四、护理问题

(一)体液不足

体液不足与骨盆骨折失血过多有关。

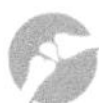

(二)疼痛

疼痛与骨盆骨折有关。

(三)躯体移动障碍

躯体移动障碍与神经肌肉损伤、骨盆悬吊牵引有关。

(四)有皮肤完整性受损的危险

皮肤完整性受损与长期卧床、局部皮肤受压有关。

(五)有感染的危险

感染与长期卧床有关。

(六)潜在并发症

腹膜后血肿、膀胱及尿道损伤、直肠损伤、神经损伤等。

(七)尿潴留

尿潴留与骨盆骨折有关。

(八)知识缺乏

缺乏康复功能锻炼知识。

五、护理目标

(1)患者的生命体征稳定。

(2)患者疼痛缓解或舒适感增加。

(3)患者能最大限度地生活自理。

(4)患者皮肤完整无破损。

(5)患者未发生感染。

(6)并发症得到预防或早期发现及时处理。

(7)患者恢复正常的排尿功能。

(8)患者获得康复锻炼知识。

六、护理措施

(一)非手术治疗及术前护理

1.急救

患者入院后迅速建立有效的静脉通道,必要时 2 个或多个通道,且输液通道应建立在上肢或颈部,而不宜在下肢,以免液体不能有效进入血液循环。

2.心理护理

骨盆骨折多由较强大的暴力所致,常常引起严重的并发症,如休克、尿道、膀胱及直肠等损伤。患者伤势较重,易产生恐惧心理。应给予心理支持,并以娴熟的抢救技术控制病情发展,减少患者的恐惧。

3.饮食

饮食宜高蛋白、高维生素、高钙、高铁、粗纤维及果胶成分丰富的食物,以补充失血过多导致的营养失调。食物应易消化,且根据受伤程度决定膳食种类,若合并有直肠损伤,则应酌情禁食。

4.卧位

不影响骨盆环完整的骨折,可取仰卧与侧卧交替,侧卧时健侧在下,严禁坐立,伤后 1 周可取半卧位;影响骨盆环完整的骨折,伤后应平卧硬板床,且应减少搬动,必须搬动时则由多人平托,以免引起疼痛、增加出血。尽量使用智能按摩床垫,既可减少翻身次数,又能预防压疮,但床垫充气要足,以不影响骨折稳定为原则。

5.症状护理

(1)压疮:维持骨盆兜带悬吊有效牵引,牵引量以臀部抬高床面 5 cm 为宜。在骨盆两侧的兜带内置衬垫,以预防压疮。

(2)便秘:鼓励患者多饮水,多食含粗纤维丰富的蔬菜。经常按摩腹部,促进肠蠕动,必要时服用缓泻剂,利于排便。术前日必须排出肠道内淤积的大便,以利手术操作,减轻术后腹胀。

6.病情观察与处理

(1)全身情况:包括生命体征、意识和精神状态、尿量、皮肤黏膜、甲床毛细血管回流时间、皮肤弹性等,必要时检测中心静脉压、血红蛋白、红细胞计数及血细胞比容等各项指标,以确定是否有休克及程度。导致血容量不足乃至休克的相关因素主要有:骨盆各骨主要为松质骨,骨折后本身出血较多;其邻近有较丰富的动脉及静脉丛,加之静脉丛多无静脉瓣阻挡回流,骨折后可引起广泛出血。出血量若达 1 000 mL 以上,则可能合并有腹腔脏器损伤出血;如合并髂内、外动脉或股动脉损伤,可引起盆腔内更严重出血,甚至因失血过多而死亡。处理:迅速高流量给氧;快速补液输血;保暖:提高室温或用棉被和毛毯,忌用热水袋,以免增加微循环耗氧。

(2)腹部情况:观察有无腹痛、腹胀、呕吐、肠鸣音和腹膜刺激征,并定时测量腹围,以判断是否合并有腹膜后血肿、腹腔脏器损伤及膀胱损伤。由于骨折出血沿腹膜后疏松结缔间隙蔓延到肾区或膈下,形成腹膜后血肿,不仅可造成失血性休克,还可引起麻痹性肠梗阻;严重创伤时可合并腹腔脏器损伤,出现腹腔内出血,表现为腹痛、腹肌紧张,腹腔穿刺抽出不凝血;膀胱充盈时易受直接打击或被骨折刺伤而致膀胱破裂,表现为腹痛明显,并有明显的腹肌紧张、压痛、反跳痛,腹腔可抽出血性尿液。处理:按损伤部位做相应专科处理。

(3)排尿情况:有无血尿、尿道口滴血、排尿困难或无尿,以判断膀胱、尿道损伤程度。护理:尿道不完全撕裂时,留置导尿管 2 周并妥善固定;对于行膀胱造口的患者,需保持引流管通畅,防止扭曲或折叠。造口管一般留置 1～2 周,拔管前先夹管,观察能否自行排尿,如排尿困难或切口处有漏尿则延期拔管。

(4)肛门情况:有无疼痛、触痛、出血,必要时做肛门指诊,以确定直肠损伤的程度。护理:严格禁食,并遵医嘱应用抗生素预防感染。若行结肠造口术,保持造口周围皮肤清洁干燥,观察有无局部感染征象。

(5)神经损伤情况:有无会阴区、下肢麻木及运动障碍,以判断有无腰骶和坐骨神经损伤。护理:及早鼓励并指导患者做肌肉锻炼,定时按摩、理疗,促进局部血液循环,防止失用性肌萎缩;对有足下垂者穿丁字鞋或应用衬垫支撑,保持踝关节功能位,防止跟腱挛缩畸形。

7.功能锻炼

(1)未影响骨盆环完整的骨折:早期可在床上做上肢伸展运动及下肢肌肉收缩活动;1 周后可进行半卧位及坐立练习,同时做髋关节、膝关节的伸屈运动;4～6 周后下床站立并缓慢行走,逐日加大活动量,然后再练习正常行走及下蹲。

(2)影响骨盆环完整的骨折:伤后无并发症者卧硬板床,同时进行上肢锻炼;2 周后开始练习半卧位,并进行下肢肌肉收缩的锻炼,以保持肌力,预防关节僵硬;3 周后在床上进行髋关节、膝关节的锻炼,由被动锻炼逐渐过渡到主动锻炼;6～8 周后拆除牵引固定,扶拐行走;12 周后逐渐

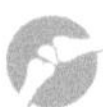

弃拐行走。

8.术前准备

备足够的血，会阴区备皮、导尿、清洁灌肠等。

(二)术后护理

1.心理护理

因术后卧床时间长，易产生厌烦情绪，应多开导，并取得家属的支持，共同为患者制订比较周密的康复计划并督促实施，适时鼓励，提高患者治疗的积极性。

2.饮食

多吃含粗纤维较多的蔬菜、果胶成分丰富的水果。

3.体位

尽量减少大幅度搬动患者，防止内固定断裂、脱落。术后置于智能按摩气垫上，或给予骶尾部垫水垫，每2～3小时更换1次，平卧和健侧卧交替换位，以预防压疮。

4.伤口

观察切口渗血情况，保持引流瓶适当负压，以便及时引流出伤口积血，防止伤口感染。

5.功能锻炼

7～10周下床运动，并逐步加强患肢的功能锻炼。

七、健康指导

(1)合理安排饮食，补足营养，提高体质，促进骨折愈合。

(2)按康复计划进行功能锻炼。

(3)出院后1个月、3个月复查，检查内固定有无移位及骨折愈合等情况。

(陈　雪)

第十节　股骨颈骨折的护理

一、基础知识

(一)解剖生理

1.内倾角

股骨颈指股骨头下至粗隆间的一段较细部，股骨颈与股骨干相交处形成夹角称颈干角，又名内倾角。正常成人颈干角为125°～135°，平均127°，幼儿可达150°，若小于125°为髋内翻，大于135°为髋外翻。内翻时股骨颈变短，大粗隆位置升高，沿大粗隆顶端向内的水平线高于股骨头凹，内、外翻均可引起功能障碍，影响正常步态。但临床多发生髋内翻畸形，股骨颈骨折治疗时应注意恢复正常的颈干角。

2.前倾角

下肢中立位时，股骨头与股骨干还在同一冠状面上，股骨头居前，因而股骨颈向前倾斜与股骨干之冠状面形成一个夹角，称前倾角。新生儿为20°～40°，随年龄增长而逐渐减小，成人为

12°～15°。股骨上端大部分为松质骨，股骨颈近乎中空。股骨头表层有 0.5～1.0 cm 的致密区，股骨颈内侧骨皮质最为坚厚，称股骨距。因此当股骨颈骨折进行内固定时，理想的位置是靠近内侧皮质深达股骨头表层的致密区，固定最为牢固。

3.血液供应

股骨头、颈供血较差，其主要供血来源有 3 条。

(1)关节囊支为股骨头、颈的主要供血来源，来自由股动脉发出的旋股内动脉，分成上、下干骺端动脉，分别由上、下方距股骨头软骨缘下 0.5 cm 处，经关节囊进入股骨头，彼此交通形成血管网。

(2)网韧带支来自闭孔动脉的髋臼支，沿圆韧带进入股骨头，供血范围较小，仅供股骨头内下方不到 1/3 的范围，但为儿童生长期的重要血供来源。

(3)骨干营养支在儿童期不穿过骺板，在成年一般也只达股骨颈，仅小部分与关节囊支有吻合，故当股骨颈骨折或股骨头脱位时，均可损伤关节囊支和圆韧带支而影响血液供应，导致骨折愈合迟缓或不愈合，甚或发生股骨头缺血性坏死。

(二)病因

股骨颈骨折多发于老人，平均年龄在 60 岁以上。由于老人肾气衰弱，股骨颈骨质疏松、脆弱，不需太大外力即可造成骨折。骨折多为间接外力引起，如平地滑倒，大粗隆部着地；或下肢于固定情况下，躯体猛烈扭转；或自高坠下足跟着地时沿股骨纵轴的冲击应力，均可引起股骨颈骨折。而青壮年的股骨颈骨折，多由严重损伤引起，如工、农业和交通事故，或由高处跌坠等引起，偶有因过量负重、行走过久而引起的疲劳性骨折。

(三)分型

股骨颈骨折，从不同方面有多种分型方法，而正确的分型对指导治疗和预后都有很重要的意义。

(1)按外力作用方向和损伤机制，可分为内收型和外展型：①内收型骨折移位大时将严重损伤关节囊血管，使骨折愈合迟缓，股骨头缺血坏死率增高。②外展型骨折比较稳定，血循环破坏少，愈合率高，预后较好。

(2)按骨折移位程度，分为有移位型骨折和无移位型骨折。

(3)按骨折部位，可分为头下型、颈型和基底型三种，以颈型最多，头下型次之，基底型多见于儿童。前两型骨折部位均在关节囊内，故又称囊内骨折；后一型的骨折部位在关节囊外，故又称囊外骨折。

(4)按骨折线倾斜度可分为稳定型和不稳定型。

(5)按骨折时间可分为新鲜型和陈旧型，一般以骨折在三周以内者为新鲜性骨折，若骨折后由于某种原因失治或误治，超过三周者为陈旧性骨折。

除以上各型外，还有因负重过度、长久行走而引起的股骨颈疲劳性骨折。

(四)临床表现

1.肢体功能障碍

虽因不同类型而有很大差异，但都有程度不等的功能受限。无移位的线形或嵌插型骨折，伤后尚可站立或勉强行走，特别是疲劳性骨折，能坚持较长时间的劳动。

2.肿胀

在不同类型的股骨颈骨折中，差异很大。关节囊内骨折多无明显肿胀和瘀斑，有些可在腹股沟中点出现小片瘀斑。外展嵌插型骨折也无明显肿胀，股骨颈基底部骨折多有明显肿胀，甚或可

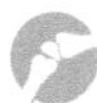

沿内收肌向下出现大片瘀血斑。

3.畸形

在不同类型的股骨颈骨折中，差异很大。无移位骨折、外展嵌插型骨折和疲劳性骨折的早期，均无明显畸形。而有移位的内收型骨折和股骨颈基底部骨折，多有明显畸形。

4.疼痛

腹股沟中点部的压痛，大粗隆部的叩击痛，沿肢体纵轴的推、顶、叩击、扭旋等的疼痛和大腿滚动试验阳性，为股骨颈骨折所共有。

二、治疗原则

(一)新鲜股骨颈骨折的治疗

1.无移位或外展嵌插型骨折

无须整复，卧床休息和限制活动即可。患肢外展 30°，膝下垫枕使髋、膝关节屈曲 30°～40°位，大粗隆部外贴止痛膏，挤砖法固定维持体位。也可于上述体位下采用皮肤牵引，以对抗肌肉收缩，预防骨折移位。一般牵引 6～8 周，骨折愈合后，可扶拐下床进行不负重活动。

2.内收型股骨颈骨折

临床上最多见的一种，治疗比较困难，不愈合率和股骨头坏死率也较高。为提高治愈率，减少并发症，在全身情况允许的情况下，应尽早整复固定，常用的固定方法为经皮进行三根鳞纹钉内固定。术后置患肢于外展 30°中立位，膝关节微屈，膝下垫软枕或其他软物，固定 3～4 周，可下床扶拐不负重行走。

(二)陈旧性股骨颈骨折的治疗

可根据不同情况，采取下述方法处理。

(1)骨折时间在 1 个月左右，可先用胫骨结节或皮肤牵引，1 周后进行 X 线检查。若仍未完成复位者，可实行“牵拉推挤内旋外展”手法复位。复位后进行鳞纹针经皮内固定，3～4 周后可扶拐下床不负重活动。

(2)骨折时间在 2～3 个月者，可进行股骨髁上牵引，1～2 周进行 X 线检查。若复位仍不满意者，可辅以手法矫正残余错位，然后进行鳞纹针固定术，3～4 周后扶拐下床不负重活动。

(3)若骨折日久，折端上移，吸收均较严重，骨折不易愈合并有股骨头坏死的可能者，或陈旧性股骨颈骨折不愈合者，可以采用鳞纹针固定加股骨颈植骨手术。植骨方法多采用带肌蒂骨瓣或带血管蒂骨瓣，如股方肌骨瓣移植或带旋髂深血管的髂骨瓣移植较为常用，以改善局部血供，有利于骨折愈合和股骨头复活。

三、护理

(一)护理要点

(1)股骨颈骨折多见于老年人，感觉及反应都比较迟钝，生活能力低下，并且有不少老年人合并有其他疾病，如心脏病、高血压、糖尿病、脑血栓、偏瘫、失语、大小便失禁、气管炎、哮喘病等。因此，护理人员首先应细致地观察、了解病情，给予及时适当的治疗和护理，同时要加强基础护理，预防肺炎、泌尿系统感染、压疮等并发症的发生。

(2)鳞纹钉内固定术后，应严密观察患者体位摆放是否正确，正确的体位应保持患肢外展中立位，严禁侧卧、患肢内收、外旋、盘腿坐，以防鳞纹钉移位。

(3)陈旧性股骨颈骨折进行带血管骨瓣移植术后,4周内禁止患者坐起,以防骨瓣、血管蒂脱落。伤口置负压引流管的患者,应注意观察引流液的量、颜色、性质,以及时发现出血的速度及量,为治疗提供依据。

(二)护理问题

(1)疼痛。

(2)肿胀。

(3)应激的心理反应。

(4)有发生意外的可能。

(5)营养不良。

(6)生活自理能力下降。

(7)失眠。

(8)伤口感染。

(9)有发生并发症的可能。

(10)食欲缺乏。

(11)不能保持正确体位。

(12)功能锻炼主动性差。

(13)移植的骨瓣和血管有脱落的可能。

(14)股骨头置换有脱位的可能。

(三)护理措施

(1)一般护理措施:①创伤骨折、外固定过紧、压迫、伤口感染等均可引起疼痛,针对引起疼痛的不同原因对症处理,对疼痛严重而诊断已明确者,在局部对症处理前可应用吗啡、哌替啶、布桂嗪、曲马朵等镇痛药物,减轻患者的痛苦。②适当抬高患肢,如无禁忌应尽早恢复肌肉、关节的功能锻炼,促进损伤局部血液循环,以利于静脉血液及淋巴液回流,防止、减轻或及早消除肢体肿胀。③突然的创伤刺激的较重的伤势,可能会遗留较严重的肢体功能障碍或丧失,患者会有焦虑、恐惧、忧郁、消沉、悲观失望等应激的心理反应,要有针对性地进行医疗卫生知识宣教,以及时了解患者的思想情绪波动,通过谈心、聊天,有的放矢地进行心理护理。④有些骨折及老年患者合并有潜在的心脏病、高血压、糖尿病等疾病,受到疼痛刺激后,可能诱发脑血管意外、心肌梗死、心脏骤停等意外的发生,应予以密切观察,以防发生意外。⑤加强营养,提高机体的抗病能力,对严重营养缺乏的患者可从静脉补充脂肪乳剂、氨基酸、人血清蛋白等。⑥股骨颈骨折因牵引、手术或保持有效固定的被迫体位,长期不能下床,导致生活自理能力下降。应从生活上关心体贴患者,以理解宽容的态度主动与患者交往,了解生活所需,尽量满足患者的要求,并引导患者做一些力所能及的事,以助于锻炼和增强信心。同时告诫患者力所不及的事不要勉强去做,以免影响体位引起骨折错位。⑦因疼痛、恐惧、焦虑、对环境不熟悉、生活节奏被打乱等常导致患者失眠,应同情、关心、体贴患者,消除影响患者情绪的不良因素,使患者尽快适应医院环境。避免一切影响患者睡眠的不良刺激,如噪声、强光等,为患者创造一个安静舒适的优良环境,鼓励患者适当娱乐,分散患者对疾病的注意力。⑧注意观察伤口情况,伤口疼痛的性质是否改变,有无红肿、波动感。对于伤口污染或感染严重的,应根据情况拆除缝线,敞开伤口、中药外洗、抗生素湿敷等。同时定期细菌培养,合理有效使用抗生素,积极控制感染。⑨保持病室空气新鲜,温湿度适宜,定期紫外线消毒,预防感染。鼓励患者做扩胸运动、深呼吸、拍背咳痰、吹气球等,以改善肺功能,预防

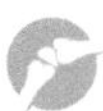

发生坠积性肺炎。保持床铺平整、松软、清洁、干燥、无皱褶、无渣屑。经常为患者温水擦浴，保持皮肤清洁。每天定时按摩骶尾部、膝关节、足跟等受压部位，预防压疮发生。督促患者多饮水，便后清洗会阴部，预防泌尿系统感染。多食新鲜蔬菜和水果，以防发生胃肠道感染和大便秘结。鼓励患者及早进行正确的活动锻炼，如肌肉的等长收缩、关节活动，辅以肌肉按摩，指导髌骨及关节的被动活动，以促进血液循环、维持肌力和关节的正常活动度，以防止发生肌肉萎缩、关节僵硬、骨质疏松等并发症。

(2)老年患者胃肠功能差，常发生紊乱：损伤早期，因情绪不佳，肝失条达，横逆反胃，往往导致消化功能减弱。①指导患者食素淡可口、易消化吸收的软食物，如米粥、面条、藕粉、青菜、水果等，忌食油腻或不易消化的食物，同时要注意色、香、味俱全，以提高患者食欲。②深入病房与之亲切交谈，进行思想、情感上的沟通，使患者心情舒畅、精神愉快。③做好口腔护理、保持口腔清洁。④加强功能锻炼，在床上进行一些力所能及的活动，促进消化功能恢复。⑤必要时，少食多餐，口服助消化的药物，以利消化。

(3)骨折整复后，要求患者被动体位，且时间较长，老年患者因耐受力差等因素，往往不能保持正确体位。①可向患者讲解股骨颈的生理解剖位置，说明保持正确体位的重要性和非正确体位会出现的不良后果，以取得患者积极合作。②患者应保持患肢外展中立位(内收型骨折外展 20°～30°，外展型骨折外展 15°左右即可)，忌侧卧、盘腿、内收、外旋，以防鳞纹钉移位，造成不良后果。③老年患者因皮下脂肪较薄，长时间以同一姿势卧床难免不适，因此应保持床铺清洁平整、干燥，硬板床上褥子应厚些，并经常按摩受压部位，同时可协助患者适当半坐位，避免时间过长，以减轻不适。④抬高患肢，以利消肿止痛。⑤必要时穿丁字鞋，两腿之间放一枕头，以防患肢外旋、内收。

(4)由于对功能锻炼的目的不甚了解，甚至误认为功能锻炼会影响骨折愈合和对位，老年患者体质差，懒于活动等因素可导致功能锻炼主动性差。①向患者说明功能锻炼的目的及意义，打消思想顾虑，使其主动进行功能锻炼，配合治疗和护理。②督促和指导患者功能锻炼，使其掌握正确的功能锻炼方法，如股四头肌的等长收缩，踝、趾关节的自主运动。同时应给患者经常推拿、按摩髌骨，以防肌肉萎缩，髌骨粘连，膝、踝关节强直等。功能锻炼应循序渐进，量力而行，以不感到疲劳为度。③患者下床活动时，应指导患者正确使用双拐，患肢保持外展、不负重行走，2～3 个月进行 X 线复查后，再酌情负重行走。

(5)移植的骨瓣和血管束在未愈合的情况下，如果髋关节活动度过大或患肢体位摆放不正确，均有造成脱落的可能。①术后 4 周内患者保持平卧位，禁止坐起和下床活动。患肢需维持在外展 20°～30°中立位，禁止外旋、内收。②术后 4～6 周后，移植的骨瓣和血管束已部分愈合，方可鼓励和帮助患者坐起并扶拐下床做不负重活动。待 3 个月后进行 X 线检查，再酌情由轻到重进行负重行走。

(6)护理搬动方法不当、早期功能锻炼方法不正确、患者个体差异等因素均可造成所置换股骨头脱位的可能。①了解患者的手术途径、关节类型，以便做好术后护理，避免关节脱位。②术后应保持患肢外展中立位，必要时穿防外旋鞋，以防外旋引起脱位。③搬动患者时需将髋关节及患肢整个托起，指导患者将患肢保持水平位，防止内收及屈髋，避免造成髋脱位。④鼓励患者尽早进行床上功能锻炼，并使其掌握正确的功能锻炼方法，即在术后疼痛消失后，在床上锻炼股四头肌、臀肌，足跖屈、背伸等，以增强髋周围的肌肉力量，固定股骨头，避免过早进行直腿抬高活动。⑤如发生髋关节脱位，应绝对卧床休息，制动，以防发生血管、神经损伤，然后酌情处理。

(陈 雪)

第十一节 股骨干骨折的护理

股骨干骨折是指由小转子下至股骨髁上部位骨干的骨折。

一、病因与发病机制

由强大的直接暴力或间接暴力所致，多见于30岁以下的男性。直接暴力可引起横形或粉碎形骨折，间接暴力多为坠落伤，可引起斜形骨折或螺旋形骨折。

二、临床表现

股骨干骨折后出血多，当高能损伤时，软组织破坏，出血和液体外渗，肢体明显肿胀。常导致低血容量性休克。患侧肢体短缩、成角、旋转和功能障碍，可有骨擦感。如果损伤腘窝血管和神经，可出现远端肢体的血液循环、感觉、运动功能障碍。常见的并发症有低血容量性休克、脂肪栓塞综合征、深静脉血栓、创伤性关节炎等。

三、实验室及其他检查

X线正侧位摄片应包括其近端的髋关节和远端的膝关节。骨折早期进行血气监测，可监测脂肪栓塞的发生。

四、诊断要点

根据受伤史及受伤后患肢缩短、外旋畸形，X线正侧位片可明确骨折的部位和类型。

五、治疗要点

（一）儿童股骨干骨折的治疗

3岁以下儿童股骨干骨折常用Bryant架行双下肢垂直悬吊牵引。牵引重量以臀部稍悬空为宜。牵引时间为3～4周。由于儿童骨骼愈合塑形能力强，骨折断端即使重叠1～2 cm，轻度向前、外成角是可以自行纠正的。但不能有旋转畸形。

（二）成人股骨干骨折的治疗

一般采用骨牵引，持续股骨髁上或胫骨结节骨牵引，直到骨折临床愈合，一般需6～8周。牵引过程中要复查X线，了解复位情况。非手术治疗失败或合并有神经、血管损伤或伴有多发性损伤不宜卧床过久的老年人可采用切开复位内固定，钢板、螺钉、带锁髓内针固定。

六、护理要点

（一）牵引的护理

小儿垂直悬吊牵引时，经常触摸患儿足部温度、颜色及足背动脉的搏动情况，以防血液循环障碍及皮肤破损。为有效产生反牵引力，注意牵引时臀部要离开床面，两腿牵引重量要相等。成人牵引时要抬高床尾，保持牵引力方向与股骨干纵轴成直线。定期测量下肢长度和力线以保持

有效牵引。骨牵引针处每天消毒，严禁去除血痂。注意检查足背伸肌功能。腓骨头处加垫软垫，以防腓总神经受损伤。防止发生压疮。

(二)功能锻炼

1.小儿骨折

炎性期卧床进行股四头肌的静力收缩。骨痂形成期，患儿从不负重行走过渡到负重行走。骨痂成熟期，由部分负重行走过渡到完全负重行走。

2.成人骨折

除疼痛减轻后进行股四头肌等长收缩外，还要练习踝关节、足关节等小关节的活动。去除外固定后，可进行行走训练，适应下床行走后，逐渐进行负重行走。

(陈　雪)

第十二节　股骨粗隆间骨折的护理

一、基础知识

(一)解剖生理

股骨粗隆间骨折也叫转子间骨折，是指发生在大小粗隆之间的骨折。股骨大粗隆呈长方形，罩于股骨颈后上部，它的后上面无任何结构附着，由直接暴力引起骨折机会较大。小粗隆在股骨干之后上内侧，在大粗隆平面之下，髂腰肌附着其上。股骨粗隆部的结构主要是骨松质，老年时变得脆而疏松，易发生骨折，其平均年龄较股骨颈骨折还要高。骨折多沿粗隆间线由外上斜向小粗隆，移位多不大。由于该部周围有丰富的肌肉层，血运丰富，且骨折的接触面大，所以容易愈合，极少发生不愈合或股骨头缺血性坏死。但复位不良或负重过早常会造成畸形愈合，较常见的为髋内翻，并由于承重线的改变，可能在后期引起患侧创伤性关节炎。

(二)病因

股骨粗隆间骨折，多为间接外力损伤，好发于65岁以上老人，由于年老肝肾衰弱，骨质疏松变脆，关节活动不灵，应变能力较差，突遭外力身体失去平衡，仰面或侧身跌倒，患肢因过度外旋或内旋，或内翻而引起；或下肢于固定情况下，上身突然扭旋，以及跌倒时大粗隆与地面碰撞等扭旋、内翻和过伸综合伤所致。

(三)分型

股骨粗隆间骨折，根据损伤机制、骨折线的走行方向和骨折的局部情况，可分为顺粗隆间型、反粗隆间型和粉碎型骨折三种，其中以顺粗隆间型骨折最为多见。根据骨折后的移位情况，可分为无移位型和移位型两种，而无移位型骨折较为少见。根据受伤时间长短，可分为新鲜性和陈旧性骨折两种。

(四)临床表现

肿胀、疼痛、功能受限，有些可沿内收大肌和阔筋膜张肌向下、后出现大片瘀血斑，患肢可有程度不等的短缩，多有明显外旋畸形。X线检查可明确骨折的类型和移位程度。

二、治疗原则

(一)无移位骨折

无须整复,只需在大粗隆部外贴接骨止痛之消定膏,患肢固定于 30°～40°外展位,或配合皮牵引。6 周左右骨折愈合后,可扶拐下床活动。

(二)顺粗隆间型骨折

手法整复,保持对位,以 5 kg 重量皮肤或胫骨结节牵引,维持患肢于 45°外展位,6～8 周后酌情去除牵引,扶拐下床活动。此型骨折也可用外固定器固定,固定后根据患者全身情况,1～2 周后下床扶拐活动,2～3 月 X 线检查骨折愈合后,去除固定。

(三)粉碎性粗隆间骨折

手法复位后以胫骨结节或皮肤牵引,维持肢体于外展 45°位 8～10 周,骨折愈合后去除牵引,扶拐下床活动。

(四)反粗隆间型骨折

手法复位后采用股骨髁上或胫骨结节牵引,以 5～8 kg 重量,维持肢体于外展 45°位,固定 10 周左右,骨折愈合后去除牵引,扶拐下床活动。

(五)陈旧性粗隆间骨折

骨折时间 1 个月左右,全身情况允许,可在麻醉下进行手法复位,用胫骨结节或股骨髁上牵引,重量6～8 kg,维持患肢外展 45°位,6～8 周骨折愈合后,去除牵引,扶拐下床活动。

三、护理

(一)护理要点

1.股骨粗隆间骨折

多见于老年人,感觉及反应都比较迟钝,生活能力低下,并且有不少老年人合并有其他疾病,如心脏病、高血压、糖尿病、脑血栓、偏瘫、失语、大小便失禁、气管炎、哮喘病等。因此,护理人员首先应细致地观察、了解病情,给予及时适当的治疗和护理,同时要加强基础护理,预防肺炎、泌尿系统感染、压疮等并发症的发生。

2.牵引固定

应严密观察患者体位摆放是否正确,应保持患肢外展中立位,切忌内收,保持有效牵引。

(二)护理问题

有发生髋内翻的可能。

(三)护理措施

1.一般护理措施

(1)创伤骨折、外固定过紧、压迫、伤口感染等均可引起疼痛,针对引起疼痛的不同原因对症处理,对疼痛严重而诊断已明确者,在局部对症处理前可应用吗啡、哌替啶、布桂嗪、曲马朵等镇痛药物,减轻患者的痛苦。

(2)适当抬高患肢,如无禁忌应及早恢复肌肉、关节的功能锻炼,促进损伤局部血液循环,以利于静脉血液及淋巴液回流,防止、减轻或及早消除肢体肿胀。

(3)突然的创伤刺激及较重的伤势,可能会遗留较严重的肢体功能障碍或丧失,患者会有焦虑、恐惧、忧郁、消沉、悲观失望等应激的心理反应,要有针对性地进行医疗卫生知识宣教,以及时

了解患者的思想情绪波动，通过谈心、聊天，有的放矢地进行心理护理。

（4）有些骨折的老年患者合并有潜在的心脏病、高血压、糖尿病等疾病，受到疼痛刺激后，可能诱发脑血管意外、心肌梗死、心脏骤停等意外的发生，应予以密切观察，以防发生意外。

（5）加强营养，提高机体的抗病能力，对严重营养缺乏的患者可从静脉补充脂肪乳剂、氨基酸、人血清蛋白等。

（6）股骨粗隆间骨折因牵引、手术或保持有效固定的被迫体位，长期不能下床，导致生活自理能力下降。应从生活上关心体贴患者，以理解宽容的态度主动与患者交往，了解生活所需，尽量满足患者的要求，并引导患者做一些力所能及的事，以助于锻炼和增强信心，并告诫患者力所不及的事不要勉强去做，以免影响体位，引起骨折错位。

（7）因疼痛、恐惧、焦虑、对环境不熟悉、生活节奏被打乱等常导致患者失眠，应同情、关心、体贴患者，消除影响患者情绪的不良因素，使患者尽快适应医院环境。避免一切影响患者睡眠的不良刺激，如噪声、强光等，为患者创造一个安静舒适的优良环境，鼓励患者适当娱乐，分散患者对疾病的注意力。

（8）注意观察伤口情况，伤口疼痛的性质是否改变，有无红肿、波动感。对于伤口污染或感染严重的，应根据情况拆除缝线敞开伤口、中药外洗、抗生素湿敷等。定期细菌培养，合理有效使用抗生素，积极控制感染。

（9）保持病室空气新鲜，温湿度适宜，定期紫外线消毒，预防感染。鼓励患者做扩胸运动、深呼吸、拍背咳痰、吹气球等，以改善肺功能，预防发生坠积性肺炎。保持床铺平整、松软、清洁、干燥、无皱褶、无渣屑。经常为患者温水擦浴，保持皮肤清洁。每天定时按摩骶尾部、膝关节、足跟等受压部位，预防压疮发生。督促患者多饮水，便后清洗会阴部，预防泌尿系统感染。多食新鲜蔬菜和水果，以防发生胃肠道感染和大便秘结。鼓励患者及早进行正确的活动锻炼，如肌肉的等长收缩、关节活动，辅以肌肉按摩，指导髌骨及关节的被动活动，以促进血液循环、维持肌力和关节的正常活动度，以防止发生肌肉萎缩、关节僵硬、骨质疏松等并发症。

2.股骨粗隆间骨折的特殊护理

（1）早期满意的整复和有效固定是防止发生髋内翻畸形的关键。因此，在整复对位后应向患者说明保持正确体位的重要性和必要性，以取得他们的配合。

（2）保持患肢外展、中立位，切忌内收，保持有效牵引，预防内收肌牵拉引起髋内翻畸形。

（3）为了防止患肢内收，应将骨盆放正，必要时进行两下肢同时外展中立位牵引，预防髋内翻畸形。

（4）牵引或外固定解除后，仍应保持患肢外展位，避免过早离拐。应在X线检查骨折已坚固愈合后，方可弃拐负重行走。

（陈 雪）

第十三节　胫腓骨干双骨折的护理

一、疾病概述

(一)概念

胫腓骨干骨折指胫骨平台以下至踝以上部分发生的骨折，占全身骨折的13%～17%。

(二)相关病理生理

胫腓骨是长管状骨中最常发生骨折的部位，10岁以下儿童尤为多见，其中以胫腓骨双骨折最多，胫骨骨折次之，单纯腓骨骨折最少。胫腓骨由于部位的关系，遭受直接暴力打击、压轧的机会较多，又因胫骨前内侧紧贴皮肤，所以开放性骨折较多见。严重外伤、创口面积大、骨折粉碎、污染严重、组织遭受挫裂伤为本病的特点。

(三)病因与分类

1.病因

(1)直接暴力：多为重物撞击伤、车轮碾轧等直接暴力损伤，可引起胫腓骨同一平面的横形、短斜形或粉碎性骨折。

(2)间接暴力：多为高处坠落后足着地，身体发生扭转所致。可引起胫骨、腓骨螺旋形或斜形骨折，软组织损伤较小，腓骨的骨折线高于胫骨骨折线。儿童胫腓骨干骨折常为青枝骨折。

2.分类

胫腓骨干骨折可分为：①胫腓骨干双骨折；②单纯胫骨干骨折；③单纯腓骨骨折。

(四)临床表现

1.症状

患肢局部疼痛、肿胀，不敢站立和行走。

2.体征

患肢可有反常活动和明显畸形。由于胫腓骨表浅，骨折常合并软组织损伤，形成开放性骨折，可见骨折端外露。胫骨上1/3骨折可致胫后动脉损伤，引起下肢严重缺血甚至坏死。胫骨中1/3骨折可引起骨筋膜室压力升高，胫前区和腓肠肌区可有张力增加。胫骨下1/3骨折由于血运差，软组织覆盖少，容易发生延迟愈合或不愈合。腓骨颈有移位的骨折可损伤腓总神经，可出现相应感觉和运动功能障碍。骨折后期，若骨折对位对线不良，使关节面失去平行，改变了关节的受力面，易发生创伤性关节。小儿青枝骨折表现为不敢负重和局部压痛。

(五)辅助检查

X线检查应包括膝关节和踝关节，可确定骨折的部位、类型和移位情况。

(六)治疗原则

1.非手术治疗

(1)手法复位外固定：稳定的胫腓骨骨干横形骨折或短斜形骨折可在手法复位后用小夹板或长腿石膏固定，6～8周可扶拐负重行走。单纯胫骨干骨折由于有完整腓骨的支撑，石膏固定6～8周后可下地活动。单纯胫骨干骨折若不伴有胫腓上、下关节分离，也无须特殊治疗。为减少下

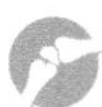

地活动时疼痛，用石膏固定3～4周。

(2)牵引复位：不稳定的胫腓骨干双骨折可采用腿骨结节牵引，纠正缩短畸形后手法复位，小夹板固定。6周后去除牵引，改用小腿功能支架固定，或行长腿石膏固定，可下地负重行走。

2.手术治疗

手法复位失败、损伤严重或开放性骨折者应切开复位，选择钢板螺钉或髓内针固定。若固定牢固，手术4～6周后可负重行走。

二、护理评估

(一)一般评估

1.健康史

(1)一般情况：了解患者的年龄、职业特点、运动爱好、日常饮食结构、有无酗酒等。

(2)受伤情况：了解患者受伤的原因、部位和时间，受伤时的体位和环境，外力作用的方式、方向与性质，骨折轻重程度，急救处理的过程等。

(3)既往史：重点了解与骨折愈合有关的因素，如患者有无骨折史，有无药物滥用、服用特殊药物及药物过敏史，有无手术史等。

2.生命体征(T、P、R、BP)

(1)发热：骨折患者体温一般在正常范围。损伤严重或因血肿吸收，可出现低热但一般不超过38℃。开放性骨折出现高热，多由感染引起。

(2)休克：因骨折部位大量出血、剧烈疼痛或合并内脏损伤引起失血性或创伤性休克，多见于严重的开放性骨折。

3.患者主诉

受伤的原因、时间、外力方式与性质，骨折轻重程度及有无合并血管神经损伤、受伤时的体位和环境、急救处理的过程等。

4.相关记录

外伤情况及既往史；X线检查及实验室检查等结果记录。

(二)身体评估

1.术前评估

(1)视诊：肢体肿胀，有明显畸形。

(2)触诊：局部皮温可偏高，明显压痛；有骨擦音。

(3)动诊：可见反常活动，不能站立和行走。

(4)量诊：患肢有无短缩、双侧下肢周径大小、关节活动度。

2.术后评估

(1)视诊：牵引患者患肢保持外展中立位；外固定清洁、干燥，保持有效固定。

(2)触诊：患肢局部压痛减轻或消退。

(3)动诊：患肢根据愈合情况进行如活动足部、踝关节及小腿。

(4)量诊：患肢无短缩，双侧上肢周径大小相等、关节活动度无差异。

(三)心理-社会评估

评估心理状态，了解患者社会背景，致伤经过及家庭支持系统，对疾病的接受程度，是否承受心理负担，能否有效调节角色转换。

(四)辅助检查阳性结果评估

X 线检查结果明确骨折具体部位、类型、稳定性及损伤程度。

(五)治疗效果的评估

(1)局部无压痛及叩击痛。

(2)局部无反常活动。

(3)内固定治疗者,X 线检查显示骨折处有连续骨痂通过,骨折线已模糊。

(4)X 线检查证实骨折愈合后可正常行走或负重行走。

(5)连续观察 2 周骨折处不变形。

三、主要护理诊断(问题)

(一)疼痛

疼痛与骨折、软组织损伤、肌痉挛和水肿有关。

(二)外周神经血管功能障碍的危险

外周神经血管功能障碍的危险与骨和软组织损伤、外固定不当有关。

(三)潜在并发症

肌萎缩、关节僵硬。

四、主要护理措施

(一)病情观察与并发症预防

1.病情观察

因骨折可损伤下肢重要神经或血管,观察患肢血液供应,如足背动脉搏动和毛细血管充盈情况,并与健肢比较,同时观察患肢是否出现感觉和运动障碍等。一旦发生异常,以及时报告医师并协助处理。

2.疼痛护理

及时评估患者疼痛程度,遵医嘱给予止痛药物。

3.牵引护理

(1)保持有效牵引,定期测量下肢的长度和力线,以免造成过度牵引和骨端旋转。

(2)注意牵引针是否有移位,若有移位应消毒后调整。

(3)预防腓总神经损伤,经常检查足部背伸运动,询问是否有感觉异常等情况。

(4)长期卧床者,骶尾处皮肤受压易发生压疮,给予睡气垫床,定时按摩受压处皮肤,足跟悬空。

(二)饮食

给予患者高热量、高蛋白、高纤维素、高钙、富含维生素及果胶成分饮食。如牛奶、鸡蛋、海米、虾皮、鱼汤、骨头汤、新鲜蔬菜和水果等。

(三)用药护理

了解药物不良反应,对症处理用药时观察其用药后效果。根据疼痛程度使用止痛药,并评估不良反应。

(四)心理护理

向患者和家属解释骨折的愈合是一个循序渐进的过程,充分固定能为骨折断端连接提供良

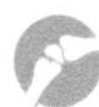

好的条件。正确的功能锻炼可以促进断端生长愈合和患肢功能恢复。鼓励患者表达自己的思想,减轻患者及其家属的心理负担。

(五)健康教育

1.指导功能锻炼

复位固定后尽早开始趾间和足部关节的屈伸活动,做四头肌等长舒缩运动及髌骨的被动运动。有夹板外固定者可进行踝关节和膝关节活动,但禁止在膝关节伸直情况下旋转大腿,以防发生骨不连。去除牵引或外固定后遵医嘱进行膝关节和踝关节的屈伸练习和髋关节各种运动,逐渐下地行走。

2.复查

告知患者及家属若骨折远端肢体肿胀或疼痛明显加重,肢体感觉麻木、肢端发凉,应立即到医院复查并评估功能恢复情况。

3.安全指导

指导患者及家属评估家庭环境的安全性,妥善放置可能影响患者活动的障碍物。

五、护理效果评估

(1)患者是否主诉骨折部位疼痛减轻或消失,感觉舒适。

(2)患侧肢端能否维持正常的组织灌注,皮肤温度和颜色正常,末梢动脉搏动有力。

(3)能否避免低血容量休克等并发症的发生。一旦发生,能否及时发现和处理。

(4)患者在指导下能否按计划进行有效的功能锻炼,患肢功能恢复情况及有无活动障碍。

(陈 雪)

第十四节 髌骨骨折的护理

髌骨,俗称膝盖骨,为全身最大的籽骨,是伸膝装置的重要组成部分。发生于该部位的骨折称之为髌骨骨折,治疗不当常引起膝关节创伤性关节炎、膝关节僵硬。伤后膝关节前方肿胀、疼痛明显,可见皮肤瘀斑,常同时出现膝前皮肤擦伤,不能站立和行走,主动伸膝功能障碍。浮髌试验阳性,X 线或 CT 检查进行确诊。

一、主要治疗

(一)非手术治疗

1.单纯石膏固定法

适用于无移位或轻度移位的骨折。

2.抱膝圈合并石膏固定法

适用于严重糖尿病、心脏病等不适合手术和经皮固定,而骨折块又有明显移位的骨折。

3.经皮固定法

(1)髌骨钳固定。

(2)抱聚髌器固定适用于横断型或者髌骨上下极撕脱性骨折。

(3)经皮钢针固定适用于横断型髌骨骨折。

(二)手术治疗

1.钢丝环扎固定

仅在星型骨折中尚有应用。

2.Magnuson 固定法

适用于髌骨横断型骨折。

3.张力带钢丝固定

适用于髌骨横断型或者上下极撕脱性骨折。

4.改良张力带

适用于横断型或者髌骨上下极撕脱性骨折。

5.空心拉力螺钉加张力带固定

适用于髌骨横断型骨折。

6.镍钛-聚髌器(NT-PC)固定

适用于髌骨横断型和部分上极、下极和粉碎性骨折。

7.可吸收材料内固定

适用于髌骨纵型骨折。

8.髌骨切除

适用于严重粉碎性骨折。

二、护理措施

(一)体位护理

入院后根据骨折类型摆放患肢体位,将患肢平放或膝下垫软枕,使膝关节保持屈曲 5°～15°功能位。保持患肢中立位,严禁外旋,预防腓总神经压伤。禁止膝关节屈曲运动、忌翻身、侧卧及下床行走。

(二)病情观察

注意观察患肢膝关节肿胀、末梢血液循环、感觉、运动情况。早期局部可进行冷敷。

(1)石膏固定术后,做好石膏固定术后观察和护理。

(2)抱膝圈固定术后注意局部皮肤颜色和血液循环的观察,预防松动滑脱,同时防止抱膝圈固定部位皮肤压伤。

(3)经皮固定后,注意观察针眼有无渗血、渗液及外固定是否稳妥,针眼敷料有渗血、渗液或污染时及时更换。同时注意保护外固定器具,预防碰撞、拉挂,引起外固定松动滑脱。

(4)术后注意观察伤口渗血渗液情况和绷带松紧度,避免手术创伤后肢体肿胀致绷带过紧引起腓总神经压伤。

(三)功能锻炼

(1)入院后开始鼓励患者进行患肢踝关节跖屈背伸锻炼,每天 2 次,每次 5～10 分钟,随着肿痛减轻及个人耐受逐渐增加,每 2 小时锻炼 1 次,每次 10～15 分钟,每个动作坚持 10 秒。

(2)根据治疗方法不同,在整复或术后保证复位良好、固定稳妥的前提下,进行主动及被动的关节活动训练,加强足踝部屈伸活动及股四头肌的收缩,预防股四头肌萎缩和伸膝无力。

单纯石膏固定或抱膝圈固定的患者,早期暂不进行股四头肌收缩锻炼,防止骨折移位或外固

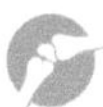

定松动滑脱。固定 2 周后方可进行。

经皮外固定 4 周～6 周，托板固定 2 周～3 周应及时解除，开始膝关节伸屈活动，每天2 次，每次 5～10 分钟。

切开复位固定术后 1 周练习床上直腿抬高，即踝关节用力背伸，股四头肌和腓肠肌同时收缩形成肌夹板，将整个患肢慢慢抬起训练股四头肌肌力和患肢肌肉协调能力，每天 2 次，每次5～10 分钟，并根据个人耐受渐增，开始时需要他人保护和协助下进行；2 周伤口愈合后可进行髌骨推移训练，每天 3 次，每次 10～15 分钟；3 周后即可在卧床及保护下练习膝关节伸屈运动。

对于髌骨全切除的患者，术后破坏了伸膝装置，可能出现股四头肌肌力下降、短缩、膝部疼痛、关节活动受限，应尽早进行股四头肌等长收缩锻炼，外固定解除后加强膝关节的伸屈活动和自主性运动。

骨折 6～8 周达到临床愈合后，可加大膝关节伸屈活动度训练，可以床沿屈膝练习，继而下地进行保护下的蹲起运动等。

(3)在骨折固定牢靠的情况下，早期可在 CPM 机上早期进行膝关节的连续被动运动，每天 2～3 次，每次 30～60 分钟，膝关节活动伸屈角度在医嘱指导下递增。

(四)健康教育

(1)告知患者骨折及处置后局部肿痛，伤肢应高于心脏水平，利于肿胀消退，减轻疼痛。

(2)骨折处置后因为石膏后托或术后绷带固定，可能会对腓总神经造成压迫。告知患者出现踝、趾关节感觉活动异常时，应及时告知医护人员。

(3)经皮外固定患者，穿衣应宽松，预防碰撞或拉挂。

(4)告知患者早期功能锻炼对伤肢功能恢复的重要性，取得患者的理解和配合。同时每一时期的锻炼内容都要在医护人员的指导下进行，因为不同类型的骨折可能因固定方法不同，锻炼内容会有所差异。锻炼整个过程应循序渐进。

(五)出院指导

(1)告知患者骨折处置后 1 个月、2 个月、3 个月、6 个月应到医院复查。

(2)带外固定出院的患者，如外固定松动滑脱或针眼有渗血、渗液时及时复查。术后患者告知如果局部出现红肿、疼痛或伤肢末梢感觉、运动与出院时有变化时，应及时复查处理。

(3)告知患者正确下床步骤和扶拐步行方法。

(陈 雪)

第十五节 关节脱位的护理

一、概述

关节稳态结构受到损伤，使关节面失去正常的对合关系，称为关节脱位。除了骨端对合失常外，其病理表现还有相应的骨端骨折、关节周围软组织损伤、关节腔的血肿及后期关节粘连异位骨化，丧失功能，可并发神经、血管损伤。创伤性脱位最多见，上肢脱位较下肢脱位常见。发生脱位的部位以肩关节、肘关节、髋关节多见。

(一)护理评估

1.健康史

(1)一般情况:如年龄、出生时的情况、对运动的喜好等。

(2)外伤史:评估患者有无突发外伤史,受伤后的症状和疼痛的特点、受伤后的处理方法。

(3)既往史:患者以前有无类似外伤病史、有无关节脱位的习惯、既往脱位后的治疗和回复情况等。

2.身体状况

(1)局部情况:患肢疼痛程度。有无血管和神经受压的表现、皮肤有无受损。

(2)全身情况:生命体征、躯体活动能力、生活自理能力等。

(3)辅助检查:X 线检查有无阳性结果发现。

3.心理-社会状况

患者的心理状态,对本次治疗有无信心。患者所具有的疾病知识和对治疗、护理的期望。

(二)常见护理诊断/问题

(1)疼痛:与关节脱位引起局部组织损伤及神经受压有关。

(2)躯体功能障碍:与关节脱位、疼痛、制动有关。

(3)有皮肤完整受损的危险:与外固定压迫局部皮肤有关。

(4)潜在并发症:血管、神经受损。

(三)护理目标

(1)患者疼痛逐渐减轻直至消失,感觉舒适。

(2)患者关节活动能力和舒适度得到改善。

(3)患者皮肤完整,未出现压疮。

(4)患者未出现血管、神经损伤,若发生能被及时发现和处理。

(四)护理措施

1.体位

抬高患肢并保持患肢处于关节的功能位,以利于回流,减轻肿胀。

2.缓解疼痛

(1)局部冷热敷:受伤 24 小时内局部冷敷,达到消肿止痛目的;受伤 24 小时后,局部热敷以减轻肌肉痉挛引起的疼痛。

(2)镇痛:应用心理暗示、转移注意力或放松治疗法等非药物镇痛方法缓解疼痛,必要时遵医嘱给予镇痛剂。

3.病情观察

定时观察患肢远端血运、皮肤颜色、温度、感觉和活动情况等,若发现患肢苍白、发冷、疼痛加剧、感觉麻木等,以及时通知医师。

4.保持皮肤完整性

使用石膏固定或牵引的患者,避免因固定物压迫而损伤皮肤。对皮肤感觉功能障碍的肢体,防止烫伤和冻伤。

5.心理护理

关节脱位多由意外事故造成,患者常焦虑、恐惧。在生活上给予帮助,加强沟通,使之心情舒畅,从而愉快地接受并配合治疗。

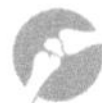

(五)护理评价

(1)疼痛得到有效控制。

(2)关节功能得以恢复,满足日常活动需要。

(3)皮肤完整,无压疮或感染发生。

(4)发生血管、神经损伤,若发生能被及时发现和处理。

二、肩关节脱位

肩关节脱位最为常见,约占全身关节脱位的1/2。肩胛盂关节面小而浅,关节囊和韧带松大薄弱,有利于肩关节活动,但缺乏稳定性,容易脱位。

(一)病因与发病机制

肩关节脱位分为前脱位、后脱位、下脱位、盂上脱位,前脱位又分为喙突下脱位、盂下脱位、锁骨下脱位(图8-6),由于肩关节前下方组织薄弱,以前脱位最为多见。

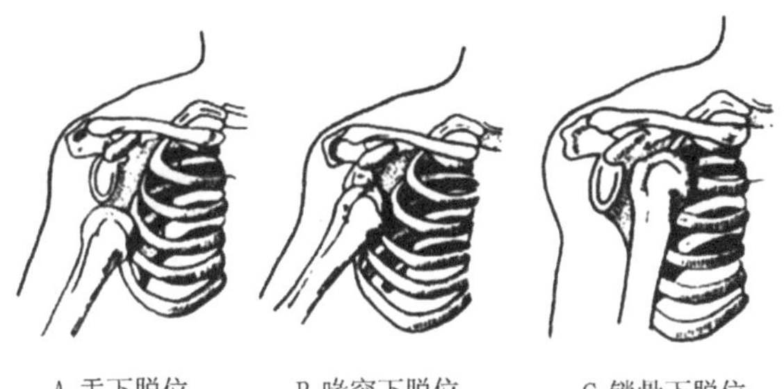

A.盂下脱位　　B.喙突下脱位　　C.锁骨下脱位

图8-6　脱位类型

导致肩关节脱位最常见的暴力形式为间接外力。摔倒时肘或手撑地,肩关节处于外展、外旋和后伸位,肱骨头滑出肩胛盂窝,位于喙突的下方,发生最常见的喙突下脱位。当肩关节极度外展、外旋和后伸,以肩峰作为支点通过上肢的杠杆作用发生盂下脱位。前脱位除了前关节囊损伤外,可有前缘的盂缘软骨撕脱,称Bankart损伤。也可造成肩胛下肌近止点处肌腱损伤,造成关节不稳定,成为脱位复发的潜在因素。肱骨头后上骨软骨塌陷骨折称Hill-Saehs损伤,肩关节脱位还常合并肱骨大结节撕脱骨折和肩袖损伤。

(二)临床表现

1.一般表现

外伤性肩关节前脱位主要表现为肩关节疼痛、周围软组织肿胀、关节活动受限。健侧手常用以扶持患肢前臂,头倾向患肩,以减少活动及肌牵拉,减轻疼痛。

2.局部特异体征

(1)弹性固定:上臂保持固定在轻度外展前屈位,任何方向上的活动都导致疼痛。

(2)杜加征阳性:患肢肘部贴近胸壁,患手不能触及对侧肩部,反之,患手放到对侧肩,患肘不能贴近胸壁。

(3)畸形:从前方观察患者,患肩失去正常饱满圆钝的外形,呈方肩畸形,患肢较健侧长,是肱骨头脱出于喙突下所致。

(4)关节窝空虚:除方肩畸形外,触诊肩峰下有空虚感,可在肩关节盂外触到脱位肱骨头。

(三)诊断要点

结合外伤病史,如跌倒时手掌撑地,肩部出现外展外旋,或肩关节后方直接受到剧烈撞击,就诊时患者特有的体态和临床表现,以及X线检查可以确诊。

(四)实验室及其他检查

影像学检查X线检查可以了解脱位的类型,还能明确是否合并骨折。必要时行MRI检查,可进一步了解关节囊、韧带及肩袖损伤。

(五)治疗要点

包括急性期的复位、固定和恢复期的功能锻炼。

1.复位

(1)手法复位:新鲜脱位应尽早进行复位,以便早期解除病痛。切忌暴力强行手法复位,以免损伤神经、血管、肌肉,甚至造成骨折。经典方法有:①Hippocrates法,医师站于患者的患侧,沿患肢畸形方向缓慢持续牵引的同时以足蹬于患侧腋窝,逐渐增加牵引力量,轻柔旋转上臂,借用足作为支点,内收上臂,完成复位(图8-7)。②Stimson法,患者俯卧于床,患肢垂于床旁,用布带将2.3～4.5 kg重物悬系患肢手腕自然牵拉10～15分钟,肱骨头可在持续牵引中自动复位。该法安全、有效(图8-8)。

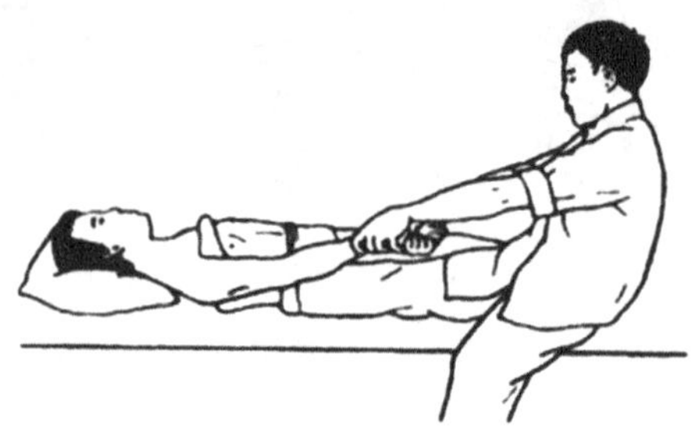

图8-7 肩关节前脱位 Hippocrates 法复位

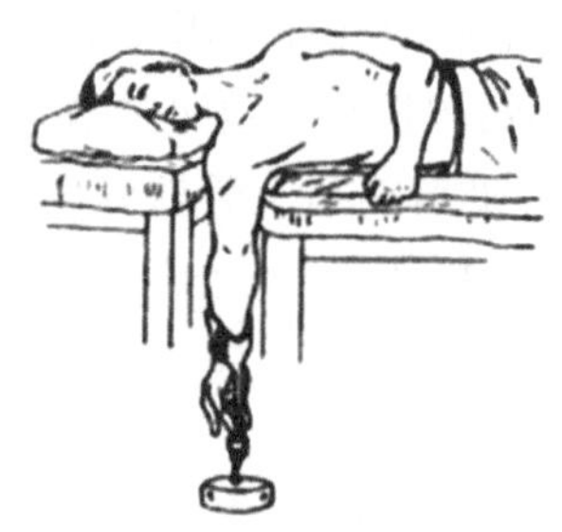

图8-8 肩关节脱位 Stimson 法复位

(2)切开复位:如手法正确仍不能完成复位者,可采用切开复位。切开复位指征:软组织阻挡、肩胛盂骨折移位、合并大结节骨折、肱骨头移位明显,影响复位和稳定者。

2.固定

复位成功后,损伤的关节囊、韧带、肌腱、骨与软骨必须通过制动来修复。应使患肢内旋肘关节屈曲90°于胸前,腋窝垫棉垫,以三角巾悬吊或将上肢以绷带与胸壁固定。关节囊破损明显或仍有肩关节半脱位者,将患侧手置于对侧肩上,上肢贴胸壁,腋窝垫棉垫,用绷带固定于胸壁前。40岁以下患者宜制动3～4周;40岁以上患者,制动时间可相应缩短,因为年长者复发性肩关节脱位发生率相对较低，而肩关节僵硬却常有发生。

3.功能锻炼

肩关节的活动锻炼应开始于制动解除以后，而且应循序渐进，切忌操之过急。固定期间，活动腕部和手指，症状缓解后指导患者用健手被动外展和内收患肢。3 周后指导患者锻炼患肢。方法：弯腰 90°，患肢自然下垂，以肩为顶点做圆锥环转，范围逐渐增大。4 周后，指导患者手指爬墙外展、举手摸头顶、借力臂上举等，使肩关节功能恢复。

(六)护理要点

1.心理护理

给予患者生活上的照顾，以及时解决困难，精神安慰，缓解紧张心理。

2.病情观察

移位的骨端可压迫邻近的血管和神经，引起患肢缺血、感觉、运动障碍。对皮肤感觉功能障碍的肢体要防止烫伤。定时检查患肢末端的血液循环状况，若发现患肢苍白、发冷、大动脉搏动消失，提示有大动脉损伤的可能，应及时处理。动态观察患肢的感觉和运动，以了解患肢神经损伤的程度和恢复情况。

3.复位

做好复位前的身体与心理准备。复位前给予适当的麻醉，以减轻疼痛，同时使用肌肉松弛剂，利于复位。复位成功后被动活动。

4.固定

向患者及家属讲解复位后固定的目的、方法、意义、注意事项。使之充分了解关节脱位后复位固定的重要性。固定期间，要保持固定有效，经常观察患者肢体位置是否正确；固定时间不宜过长，固定时间过长易发生关节僵硬；固定时间过短，损伤得不到充分修复，易发生再脱位。一般固定 3 周左右，若合并骨折、陈旧性脱位、习惯性脱位，应适当延长固定的时间。由于肩关节脱位患肢固定于胸壁，注意腋窝下要垫棉垫以保护腋窝胸壁皮肤。40 岁以上患者可适当缩短制动时间，注意肩关节僵硬的发生。

5.缓解疼痛

早期正确复位固定可使疼痛缓解或消失。移动患者时，帮患者托扶固定患肢，动作轻柔，避免因活动患肢加重疼痛。指导患者和家属应用心理暗示、松弛疗法等转移注意力而缓解疼痛。遵医嘱应用镇痛剂，促进患者舒适与睡眠。

6.健康指导

向患者及家属讲解关节脱位治疗和康复知识，讲述功能锻炼的重要性和必要性，指导并使患者能自觉地按计划进行正确的功能锻炼，减少盲目性。

三、肘关节脱位

全身大关节中，肘关节脱位的发生率相对低，约占总发病数的 1/5。脱位后如不及时复位，容易导致前臂缺血性痉挛。

(一)病因与脱位机制

肘关节脱位可有后脱位、外侧方脱位、内侧方脱位和前脱位，其中后脱位最常见(图 8-9)，多为间接暴力所致。摔倒时前臂旋后位手掌撑地，由于肱骨滑车横轴线向外倾斜，使所传达的暴力达到肘部时转成肘外翻及前臂旋后过伸的应力，尺骨鹰嘴突在鹰嘴窝内呈杠杆作用，导致尺桡骨近端同时被推向后外侧，产生后脱位。肘前关节囊及肱前肌撕裂，后关节囊及内侧副韧带损伤，可合并肱骨内上髁骨折、正中神经和尺神经损伤。晚期可发生骨化性肌炎。

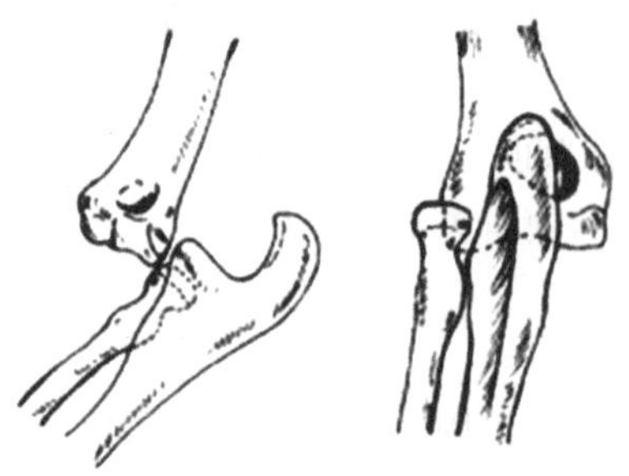

图 8-9 肘关节后脱位

（二）临床表现

1.一般表现

伤后局部疼痛、肿胀、功能和活动受限。

2.特异体征

（1）畸形：肘后突，前臂短缩，肘后三角相互关系改变，鹰嘴突出内外髁，肘前皮下可触及肱骨下端。

（2）弹性固定：肘处于半屈近于伸直位，屈伸活动有阻力。

（3）关节窝空虚：肘后侧可触及鹰嘴的半月切迹。

3.并发症

脱位后，由于肿胀而压迫周围神经、血管。后脱位时可伤及正中神经、尺神经、肱动脉。

（1）正中神经损伤：成“猿手”畸形，拇指、示指、中指感觉迟钝或消失，不能屈曲，拇指不能外展和对掌。

（2）尺神经损伤：成“爪状手”畸形，表现为手部尺侧皮肤感觉消失，小鱼际及骨间肌萎缩，掌指关节过伸，拇指不能内收其他四指不能外展及内收。

（3）动脉受压：患肢血循环障碍，表现为患肢苍白、发冷、大动脉搏动减弱或消失。

（三）实验室及其他检查

X 线检查用以证实脱位及发现合并的骨折。

（四）诊断要点

有外伤史，以跌倒手掌撑地最常见，根据临床表现和 X 线检查可明确诊断。

（五）治疗要点

1.复位

一般均能通过闭合方法完成复位。助手沿畸形关节方向对前臂和上臂作牵引和反牵引，术者从肘后用双手握住肘关节，以指推压尺骨鹰嘴向前下，同时矫正侧方移位，助手在复位过程中配合维持牵引并逐渐屈肘，出现弹跳感则表示复位成功。

2.固定

用长臂石膏或超关节夹板固定肘关节于功能位，3 周后去除固定。

3.功能锻炼

要求主动渐进活动关节，避免超限和被动牵拉关节。固定期间，可主动伸掌、握拳、屈伸手指等，去除固定后练习肘关节屈伸旋转以利功能恢复。

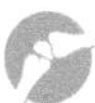

(六)护理要点

1.固定

注意观察固定的正确有效，固定期间保持肘关节的功能位，不可随意放松。

2.保持清洁、平整

肘关节周围皮肤保持清洁，石膏夹板内衬物保持平整。

3.指导活动

指导患者活动患侧掌指，按摩患肢，防止肌肉萎缩。

四、桡骨头半脱位

桡骨头半脱位是小儿多见的日常损伤，俗称牵拉肘。多发生在 5 岁以内，以 2～3 岁最常见。

(一)损伤机制与病理

患儿肘关节处于伸直位，前臂旋前时突然受到牵拉致伤。前臂旋前时，桡骨头容易从环状韧带的撕裂处脱出，使环状韧带嵌于肱桡关节间隙内。一般环状韧带滑脱不到桡骨头周径的一半，所以屈肘和前臂旋后容易复位。5 岁以后，环状韧带增厚，附着力渐强，不易发生半脱位。

(二)临床表现

患儿被牵拉受伤后，因疼痛哭闹，不让触动患部，不肯使用患肢，特别是举起前臂。检查发现前臂多呈旋前位，半屈；桡骨头处可有压痛，但无肿胀和畸形；肘关节活动受限。

(三)辅助检查与诊断

X 线检查无阳性发现。诊断主要依靠牵拉病史、症状和体征。

(四)治疗要点

1.复位

闭合复位多能成功。方法是一手握住患儿的前臂和腕部，另一手握住肘关节，拇指压住桡骨头，使前臂旋后多能获得复位。

2.固定

复位后无须特殊固定，用三角巾或布带悬吊患肢于功能位 1 周即可。

(五)护理要点

嘱患儿家属勿强力牵拉患儿手臂，复位后症状不能立即消除者，要密切观察一段时间来明确复位是否成功。

五、髋关节脱位

髋关节是身体最大的杵臼关节，结构稳固，周围有强大韧带和肌肉附着，只有高能暴力才能导致脱位，如车祸中高速暴力撞击。按股骨头的移位方向，髋关节脱位分为前脱位、后脱位和中心脱位，其中后脱位最多见，占 85%～90%。以髋关节后脱位为例详细阐述。

(一)病因、病理与分类

1.脱位机制

髋关节后脱位一般发生于交通事故时，患者处于髋关节屈曲内收和屈膝体位，强力使大腿急剧内收、内旋时，迫使股骨颈前缘抵于髋臼前缘形成支点，因杠杆作用股骨头冲破后关节囊，滑向髋臼后方形成后脱位。如暴力自前方作用于屈曲的膝，沿股骨纵轴传达到髋，也可使股骨头向后方脱位。

2.分类

临床上按有无合并骨折分型。①Ⅰ型:无骨折伴发,复位后无临床不稳定。②Ⅱ型:闭合手法不可复位,无股骨头或髋臼骨折。③Ⅲ型:不稳定,合并关节面、软骨或骨碎片骨折。④Ⅳ型:脱位合并髋臼骨折,须重建,恢复稳定和外形。⑤Ⅴ型:合并股骨头或股骨颈骨折。

(二)临床表现

脱位后出现髋部疼痛,髋关节活动受限。患肢呈屈曲、内收、内旋及短缩畸形,臀部可触及向后上突出移位的股骨头。可合并坐骨神经损伤,表现为大腿后侧、小腿后侧及外侧和足部全部感觉消失,膝关节屈曲,小腿和足部全部肌瘫痪,足部出现神经营养性瘫痪。

(三)实验室及其他检查

X线检查 X线正位、侧位和斜位像可明确诊断。应注意是否合并骨折,特别是容易漏诊的股骨干骨折。CT可清楚显示髋臼后缘及关节内骨折情况。

(四)诊断要点

根据明显暴力外伤史,临床表现有疼痛、髋关节不能活动等确定诊断。

(五)治疗要点

对于Ⅰ型损伤可采取24小时内闭合复位治疗。对于Ⅱ～Ⅴ型损伤,多主张早期切开复位和对并发的骨折进行内固定。

1.闭合复位方法

应充分麻醉,使肌肉松弛。

(1)Allis法(图8-10):患者仰卧于地面垫上,助手双手向下按压两侧髂前上棘以固定骨盆。术者一手握住患肢踝部,另一前臂置于小腿上端近腘窝处,使髋、膝关节屈曲90°,再向上用力提拉持续牵引。待肌松弛后,再缓慢内旋、外旋,当听到或感到弹响,表示股骨头滑入髋臼,然后伸直患肢。若局部畸形消失、关节活动恢复,表示复位成功。

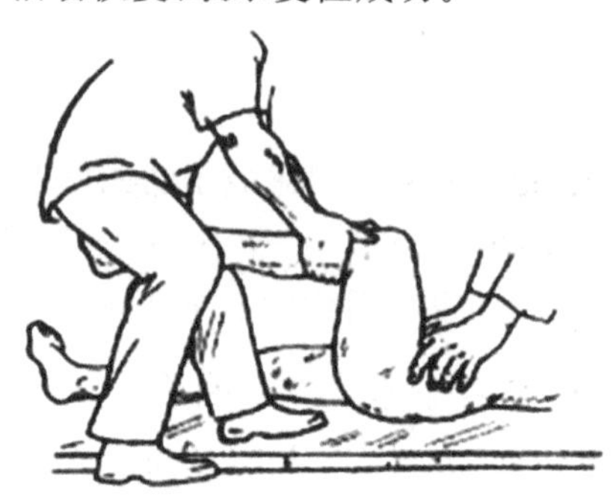

图8-10 Allis法复位

(2)Stimson法:患者俯卧于检查床上,患侧下肢悬空,髋及膝各屈曲90°。助手固定骨盆,术者一手握住患者的踝部,另一手置于小腿近侧,靠近腘窝部,沿股骨纵轴向下牵拉,即可复位(图8-11)。

2.切开复位术

当有梨状肌阻挡、关节囊嵌闭或骨软骨碎片卷入关节时,手法复位多失败。合并髋臼骨折片较大,影响关节稳定时,应手术切开复位,同时将骨折复位内固定。

3.固定

复位后患肢皮牵引3周。4周后可持腋杖下地活动,3个月后可负重活动。

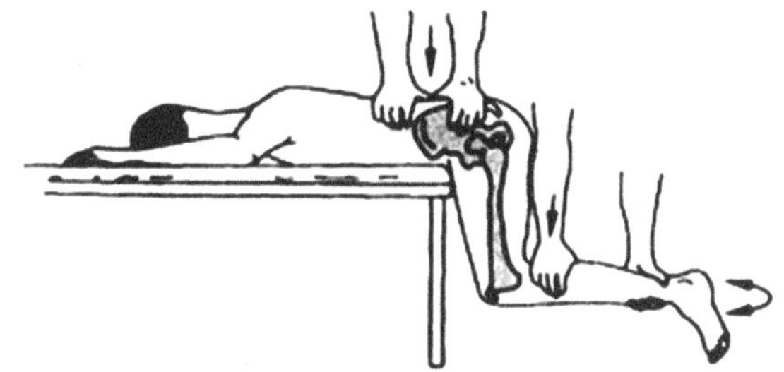

图 8-11 Stimson 法复位

4.功能锻炼

固定期间进行股四头肌收缩训练、未固定关节的活动。3 周后，活动关节。4 周后，皮牵引去除，指导患者拄双拐下地活动。3 个月内患肢不负重，以防股骨头缺血坏死及受压变形。3 个月后，经 X 线证实股骨头血供良好者，尝试去拐步行。

(六)护理要点

1.指导活动

髋关节脱位后常需皮牵引，牵引期间指导患者行股四头肌收缩训练，防止肌肉萎缩。

2.预防压疮

需长期卧床者注意做好皮肤护理预防压疮。

3.饮食护理

注意合理膳食，保持排便规律，预防便秘。

(郗传荣)

第十六节 前交叉韧带损伤的护理

近年来伴随参加体育运动人数的增加，运动系统损伤逐年增加，而膝关节前交叉韧带损伤是最常见的运动损伤之一。前交叉韧带是人体膝关节中重要的稳定性结构，前内侧束主要生理功能是维持膝关节屈曲位的前直向稳定性，后外侧束主要生理功能是维持膝关节的旋转稳定性和伸直位的前直向稳定性。因膝关节交叉韧带损伤后自愈能力较差，缺乏自我愈合的能力，且继发可出现胫骨前移、膝关节不稳，导致关节软骨及半月板的损害，所以如果损伤后治疗不及时可致骨性关节炎。目前主要的治疗方案包括保守治疗(即以石膏固定膝关节为主)，传统切开韧带断端直接缝合修补术及关节镜下前交叉韧带重建术。因关节镜下重建前交叉韧带具有创伤小、操作视野清晰、术后康复快等优点，得到了广泛的认可和应用，目前已成为前交叉韧带损伤后主要的治疗方法。

一、护理评估

(一)术前评估

1.健康史

(1)个人情况：患者的年龄、性别、受伤经过及引起损伤的原因，损伤后的处理。

(2)既往史:既往有无外伤、长期卧床病史;有无冠心病、高血压、糖尿病等全身疾病。

2.身体状况

(1)膝关节局部皮肤的色泽、皮温,患肢毛细血管充盈度及动脉的搏动情况,有无血管危象发生。

(2)急性损伤有合并无重要脏器的损伤。

(3)疼痛部位、程度及性质。

(4)患肢感觉、活动及反射情况。

3.心理社会状况

(1)患者及家属是否了解前交叉韧带损伤的特点及治疗康复的目的和重要性。

(2)患者的心理状态、家庭及社会支持情况如何。

(二)术后评估

(1)患肢伤口渗血、渗液。

(2)患肢肢端血液循环情况、肿胀程度、组织张力等。

(3)有无深静脉血栓、肢体失用性综合征等并发症发生。

二、常见护理诊断

(一)疼痛

疼痛与炎症、损伤及平滑肌痉挛有关。

(二)潜在并发症

潜在并发症如深静脉血栓、肢体失用性综合征。

(三)知识缺乏

缺乏疾病治疗与康复的相关知识。

三、护理目标

(1)患者的疼痛程度减轻。

(2)患者未发生并发症,或并发症发生后得到及时发现与处理。

(3)患者知晓疾病治疗与康复的相关知识。

四、护理措施

(一)非手术治疗患者的护理

1.用药护理

(1)消炎止痛药物的不良反应主要有胃痛、腹胀、恶心、食欲缺乏等。如患者反应强烈,可遵医嘱更换药物或辅以护胃治疗。

(2)定期查肝功能、血常规。如检查结果改变明显,应停止服用,改用其他治疗方法。

(3)注意观察患者局部疼痛情况有无减轻。

2.冷敷、理疗护理

严密观察局部皮肤有无冻伤和疼痛加重情况。

3.石膏固定护理

(1)病情观察:①肢体血液循环,如皮肤颜色苍白、发绀、剧烈疼痛、麻木时,应立即报告医师。

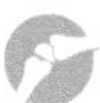

②伤口渗血渗液，当血液渗出石膏表面时，可将每次在石膏表面观察到的血迹画线并记录时间，根据血迹扩大范围判定出血量及是否继续出血；若石膏表面无渗血时，应观察石膏低位处，如长臂石膏的腋窝下，髋人字石膏的腰背部是否有血液流出；注意不能翻身的患者石膏出血量的观察。

(2)安置正确体位：四肢石膏固定者患肢应高于心脏水平面并放置稳妥，避免旋转、扭曲；躯干部石膏固定应将躯体凹部用垫枕支起，并注意将骨突部悬空，使患肢舒适。在翻身或搬动时必须保持固定位置不变，防止石膏断裂、变形等意外情况发生。

(3)生活护理：定时翻身，保持床单位清洁、平整；避免石膏污染，保持石膏清洁、干燥、边缘整齐；髋人字石膏及石膏短裤的患者，须保持会阴部清洁；石膏远端暴露的肢体，应注意保暖，防止受凉。

(4)功能锻炼：向患者交代石膏固定的时间，指导、鼓励患者多活动未固定的关节及肌肉，以免造成关节僵直和肌肉萎缩。

(二)手术治疗患者的护理

1.术前护理

(1)术前常规准备：包括交叉配血、麻醉前用药及有关检查等。

(2)病情观察：随时观察患肢血液循环、感觉运动情况及有无皮肤温度、颜色的改变。

2.术后护理

(1)病情观察：①患肢血液循环，观察有无皮肤苍白、皮温降低、毛细血管充盈时间延长、肢端动脉搏动减弱及消失的血管危象表现。一旦发生血管危象，应立即松开绷带敷料；若1～2小时未见好转，立即行手术探查。②切口渗血情况，观察切口敷料处有无渗血渗液，如有渗出大量鲜红血液，应立即通知医师并协助处理。

(2)预防感染：切口敷料污染时，应及时更换。

(3)包扎与抬高患肢：术后患肢膝关节加压包扎，用软枕抬高3天，用支具将膝关节活动固定于0°伸直位1周。检查肢体有无受压，以及时松解过紧的包扎，观察有无水疱、血肿等现象。

(4)活动锻炼：①术后麻醉清醒鼓励患者行踝泵运动，术后第1天行下肢肌肉的等长收缩锻炼。②术后1周，将膝关节活动支具调至0°～30°，活动固定膝关节，同时指导患者行膝关节主动及被动屈曲活动锻炼。③术后4周内，患者屈曲≤90°，并训练患肢部分负重逐渐过渡至完全负重。④术后4～6周，主要进行跨步训练、平衡训练、下蹲锻炼。⑤术后6周后，可行去除支具的活动锻炼，但行半月板缝合术后患者需佩戴支具8周。

五、健康教育

应向患者讲解石膏固定的目的及注意事项，注意勿折断或浸湿石膏；同时锻炼远端关节，预防关节畸形或挛缩；嘱患者不要随意取下或拆除支具，避免缝合的韧带在愈合前发生再断裂。

六、护理评价

(1)患者的疼痛程度是否减轻。

(2)患者是否出现并发症，若并发症发生是否得到及时发现和处理。

(3)患者是否知晓疾病治疗与康复的相关知识。

(郗传荣)

第十七节　骨与关节结核的护理

骨与关节结核曾经是很常见的感染性疾病，常继发于肺结核（约 90%），少数继发于消化道或淋巴结结核。好发于儿童及青少年，30 岁以下患者占 80%以上。好发部位为脊柱，其次为膝、髋及肘关节。随着科技的进步、抗结核药物的出现，骨与关节结核的发病率明显下降。但是由于流动人口的大量增加及耐药菌的出现，骨与关节结核的发病率又有所回升，应引起重视。

一、脊柱结核

在骨关节结核病中，脊柱受累占 50%左右，脊柱结核中，以椎体结核占绝大多数（约 99%），其中腰椎为最高，胸椎、胸腰段其次，颈椎及骶尾椎较少见，但颈椎结核致残率较高。男性比女性略多见；儿童、成人均可发生，应引起注意。

（一）病因与发病机制

人型结核分枝杆菌是主要病原菌。主要继发于肺或胃肠道结核。当机体抵抗力下降时，潜伏的结核菌引起感染。椎体承重大、骨松质多、肌肉附着少、血液供应容易被感染。

（二）病理变化

椎体被破坏以后出现脓肿并伴干酪样物质，因缺乏急性化脓性感染的红、热，形成寒性脓肿，有两种表现。①椎旁脓肿：脓液多汇集椎体两侧和前方。脓液可沿着韧带间隙向上下蔓延，使几个椎体的边缘都出现骨侵蚀，进入椎管内可压迫脊髓和神经根。②流注脓肿：椎旁脓液积聚至一定量后可穿破骨膜，向下方流动，在远离病灶的部位出现脓肿。下胸椎及腰椎病变所致的椎旁脓肿穿破骨膜后，形成腰大肌脓肿。浅层腰大肌脓肿向下流动积聚在髂窝内，成为髂窝脓肿。还可形成腹股沟深部脓肿。甚至脓液还可下流至膝上部位。

椎体结核可分为中心型和边缘型两种（图 8-12）。①中心型椎体结核：多见于儿童，好发于胸椎。病变进展快，一般只侵犯一个椎体，椎体被压缩成楔形。可穿透椎间盘累及邻近椎体。②边缘型椎体结核：多见于成人，好发于腰椎。病变部位局限在椎体的上下缘，很快侵犯椎间盘和相邻的椎体。本病的特征是椎间盘破坏、椎间隙变窄。

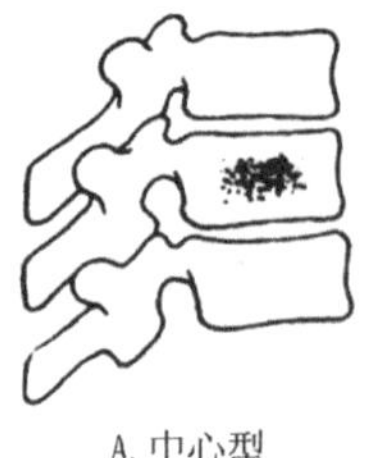

A. 中心型　　B. 边缘型

图 8-12　椎体结核

（三）临床表现

1.症状

起病缓慢，早期症状不明显，可有低热、自汗、消瘦、食欲缺乏、全身不适等。病变部位钝痛，休息时减轻，劳累时加重。

2.体征

局部肌痉挛和脊柱活动受限，患者可有姿势异常，如拾物试验阳性、托马斯试验阳性、颈椎结核时抬头困难。可伴有脊柱后凸、侧凸，腰椎生理前凸消失、胸椎后凸可引起驼背等畸形。

寒性脓肿和窦道的形成，脓肿破溃后出现窦道与体外相通，可有干酪样分泌物排出。结核的脓液、干酪样坏死、死骨、被破坏的椎体和椎间盘都可压迫脊髓，出现截瘫。其中以胸椎和颈椎结核截瘫发生率高。此外，颈椎结核还有上肢麻木等神经根受刺激的表现，有咽后壁脓肿者出现呼吸与吞咽困难，胸椎结核有背痛症状，而下胸椎病变引起的疼痛表现为腰骶部疼痛。

(四)实验室及其他检查

1.影像学检查

(1)X 线检查：早期表现为骨质变薄。随着病情的发展，表现为骨质破坏和椎间隙变窄，与化脓性脊柱炎相似。前方椎体多个节段受累，椎体被侵蚀为扇贝状。中央型的病变与肿瘤类似，表现为椎体中央变薄和骨质破坏，接着出现椎体塌陷。偶见小死骨，椎体呈楔状改变。边缘型的骨质破坏集中在椎体上缘或下缘，椎间隙变窄或消失，脊柱各段结核可见寒性脓肿的阴影。

(2)CT 检查：清晰显示软组织病灶的界限、骨质破坏的程度及小脓肿。

(3)MRI 检查：在多个切面水平上显示骨和软组织的病变，以及脊髓受压情况，另外增强的 MRI 可以区别脓肿与肉芽组织。

2.结核菌素试验

在机体免疫力严重低下时可为阴性。

3.血常规检查

仅约 10%患者有血白细胞数升高。血沉可检测病变是否静止和活动。活动期明显增快，静止期一般正常。

4.脓肿穿刺或病变部位的组织学检查

脓肿穿刺或病变部位的组织学检查是结核感染确诊的重要途径。通过培养或组织学检查，70%～90%的病例可以确诊，但混合性感染时结核杆菌培养阳性率极低。

(五)诊断要点

根据上述临床表现及影像学检查，结合患者血沉增快、结核菌素试验阳性，应考虑本病。确诊需要做椎体病灶或软组织的活检。CT 引导下的细针穿刺活检非常有诊断价值。皮下脓肿穿刺发现病原菌，可不必再做脊柱活检。

(六)治疗要点

脊柱结核治疗的目标是根除感染、恢复神经功能、防止脊柱畸形。抗结核药物化疗是治疗脊柱结核的重要部分。

1.非手术治疗

(1)一般处理：改善全身营养状况，加强休息。局部制动：适用于病变静止而脊柱尚不够稳定者，如颅骨牵引、石膏背心、腰围等。

(2)抗结核药物治疗：异烟肼、利福平、链霉素、对氨基水杨酸酸钠、乙胺丁醇等一线抗结核药物治疗。脊柱结核一般要用药 2 年左右。有窦道出现混合感染者，应结合药敏试验，应用敏感的抗生素。

2.手术治疗

手术适应证为死骨、脓肿较大不易吸收和窦道经久不愈；结核病灶压迫脊髓出现症状；晚期结核引起的迟发性瘫痪。

(1)病灶清除术:结核病灶的彻底清除是控制感染的关键。把死骨和干酪样坏死物完全清除,直至露出正常松质骨。

(2)脊柱功能重建:通过植骨或结合内固定。早期重建的效果主要通过内固定维持,后期(一般1年以后)主要依靠植骨融合完成。自体骨植骨可靠并且愈合率高。

(七)护理要点

1.术前及非手术治疗的护理

包括局部制动、遵医嘱抗结核、加强营养和休息。

(1)用药护理:可同时使用2~3种抗结核药物,密切观察用药反应,定期监测血象。

(2)体位的护理:严格平卧硬板床,选择适合石膏固定或牵引,石膏或牵引带内面加垫小毛巾,保证患者舒适,防止局部长期受压,产生压疮。为患者翻身时,注意要有2人以上合作,保证其颈、胸、腰椎的平直,预防脊柱的再损伤。

(3)术前训练:训练床上大小便、有效咳嗽、深呼吸,为手术后适应做好准备。

2.术后护理

(1)体位:术后6~8小时可翻身,翻身时应防止脊柱扭曲,3人协助患者轴式翻身。

(2)病情监测:脊柱结核患者椎管狭窄,椎管内神经易受压,术后24小时内应密切观察上下肢感觉、有无异常,运动、排尿有无障碍。

3.健康指导

(1)主动活动:腰椎结核患者术后第一天,可做双下肢直腿抬高训练,每天3~5次,每次10分钟。可指导患者1周后做床上抬臀运动以锻炼腰背肌,预防神经根粘连。

(2)被动活动:颈椎结核截瘫患者,对四肢肌肉进行向心按摩,做上、下肢各关节的被动活动,以防肌肉萎缩。

(3)出院指导:出院在家仍需要卧硬板床,可平卧或侧卧;颈椎结核者,避免头颈用力转动,腰椎胸椎结核者,避免久坐,防止胸腰部屈曲或极度扭曲;行骨融合术者,在植骨融合时可下床活动,骨融合一般颈椎术后3个月,腰椎术后需4~5个月。

二、膝关节结核

膝关节结核发病率占全身骨与关节结核的第二位,仅次于脊柱结核。患者多为儿童及青壮年。

(一)病因与发病机制

膝关节病变以滑膜结核多见,滑膜结核发病缓慢,症状轻微,很多患者就诊时滑膜已完全被结核性肉芽组织破坏,关节面软骨、骨质受到不同程度的侵犯和破坏,发展为全关节结核。形成死骨、空洞。脓液可侵入髌上囊、腘窝或膝关节两侧,后期形成脓肿。若脓肿破溃,继发混合感染,可形成经久不愈的窦道。儿童膝关节结核骨骺遭到破坏后,影响下肢的发育,可引起明显肢体短缩畸形。病变累及关节韧带时,可出现膝关节病理性半脱位或脱位,病变静止后,可有膝关节挛缩畸形。

(二)临床表现

1.全身症状

起病缓慢,有低热、乏力、疲倦、食欲缺乏、消瘦、贫血、夜间自汗等全身症状。血沉可增快。

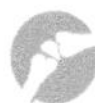

2.局部症状

(1)关节弥漫性肿胀是早期单纯滑膜结核的症状,局部疼痛多不明显。由于膝关节位置表浅,肿胀和积液通常很明显。检查可发现膝部肿胀饱满,浮髌试验阳性。

(2)单纯骨结核的局部症状轻微,仅有病灶周围肿胀和压痛,关节功能多不受限。

(3)全关节结核症状明显,肿胀、疼痛和关节功能受限都比较明显。脓肿破溃,继发混合感染,形成窦道。晚期股四头肌萎缩,关节肿胀、骨质破坏和韧带松弛,可发生膝外翻畸形。骨骺破坏后,骨生长受到影响,致使患肢发生短缩畸形。

(三)实验室及其他检查

1.X 线检查

(1)单纯性滑膜结核放射学表现常不典型。仅病程较长者可见软组织肿胀和骨组织疏松。

(2)在单纯骨结核中,中心型表现为骨质模糊,呈磨砂玻璃样,后期可形成死骨及空洞;边缘型则表现为边缘骨质被侵蚀破坏。

(3)在全关节结核,表现为骨质广泛疏松,骨质被侵蚀破坏,关节间隙变窄。窦道长期不愈可出现骨硬化。

2.CT、MRI 检查

可较早地发现局部小脓肿、软组织增厚、死骨块等,对关节内早期病变有诊断价值。

3.关节镜检查

对诊断早期膝关节滑膜结核有重要价值,可取关节液培养做组织活检,也可进行滑膜切除术。

(四)诊断要点

根据结核接触史、患病史,临床表现、X 线检查、关节镜及实验室检查可明确诊断。

(五)治疗要点

1.局部制动

十分重要,无论是手术或非手术治疗,固定时间一般不少于 3 个月。

2.抗结核治疗

单纯滑膜结核者,多可以通过应用全身抗结核药治愈,并能够保留基本正常的关节功能。

3.局部治疗

(1)抽出关节积液并注入抗结核药物。

(2)若治疗无效,可施行滑膜切除术。

(3)单纯骨结核当骨质破坏较重时,应施行病灶清除术,病灶清除后可用松质骨填充。术后管型石膏固定 3 个月。

(4)对全关节结核,15 岁以下的患者仅做病灶清除术;15 岁以上者在清除病灶后,可同时行膝关节加压融合术,术后 4 周拔除加压钢针,改用管型石膏固定 2 个月。

(六)护理要点

1.术前及非手术患者护理

(1)心理护理:因为病程长,患者心理负担重,医护人员要鼓励患者及家属正确认识疾病,增加战胜疾病的信心,积极配合治疗。

(2)局部制动:肿胀、疼痛明显者,可用石膏托固定。固定期间,石膏托可以每天解下 1~2 次,并适当活动膝关节,以防关节粘连,肌肉萎缩。可在伸膝位做股四头肌收缩训练。

2.术后护理

(1)制动:患者术后回病室时要注意平稳搬移,防止石膏变形或折断。

(2)伤口引流护理:观察伤口渗血及引流管的通畅情况,防止引流管脱落及管内引流液倒流,注意无菌操作。记录引流液的颜色、性质、量,发现异常及时通知医师并妥善处理。引流液正常为淡红色,每天引流液≤200 mL。引流管持续引流 24～48 小时后,引流液≤50 mL,可拔管。

(3)术后用软枕抬高患肢 20°～30°,以促进血液循环,减轻肿胀。密切观察患肢血液循环、皮肤温度、神经感觉情况,并与健侧进行比较。发现问题及时处理。

(4)行关节加压融合术者,应注意保持关节夹的松紧度,预防加压针眼感染。

3.健康指导

(1)预防深静脉血栓形成:手术第一天,可行健侧肢体和患侧踝关节的主动运动。

(2)指导肢体活动:滑膜切除术后,皮牵引 1～2 周后可在床上练习屈伸膝关节,一个月后可下床拄双拐活动;单纯骨结核清除病灶松质骨填充术后,石膏固定 2～3 周,早期行股四头肌静力收缩,一个月后拄双拐练习行走;全关节结核行关节加压融合术后,4 周可除去石膏和关节夹,在床上练习肢体抬高,35 天后可拄双拐下地活动。

(3)出院后嘱患者继续加强患肢的功能锻炼,劳逸结合,避免过早负重。定期复查。

三、髋关节结核

髋关节结核发病率在骨与关节结核中居第三位,仅次于脊柱和膝关节。多为单侧发病,多见于儿童和青少年。

(一)病因与发病机制

早期髋关节结核以单纯滑膜结核和单纯骨结核多见。大多发展成全关节结核。单纯骨结核的病灶常位于髋臼上缘、股骨头和靠近骺板处的股骨颈。病灶处骨质破坏,出现死骨和空洞,易形成脓肿。随着病变发展,可穿破关节面软骨,进入关节腔,造成全关节感染。股骨头部分被破坏、吸收后可发生病理性脱位,多为后脱位。髋臼结核产生的脓液可向周围流注,向后常形成臀部脓肿。穿破骨盆内壁,形成盆腔内脓肿。

(二)临床表现

1.全身症状

起病缓慢,可有低热、自汗、食欲缺乏、消瘦、乏力、倦怠、贫血等。

2.局部症状

(1)典型的临床表现有跛行和放射至膝的患髋疼痛。

(2)早期仅表现为跛行和患髋不适感。患儿常有"夜啼",因为熟睡后髋部保护性肌痉挛消失,患髋移动时引起疼痛所致。髋关节活动因疼痛而受限,托马斯征阳性。

(3)可出现髋关节屈曲、内收、内旋畸形,患肢短缩,于腹股沟或臀部可出现肿胀或肿块,有压痛。患肢及臀部肌萎缩。

(三)实验室及其他检查

1.X 线检查

X 线片早期显示有局限性的骨质疏松,疾病后期,全关节结核可见关节间隙变宽,出现空洞和死骨。严重者股骨头几乎完全消失,可出现病理性脱位。

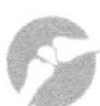

2.CT 与 MRI 检查

有助于早期诊断，可清楚显示髋关节内积液量和微小的骨破坏病灶。

（四）诊断要点

髋关节结核的早期诊断极为重要，根据病史、症状、体征和X线检查，不难诊断。骨盆正位片对两侧髋关节进行反复比较，仔细观察，关节间隙轻度狭窄应引起注意，以防漏诊。

（五）治疗要点

1.全身支持疗法

休息，增加营养以增强机体抵抗力，改善患者的全身状况。

2.局部处理

(1)单纯滑膜结核：早期行关节穿刺抽液并注入抗结核药物，对患肢进行皮牵引、石膏固定。无效者行滑膜切除术。术后用皮牵引和“丁字鞋”制动3周。

(2)单纯骨结核：有死骨或无效腔者，应尽早行病灶清除术，清除死骨、清理无效腔，遗留的空腔可用松质骨充填，术后皮牵引或髋人字石膏固定4～6周。

(3)全关节结核：早期及时进行病灶清除术，术后皮牵引3～4周。晚期则行病灶清除术，同时作关节植骨融合术，术后髋人字石膏固定3～6个月。病情稳定者可选择全髋关节置换术。

（六）护理要点

1.术前及非手术治疗的护理

(1)关节腔抽液、注入抗结核药物时，要严格执行无菌操作。

(2)关节疼痛皮牵引时，保持患肢外展30°中立位。严格卧床休息，预防病理性骨折。

2.术后护理

(1)注意观察生命体征的变化，必要时进行心电监护。

(2)由于髋关节手术后出血较多，要注意观察伤口敷料渗血情况，保持引流管的通畅。

(3)对于石膏固定者，观察患肢血液循环情况，倾听患者主诉，如有肢体远端苍白、厥冷、疼痛、麻木等异常及时通知医师妥善处理。行石膏“人”字形固定者，注意保护石膏周围的皮肤，尤其是女患者会阴部皮肤的清洁干燥。

(4)定时翻身、按摩皮肤防治压疮。指导有效咳嗽，经常深呼吸，预防肺感染、肺不张。

3.健康指导

(1)术后第1天，上肢、健侧下肢的主动活动，以防深静脉血栓形成。术后2～3天可进行股四头肌等长收缩，但要避免主动屈髋练习。

(2)皮牵引3～4周后可去除，患者可进行髋、膝关节的主动锻炼。石膏固定6～8周后，X线摄片复查，病变愈合，可拆除石膏，持双拐下床练习行走，但患肢不能负重。

(3)指导患者及家属正确用药、合理饮食、有计划的功能锻炼、定期复查。

（郗传荣）

第十八节　骨与关节感染的护理

一、化脓性骨髓炎

化脓性骨髓炎是骨膜、骨密质、骨松质及骨髓受到化脓性细菌感染而引起的炎症。这是一种常见病，好发于儿童，有急性和慢性之分。

(一)急性骨髓炎

急性骨髓炎是由化脓性致病菌引起的骨膜、骨、骨髓的急性化脓性感染，好发于儿童。最常见的致病菌是金黄色葡萄球菌，其次为乙型溶血性链球菌。其感染途径有：身体其他部位的化脓性病灶中的细菌经血液循环播散至骨骼，称急性血源性骨髓炎；开放性骨折伤口发生感染，致病菌直接侵入骨髓，称为外源性急性骨髓炎。以急性血源性骨髓炎最常见。

1.护理评估

(1)健康史。①病因：急性骨髓炎发病前大多有身体其他部位的原发性感染病灶，如痈、扁桃体炎、咽喉炎等。当原发性病灶处理不当或不及时，加上机体抵抗力下降，化脓性致病菌即可侵入血液循环引发本病。②病理：骨质破坏、坏死和骨修复反应同时并存是其特点。早期以骨质破坏和坏死为主，晚期以新生骨形成为主。长管状骨的干骺端是骨髓炎的好发部位，因此处血供丰富且血流缓慢，大量致病菌随血流侵入骨组织后首先滞留于此，生长繁殖产生毒素引起炎性反应导致骨组织发生坏死，进而形成局限性骨脓肿。脓肿形成后的张力可使脓液沿哈佛管蔓延进入骨膜下间隙将骨膜掀起形成骨膜下脓肿，致外层骨密质失去骨膜血供而缺血坏死，脓液穿破骨膜流向软组织筋膜间隙则形成深部脓肿。脓肿也可穿破皮肤排出体外，形成窦道。脓液尚可进入骨髓腔，破坏骨髓组织、骨松质及内层骨密质的血液供应，形成大片死骨。在死骨形成的同时，病灶周围的骨膜因炎性充血和脓液刺激而产生新骨，包围在骨干外周，成为“骨性包壳”，将死骨、脓液和炎性肉芽组织包裹，形成感染的骨性无效腔，此时病程转为慢性骨髓炎。

(2)身体状况。①症状：起病急骤，有寒战、高热，体温可达 39 ℃以上，脉搏加快，患肢有持续性、进行性加重的疼痛。儿童可表现为烦躁不安、呕吐与惊厥，重者可发生昏迷及感染性休克。②体征：患肢主动与被动活动受限。局部皮肤温度升高、发红、肿胀、干骺端有局限性深压痛。数天后若肿胀疼痛加剧，提示该处形成骨膜下脓肿。当脓肿穿破骨膜，形成软组织深部脓肿时，骨髓腔内压力减低，疼痛反而减轻，但局部皮肤红、肿、热、压痛更为明显。当脓肿穿破皮肤脓液排出体外时，疼痛可进一步减轻或消失，体温亦逐渐下降，随后局部逐渐瘢痕愈合，或形成窦道经久不愈转为慢性骨髓炎。发病1～2 周后，由于骨骼破坏，有发生病理性骨折的可能。③辅助检查。实验室检查：白细胞计数和中性粒细胞比例增高；红细胞沉降率加快；血细菌培养可为阳性。影像学检查：早期 X 射线无特殊表现。发病两周后，可见干骺区散在性虫蛀样破坏，并向髓腔扩散，可有死骨形成；CT 检查可较早发现骨膜下脓肿；发病 48 小时后，核素骨显像可有阳性结果；MRI 检查对早期诊断有重要意义，可在病变早期发现小于 1 cm 的骨骺内脓肿。局部分层穿刺可抽得脓液，行涂片检查、细菌培养及药物过敏试验，有助于明确诊断。

(3)心理及社会状况：急性骨髓炎患者大多起病较急，病情重，患者和家属常有焦虑、恐惧等心理反应,缺乏有关疾病的知识和认知,故应了解他们的心理状况,评估患者对疾病、拟治疗方案和预后的认识,以及患者对医院环境的适应情况。

(4)治疗与效果:早期诊断,早期治疗对及时控制感染、防止死骨形成及转为慢性骨髓炎具有重要意义。可局部理疗热敷,全身性使用抗生素,必要时手术钻孔开窗减压。

2.护理诊断及合作性问题

(1)体温过高:与急性感染有关。

(2)疼痛:与局部炎症有关。

(3)自理缺陷:与肢体肿胀、疼痛及功能障碍有关。

(4)皮肤完整性受损:与脓肿穿透皮肤,形成窦道有关。

(5)营养失调:摄入量低于机体需要量与体温过高,能量消耗增加有关。

(6)有外伤的危险:与发生病理性骨折有关。

(7)焦虑:与起病突然、疼痛、担心功能障碍等有关。

3.护理目标

(1)维持体温正常。

(2)减轻疼痛。

(3)协助患者做好生活护理。

(4)保持引流通畅,促进窦道愈合。

(5)维持营养及体液平衡,满足机体需要量。

(6)避免病理性骨折发生。

(7)患者焦虑心情缓解或消失。

4.护理措施

(1)病情观察:①急性骨髓炎易出现脓毒症和感染性休克,对危重患者应密切注意神志、体温、心率、呼吸、脉搏、血压、尿量等生命体征变化。②注意病变局部炎症变化,明显加重或有骨膜下积脓时应及时钻孔或开窗引流。③注意临近关节有无红、肿、热、痛、积液或其他感染扩散的迹象出现。④大剂量联合应用抗生素时应注意药物的配伍禁忌,药物的浓度和静脉滴注的速度,以及药物的毒副作用。

(2)对症护理:①患者应卧床休息,鼓励多饮水,给予高能量、高蛋白、高维生素的流质或半流饮食。②发热患者给予补液,维持水、电解质和酸碱平衡。③高热患者及时应用物理方法或药物降温。④疼痛患者遵医嘱给予药物止痛。⑤遵照医嘱合理使用抗生素。⑥给予心理支持,减轻患者焦虑心情。

(3)局部护理:①抬高患肢以利静脉回流,减轻肿胀和疼痛。②限制患肢活动,局部用石膏托或皮牵引妥善固定,以减轻疼痛和预防病理性骨折。③保护患肢,尽量减少物理刺激,搬运时动作要轻,以免诱发病理性骨折。

(4)术后护理:①密切观察生命体征变化。②做好引流管持续冲洗及负压引流,保持引流通畅。冲洗期间,密切观察并记录冲洗液的量,引流物的颜色、量及性状等。③及时更换敷料,促进切口或创面愈合。④练习肌肉的等长收缩,预防肢体畸形。

5.效果评价

(1)体温是否维持在正常范围,疼痛是否减轻,感染是否得到控制。

(2)营养状况是否良好,水、电解质及酸碱平衡是否正常。

(3)骨质是否完好,有无病理性骨折发生。

(4)引流是否通畅,手术切口或创面是否得到修复。

(5)患肢功能是否正常。

(6)基本生活需要是否得到满足。

(7)焦虑、恐惧程度是否减轻。

6.健康教育

(1)向患者及家属解释长期彻底治疗的必要性,并强调出院后继续服用抗生素的重要性,保证出院后的继续抗感染治疗。

(2)指导伤口的护理及饮食调节,注意高蛋白、高热量、高维生素、易消化食物的摄入,以增强机体免疫力,促进伤口愈合。

(3)指导患者有计划地进行功能锻炼,日常活动时注意预防意外伤害及病理性骨折的发生。

(二)慢性骨髓炎

1.护理评估

(1)健康史。①病因:慢性骨髓炎大多数因急性骨髓炎治疗不及时、不彻底发展而来,少数患者因致病菌毒性低,发病时即表现为慢性骨髓炎。②病理:急性骨髓炎感染期可因血运障碍有死骨形成,同时骨膜受炎症刺激又生成大量新骨,将死骨、脓液及坏死组织完全包围形成无效腔,从而使感染局限和慢性化。无效腔内的死骨、脓液和坏死组织可陆续经窦道排出。由于炎症的反复刺激,窦道周围的组织呈瘢痕增生,局部血液循环障碍,使窦道经久不愈。有时小块死骨自行吸收消散或经窦道排出后,窦道可暂时闭合;但若慢性炎症未彻底控制,当机体抵抗力下降或局部受伤时,急性炎症可再次发作,常有多次反复。窦道口周围皮肤长期受炎性分泌物的刺激可发生癌变。

(2)身体状况。①症状和体征:静止期可无症状。患肢局部增粗、变形。幼年发作者,由于骨骺破坏,生长发育受影响,肢体呈现短缩或内、外翻畸形。周围皮肤菲薄,色泽较暗,稍有损伤即易形成慢性溃疡。患处常可见到窦道,窦道口肉芽组织增生,常有少量臭味脓液断续流出,有时有死骨排出。死骨排净后,窦道可暂时闭合,周围皮肤有紫褐色样色素沉着或湿疹样皮炎。急性发作时,局部皮肤有红、肿、热及明显压痛,原已闭合的窦道口开放,排出大量脓液和死骨。全身可出现衰弱、贫血等慢性中毒表现。②辅助检查。X线检查:可见骨骼失去正常形态,骨膜下有新生骨形成,骨质硬化,骨髓腔不规则,大小不等的死骨形成,周围有空隙。CT及MRI检查:可显示出脓腔与小型死骨。窦道造影:有窦道的患者可经窦道插管注入造影剂以显示脓腔。

(3)心理及社会状况:慢性骨髓炎患者因病程长,反复发作,加上疼痛,行动不便或遗留有残疾等而感到失望、悲观,故应评估患者及其家属对疾病的认识及对患者的支持程度。

(4)治疗与效果:以手术治疗为主。原则是清除死骨、炎性肉芽组织和消灭无效腔。手术方法较多,常用的术式是病灶清除术及无效腔灭除术,可根据病情加以选择。急性发作期和手术前后可酌情使用抗生素。

2.护理诊断及合作性问题

(1)营养失调,摄入量低于机体需要量:与慢性消耗有关。

(2)体温过高:与炎症急性发作有关。

(3)皮肤完整性受损:与炎症、窦道、溃疡有关。

(4)有废用综合征的危险:与炎症反复发作,活动受限,患肢功能障碍有关。

(5)有外伤的危险:与骨质破坏,疏松容易发生病理性骨折有关。

(6)焦虑:与炎症迁延不愈,引起功能障碍有关。

(7)知识缺乏:对疾病的治疗、预后及自我康复的锻炼方法缺乏相应的知识。

3.护理目标

(1)支持疗法,纠正患者营养状况。

(2)维持正常体温。

(3)保持窦道及周围皮肤清洁,促进创面愈合。

(4)协助患者活动,防止肌肉萎缩。

(5)避免患处产生应力,防止病理性骨折。

(6)心理安慰,消除患者焦虑。

(7)使患者了解疾病的有关知识,掌握自我康复锻炼的方法。

4.护理措施

(1)改善营养状况,鼓励患者进食高蛋白、高热量、高维生素饮食,如牛奶、鸡蛋、肉类等。

(2)合理应用抗生素,注意浓度和滴注速度,观察用药后的不良反应和毒性反应,以及时做窦道分泌物培养、血培养及药物过敏试验,选用有效的抗生素。

(3)患者应卧床休息,抬高患肢,肢体置于功能位,限制活动,以减轻疼痛,防止关节畸形及病理性骨折,必须移动患肢时,应给与协助,避免患处产生应力。

(4)术前护理:①解释病情,讲明手术的目的、方式及术后注意事项,使患者配合好手术治疗。②常规皮肤准备,窦道口周围皮肤要保持清洁,手术区备皮要彻底。

(5)术后护理:①患者采取患肢抬高的卧位。②术后注意伤口的护理,以及时更换敷料。③做好伤口药物灌注、冲洗、负压引流,并注意观察引流液的量、颜色、性质等。④保持引流通畅,防止引流液逆流,这是保证手术成功的关键。多采取输液器滴入冲洗液和负压引流。术后24小时内,渗血较多,应快速滴入冲洗液,以免血块堵塞冲洗管。冲洗液一般选用细菌敏感的抗生素配制而成,每天用量依病情而定。⑤伤口行药物灌注,持续冲洗时间根据无效腔的大小而异,一般为2～4周。当体温正常,伤口无炎症现象,引流出的液体清晰时应考虑拔管。先拔除滴入管,引流管继续引流1～2天后再拔除。

5.效果评价

(1)患者营养状况是否良好。

(2)体温是否维持正常。

(3)局部皮肤创面、窦道及手术切口是否愈合良好。

(4)患肢功能是否得到完全恢复。

(5)有无病理性骨折发生。

(6)患者是否对慢性骨髓炎的有关知识有所了解。

(7)焦虑情绪是否消除。

6.健康教育

(1)加强患肢功能锻炼,最大限度恢复肢体功能。

(2)提醒患者加强自我保护意识,避免康复期意外伤害及病理性骨折。

(3)定期复查,病情变化时及时就诊。

二、化脓性关节炎

关节的化脓性感染称为化脓性关节炎。好发于髋关节和膝关节，常为单发。多见于小儿，尤其是营养不良的小儿更易发病。男性多于女性。

(一)护理评估

1.健康史

化脓性关节炎患者在发病前大多有身体其他部位的化脓性感染病史，或者有骨关节损伤史，尤其是开放性损伤，或者因某些治疗(如局部封闭疗法)进行关节穿刺时无菌操作不当而引发此病。

(1)病因：多由身体其他部位或临近关节部位化脓性病灶的细菌通过血液循环播散或直接蔓延至关节腔。此外，开放性关节损伤后继发感染也是致病因素之一。约85%的致病菌为金黄色葡萄球菌，其次分别为白色葡萄球菌、肺炎链球菌及大肠埃希菌等。

(2)病理：根据病变的发展过程一般可分为三个阶段。

浆液性渗出期：滑膜呈炎性充血、水肿，关节腔有白细胞浸润及浆液渗出物，内含大量白细胞。此期关节软骨尚未被破坏，其病理改变呈可逆性，若能及时正确治疗，渗出物可完全消散吸收，关节功能可完全恢复正常。

浆液纤维素性渗出期：随炎症逐渐加重，渗出物增多、浑浊，内含大量白细胞及纤维蛋白。白细胞释放溶酶体类物质破坏软骨基质；纤维蛋白的沉积造成关节粘连和软骨破坏，此期治疗后关节功能不能完全恢复，可遗留不同程度的关节功能障碍。

脓性渗出期：关节腔内的渗出液转为脓性，炎症侵入软骨下骨质，滑膜和关节软骨被破坏。关节囊和关节周围组织发生蜂窝织炎，最终导致关节重度粘连和挛缩，甚至呈纤维化或骨性强直，即使治愈也将遗留重度关节功能障碍。

2.身体状况

(1)症状：起病急骤，全身不适，乏力，食欲缺乏，寒战高热，体温可达39℃以上。可出现谵妄与昏迷，小儿多见惊厥。病变关节处疼痛剧烈。

(2)体征：病变关节功能障碍。浅表关节可见红、肿、热、痛及关节积液表现。浮髌试验可为阳性。关节常自发处于半屈曲位，以松弛关节囊，增大关节腔的容量，缓解疼痛。深部关节，如髋关节，因周围肌肉、皮下组织较厚，局部红、肿、热不明显，关节常处于屈曲、外展、外旋位。患者可因疼痛拒绝对患肢进行检查。

(3)辅助检查。①实验室检查：血白细胞计数和中性粒细胞计数比例增高。红细胞沉降率增快，关节腔穿刺可抽得渗出液，浆液性渗出较清亮，纤维蛋白性渗出较浑浊，黄白色的浑浊液体为脓液，镜下可见大量脓细胞。抽出液细菌培养可获阳性结果，寒战高热抽血培养亦可检出致病菌。②X线检查：早期可见关节周围软组织肿胀、关节间隙增宽，继之见骨质疏松，后期关节间隙变窄或消失，关节面毛糙，可见骨质破坏或增生，甚至出现关节挛缩畸形或骨性强直。

3.心理及社会状况

化脓性关节炎病情急重，有遗留残疾的可能，患者及家属往往感到焦虑、恐惧，故应了解患者及家属对本病治疗、护理从预后的了解及认知程度，评估其心理承受能力及对医院环境的适应情况。

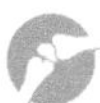

4.治疗与效果

早期诊断、早期治疗,可避免遗留严重并发症。其治疗原则为:①早期、联合、足量、全身性应用抗生素,可结合关节腔内穿刺给药。②表浅关节如膝关节可穿刺置管冲洗引流。③关节腔内有脓性渗出时应适当牵引、固定及适度舒张运动,防止发生关节粘连或挛缩影响功能。④必要时手术治疗,常用术式为关节引流术和关节矫形术。

(二)护理诊断及合作性问题

(1)疼痛:与炎症有关。

(2)体温过高:与局部感染或有细菌、毒素进入血液有关。

(3)有关节功能丧失的危险:与关节粘连、骨性强直有关。

(4)自理缺陷:与关节肿胀、疼痛有关。

(5)焦虑:与疼痛、担心遗留关节功能障碍等有关。

(6)知识缺乏:缺乏对本病治疗、护理及预后的有关知识。

(三)护理目标

(1)疼痛与不适得到缓解。

(2)体温维持在正常范围。

(3)最大限度恢复肢体功能。

(4)根据自理缺陷程度,协助患者做好生活护理。

(5)心理支持,消除患者焦虑情绪。

(6)使患者获得对本病治疗、护理及预后的有关知识。

(四)护理措施

(1)卧床休息:急性期患者应适当抬高患肢,保持患肢于功能位,以减轻疼痛,并可预防关节畸形及病理性脱位。

(2)功能锻炼:为防止肌肉萎缩或减轻关节内的粘连,急性期患肢可做等长收缩和舒张运动,炎症消退后关节未明显破坏者,可进行关节伸屈功能锻炼。

(3)注意牵引或石膏固定患者的护理。

(4)关节内置管冲洗引流时,应记录每天的冲洗量、引流量,引流液的色泽及浑浊程度。

(5)遵医嘱合理使用抗生素。

(6)给予患者心理安慰,协助其做好生活护理,并向其宣教对本病治疗、护理及预后的有关知识。

(五)效果评价

(1)疼痛是否缓解。

(2)体温是否正常。

(3)关节功能是否恢复,有无关节畸形。

(4)基本生活需求是否得到满足。

(5)焦虑是否得到缓解或消除。

(6)患者是否获得了有关本病的相关知识。

(六)健康教育

(1)鼓励患者出院后坚持关节功能锻炼,最大限度恢复关节功能。

(2)指导患者合理进行关节功能锻炼,避免关节损伤及遗留功能障碍。

(3)康复期内提高自我保护意识,防止意外伤害。

三、骨与关节结核

骨与关节结核属于继发病变,绝大多数继发于呼吸系统结核,少数继发于其他系统的原发结核病灶。近年来发病率有上升趋势,男性稍多于女性,发病年龄以青壮年居多,30 岁以下患者占 80%以上。

(一)护理评估

1.健康史

(1)病因:骨与关节结核是一种继发病变,发病前 90%的患者有患肺结核的病史,其他少数患者患有消化道或淋巴结核。当患者抵抗力低下时,结核分枝杆菌即可由原发病灶进入血流,经血液循环侵入骨质、骨膜而发生骨与关节结核。发病部位以脊柱最多见,约占发病率的 50%,以腰椎结核居多,其次是膝关节、髋关节、肘关节和肩关节。

(2)病理:骨关节结核有三种类型,即单纯骨结核、单纯关节结核和全关节结核。早期病灶多为单纯骨结核或单纯关节结核,经治疗后病灶可消失,关节功能可部分或全部得到恢复。全关节结核多由前二者未经治疗转变而来,此时局部症状及全身表现均较前明显,虽经治疗,亦常遗留关节纤维或骨性强直,丧失关节功能。骨关节结核的组织病理学变化可分为三期。①渗出期:渗出物中有巨噬细胞、纤维蛋白或多形核白细胞。常以其中一种为主,亦可三者同时存在,巨噬细胞及多形核白细胞内常可找到结核分枝杆菌。②增殖期:巨噬细胞吞噬结核分枝杆菌后转变为上皮样细胞,再经增殖及相互融合成为郎格罕细胞,最后形成外周有成纤维细胞包绕的结核结节。③干酪样变性期:组织发生干酪样坏死,原有细胞结构消失,呈现均匀一致无结构的片状坏死区。三期可移行交界存在,并无明确界限。

上述病理变化可有三种转归:①病灶经纤维化、钙化或骨化而愈。②纤维组织包围局限病灶,呈长期静止状态。③病灶发展扩大,形成寒性脓肿或播散至其他组织器官。

2.身体状况

(1)症状。①全身症状:一般不很明显,多有盗汗、低热、乏力、食欲减退、消瘦、贫血等慢性结核中毒症状,在病变活动期表现明显。②疼痛:早期病变部位有轻度疼痛,随病情发展逐渐加重,活动时疼痛更明显。脊柱结核多为钝痛,咳嗽、打喷嚏、持重物时疼痛加重。髋关节结核早期即有髋部疼痛,由于闭孔神经的反射作用,疼痛常放射到大腿上部及膝内侧。儿童常诉说同侧膝部疼痛。膝关节结核在全关节结核早期疼痛较明显,单纯滑膜和骨结核疼痛较轻。在儿童的髋关节和膝关节结核常有“夜哭”,原因是患儿在夜间熟睡时,肌肉自然放松,关节失去控制,若稍有肢体活动,放松的关节即发生剧痛,患儿惊醒而哭喊。肩关节结核早期有酸痛感,以肩关节前侧为主,有时可放射到肘部及前臂。

(2)体征,分述如下。

局部体征。①脊柱结核:脊柱生理弯曲改变,胸腰段椎体结核可明显后突成角畸形,呈“驼背”状。局部软组织可有压痛及叩击痛。②髋关节结核:早期患肢外展、外旋、屈曲、相对变长。后期由于关节面软骨破坏,患肢出现内旋、内收、屈曲畸形、相对变短。髋关节前后方有压痛,粗隆部有叩击痛,关节运动障碍。③膝关节结核:局部肿胀,由于膝关节上下肌肉因废用而萎缩,肿胀可呈梭形。晚期全关节结核时,膝关节处于屈曲位,当十字韧带被破坏时,发生膝关节脱位,小腿向后方移位,并出现膝外翻畸形。④肩关节结核:肩关节外展、外旋受限,三角肌萎缩,关节肿

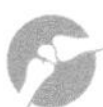

胀不明显。

寒性脓肿和窦道：脊柱结核脓肿可沿肌肉及筋膜间隙向远处流动形成椎旁软组织间隙脓肿，如颈椎结核的咽后壁脓肿，胸腰椎结核的腰大肌间隙脓肿等。髋关节结核脓肿多在股三角区或臀部。膝关节和肩关节结核脓肿形成后一般局限在病灶附近。寒性脓肿破溃后形成经久不愈的窦道，易并发混合性感染。

功能障碍：骨与关节结核由于病变部位疼痛及周围肌肉的保护性痉挛，常有活动受限或者姿势异常。如腰椎结核的患者，腰椎活动受限，当拾捡地上物品时，常需要屈膝下蹲，此征称为拾物实验阳性。髋关节结核早期就有跛行。当让患者平卧两下肢伸平时，见腰部生理性前屈加大，让患者全手抱紧健侧屈曲的膝下蹲时，骨盆平置，则患侧髋与膝关节呈屈曲状态，此为托马斯(Thomas)征阳性，说明患髋有屈曲畸形存在。另外，干酪样坏死物、死骨和坏死的椎间盘压迫脊髓时，可出现肢体感觉、运动及括约肌功能障碍，严重时甚至完全瘫痪。

(3)辅助检查，包括X线、CT与MRI检查。

X线检查：X线摄片是骨与关节结核诊断检查的主要手段。①脊柱结核：可见骨质破坏，椎间隙变窄，椎体楔状改变或有压缩性骨折，椎旁可有软组织脓肿影像。②髋关节结核：单纯滑膜结核时，可见关节囊肿胀，关节间隙增宽；单纯骨结核时有骨质破坏及死骨或空洞形成；全关节结核时，可见关节软骨破坏，病理性关节脱位或纤维性强直。③膝关节结核：早期可见关节囊及软组织肿胀，骨质疏松；中晚期则有死骨或空洞形成，关节间隙变窄或消失，严重者可有关节畸形。

CT、MRI检查：多用于比较隐蔽或难以诊断和定位的脊柱结核和髋关节结核，可以发现椎体、附件病变和腰大肌脓肿，明确椎管内或椎管外病变。也可早期发现髋关节内结核病灶的位置和破坏范围。

3.心理及社会状况

结核病病情多较缓慢，需要较长时间的持续治疗，病情严重者遗留功能障碍，故患者和家属常有不同程度的焦虑、恐惧、悲观等不良情绪及心态，影响疾病的治疗和康复。因此需了解患者及家属对疾病的认知和态度。

4.治疗与效果

(1)非手术治疗：包括制动、固定、卧床休息，加强营养及应用抗结核药物。常用的抗结核药物有异烟肼、利福平、链霉素、阿司匹林、乙胺丁醇和阿米卡星，一般主张2～3种药物联合应用，持续两年。

(2)手术治疗：包括切开排脓、病灶清除术及矫形手术。术前服用抗结核药物至少两周，术后卧床休息3～6个月，继续服用抗结核药物直至治愈。

(二)护理诊断及合作性问题

(1)营养失调：摄入量低于机体需要量与结核病慢性消耗有关。

(2)疼痛：与局部病灶有关。

(3)有废用综合征的危险：与疼痛、骨与关节结构破坏及肢体功能障碍有关。

(4)皮肤完整性受损：与寒性脓肿破溃形成窦道有关。

(5)有受伤的危险：与病理性骨折及关节脱位有关。

(6)知识缺乏：对疾病的治疗、护理及康复缺乏应有的知识。

(7)焦虑：与病期较长，担心遗留后遗症等有关。

(三)护理目标

(1)改善营养状况。

(2)减少疼痛与不适。

(3)协助患者活动,防止肌肉萎缩。

(4)促进创面及窦道愈合,维持皮肤完整。

(5)无病理性骨折发生。

(6)使患者了解疾病治疗、护理的有关知识,掌握自我康复锻炼的方法。

(7)给予心理支持,减轻患者焦虑心理。

(四)护理措施

1.注重心理护理

结核的病程较长,尤其是青少年患者正处于学习或工作的年龄,常因病情致使肢体活动受限、畸形甚至残疾,故患者有不同程度的焦虑、悲观情绪,对生活失去信心。因此,对骨与关节结核的患者应重视心理护理。保持病室整洁、安静、舒适、空气流通、阳光充足。多与患者沟通交流,减轻患者的心理负担。

2.改善营养状态,提高抵抗力

给予高蛋白、高热量、高维生素易消化的饮食,保证充足的营养供给。

3.注意卧床休息,适当限制活动

一般采取石膏托或石膏管型及皮肤牵引做患肢制动,有利于缓解疼痛,预防病理性脱位或骨折。注意保持肢体的功能位,防止关节畸形。

4.活动时注意防跌倒

避免关节脱位或骨折等意外的发生。

5.按医嘱合理应用抗结核药物

注意药物毒性反应及不良反应的发生。

6.生活护理

长期卧床的患者,加强皮肤护理及生活照顾。窦道换药时,应严格无菌操作,注意消毒隔离措施,避免混合感染的发生。

7.手术治疗的护理

(1)术前护理:除一般常规术前护理外,主要是纠正患者的营养状况,提高对手术的耐受力,调节患者的心理素质,解除患者对手术的顾虑。遵照医嘱,术前应用抗结核药物至少 2 周,有窦道合并感染者用广谱抗生素至少 1 周。

(2)术后护理:应了解手术的种类及预后,应根据不同的手术治疗采取相应的护理措施。①严密观察病情,按时监测生命体征,注意观察肢端的颜色、温度、感觉及毛细血管充盈反应等,发现异常及时报告医师并协助处理。②脊柱结核术后脊柱很不稳定,尤其脊柱融合术后,必须局部确切制动,避免继发损伤及植骨脱落等。合并截瘫的患者,按截瘫的护理常规护理。③关节结核行滑膜切除术的患者,术后多采取皮肤牵引,注意保证牵引有效。关节融合术后,多采用石膏固定,注意石膏固定的护理。④鼓励患者适当主动活动病变关节以外的关节,防止关节僵直。活动量应根据患者的病情而定,原则是循序渐进,持之以恒,以达到最大限度地恢复肢体的功能。⑤术后继续应用抗结核药物 3～6 个月。

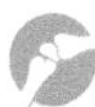

(五)效果评价

(1)营养状况是否得到改善,能够满足机体需要。

(2)疼痛是否减轻或消失。

(3)肢体功能是否最大限度得到恢复。

(4)皮肤创面、窦道或手术切口是否愈合良好。

(5)有无病理性骨折或关节脱位发生。

(6)患者是否了解有关本病治疗、护理的知识及掌握自我康复锻炼的方法。

(六)健康教育

(1)预防骨与关节结核应积极有效地治疗原发结核病灶。

(2)介绍骨与关节结核的治疗原则及方法,使患者积极有效的配合治疗。

(3)结核病疗程长,易复发,告诉患者要坚持全程、足量、联合用药,以免复发。

(4)讲明抗结核药物使用的剂量和方法。告知患者注意药物的毒副作用,如出现耳鸣、听力异常应立即停药,同时注意肝、肾功能受损及多发性神经炎的发生。

(5)病情变化,以及时复诊。

(郗传荣)

第十九节　骨巨细胞瘤的护理

骨巨细胞瘤(GCT)是一种良性肿瘤,但具有局部侵袭性和潜在恶性,是最常见的原发性骨肿瘤之一,占所有原发性骨肿瘤的4%～5%,占所有良性骨肿瘤的18%左右。我国骨巨细胞瘤发病率稍高,约占所有良性骨肿瘤的20%。骨巨细胞瘤发病年龄多在20～40岁,女性较男性更为常见。骨巨细胞瘤病变多位于膝关节周围(50%～65%),最常见的发病部位是股骨远端、胫骨近端、桡骨远端、骶骨和肱骨近端。治疗原则是确保能够局部控制疾病,并保存患肢功能,常用的手术方法为病灶刮除加植骨术。

一、护理措施

(一)术前护理

(1)心理护理:由于该疾病是潜在恶性,具有容易复发等特点,患者及家属心理负担重,因此需加强心理护理。加强与患者及家属沟通,耐心细致地疏导患者,与患者建立良好的护患关系,减轻其心理压力。

(2)遵医嘱予以相应的血液、尿液、心电图等检查,评估患者的身体状况。

(3)指导患者进食高蛋白饮食,加强营养。

(4)术前一天予以术前准备,包括备皮、配血(遵医嘱)、通知晚12点后禁食、禁水等宣教。

(二)术后护理

(1)根据病情观察患者生命体征。

(2)患肢抬高,观察伤口敷料,做好引流管的护理。

(3)观察患肢感觉、活动及血液循环情况。

(4)卧床期间鼓励患者活动患肢远端,促进血液循环,进行功能锻炼。

(5)预防深静脉血栓:遵医嘱予以弹力袜、气泵等治疗及药物预防。

(6)在医师的允许下开始下床活动,特别是下肢手术的患者,在下床初期需使用助行器,避免患肢过度负重。

(7)鼓励患者进食,加强营养。

(8)出院时告知患者复查的重要性,嘱其需按医师要求定时复查。

二、主要护理问题

(一)焦虑

焦虑与疾病有关。

(二)生活自理能力缺陷

生活自理能力缺陷与术后卧床有关。

(三)疼痛

疼痛与手术刮除病灶有关。

(郗传荣)

第二十节　颈椎病的护理

颈椎病指因颈椎间盘本身退变及其继发性改变刺激或压迫相邻脊髓、神经、血管和食管等组织引起相应的症状或体征。依次以 $C_{5\sim6}$、$C_{4\sim5}$、$C_{6\sim7}$ 为好发部位,以中老年人、男性多见。

一、病因与发病机制

(一)颈椎间盘退行性变

颈椎间盘退行性变是颈椎病发生和发展中最基本的原因。

颈椎是脊椎骨中体积最小、活动度最大的椎体,很容易引起退行性变。退变导致椎间盘生物力学性能改变,继而纤维环的胶原纤维变性、出现裂隙。在外力作用下髓核可从此裂隙向后方突出。由于纤维环血运缺乏和生物力学改变,断裂的纤维难以愈合,使髓核的营养障碍。同时,椎间盘高度下降,颈椎出现不稳,形成凸向椎体前方或凸向椎管内的骨赘。逐渐累及软骨下骨产生创伤性关节炎,引起颈痛和颈椎运动受限。在椎间盘、椎骨退变的基础上,连接颈椎的前纵韧带、后纵韧带、黄韧带及项韧带发生松弛使颈椎失去稳定性,逐渐增生、肥厚,特别当后纵韧带及黄韧带增生情况下,椎管和椎间孔容积变小。颈椎间盘退变进展到一定程度,就会影响脊髓、神经和椎动脉等,产生相应的症状。

(二)颈椎骨慢性劳损

长期的屈颈工作姿势和不良的睡眠姿势导致颈椎骨慢性劳损。而慢性劳损是颈椎关节退行性变的主要影响因素。

(三)发育性颈椎椎管狭窄

颈椎先天性椎管狭窄者更易发生退变,而产生临床症状和体征。

（四）其他因素

颈椎外伤、运动型损伤、交通意外等都可引起颈椎病。

二、分型

根据受压部位和临床表现分为以下几种。

（一）神经根型颈椎病

占颈椎病的50%～60%，是最常见类型。本型主要由于颈椎间盘向后外侧突出，钩椎关节或椎间关节增生、肥大，刺激或压迫神经根所致。

（二）脊髓型颈椎病

占颈椎病的10%～15%。颈椎退变致中央后突之髓核、椎体后缘骨赘、增生肥厚的黄韧带及钙化的后纵韧带等压迫脊髓，为颈椎病诸型中症状最严重的类型。

（三）椎动脉型颈椎病

由于颈椎退变机械性与颈椎节段性不稳定因素，致使椎动脉受到刺激或压迫。

（四）交感神经型颈椎病

本型发病机制尚不明确，可能和颈椎各种结构病变刺激或压迫颈椎旁的交感神经节后纤维所致。

三、临床表现

（一）神经根型颈椎病

表现如下。①神经干性痛或神经丛性痛：神经末梢受到刺激时，出现颈痛和颈部僵硬。病变累及神经根时，则有明显的颈痛和上肢痛。患者表现为颈肩痛、前臂桡侧痛、手的桡侧3指痛。②感觉障碍、感觉减弱和感觉过敏等。上肢有沉重感，可有皮肤麻木或过敏等感觉。③神经支配区的肌力减退、肌萎缩，以大小鱼际和骨间肌为明显。压头试验阳性，表现为颈痛并向患侧手臂放射等诱发根性疼痛。

（二）脊髓型颈椎病

表现为：①颈痛不明显，主要表现为手足无力、麻木，双手持物不稳，握力减退，手不能做精细活动。走路不稳，有足踩棉花感。胸腹部有紧束感。后期可出现大小便功能障碍。②体征：上、下肢感觉、运动和括约肌功能障碍，肌力减弱，四肢腱反射活跃，而腹壁反射、提睾反射、肛门反射减弱甚至消失。霍夫曼征、巴宾斯基征、髌阵挛、踝阵挛等阳性。

（三）椎动脉型颈椎病

表现为一过性脑或脊髓缺血症状，如头痛、眩晕、听力减退、视力障碍、语言不清、猝倒等。头部活动时可诱发或加重，体位改变或血供恢复后症状可缓解。椎动脉周围的交感神经纤维受压后，也可出现自主神经症状。

（四）交感神经型颈椎病

交感型颈椎病多与长期低头、伏案工作有关，体征较少，症状较多，表现为颈痛、头痛头晕，面部或躯干麻木发凉、痛觉迟钝、无汗或多汗，眼睛干涩或流泪，瞳孔扩大或缩小，听力减退，视力障碍或失眠，记忆力减退，也可以表现为血压不稳定、心悸、心律失常、胃肠功能减退等症状。

四、实验室及其他检查

临床诊断必须依据临床表现结合影像学检查，而不能单独依靠影像学诊断作为诊断颈椎病的依据。

(一)X 线检查

可示颈椎曲度改变,生理前凸减小、消失或反常,椎间隙狭窄,椎体后缘骨赘形成,椎间孔狭窄。在动力位过伸、过屈位摄片可示颈椎节段性不稳定。表现为在颈椎过伸和过屈位时椎间位移距离大于 3 mm。颈椎管测量狭窄,矢状径小于 13 mm。

(二)CT 检查

可示颈椎间盘突出,颈椎管矢状径变小,黄韧带肥厚,硬膜间隙脂肪消失,脊髓受压。

(三)MRI 检查

T_2 像硬膜囊间隙消失,椎间盘呈低信号,脊髓受压或脊髓内出现高信号区。T_1 像示椎间盘向椎管内突入等。

五、治疗要点

(一)非手术治疗

椎动脉型、神经根型和交感型颈椎病一般能经非手术治疗而治愈。

(1)颈椎牵引:临床常用的是枕颌带牵引,取坐位或卧位,头微屈,牵引重量 3～5 kg,每天 2～3 次,每次 20～30 分钟。也可行持续牵引,每天 6～8 小时,2 周为 1 个疗程。脊髓型一般不采用此方法。

(2)理疗按摩:可以改善局部血循环,减轻肌痉挛,次数不宜过多,手法不宜过重,脊髓型颈椎病不宜采用推拿按摩。

(3)改善不良工作体位和保持良好的睡眠姿势。

(4)可以对症服用复方丹参片和硫酸软骨素等。

(二)手术治疗

经保守治疗半年后效果不明显影响到正常生活和工作,神经根性疼痛剧烈,保守治疗无效,上肢一些肌肉无力萎缩,经保守治疗后仍有发展趋势者,则应采取手术治疗。

对于脊髓型颈椎病,应在确诊后及时手术治疗。根据颈椎病变情况可选择颈椎前路手术、前外侧手术和后路手术。手术包括切除压迫脊髓、神经的组织,行颈椎融合术,以增加颈椎的稳定性。

六、护理评估

(一)术前评估

1.一般情况

(1)一般资料:性别、年龄、职业等。

(2)既往史:有无颈肩部急、慢性损伤史和肩部长期固定史,以往的治疗方法和效果。

(3)家族史:家中有无类似病史。

2.身体状况

(1)局部:疼痛的部位和性质,诱发及加重的因素,缓解疼痛的措施及效果,有无四肢的感觉、活动、肌力及躯干的紧束感。

(2)全身:意识状态和生命体征,生活能力,有无大小便失禁。

(3)辅助检查:患者的各项检查有无阳性发现。

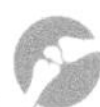

3.心理-社会状况

观察患者的情绪，了解其对疾病的认知程度及对手术的了解程度。评估患者的家庭支持系统对患者的支持帮助能力等。

(二)术后评估

1.手术情况

麻醉方式、手术名称、术中情况、引流管的数量和位置等。

2.身体状况

动态评估生命体征、伤口情况及引流液颜色、性状、量。评估患者有无排尿困难和尿潴留，有无并发症发生的征象等。

七、常见护理诊断/问题

(一)低效性呼吸形态

与颈髓水肿、术后颈部水肿有关。

(二)有受伤害的危险

与肢体无力及眩晕有关。

(三)潜在并发症

术后出血、脊髓神经损伤。

(四)躯体功能活动障碍

与颈肩痛及活动受限有关。

八、护理目标

(1)患者呼吸正常、有效。

(2)患者安全、无眩晕和意外发生。

(3)术后出血、脊髓神经损伤等并发症得到有效预防或及时发现和处理。

(4)患者肢体感觉和活动能力逐渐恢复正常。

九、护理要点

(一)病情观察

重点观察患者有无眩晕、头痛、耳鸣、视力模糊、猝倒、颈肩痛、肢体萎缩等症状，以及患者的工作姿势、休息姿势。

(二)非手术治疗的护理

(1)病情观察：观察患者颈部及上肢是否有麻木、压痛，活动是否受限。牵引过程中保持牵引的有效性，观察有无头晕、心悸、恶心等症状，如发现上述症状及时调整牵引。

(2)心理护理：颈椎病病程缓慢，治疗过程漫长，并且没有特效药物。应鼓励患者说出内心感受，积极解答其提出的问题，增加信心，消除焦虑、悲观的心理。

(三)手术护理

1.术前护理

(1)心理护理，向患者介绍手术全过程，指导患者调节情绪、缓解焦虑以配合医师手术。

(2)拟行颈椎后路手术的患者，术中需要俯卧时间较长，因此要在术前进行体位训练，以适应术中卧位。拟行颈椎前路手术的患者，为适应术中牵拉气管，可做正确、系统的气管推移训练。

(3)训练床上大小便。

(4)进行深呼吸及有效咳嗽训练，防止术后肺不张、坠积性肺炎的发生。

2.术后护理

(1)密切观察生命体征的变化，尤其是呼吸功能，以及时发现因颈椎前路手术牵拉气管后产生黏膜水肿、呼吸困难。

(2)术后搬动患者时保持颈部平直，切忌扭转，术后患者平卧位，维持脊柱平直，颈肩两侧沙袋固定。颈部垫软枕，保持颈部稍前屈的生理弯曲。

(3)观察伤口敷料渗血情况，引流液的颜色、性质、量，准确记录。发现切口肿胀、发音改变、呼吸困难，要迅速配合医师拆开缝线、取出血肿。如症状不缓解可行气管切开。

(四)健康指导

对于非手术治疗患者，嘱保持正确的工作姿势，经常变换体位。卧床休息时选择高低合适的枕头，以保持脊椎的生理弯曲。根据患者情况行肢体的主动和被动活动。增强肌肉的力量，防止肌肉萎缩和关节僵硬。对手术患者在术后第 1 天可指导进行上、下肢的小关节主、被动功能锻炼。术后 2～3 天可进行上肢的抓握训练，下肢的屈伸训练。术后 3～5 天可带颈托下床活动。颈围固定要延续到术后 3～4 个月，逐步解除固定。注意寒冷季节保暖。

十、护理评价

通过治疗患者是否：①维持正常、有效的呼吸。②未发生意外发伤害、能陈述预防受伤的方法。③未发生并发症，若发生得到及时处理和护理。④患者肢体感觉和活动能力逐渐恢复正常。

(郗传荣)

第二十一节　寰枢椎脱位的护理

一、概述

寰枢椎(C_1～C_2)是人体头部与躯干的连接枢纽及重要的解剖部位，是颈椎活动功能的重要节段，其旋转活动占整个颈椎旋转活动度的 50%以上。寰枢椎脱位是指创伤、先天畸形、退变、肿瘤、炎症或手术等因素造成的寰枢椎骨关节面失去正常对合关系而发生关节功能和/或神经功能障碍。

二、临床分型

临床分型有很多种。有学者从矫正脱位，重建稳定的角度，根据颅骨牵引复位情况，将其分为两类：①可复性脱位；②不可复性脱位或固定性脱位。

还有学者将其分为三个临床类型：①可复型(包括易复型和缓复型)；②难复型；③不可复型。现有 C_1～C_2 脱位分型在指导治疗上尚存在界定不够明确的地方。

三、病因病理

头、颈的创伤引起 C_2 齿突骨折，C_1 前后弓骨折，横韧带损伤，以及 C_1～C_2 侧块关节骨折等，是 C_1～C_2 脱位的常见原因。

颅、椎连接区域骨与关节结构发育异常，包括某些先天性畸形也是 C_1～C_2 脱位常见的原因，如齿突发育不良、缺如、发育不全、先天性不连等。先天性寰枕融合也较为常见。

类风湿关节炎可能累及 C_1～C_2 关节。因为关节滑膜、韧带、软骨与骨结构的病损，使 C_1～C_2 关节松弛，进而发生向前、向后甚至向颅腔内的脱位。这一类脱位，在西方国家比较常见，而在中国报道很少。其次，C_1～C_2 关节的结核、肿瘤，甚至 C_1～C_2 侧块关节的退行性改变都是 C_1～C_2 脱位的原因。

四、临床表现

（一）死亡率高的外伤性患者

如受到的暴力较强，作用迅猛，易因颈髓高位损伤而死于现场或运送途中，亦易死于各种并发症，应注意及早防治。

（二）颈部不稳感

颈部不稳感即患者自觉头颈部有被一分为二，如折断似的不稳感，以致不敢坐起或站立（自发性者则较轻），喜用双手托住头部。

（三）颈痛及肌肉痉挛

外伤者多较剧烈，尤以伤后数天内为主。

（四）活动受限

无论外伤性或病理性者，一般均有不同程度的头颈部活动受限，严重者开口亦感困难。

（五）脊髓神经功能障碍

感觉减退、肌力下降、肌肉萎缩、腱反射障碍，甚至大小便障碍、严重者可出现全身瘫痪，甚至危及生命等。

（六）交感神经症状

由 C_1 与 C_2 处于颅、椎连接区域，解剖位置深、隐蔽，结构复杂，脊髓、椎动脉、颈内动脉、咽喉、食管等重要结构与之关系紧密。因此，一旦 C_1～C_2 发生脱位或处于不稳定状态，常累及延髓与椎-基底动脉。如头晕、视物不清、睁眼无力、胸前憋闷、心悸而心电图正常等。

（七）其他

如后枕部压痛、吞咽困难及发声失常带有鼻音等，脊髓神经受累时，则出现相应之症状及体征。

五、治疗

（一）保守治疗

1.牵引与颈部制动

常用的方式为颅骨骨牵引及 Glisson 带牵引，后者主要用于小儿病例，此外也可采用 Halo 牵引及头-颈-胸石膏固定，石膏固定适用于后期病例。

临床实践表明，多数寰枢椎损伤可通过规范的保守治疗获得治愈，且能保留颈椎的活动功能。寰枢椎新鲜创伤和周围的软组织炎症造成的运动单元暂时失稳或寰枢椎半脱位等，经过颅骨牵引 C_1～C_2 脱位获得复位后，采用持续牵引或头颈胸支具固定等保守治疗 2～3 个月，机体自身修复可恢复其稳定性及其活动功能。寰枢关节对头颈部旋转活动非常重要的关节，其不可轻易融合已被多数学者认同。因此，对没有明显脱位和神经功能障碍的新鲜寰枢椎骨折患者应避免实施 C_1～C_2 或更长节段的枕颈融合。根据不同病情，可选用不同的保守治疗方法，如枕颌吊带牵引、颅骨牵引、支具或 Halo-vest 外固定等。

2.保持呼吸道通畅

尤其是在脊髓有受压或刺激症状者，应及早行气管切开术。

3.预防并发症

长期卧床情况下，易引起压疮、坠积性肺炎及尿路感染等并发症，应注意预防。

4.功能锻炼

在治疗全过程中，均应鼓励患者做以四肢为主的功能锻炼。

(二)手术治疗

在外科治疗方面除针对原发疾病与损伤治疗之外，其首要任务是解除脊髓压迫，矫正脱位，重建枕颈部稳定性和生理曲度，尽可能保留 C_1、C_2 及其相邻椎节的活动功能。临床上可供选择的术式主要有以下几种。

1.单纯性寰椎复位加内固定术

从后路暴露术野，将寰椎向后方牵出，并用中粗钢丝(最好是钛丝)将其固定至 C_2 及 C_3 的棘突上，采取以钢丝采取穿过棘突根部的方式更为理想，并酌情于 C_1～C_2 之间放置植骨块，但这种方法易失败，主要是因钢丝固定力度欠佳，且易断裂或引起骨折而失败。

2.Brook 手术

Brook 手术多用于单纯性寰枢椎不稳者，因不需要对寰椎进行复位，因此可将钢丝穿过植骨片，并使之与枢椎靠拢(植骨块下方中央有一缺口，可骑至枢椎棘突上)，收紧钢丝即达固定融合的目的，尤其适合于年幼的患者，其具体操作如下。①准备植骨床：即将寰椎后弓及枢椎椎板分别加以暴露，并除去骨外的软组织。②准备骨块：从髂骨(或义骨)切取两块 1.25 cm×3.50 cm 左右的长方形骨块(视个体而决定骨块的大小)。③穿过钢丝：一般用双股 18 号钢丝穿过寰椎后弓和枢椎椎板，也可选用带固定扣的钛丝(缆)，不仅柔软，安全，且其固定强度高，抗疲劳性强。④结扎骨块：将备用的骨块修剪后，置于寰枢椎之间(两侧)，并将其打结扎紧，在此过程中应防止颈椎过度仰伸及寰枢椎之间的移位，除非需要借此复位者。后路经寰枢椎关节侧块螺钉固定融合术(Magerl 技术)，钛缆固定融合术等技术已被广泛应用于临床。生物力学研究显示 Magerl+Brooks 术是目前最为稳定的寰枢椎固定术。

3.Gallie 手术

Gallie 手术多用于寰枢关节脱位明显者，先切取植骨块将其修成相应大小及所需的形状，之后将钢丝穿过寰椎后弓，再穿过枢椎两侧后弓下方收紧钢丝，使骨块嵌于 C_1 与 C_2 棘突之间即达复位及融合目的，本法的骨融合成功率较前者低，但对转颈活动影响较少。

近年来，Mah 及其同事提出了改良的 Gallie 融合技术，其特点是在 C_2 棘突基底部穿过 1 枚较粗且带螺纹的金属杆，在棘突两侧各留 1 cm 长度，使固定钢丝(或钛丝)向下绕过金属杆的两端后，在中线处拧紧。

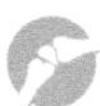

4.椎板夹复位固定法

椎板夹为钛金属制成，对 MRI 及 CT 等检查无影响，使用时将椎板夹的一侧钩住第 1 颈椎后弓上方，另侧钩住第 2 颈椎椎板下缘，通过旋紧螺丝（或收紧钢索）达到复位及固定的目的，目前对椎板夹有多种设计，可根据病情选择相应的型号及规格。

5.前路融合术

从前路显露，侧方入路达 C_1～C_2 椎间关节侧方，以开槽植骨或旋转植骨等方式将其融合，这种入路手术难度较大，初学者不宜选用。

6.其他术式

用于枕颈不稳的各种术式，也可酌情用于此类损伤病例。

六、围术期护理

（一）术前护理要点

1.颈前路螺钉固定术前备皮范围

上至鼻尖，下至双侧乳头连线，两侧至腋中线。

2.后路寰枢椎固定（Magerl＋Brooks）术前备皮范围

前发际至肩胛骨下缘，左右至双侧腋中线。

3.Halo-vest 外固定架术前备皮范围

前发际至肩胛骨下缘，左右至双侧腋前线。

（二）术后护理要点

1.呼吸困难、气道阻塞

呼吸困难、气道阻塞可能是由术后喉头水肿痉挛、血肿等原因造成，应注意患者呼吸状况、面色及口唇颜色。

2.喉返神经、喉上神经损伤

喉返神经损伤较喉上神经损伤多见。喉返神经损伤后主要表现为声带麻痹、发音障碍，多为暂时性，伤后 1～3 个月恢复，如为完全切断则会遗留永久症状。喉上神经损伤较少发生，一旦损伤可造成发音疲劳感、声音嘶哑及误吸。术后应注意患者有无声音嘶哑、误吸、饮水呛咳等现象发生。

3.脑脊液漏

一旦发现引流物颜色为淡红色、清亮，24 小时引流量＞500 mL，应考虑脑脊液漏，可将负压引流改为普通引流，必要时定时夹闭引流管，同时静脉滴注有效抗生素及等渗盐水。

4.切口感染

术前严格准备皮肤，术中常规使用抗生素预防感染，保持切口敷料清洁干燥。更换敷料及引流器时注意无菌操作，注意体温、血常规和切口情况。保持床单位清洁干燥，给予高蛋白、高热量、丰富维生素食物以促进切口愈合。

5.椎动脉损伤

术后需密切监测生命体征、切口引流量，如有异常，以及时报告医师，并做好患者抢救准备。

6.呼吸道感染

术前教会患者正确的深呼吸、有效咳嗽的方法，每天进行锻炼；术后 3 天内常规超声雾化吸入稀释痰液的药物，定时翻身拍背，鼓励主动排痰；做好口腔护理，减少口咽部细菌进入呼吸道，有助于预防术后肺部并发症。

7.保持颈部的稳定性

与患者讲明颈部制动的重要性,颈椎稳定是术后恢复的关键,体位稍不合适即会导致延髓的损伤,过度活动也是颈椎手术疗效不佳和变坏的原因之一。翻身时注意保持头颈胸的一致性,避免颈部旋转。

(三)健康宣教

1.术后宣教

(1)对于行颅骨牵引的患者,应告知患者及家属牵引绳上不可放置任何物品,告知同病室患者及家属经过牵引患者床前时注意勿碰触牵引装置。

(2)对于手术的患者,告知并协助患者术后第 2 天佩戴头颈胸支具下床活动,佩戴支具 3 个月。摘除支具后可进行颈背肌锻炼,20～30 次/天。循序渐进,避免劳累。

(3)避免强行扭转颈部,避免摔倒。

(4)术后 3 个月复查,如出现不适,以及时就诊。

2.社区家庭康复指导

(1)避免摔倒,避免外伤:头、颈的创伤引起 C_2 齿突骨折,C_1 前后弓骨折,横韧带损伤,以及 C_1～C_2 侧块关节骨折等,是 C_1～C_2 脱位的常见原因。如交通事故导致的颈部骨折脱位,老年人跌倒时可发生齿突骨折,增加发生寰枢椎脱位的概率。因此避免发生意外伤害、避免跌倒至关重要。如乘车时不要睡觉,老年人穿防滑鞋,如厕久蹲后起立时需手扶栏杆,缓慢起身等。

(2)合理用枕:平卧时枕头不可过高使颈部过屈,侧卧时枕头不可过低,枕高与一侧肩宽相等,防止病情发展及复发。

(3)外固定架的康复指导:如患者保守治疗使用 Halo-vest 外固定架时应做好外固定架的康复指导,如其卧床时严禁使用日常使用的枕头。严禁将头环的后枕环部作为支撑点,颈后应垫一特制软枕,由外架的空隙处置于颈后部支撑身体,使外架悬空。避免头环、颅钉和颅骨受额外应力,以免造成颅钉穿透颅骨、头环损坏。

(4)对于行颅骨牵引的患者,应告知患者及家属牵引绳上不可放置任何物品,不可随意增减牵引重量,需保持牵引装置有效。

(郗传荣)

第二十二节　胸椎后纵韧带骨化症的护理

一、概述

胸椎后纵韧带骨化症(thoracic ossification of posterior longitudinal ligament,OPLL)指因脊柱的后纵韧带发生骨化,从而压迫脊髓和/或神经根,产生肢体的感觉和运动障碍及自主神经功能紊乱的疾病。后纵韧带骨化症是一个老年性疾病,好发于 50～60 岁患者,发病率高达 20%,在一般成人门诊中,占 1%～3%。

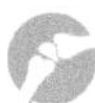

二、病因病理

同其他部位后纵韧带骨化一样，胸椎 OPLL 的发病机制尚未明了。一般认为其为软骨细胞的异位骨化所致，但亦有学者认为其与纤维软骨及膜内化骨有关，还有学者认为退变的椎间盘可影响后纵韧带骨化的形成。有学者认为葡萄糖代谢与韧带骨化倾向之间有密切关系。增厚并骨化的后纵韧带可厚达数毫米，并向椎管方向突出压迫脊髓，可以是单椎节，也可以是多椎节。

三、临床表现

(一)一般症状

病程缓慢，逐渐出现下肢麻木、无力、僵硬不灵活等症状，呈慢性进行性，可因轻度外伤而加重。约半数患者有间歇性跛行，胸部有束带感，胸闷，腹胀，腰背痛。大小便功能障碍出现较晚，主要为大小便无力，尿失禁少见。

(二)临床体征

主要表现为上运动神经元损害的体征，包括双下肢肌力不同程度的减弱，肌张力增高，呈痉挛步态，行走缓慢。受损部位以下皮肤感觉减退或消失；膝、跟腱反射亢进；腹壁反射及提睾反射减弱或消失；病理征阳性，可有髌阵挛或踝阵挛。

四、辅助检查

(一)X 线检查

后纵韧带呈高密度影，可呈连续型或孤立型。

(二)脊髓造影

脊髓造影可显示骨化物范围。

(三)CT 检查

CT 检查可明确诊断。

(四)MRI 检查

MRI 检查可显示脊髓受压的程度、范围。

五、治疗

(一)保守治疗

对于确保无脊髓损伤者，密切观察，注意休息，避免搬运重物等可引起胸椎外伤的活动。同时可行理疗、口服消炎镇痛药及神经营养类药物等辅助治疗。对于有神经损害的后纵韧带骨化症患者，应尽早手术治疗，避免脊髓进行性受压导致不可逆损害。

(二)手术治疗

1.后路手术

后路手术包括后路椎管减压术及椎管成形术，后路椎管减压术可扩大椎管容积，使脊髓后移，实现间接减压的目的。

2.前路手术

直接施行前路减压治疗 OPLL 引起的胸髓压迫症，除可直接切除骨化物减压外，还可能减少椎板切除术所可能引起的脊髓损伤。

六、围术期护理

(一)术前护理要点

备皮范围:上至肩胛骨下缘,下至臀裂顶点,左右两侧至腋中线。

(二)术后护理要点

1.密切观察生命体征变化

心率、血压、血氧饱和度等。

2.保持各种管道通畅

引流管及尿管。

3.术后神经功能评估

与术前进行对比,如有减弱,以及时通知医师。

4.饮食护理

低糖、高蛋白、高维生素食物,高纤维食物。

5.疼痛护理

胸椎手术患者术后疼痛现象较明显,应主动听取患者主诉,做好疼痛护理。

(三)健康宣教

1.术后康复指导

(1)麻醉清醒后可以开始进行肢体锻炼,如下肢练习股四头肌力量;踝关节跖屈、背伸练习,每天 2～3 次,每组 20～30 次,每次坚持 5 秒,避免术后神经根粘连,同时可保持关节活动度,防止肌肉萎缩等。

(2)术后第 1 天可下床活动。患者下床行走时要佩戴支具,护士应一直在患者身旁保护,应注意长期卧床而引起的直立性低血压,观察患者是否出现头晕、面色苍白等低血压表现。

(3)出院后,外出行走时须佩戴胸腰支具。教会患者正确佩戴支具,告知佩戴支具注意事项及佩戴支具的时间。

2.社区家庭康复指导

(1)术后 3 个月内不做腰背肌锻炼及重体力活动,如抬箱子、移动桌椅等,应以直立行走为主,可进行简单日常生活。3 个月后可行腰背肌锻炼,可增加腰背肌肌力和耐力,稳定和保护腰椎,缓解肌肉紧张痉挛,减轻疼痛,降低腰椎负荷。改善局部血液循环,降低炎性物质和代谢产物的堆积,促进损伤修复。

(2)3～6 个月避免过度冲撞、扭转、跳跃等剧烈活动及提重物,尽可能避免久坐、跑、跳,避免睡软床,避免弯腰拾物,可采取屈膝、下蹲的姿势提取重物,加强腰背肌锻炼半年以上,增强腰部肌肉及脊柱稳定性。

(3)正确的下床活动方法:嘱患者取侧卧位,双腿垂于床下,双臂交替撑床缓慢坐起,不宜仰卧位直接起床,坐起后不可急于下床,床边坐 15～30 分钟。

(4)经常改变体位,避免长时间固定坐姿,必要时经常起身行走,改善腰背肌紧张状态。

(5)室温太低、凉气过重,可导致腰背肌肉及椎间盘周围组织的血运障碍,增加腰痛的机会。室温控制在 26 ℃为宜。

(6)指导患者卧床时取床头高 30°同时轻屈膝位,有利于减少脊柱前凸,缓解背肌痉挛。

(7)选择合适、舒适的运动鞋,避免穿高跟鞋,以免增加胸椎负担。

(8)减轻体重,防止肥胖。

(9)术后3个月复查。

(郗传荣)

第二十三节 胸椎黄韧带骨化症的护理

一、概述

黄韧带是连接脊柱邻位椎板的韧带,在人体所有韧带中弹力纤维含量最高,因外观呈黄色而得名。黄韧带起自第2颈椎下缘,至于第1骶椎上缘,参与椎管后壁组成。一般认为韧带损伤及反复损伤累及和反应性修复过程将导致韧带骨化。胸椎黄韧带骨化症是一种严重的脊柱韧带骨化性疾病,常引起严重的椎管狭窄和脊髓压迫,造成肢体瘫痪、大小便障碍,致残率很高。在临床上由于症状复杂,易因误诊而延误治疗时机,以致使长期、持续受压的脊髓出现不可逆性损害。

二、病因病理

目前对黄韧带骨化的病因和发病机制尚不清楚,大多数学者认为其可能与慢性损伤、退变、炎症及代谢等因素有关。因此,本病易在长期从事重体力工作者中发生。且本病主要发生于中下胸椎,中下胸椎的活动量大,导致黄韧带在这些部位所受的应力较大而易引起骨化现象。

三、临床表现

(一)临床特点

在早期,椎管矢状径较宽者可无任何症状;但对椎管矢状径发育性狭小者则易引起脊髓受压征。

1.发病缓慢

本病起病缓慢、隐匿,病程多呈渐进性发展,且持续时间较长。

2.感觉障碍

患者多发症状为下肢麻木及感觉异常,其轻重程度及范围与病变程度及病程成正比,与椎管矢状径大小则成反比。

3.运动障碍

单侧或双下肢无力,步行困难,患者行走时有踩棉花感。以下肢肌张力增高、易跌倒、无力及持物易落等为早发,严重者则引起瘫痪。

4.椎节局部症状

患者有胸腹部束带感,少数病例可有颈痛或胸、腰部痛,且可伴有活动受限及仰伸时诱发或加重麻木等感觉障碍症状。

(二)体征

1.肌力

单侧或双下肢的肌力减退。

2.感觉障碍

胸段脊髓受损节段平面以下感觉减弱或消失。

3.功能障碍

浅反射减弱、锥体束征及括约肌功能障碍。

四、辅助检查

应结合临床症状、体征和辅助检查三者进行诊断,同时还需与其他疾病进行鉴别诊断。

(一)X 线检查

以 X 线片做出初步判断,同时排除其他骨关节病变的可能性。表现为椎管矢状径减小,椎间孔后缘骨化影形成。

(二)脊髓造影

单纯椎管造影只能提示椎管的梗阻性病变及程度,不能定性及全面反映病变的部位。

(三)CT 扫描

CT 对本病的诊断最为理想。表现为椎板及关节突增生肥厚,黄韧带钙化增厚,严重者椎管成三叶草形或新月形。

(四)电子计算机断层扫描脊髓造影(CTM)

CTM 能够反映脊髓的形态变化及程度。

(五)MRI 检查

MRI 可对矢状面大范围进行观察,便于发现病变及排除椎管内可能存在的其他疾病。表现为矢状面上可见增生骨化的黄韧带从后方压迫脊髓,多节段时成锯齿状。

五、鉴别诊断

本病应与椎管内占位性病变、脊髓空洞积水症和运动神经元疾病等进行鉴别。

六、治疗

(一)保守治疗

保守治疗主要用于早期轻型病例,有外科手术禁忌证,或是脊髓损伤已造成完全瘫痪的晚期病例。

(二)手术治疗

手术治疗的关键是清除位于脊髓后方的致压物,同时应避免误伤脊髓。

后路手术:手术方法包括单纯椎板切除术、椎板漂浮减压术、保留小关节的扩大减压术等。目前国内医院对黄韧带骨化症多采用在 CT 导航和 Iso-C 术中三维导航系统下行黄韧带骨化灶切除、椎弓根螺钉内固定术。在计算机导航辅助下可以精确引导植钉的角度和深度,可以应用该技术实时监测器械操作的深度,降低手术风险。

七、围术期护理

(一)术前护理要点

备皮范围:术区周围 20 cm 皮肤备皮。

(二)术后护理要点

1.常见并发症的护理

(1)脊髓损伤:脊髓损伤是最严重的并发症,术前脊髓神经功能正常的患者术后出现双下肢麻木、疼痛、活动障碍、大小便障碍等一系列神经症状。因此全身麻醉清醒后应立即进行神经功能评估,如出现减退,应立即向医师汇报并及时处理。

(2)脑脊液漏:黄韧带骨化灶与硬脊膜粘连时易发生脑脊液漏。临床表现为切口敷料渗出增多,渗出液颜色为淡红色,患者自觉头痛、头晕、恶心等不适。一旦出现脑脊液漏,应立即报告医师,患者去枕平卧位,将负压引流改为普通引流,或者减低负压球负压,必要时拔除引流管,加强换药,保持切口敷料清洁,并用消毒棉垫覆盖后沙袋加压,保持床单位清洁干燥。

(3)血肿形成:术后血肿形成多见于当天,有伤口局部血肿和椎管内血肿。主要原因为切口渗血较多而引流不畅。伤口局部血肿有增加伤口感染的可能,并引起切口裂开;椎管内血肿可引起脊髓压迫。术后密切观察伤口情况及双下肢感觉、运动情况及双下肢肌力,如发现双下肢感觉、运动功能较术前减弱或出现障碍,应及时报告医师,如诊断明确,应立即再次手术行血肿清除。

(4)下肢深静脉血栓:同胸椎骨折术后下肢深静脉血栓的护理。

2.支具、腰围佩戴时间

佩戴支具活动3个月。

(三)健康宣教

同胸椎后纵韧带骨化症。

(郗传荣)

第二十四节　腰椎滑脱症的护理

一、概念

正常人的腰椎排列整齐,如果由于先天或后天的原因,其中一个腰椎的椎体相对于邻近的腰椎向前或向后滑移,即为腰椎滑脱(lumbar spondylolisthesis,LS)。

二、病因

腰椎滑脱症在病因方面存在一定的争论,但多因素病因学理论基本上已为大多数学者所接受,发病因素包括遗传性发育不良、生物力学应力、退行性病变、病理性改变、创伤等。

三、临床分型

(一)先天性腰椎滑脱

在儿童、青少年有症状的腰椎滑脱患者中,先天性腰椎滑脱占14%～21%,男女比例约为1∶2。由于骶骨上部、小关节突发育异常或第5腰椎椎弓缺损,从而缺乏足够的力量阻止椎体前移的倾向,使其向前滑出。

(二)峡部裂性腰椎滑脱

峡部缺损导致腰椎滑脱。不是所有的峡部裂都将发展成为腰椎滑脱。据文献报道,峡部裂发展成为腰椎滑脱的概率为50%～81%。包括三种亚型。

1.峡部疲劳骨折

背伸时,腰椎峡部要承受更大的压力和剪切力。峡部疲劳骨折而分离或吸收,使上位椎体向前滑出。

2.峡部延长

这种病变也是由于峡部疲劳骨折而引起的,由于峡部重复多次的疲劳性微小骨折使椎体滑向前方,其愈合时使峡部延长但未断裂。

3.峡部急性骨折

峡部急性骨折常常继发于严重的创伤,可同时伴有椎体滑脱,但更常见的是仅有腰椎峡部裂而无滑脱。

(三)退行性腰椎滑脱

由于长时间持续的下腰不稳或应力增加,使相应的小关节发生退行性改变导致腰椎滑脱。

(四)创伤性腰椎滑脱

创伤引起椎体的各个结构如椎弓、小关节、峡部等骨折,不是峡部孤立骨折。由于椎体前后结构连续性破坏,导致滑脱。

(五)病理性腰椎滑脱

病变导致峡部、椎弓根及小关节破坏或变弱,导致继发性滑脱。包括肿瘤、感染、关节弯曲病等。

(六)手术后腰椎滑脱

此类型滑脱以前文献很少提及,但随着脊柱外科手术的广泛开展,其发生率呈增长趋势。

四、临床表现及症状

对于儿童和青少年患者而言,慢性腰痛往往是首发症状,在某次运动或外伤后加重,促使患者就诊。

对于成人患者而言,常无任何症状,其峡部缺损常在摄片后发现。外伤可以加重或诱发腰痛症状,却一般在伤后10～20年出现间歇性腰部钝痛,站立和行走时会使疼痛发作的频率逐渐增加,且疼痛逐渐发展到臀部和大腿,最终可能出现一侧或两侧坐骨神经痛,并常伴有相应的感觉、运动功能障碍。其他常见的体征还有腰椎前凸减小。

五、辅助检查

(一)X线片

X线片是评估是否存在腰椎滑脱或者椎弓崩裂的最佳方法,站立位摄片更有利于提高检出腰椎滑脱的阳性率,尤其是在鉴别椎弓崩裂和腰椎滑脱时具有一定优势。

(二)CT检查

在确诊有无椎弓崩裂或者脊柱滑脱方面,常规CT扫描和X线片相比并无优势可言;但多平面CT重建则较X线片有效,敏感度亦高。

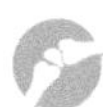

（三）MRI 与 CTM

MRI 与 CTM 的作用类似，优点是无创，但对于骨组织分辨率较差。

六、治疗原则

（一）保守治疗

卧床休息、腰背肌锻炼、腰围保护、口服药物治疗。腰背肌锻炼常用的方法是飞燕式、五点式、四点式、三点式。佩戴腰围保护。口服药物主要为非甾体抗炎药对症治疗，联合应用维生素类药物。

（二）手术疗法

腰椎滑脱的主要表现是由于腰椎不稳所致的腰痛和腰椎管或神经管狭窄所致的神经压迫症状，手术的目的就是解除神经压迫和稳定腰椎。

1.峡部裂性腰椎滑脱

主要包括融合、减压、复位、固定。融合与减压是治疗的核心，可单独进行也可联合运用或结合使用固定及复位术。融合术包括峡部融合术、后路融合术、前路融合术及环形融合术。后路融合包括椎板间融合（PIF）、侧后方融合（PLF）、后路椎体间融合（PLIF）、经椎间孔椎体融合术（TLIF）、环形融合术（CF）。

2.退行性腰椎滑脱

原发性腰椎滑脱：发生在 60 岁以上老年人，几乎都发生在 L_4，早期病理改变是后关节退变，导致节段性不稳后累及椎间盘。鉴于患者年龄较大，一般不采用前路融合术，后路减压、椎弓根螺钉内固定、后外侧植骨融合是治疗原发退行性腰椎滑脱的主要方法。

七、围术期护理

（一）术前护理要点

备皮范围：前路手术为乳头连线至大腿上 1/3 处，两侧至腋中线，包括会阴。后路手术为双侧肩胛骨下缘至臀裂顶点，双侧至腋中线。

（二）术后护理要点

1.常见并发症的护理

（1）术后感染：术后可导致骨骼、椎间隙、椎管内感染，椎体骨髓炎，败血症等。败血症是最严重的并发症，主要表现为切口红肿、有渗液，患者体温升高，血常规化验白细胞计数增高等。除术中严格无菌操作外，术后应保持伤口敷料、床单位的清洁、干燥，如被污染时，以及时更换。保持伤口负压引流通畅，观察记录伤口有无渗血、渗液，引流液的颜色、量及体温、血象、患者体征等变化。更换引流瓶时严格无菌操作。

（2）脑脊液漏：同胸椎黄韧带骨化症的术后护理要点。

（3）神经根牵拉刺激症状：因术中复位牵拉神经引起感觉下肢酸、胀、麻、痛等症状，但要观察有无弛缓性瘫痪发生，如大小便失禁等。一般术后给予神经营养药如甲钴胺、维生素 B_{12} 肌内注射、双氯芬酸口服等治疗后，症状都能逐渐减轻或完全消失。

（4）下肢深静脉血栓形成：术后发现肢体肿胀，伴有腿痛、腓肠肌或大腿肌肉压痛等情况，应怀疑深静脉血栓形成，做深静脉超声检查、查凝血酶谱可确诊。所以应该指导并协助、鼓励患者早期进行四肢肌肉和各关节的运动。促进下肢静脉血液循环，抬高下肢，促进下肢静脉血液回流。如诊断为深静脉血栓，立即配合抗凝溶栓治疗。

(5)继发性椎间盘突出：由于手术内固定装入不当，挤压邻近椎间盘引起。术后出现下肢酸、胀、麻、痛等症状，经对症处理效果不明显，通知医师处理，一般做 CT 或 MRI 可确诊。

2.腰围佩戴时间

佩戴腰围活动 3 个月。

(三)健康宣教

同腰椎间盘突出症的健康宣教。

(陈秀秀)

第二十五节　腰椎间盘突出症的护理

腰椎间盘突出症指由于腰椎间盘变性、纤维环破裂、髓核突出致使相邻的组织神经受到压迫或刺激而引起的一种临床综合征。发病年龄多在 20～50 岁，男性多见。

一、病因与发病机制

随年龄增长，纤维环和髓核水分减少，弹性降低，椎间盘变薄，易于脱出，因此腰椎间盘退行病变是腰椎间盘突出症的基本病因。腰椎间盘大约从 18 岁就开始发生退变，腰椎间盘在脊柱的负重与运动中承受强大力量，致使腰椎间盘发生力学、生物化学的一些改变。腰椎间盘突出诱发因素有以下几点。

(一)损伤

损伤是引起腰椎间盘突出的重要原因，在儿童与青少年期的损伤与椎间盘突出的发病密切相关。如投掷铁饼或标枪时，脊柱轻度负荷时躯干快速旋转，纤维环可水平破裂，椎间盘突出。

(二)遗传因素

腰椎间盘突出症家族发病也有报道，印第安人、爱斯基摩人和非洲黑种人发病率较低。

(三)妊娠

妊娠期间整个韧带系统处于松弛状态，腰骶部又要承受大于平时的重力，加上后纵韧带松弛，增加了椎间盘膨出的机会。

(四)职业

职业与腰椎间盘突出症也有密切关系，如驾驶员长期处于坐位和颠簸状态，重体力劳动者和举重运动员因过度负荷可造成椎间盘病变。

二、病理生理

椎间盘由髓核、纤维环和软骨终板构成。在日常生活工作中，椎间盘承受了人体大部分重量，劳损程度严重；椎间盘血液供应不丰富，营养物质不易渗透。另外，随着年龄增长，椎间盘中蛋白多糖、硫酸软骨素、Ⅱ型胶原含量明显下降，极易发生退行性变。

腰椎间盘突出分为 4 种病理类型。

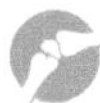

(一)椎间盘膨出型

纤维环部分破裂,呈环状凸起,表面完整无断裂,均匀性的向椎管内膨出,可压迫神经根。

(二)椎间盘突出型

椎间盘纤维环断裂,髓核突向纤维环薄弱处或突入椎管,到达后纵韧带前方,引起临床症状。

(三)椎间盘脱出型

纤维环完全破裂,髓核突出到后纵韧带下抵达硬膜外间隙,突出的髓核可位于神经根内侧、外侧或椎管前方。

(四)游离型

纤维环完全破裂,椎间盘髓核碎块穿过后纵韧带、游离于椎管内或位于相邻椎间隙平面,有马尾神经或神经根受压的表现。

三、临床表现

(一)症状

1.腰腿痛

腰腿痛是椎间盘突出的主要症状,咳嗽、喷嚏、排便等腹压增高时疼痛加重。腰椎间盘突出症 95%发生在 $L_{4\sim5}$ 或 L_5S_1,多有腰痛和坐骨神经痛。疼痛常为放射性神经根性痛,$L_{4\sim5}$突出时,疼痛沿大腿后外侧经腘窝、小腿外侧到足背及拇趾,L_5S_1 突出时,疼痛沿大腿后侧,经腘窝到小腿后侧、足背外侧。患者常取弯腰、屈髋、屈膝位。不能长距离步行。

2.麻木

当椎间盘突出刺激了本体感觉和触觉纤维,可仅出现下肢麻木而不疼痛,麻木区为受累神经支配区。

3.马尾神经受压症状

多见于中央型腰椎间盘突出症。纤维环和髓核组织突出压迫马尾神经,出现左右交替的坐骨神经痛和会阴区的麻木感,大、小便和性功能障碍。

4.间歇性跛行

由于受压,神经根充血、水肿、炎性反应,患者长距离行走时,出现腰背痛或患侧下肢痛或麻木感加重。取蹲位或坐位休息后症状可缓解,再行走症状又出现,称为间歇性跛行。由于老年人腰椎间盘突出多伴腰椎管狭窄,易引起间歇性跛行。

5.肌瘫痪

神经根受压时间长、压力大时神经麻痹,肌瘫痪。表现足下垂或足跖屈无力。

(二)体征

1.脊柱变形和腰椎运动受限

腰椎前凸减小或消失或反常,常出现腰椎侧凸,腰椎各方向的活动度都会受到影响而减低。以前屈受限最明显。因腰椎前屈时,促使更多的髓核物质从破裂的纤维环向后方突出,加重了对神经根的压迫。

2.压痛

在病变间隙的棘突旁有不同程度的压痛,疼痛可向同侧臀部和下肢放射,放射性的压痛点对腰椎间盘突出症有诊断和定位价值。压痛点在 $L_{4\sim5}$ 椎间盘较明显。

3.感觉、肌力与腱反射改变

感觉障碍按受累神经根所支配的区域分布,可表现为主观和客观的麻木。受累神经根所支配的肌肉,有不同程度的肌萎缩与肌力减退。膝反射、跟腱反射减弱或消失。

(三)特殊体征

1.直腿抬高试验和加强试验

检查时,患者仰卧,患肢轻度内收、内旋位,膝关节伸直,抬高患肢,出现坐骨神经痛时为直腿抬高试验阳性。将患肢直腿抬高直到出现坐骨神经痛,然后将抬高的肢体稍降低,使其放射痛消失,然后再突然被动屈曲踝关节,出现坐骨神经放射痛为加强试验阳性。

2.健肢抬高试验

患者仰卧,直腿抬高健侧肢体时,患侧出现坐骨神经痛者为阳性。

3.股神经牵拉试验

患者俯卧位,患肢膝关节完全伸直。检查者上提患肢使髋关节处于过伸位,出现大腿前方疼痛者为阳性。

四、实验室及其他检查

(一)X 线检查

腰椎间盘突出症患者,部分患者腰椎平片可示正常,部分患者腰椎正位片可示腰椎侧弯;侧位片腰椎生理前凸变小或消失,甚至反常,病变椎间隙宽度失去规律性。X 线检查对腰椎间盘突出症的诊断和鉴别诊断有重要参考价值。

(二)CT 检查

CT 诊断椎间盘突出,除观察椎间盘对神经的影响外,还能判断出椎间盘是否突出及突出的程度和范围。

(三)MRI 检查

通过不同层面的矢状像及椎间盘的轴位像,可以观察腰椎间盘突出的部位、类型、变性程度、神经根受压情况。MRI 检查对诊断椎间盘突出有重要意义。

五、诊断要点

影像学检查是诊断腰椎间盘突出症不可缺少的手段。可与临床表现相结合做出正确诊断。

六、治疗要点

(一)非手术治疗

适宜初次发作经休息后症状明显缓解,影像学检查病变不严重者。

1.卧床休息

卧硬板床休息可以减少椎间盘承受的压力,减轻临床症状,是基本的治疗方法。一般卧床 3～4 周就能缓解症状。

2.牵引

可使腰椎间隙增大,后纵韧带紧张,纤维环外层纤维张力减低,利于突出的髓核部分还纳。一般采用骨盆牵引,牵引重量 7～15 kg,抬高床脚作反牵引,每天 2 次,每次 1～2 小时,持续10～15 天。

3.理疗按摩

适宜发病早期的患者，局部按摩和热疗可增加血液循环，缓解肌痉挛，但中央型椎间盘突出者不宜进行推拿按摩。

4.药物治疗

可减轻神经根无菌性炎性水肿，以消除腰腿痛。镇痛药物常用非甾体抗炎药，如阿司匹林、布洛芬等；硬膜外注射类固醇和麻醉药物，可起到消炎止痛作用。常用的硬膜外注射药物有醋酸泼尼松龙 75 mg、2%利多卡因 4～6 mL，每周注射 1 次，共3～4 周；髓核化学溶解法，将胶原酶注入椎间盘内，以溶解髓核和纤维环，使其内压降低或突出髓核缩小。

(二)手术治疗

有 10%～20%的腰椎间盘突出症患者需手术治疗，其适应证有：腰椎间盘突出症病史大于半年，症状或马尾神经损伤严重，经过保守治疗无效；腰椎间盘突出症并有腰椎椎管狭窄。治疗方法有后路经椎板间髓核切除术、经腹膜后椎间盘前路切除术、经皮髓核切除术、脊柱植骨融合术等。

七、护理评估

(一)术前评估

1.一般情况

(1)一般资料：性别、年龄、职业、营养状况、生活自理能力，压疮、跌倒/坠床的危险性评分。

(2)既往史：有无先天性的椎间盘疾病、既往有无腰外伤、慢性损伤史，是否做过腰部手术。

(3)外伤史：评估患者有无急性腰扭伤或损伤史。询问受伤时患者的体位、受伤后的症状和腰痛的特点和程度，有无采取制动和治疗措施。

2.身体状况

(1)症状：疼痛的部位和性质，诱发及加重的因素，缓解疼痛的措施及效果，本次疼痛发作后的治疗情况。

(2)体征：评估下肢的感觉、运动和反射情况，患者行走的姿势、步态，有无大小便失禁现象。

(3)辅助检查：患者的各项检查有无阳性发现。

3.心理-社会状况

观察患者的情绪，了解其对疾病的认知程度及对手术的了解程度。评估患者的家庭支持系统对患者的支持帮助能力等。

(二)术后评估

1.手术情况

麻醉方式、手术名称、术中情况、引流管的数量和位置等。

2.身体状况

动态评估生命体征、伤口情况及引流液颜色、性状、量。评估患者有无排尿困难和尿潴留，下肢感觉运动功能，有无并发症发生的征象等。

八、常见护理诊断/问题

(一)慢性疼痛

与椎间盘突出压迫神经、肌肉痉挛及术后切开疼痛有关。

(二)躯体活动障碍

与疼痛、牵引或手术有关。

(三)潜在并发症

脑脊液漏、神经根粘连等。

九、护理目标

(1)患者疼痛减轻或消失。

(2)患者能够使用适当的辅助器具增加活动范围。

(3)患者未发生并发症,或发生并发症能够及时发现和处理。

十、护理要点

(一)非手术护理

1.心理护理

腰腿疼痛会影响患者正常生理功能,给患者带来极大的痛苦。所以要倾听患者的倾诉,正确疏导,消除其疑虑。

2.卧床休息

急性期绝对卧硬板床休息 3～4 周,症状缓解后可戴腰围下床活动。

3.保持正确睡眠姿势

枕头高度适宜,仰卧位时腰部、膝部垫软枕使其保持一定曲度,放松肌肉。

4.保持有效的骨盆牵引

牵引重量依患者个体差异在 7～15 kg 之间调整,以不疼痛为标准。牵引期间注意观察患者体位、牵引是否有效,注意预防压疮的发生。

(二)手术护理

1.术前护理

向患者及家属解释手术方式及术后可能出现的问题,训练患者正确翻身、练习床上大小便,以适应术后的卧床生活。

2.术后护理

(1)术后移动患者时要用 3 人搬运法,保持患者身体轴线平直。术后 24 小时内要保持平卧。

(2)密切观察生命体征,保持呼吸道通畅。注意下肢颜色、温度、感觉及运动情况。

(3)保持引流管通畅,观察并记录引流液的颜色、性质、量的变化。观察切口敷料渗液情况。

(4)每 2 小时为患者进行轴式翻身 1 次,在骨隆凸处加垫保护,并适当按摩受压部位。

(5)术后给予清淡、易消化、富含营养、适当粗纤维的饮食,如新鲜蔬菜、水果、米粥,预防便秘。

3.并发症的护理

椎间隙感染是术后严重并发症,表现为发热、腰部疼痛、肌肉痉挛。遵医嘱正确应用抗生素。术后开始腰部和臀部肌肉的锻炼和直腿抬高训练,以防肌肉萎缩和神经根粘连。

(三)健康指导

指导患者正确功能锻炼,防止肌肉萎缩、肌力下降。术后早期,可做深呼吸和上肢的运动,以防并发肺部感染和上肢失用综合征。下肢可做静力舒缩、屈伸移动、直腿抬高练习,以防发生神

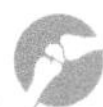

经根粘连。根据患者情况进行腰背肌的锻炼。术后7天开始可为“飞燕式”，1～2周以后为“五点式”“三点法”，每天3～4次，每次动作重复20～30次。循序渐进持之以恒。指导患者出院后注意腰部保暖，减少腰部扭转承受挤压，拾物品时，要保持腰部的平直，下蹲弯曲膝部，取高处物品时不要踮脚伸腰，以保护腰椎。加强自我调理，保持心情愉快，调理饮食，增强机体抵抗力。出院后继续卧硬板床，3个月内多卧床休息。防止身体肥胖，减少腰椎负担。

十一、护理评价

通过治疗患者是否：①疼痛减轻，舒适增加。②肢体感觉、运动等功能恢复。③未发生并发症，或发生并发症被及时发现。

（陈秀秀）

第二十六节　脊柱肿瘤的护理

脊柱肿瘤是对脊柱来源肿瘤的总称，大致可分为原发性脊柱肿瘤和转移性脊柱肿瘤两类。来源于脊柱的原发性肿瘤中，60％为良性肿瘤，包括血管瘤、动脉瘤样骨囊肿、骨巨细胞瘤、嗜酸性肉芽肿、骨样骨瘤和骨母细胞瘤等；原发性恶性脊柱肿瘤包括多发性骨髓瘤、脊索瘤等。转移性脊柱肿瘤中，原发性肺癌、乳腺癌、前列腺癌、甲状腺癌、肝癌等都可发生脊柱转移，其中乳腺癌的脊柱转移率最高。转移部位以腰椎多见（约占70％），胸椎、颈椎、骶椎依次降低。治疗方法包括放疗、化疗、手术治疗。手术方法是神经、椎管减压及脊柱稳定性重建手术。近年来，对于术后预计生存时间较长的转移性脊柱肿瘤患者，多采取以根治为目的的转移灶摘除术。

一、护理措施

（一）术前护理

（1）同骨科术前护理。

（2）疼痛护理：患者的早期局部症状以疼痛多见，并随病情进展而逐渐加重，严重影响患者的生活质量，因此应指导患者学会疼痛评估的方法（如NRS评分），每天为患者进行疼痛评估，根据三阶梯镇痛原则，采取相应措施，达到缓解患者疼痛，提高其生活质量的目的。

（3）局部制动：要求患者绝对卧床，并卧硬板床，如为颈椎肿瘤，应指导佩戴颈托。协助患者翻身及搬运患者时，应动作轻柔，防止发生病理性骨折。

（4）增加全身的抵抗力，加强营养，给予高蛋白质、高维生素、高热量饮食，必要时遵医嘱进行静脉内高营养治疗。

（5）恶性肿瘤是发生静脉血栓栓塞的高危因素之一，因此需尽早采取预防措施，包括指导患者进行双足跖屈背伸运动及双下肢按摩，遵医嘱为患者穿着抗栓袜或进行双下肢气压式血液循环驱动器治疗，应用低分子肝素钙注射液（速碧林）、低分子肝素钠注射液（克赛）等进行药物预防等。

（6）评估患者双下肢的感觉和活动情况，与术后作对比。

（7）部分患者因肿瘤压迫脊髓和马尾神经，产生感觉运动障碍，严重者会出现截瘫，因此应做好截瘫护理,预防并发症的发生。

(8)心理护理如下。①因病程长,病情重,脊柱肿瘤可能造成患者截瘫甚至四肢瘫痪,生活不能自理,导致患者产生不同程度的痛苦、恐惧、焦虑。长期疾病的折磨和长期住院生活的单调、乏味,易使患者产生孤独感。护士要经常巡视病房,多和患者交谈,了解患者不同的心理特点和状态,有目的地制订心理护理措施,改变患者的心理状态,促进康复。②建立良好的护患关系 护理人员与患者、家属建立良好的护患关系是取得心理护理成功的关键。患者因患病时间长,大多数生活不能自理,产生烦躁不安情绪,护士要关心体贴患者。护理人员与患者、家属之间的关系是建立在平等、尊重、信任和合作基础上的人际关系。要建立这种良好的关系,护士的语言至关重要。通过礼貌、诚恳、自然、友好的交谈,可以帮助患者、家属正确认识和对待疾病,减轻和消除消极的情绪,树立战胜疾病的信心,提高对医护的依从性。

(二)术后护理

(1)同骨科术后护理。

(2)同颈椎病术后护理。

(3)同腰椎管狭窄术后护理。

(4)截瘫患者术后肢体麻痹症状改善不明显者,护理方法同术前。

(5)给予高热量饮食,总热量 2 000～3 000 kcal/d(8 370～12 550 kJ/d)。经口进食困难者遵医嘱进行静脉内高营养治疗。

(6)脊柱肿瘤患者常因手术创伤较大,出血较多,卧床时间较一般脊柱手术长,一般需卧床一周左右,术后 2～3 天应指导患者进行下肢功能锻炼,包括双足跖屈背伸练习、双下肢直腿抬高练习。如患者存在下肢感觉活动异常,因在术后 2～3 天指导家属为患者进行下肢被动功能锻炼,并鼓励患者进行主动上肢功能锻炼。术后 5～7 天可在医师指导下佩戴支具下地行走或坐立。

(7)预防并发症 包括压疮、肺部感染、泌尿系统感染、静脉血栓栓塞症等。

(三)健康指导

(1)同颈椎病健康指导。

(2)同腰椎间盘突出症健康指导。

(3)指导截瘫患者家属进行家庭护理,包括功能锻炼、皮肤护理、导尿管护理、肺部感染预防、静脉血栓栓塞症预防等。

二、主要护理问题

(一)生活自理能力缺陷

生活自理能力缺陷与截瘫有关。

(二)便秘

便秘与长期卧床和无力有关。

(三)有皮肤完整性受损的危险

皮肤完整性受损与循环状况改变有关。

(四)潜在并发症:感染

截瘫长期卧床可能并发泌尿系统感染。

(陈秀秀)

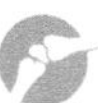

第二十七节 脊髓肿瘤的护理

一、概述

脊髓肿瘤，又称为椎管内肿瘤，是椎管内发生的肿瘤的总称，包括发生于脊髓本身及椎管内与脊髓邻近的各种组织的原发性肿瘤或转移性肿瘤。

脊髓肿瘤按部位分类见图 8-13。

脊髓肿瘤
- 髓内肿瘤
- 髓外肿瘤
  - 硬膜内髓外
  - 硬膜外肿瘤

图 8-13 脊髓肿瘤的分类

但也存在一种特殊形态的肿瘤，同时位于椎管的内外，通过椎间孔，形似沙漏样，总称为沙漏样肿瘤。

二、病理

(一)椎体内逐渐增大的肿块突破骨皮质侵入椎旁软组织

压迫或侵入邻近神经根。

(二)椎体破坏继发病理骨折

病理骨折后出现脊柱不稳定，特别是并发后侧附件溶骨性破坏时。

(三)脊髓受压

据报道，广泛转移的癌症患者中约有 5%的人发生脊髓受压。转移的肿瘤灶浸润椎体并使之强度下降，椎体发生部分塌陷，肿瘤组织或骨碎片随之侵入椎管，这是脊髓或神经根受压最常见的原因。

三、临床症状

临床症状取决于肿瘤在脊髓中的矢状、轴状位置及肿瘤生长的方向和速度。脊髓肿瘤的症状是逐渐加重的，不因休息而减轻。

(一)神经根刺激症状(根性痛)和叩击痛

脊髓肿瘤的症状是渐发的，其首发症状约 60%为根性痛，根性痛的产生以神经鞘瘤居多(57%)，胸腰段以下的根性痛可表现为腰痛和/或腿痛或腰腿痛。

(二)脊髓压迫症状

感觉的改变常被描述为感觉异常和感觉迟钝。45%的患者首发症状表现为足部发麻，走长路时下肢无力或跛行，足部麻木可很快自下而上发展，由一侧下肢扩展到另一侧。颈部病变的症状与脊髓空洞症的症状很相似，出现上肢和躯干感觉分离现象，肌力减退、肌肉萎缩等，甚至肢体的痉挛，括约肌功能障碍等。

(三)全身症状

消瘦、贫血、低热、乏力等。

四、辅助检查

(一)X线检查

有改变者约30%,以椎间孔和椎弓根改变、生理曲度的改变最常见,表现为脊柱侧凸。

(二)CT扫描

诊断脊髓肿瘤的一项重要方法。通过CT扫描,可在横断面上辨清脊髓及脊髓与脊柱的关系。比常规的脊髓造影更能清晰地显示扩张的脊髓。

(三)脊髓磁共振(MRI)检查

这是目前最有诊断价值的辅助检查方法。

(四)脊髓造影

脊髓造影曾是检查脊髓病变的首选方法。髓内、髓外、硬膜内、硬膜外的病变可很容易区分。根据肿瘤在椎管内位置的不同:前方、后方、侧方或中心,而有不同的造影表现。髓内肿瘤以弥漫性对称性脊髓扩张为特点。

五、治疗

外科手术是治疗脊髓肿瘤的主要治疗方式。

手术入路根据病变部位不同分为:前方入路、后方入路、联合入路。常见的手术主要为椎体或附件肿瘤局部切除术、椎板减压术、自体髂骨植骨或异体骨植骨和接骨板、螺丝钉内固定术、Cage内固定术。

六、术前护理要点

(一)体位与活动

尽量卧床,晚期患者应绝对卧床,减少病理性骨折,避免进一步加重脊髓损伤。颈椎肿瘤患者戴颈托,减少颈部活动。翻身时应保持轴向翻身。

(二)营养支持

以高热量、高蛋白、高维生素饮食为主,避免进食不易消化的食物,少食油煎、油炸的食物。多吃新鲜蔬菜和水果,糖尿病者控制饮食及水果,多饮水。必要时静脉补充营养物质。

(三)心理护理

消除患者紧张、焦虑情绪,可以通过语言、表情、态度给予患者良性刺激,使患者乐观对待疾病和人生,做好家属的心理疏导。

(四)术前深呼吸咳痰训练

正确指导患者进行充分的深呼吸运动和有效的咳嗽、咳痰训练,降低术后呼吸道并发症的发生率。

(五)疼痛护理

(1)评估疼痛的级别,针对引起疼痛的原因,给予相应处理。可采用药物控制、分解注意力、放松疗法。

(2)可按照三阶梯止痛方案用药。

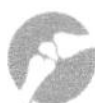

（六）安全管理

患者有感觉异常，肌力下降，步态不稳等须注意安全，防坠床、跌倒，避免热敷，防烫伤。

（七）大小便护理

截瘫患者排尿障碍预留置导尿，注意预防尿路感染。如有便秘，可使用开塞露肛入。大便失禁，注意保护肛周皮肤。

（八）做好术前常规准备

备皮、肠道准备等。

七、术后护理要点

（一）体位与活动

前路手术建议术后 4 小时轴向翻身，后路手术建议术后 6 小时轴向翻身，起到压迫止血的作用。若患者术后不能耐受长时间平卧位，可请示医师后按需翻身。麻醉清醒后即可枕枕头（颈椎手术除外）。每 2 小时轴向翻身。术后 24 小时或遵医嘱佩带支具下床活动。

（二）饮食护理

术后一般麻醉清醒后，可少量多次饮水，无不适反应后可进少量流食，待肠鸣音恢复后可正常饮食。正常饮食后鼓励患者多食高蛋白、高维生素食物，防止便秘。

（三）饮食

术后嘱患者多饮水、多吃水果、蔬菜及高蛋白饮食。

（四）呼吸道管理

术后监测血氧饱和度情况，如有胸闷、胸痛、气急、血氧饱和度异常及时通知医师。鼓励有效咳嗽咳痰，深呼吸，经胸入路的患者术后进行呼吸功能锻炼。

（五）疼痛护理

（1）评估疼痛的级别，针对引起疼痛的原因，给予相应处理，减轻疼痛。

（2）放松疗法、转移注意力，减轻心理负担，保证足够的睡眠。

（3）患者主诉疼痛，原因明确的按医嘱尽早给予镇痛药。

（六）管路护理

妥善固定引流管及尿管，保持管路通畅。注意观察引流量、色、性状。

八、健康宣教

（一）术后宣教

1.体位与活动

轴向翻身，颈椎手术患者需颈部制动，颈托固定一般 3 个月。胸腰椎术后患者腰围一般固定 3 个月，具体视复查情况决定是否继续佩戴腰围。术后继续功能锻炼。

2.饮食

鼓励进高热量，高蛋白，富含维生素易消化的饮食。

（二）社区家庭健康指导

（1）心理支持：鼓励患者保持良好精神状态，树立战胜疾病的信心。

（2）劝导患者及周围人员戒烟，预防呼吸道感染。

（3）说明支具固定的作用及注意事项。

(4)合理使用药物镇痛或其他方式镇痛:介绍药物的名称、剂量、用法、作用和不良反应。

(5)功能锻炼:指导患者进行各种力所能及的功能锻炼,最大限度提高患者的生活自理能力。

(6)指导患者定期门诊复查:向患者说明复查的重要性,如出现病情变化,以及时来医院就诊。

(陈秀秀)

第二十八节 脊髓损伤的护理

一、急救护理要点

(一)迅速拨打 120 或 999 急救电话

(1)告知患者性别、年龄和病情,不舒适的具体症状,是否有神志不清、胸痛、呼吸困难、肢体瘫痪等症状,以便急救人员做好准备,到达后对症抢救。

(2)告知详细地址:要清楚、准确地讲明患者所在的详细地址,以及救护车进入的方向、位置,特别是夜间,以便急救人员可迅速、准确地到达现场。

(3)留下可联系的电话号码并保持电话畅通,以便救护人员随时通过电话联络,进一步了解病情和电话指导抢救。

(4)说清楚以上内容,得到 120 或 999 指挥中心示意挂机后方可挂机,然后耐心等待 120 或 999 转呼急救中心出车救护。

(二)脊柱创伤正确的伤情评估和处置

1.伤情评估

脊柱脊髓损伤有时合并严重的颅脑损伤、胸部或腹部脏器损伤、四肢血管伤。和所有伤员一样,脊髓损伤伤员在急救中也应坚持“危重者优先,救命第一”的原则,先抢救伤员的生命,先抢救危及生命的损伤,包括大出血、呼吸道梗阻、心搏骤停、张力性气胸、腹部实质性脏器出血、脑疝等。对于脊柱损伤的伤员来说,急性呼吸衰竭和血流动力学改变是现场急救中死亡的原因,所以首先要进行呼吸功能的处理,C_3以上的完全性损伤伤员因呼吸肌的完全瘫痪常在损伤现场死亡。C_4水平的脊髓损伤保留一定的呼吸功能,仍会表现出明显的缺氧症状,常需现场进行气管插管、人工通气。低位颈段脊髓损伤可用面罩或鼻导管给氧。据统计约 1/3 的颈髓损伤的伤员需进行气管插管。对于 T_6以上的脊髓损伤出现血压下降,心率过缓的现象的伤员,应快速建立静脉通道,按医嘱早期大剂量应用甲泼尼龙冲击,从而减轻脊髓神经组织的损伤。8 小时之内开始,效果最佳。

2.合适的固定

如果脊柱外伤伴有颅脑损伤或严重的四肢骨折时,千万不要随意搬动患者,一般情况下主要判定损伤部位、有无瘫痪、维持呼吸道通畅及予以固定。仅可左右轴向翻转即可,避免坐起、行走或使脊柱前屈、后伸,防止受伤部位的移位产生脊髓的再损伤。颈椎损伤患者要使颈部保持中立位,用沙袋或折好的衣物放在头颈两侧,防止头部转动,并保持呼吸道通畅。

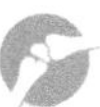

3.正确的搬运

凡怀疑有脊柱骨折者，应使患者脊柱保持正常生理曲线，避免脊柱过屈、过伸，搬运时应让伤者两下肢靠拢，两上肢贴于腰侧，并保持伤者的体位为直线。采取多人搬运，一般3～4人同时将患者平抬至硬担架或硬木板之上，切忌使用软担架搬运患者，搬运过程中避免旋转、扭曲脊柱，以免二次损伤的发生。重视搬运过程中的安全护理：严格搬运原则，避免继发损伤。使用安全带将伤者与担架紧密固定，避免坠落，如遇上下楼梯或斜坡，为避免身体下滑，可通过其腋下绑一条安全带。

4.转运途中的护理措施

(1)二次护理评估：伤者置于救护车后，嘱驾驶员平稳驾车，避免紧急刹车，伤者脊柱始终保持中立位，给予心电监护及吸氧，检查四肢感觉活动情况。

(2)保持呼吸道通畅：呼吸困难者要立即清除呼吸道的分泌物、异物，开放气道，颈椎损伤者开放气道时禁止使用仰头抬颌法，以免造成或加重脊髓的损伤。昏迷者更要高度重视，以防窒息，必要时给予气管切开。

(3)转运途中密切观察生命体征及病情的变化。

二、术前护理要点

(1)观察四肢感觉活动情况，不仅可及早发现病情是否有恶化，也可与术后四肢感觉活动进行对比。

(2)颈髓损伤患者应注意呼吸的改变。胸部损伤的患者应注意有无血胸、气胸。骶尾部损伤患者应注意有无大、小便失禁。

(3)观察脊髓受压的征象，在受伤的24～36小时，每隔2～4小时就要检查患者四肢的肌力、肌张力、痛温触觉等，以后每班至少检查1次，并及时记录患者感觉平面、肌张力、痛温触觉恢复的情况。

(4)鼓励卧床患者多饮水，减少发生肺部感染的风险，也可有效预防便秘。

(5)术前皮肤保护：卧床的患者需准备一个“翻身易”，用于协助患者轴向翻身，以免加重脊髓损伤；术前应给予气垫床护理，皮肤保护，定时翻身，以免产生压疮，保证手术尽早进行，同时可降低术后感染的风险。

(6)功能锻炼：如患者四肢肌力存在，除患者存在双下肢深静脉血栓的情况下鼓励患者最大可能地进行肢体的功能锻炼，降低发生血栓的风险，保证手术尽早进行。

(7)备皮范围：上至肩胛骨下缘，下至臀裂顶点，两侧至腋中线。

(8)查时发现患者有任何变化时应立即通知医师，以便及时进行手术减压。

三、术后护理要点

(一)体位

将患者由手术运送车移至病床时，要保持脊柱水平位置，尤其是在搬运高颈位手术患者时，更应注意颈部不能过伸、过屈，避免搬动造成脊髓损伤。移至病床后取平卧位。定时轴向翻身，避免压疮的发生。

(二)监测生命体征

严密记录患者全麻术后每小时生命体征，6小时后每4小时记录1次，至24小时。

(三)术后观察

观察患者意识、肌力。严密观察呼吸频率、呼吸方式。发现呼吸频率、方式改变或呼吸无力时,以及时汇报医师。

(四)脊髓功能的观察

(1)颈椎手术:麻醉清醒后观察四肢肌力活动,严密观察呼吸变化。术后可能会出现颈交感神经节损伤症(霍纳综合征:患侧瞳孔缩小、眼睑下垂、眼球凹陷),一般不需处理。

(2)胸椎手术:上肢肌力不受影响,术后观察下肢肌力。

(3)腰椎手术:观察下肢肌力和肛周皮肤感觉有无异常。感觉障碍平面上升或四肢肌力减退,应考虑脊髓出血或水肿,必须立即通知医师采取措施。

(五)饮食

全麻手术患者返回病房,麻醉清醒后,可多次少量饮用温水,无不适症状后进流食,待肠鸣音恢复后可正常饮食。

(六)保持引流管及尿管通畅

观察引流液的色、质、量。翻身时避免引流管脱出。

(七)康复锻炼

排除患者存在双下肢深静脉血栓的情况下,鼓励患者进行功能锻炼,恢复肌肉功能,避免肌肉萎缩。包括主动运动和被动运动。瘫痪的肌肉和关节进行被动运动,未瘫痪部分肌肉进行主动运动,可利用哑铃或拉簧锻炼上肢和胸背部肌肉。在床上锻炼腰背部肌肉包括挺胸、背伸五点支撑法、三点支撑法等。

四、脊髓损伤并发症的护理

(一)体温调节障碍

1.高热

体温调节中枢一旦受到损害,便失去了体温调节功能,热量持续产生而散热障碍导致体内储热过多引起高热。当人体大部分(约 90%)的汗腺失去了交感神经支配,尽管皮下血管广泛扩张而汗腺麻痹不能继续出汗,体内温度仍得不到散热而产生高热。高热常达 39~40 ℃,甚至更高,可引起脱水和水、电解质紊乱,常见于截瘫的患者。如不采取措施,可发生缺氧,并导致全身衰竭。首先应鼓励患者多饮水,根据患者体温情况调节被子的厚度,保证病室温度适宜,不宜过高。

可先给予患者采取物理降温:使用冰袋放置于大血管走行的腋下、腹股沟、颈部等处。冷敷时应避开颈动脉和主动脉窦,不可将冰块置于颈部两侧,以免抑制呼吸。全身擦浴:用 30%~50%的酒精擦浴或温水擦浴。当患者体温超过 38.5 ℃时予对症处理,遵医嘱给予药物降温,必要时予静脉补液,既有一定的降温作用,又可补充水、电解质及糖类。

2.低温

脊髓损伤后偶尔出现低温属正常现象。一般在 32~36 ℃。皮肤内血管广泛扩张、大量辐射散热;全身肌肉瘫痪,丧失了收缩能力,产热相对减少;衣物或被盖不足时可引起低温。在某种意义上讲,高位截瘫患者的低温是人为作用的结果,呼吸功能障碍、缺氧和代谢异常也是低温的因素。低温会导致心血管、呼吸和内分泌等系统严重的生理紊乱,损害肝肾功能等。应给予物理复温:提高室内温度,加盖被褥,必要时使用加温毯等措施纠正体温。

(二)排尿障碍

脊髓损伤后可立即表现出来,死亡病例中有一部分是因尿路感染、结石、肾盂积水引起的肾衰竭所致。因此应高度重视泌尿系统障碍问题。

1.处理措施

导尿引流尿液:分为留置导尿和间断性导尿。早期持续开放导尿,即可防止膀胱过度膨胀,又可观察尿量变化。术后2～3周开始膀胱训练,即夹闭尿管训练,每3～4小时开放1次,使膀胱得到充盈和排空练习。病情稳定后可改为间断性导尿,即每2～4小时导尿1次,不留置导尿,若导尿技术或无菌条件差易引起感染。

2.护理

(1)定时更换尿管及尿袋:每14天更换1次,每天给予会阴擦洗两次,保证会阴部的清洁。

(2)使用抗反流尿袋,可有效避免尿袋中的尿液反流至膀胱,增加感染的可能。

(3)膀胱冲洗:可采用0.9%生理盐水进行冲洗,如发生感染,可采用呋喃西林液进行冲洗。

(4)鼓励患者多饮水,以达到冲洗尿道的作用。

(三)压疮

有文献报道,一般医院压疮的发生率为2.5%～8.8%,高者达11.6%。脊髓损伤患者的发生率在25%～85%,且8%与死亡有关,是截瘫患者最常见的并发症。压疮多发生于受压部位或骨隆突起处,如骶尾部、足跟等处。面积较大、坏死较深的压疮可导致高热、蛋白丢失、营养不良、低蛋白血症等。

1.预防措施

(1)使用"翻身易"协助患者每2小时轴向翻身1次,避免长时间压迫同一部位,避免拖拉患者增加皮肤摩擦。

(2)保持患者皮肤清洁干燥,经常擦拭身体。

(3)截瘫患者因感觉障碍,对冷热不敏感,避免使用热水袋等物品,以免烫伤。

(4)保持床单位整洁、柔软;给予气垫床护理。

2.处理

(1)如发现早期压红,应立即解除压迫。可将局部悬空保护治疗,但不要按摩压红的软组织。

(2)如有水疱,可在无菌的条件下抽净水疱内积液,为防止皮下再积液可在水疱上多穿几个孔,将局部悬空保护治疗,即可痊愈。有坏死组织/腐肉、硬痂应首先外科清创,去除坏死组织,减少感染。使用水胶体敷料盖于伤口上(24～48小时可使痂皮软化),定时更换敷料,保证压疮周围皮肤清洁干燥。

(3)可给予压疮表面涂抹磺胺嘧啶银等药物,促进伤口愈合,减轻炎症。

(4)治疗的同时仍需定时轴向翻身,避免压迫压疮部位。

(5)改善患者营养状况:营养不良、低蛋白血症等是导致压疮的重要因素。

(四)静脉血栓栓塞症

脊髓损伤后瘫痪,患肢因血流缓慢及局部黏稠度增加可造成肢体或下腔静脉血栓形成,出现静脉回流阻塞,发生静脉血栓栓塞症(venous thrombo emlolism,VTE)。

1.症状

(1)术后发现肢体肿胀、疼痛、麻木不适、活动受限和沉重感、轻度发绀、腓肠肌或大腿肌肉压痛、股青肿、股白肿等情况,应怀疑深静脉血栓形成。

(2)肺栓塞典型症状：呼吸困难、胸痛、咳嗽、咯血。三大体征：肺啰音、肺动脉瓣区第二音亢进、奔马律。但有时肺栓塞症状并不典型。

2.预防及处理

术后应尽早积极指导患者早期进行四肢及各关节的运动。促进下肢静脉血液循环，抬高下肢，促进下肢静脉血液回流。若患者出现静脉血栓倾向，但未明确诊断患者是否已形成深静脉血栓时，护士要告知家属切忌为患者按摩双下肢。若已诊断为深静脉血栓，应立即制动，遵医嘱使用抗凝血药物，如低分子肝素等治疗。对突然发生的呼吸困难、发绀，高度提示肺栓塞，应立即使患者平卧，避免做深呼吸、咳嗽、剧烈翻动，同时给予高浓度氧气吸入，积极配合抢救。

(五)肠道功能紊乱

由于肠道功能障碍的病理生理机制复杂，因此很难通过某一种处理方法取得很好的效果。肠道功能紊乱，患者容易发生腹胀、便秘。可鼓励患者多食蔬菜、水果、粗纤维食物，可促进排便。同时服用适量粪便软化剂以帮助排气。必要时可采用甘油灌肠剂或肥皂水帮助患者排除大便。

(六)呼吸道管理

1.病理

(1)颈髓损伤后，可因延髓呼吸中枢受损或受刺激而致呼吸抑制，亦可因膈神经、肋间神经功能受损而使呼吸运动受限或发生肺不张。

(2)截瘫患者长期卧床或呼吸肌运动障碍，呼吸量减少，咳嗽动作减弱或消失，呼吸道分泌物排出不畅，可引起肺部感染。

(3)术后肺部功能一般均较差，加之长期卧床，呼吸道分泌物增加，痰液堆积，易因肺不张而造成感染。

(4)高位截瘫者，肋间肌及腹肌麻痹，仅靠膈肌呼吸，肺膨胀不全，易发生肺炎或支气管炎。

2.护理

(1)鼓励患者多饮水并进行有效咳嗽，清除分泌物，有效防止肺不张。

(2)指导患者进行呼吸功能训练：①用吹气球法、深呼吸法锻炼肺功能；②吸气训练：护士用手掌轻压患者紧靠胸骨下面的部位，帮助患者全神贯注于膈肌吸气动作；③呼气训练：护士用单手或双手在上腹部施加压力，在呼气接近结束时突然松手，以代替腹肌的功能，帮助患者完成有效呼气。

(3)辅助患者咳痰：护士置双手于患者胁下部，在咳嗽时用手掌快速施压，帮助患者将痰液咳出。注意力量不宜过大，以免加重脊神经损伤或造成脊柱骨折。

(4)定时协助患者翻身拍背，有助于排痰，预防肺部感染。

(5)必要时药物协助排痰。

(七)低钠血症

脊髓损伤患者，在盐摄入或补给正常的情况下出现低钠血症和高尿钠，多数学者认为其发生机制是由于颈髓损伤后，下丘脑-垂体区受损，渗透压调节中枢功能紊乱，导致抗利尿激素(ADH)分泌增多，体内水潴留，而出现稀释性低钠血症。脊髓损伤伴发热时容易发生低钠血症。伤后不能进食，需静脉补充液体，以及伴神经性多饮者也容易发生低钠血症。发生低钠血症时，患者会出现不同程度的精神状态变化、消化道症状和循环系统症状等。对于脊髓损伤并发低钠血症的患者应视具体情况采取相应的治疗措施，对合并脑损伤且无明显低血容量者，可采取限制液体摄入量(每天补液＜1 000 mL)，严重低钠时给予高渗盐水静脉输注或氯化钠胶囊口服，同

 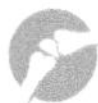

时使用呋塞米或甘露醇利尿。补钠的同时必须限制水分的摄入。补钠的剂量不宜过大，速度不宜过快，否则会有发生脑桥脱髓鞘的危险，血钠浓度以不超过 8 mmol/(L·d)为宜。预防低钠血症的发生，应早期干预患者的饮水、饮食，增加钠的摄入量，对留置导尿管患者，应指导其多饮菜汤、新鲜果汁，对禁食者可早期预防性静脉给予补钠。

（陈秀秀）

第二十九节　脊柱侧凸的护理

一、概述

脊柱在冠状面上向侧方弯曲称为脊柱侧凸。脊柱侧凸常伴有肋骨、骨盆的旋转倾斜畸形和椎旁韧带和肌肉异常。

二、病因病理

造成脊柱发育异常的病因常为非遗传性胚胎环境因素，如曾经为控制早期妊娠反应而使用的药物（沙利度胺），会导致脊柱发育异常，并引起多种畸形。母体在孕期有放射性或化学性接触史。母体患有糖尿病者会导致胎儿骶骨发育不全。

先天性脊柱侧凸可分为脊柱分节缺陷和脊柱形成缺陷。

（一）分节缺陷

患者相邻脊椎在某部位有骨性连接，称先天性骨桥。先天性骨桥的存在随着患儿的发育可引起脊柱侧凸。

（二）形成缺陷

形成缺陷是指脊椎的某部位未发育。脊椎的一侧缺失，另一侧就形成半脊椎。

脊柱侧凸可引起椎体、棘突、椎板及小关节的改变；肋骨的改变，如同剃刀背样。胸壁隆起，胸部不对称等；椎间盘、肌肉及韧带的改变；内脏的改变，严重的胸廓畸形可使肺脏受压、变形，由于肺泡萎陷，肺的膨胀有相当大的阻力，肺内张力过度，导致循环系统梗阻。严重脊柱侧凸后期，可引起肺源性心脏病及早亡。

三、临床分型

脊柱侧凸是多种病因引起的一种症状，基本分为结构性和非结构性两大类。

（一）结构性脊柱侧凸

椎骨结构上的改变，是脊柱的骨骼、肌肉及神经病理改变所致，如先天性脊柱侧凸、特发性脊柱侧凸、神经肌肉型脊柱侧凸等均属这一类。

1.先天性脊柱侧凸

合并先天性脊柱畸形或肋骨畸形、先天性心脏病等的脊柱侧凸。脊柱的发育与脊髓、心、血管系统等系统关系密切，因此先天性脊柱侧凸常合并这些系统的先天性畸形。

2.特发性脊柱侧凸

特发性脊柱侧凸占全部脊柱侧凸病例的70%～80%，是临床中最常见的结构性脊柱侧凸。按照发病年龄分为婴幼儿脊柱侧凸、儿童期脊柱侧凸和青春期脊柱侧凸三型。

（二）非结构性脊柱侧凸

非结构性脊柱侧凸又称功能性脊柱侧凸，没有脊柱内部结构破坏，是某种原因所致的暂时性侧凸，一旦病因去除，即可恢复正常。若病因不能去除而长期存在，则可由功能性改变成为器质性的侧凸，如姿势性侧凸、肌痉挛性侧凸等。

四、临床表现

（一）畸形

先天性脊柱侧凸常在年幼时被家长无意中发现，最常见剃刀背样畸形，肩不等高或骨盆倾斜，有的伴有行走姿势异常。少部分患者因神经系统疾病如下肢肌力的降低或感觉的障碍而发现患有脊柱侧凸。

（二）疼痛

约1/3的患者无此症状，1/3的患者偶尔疼痛，1/3的患者经常腰背痛，甚至每天疼痛，疼痛的严重程度与侧凸的类型和疼痛度无关。

（三）活动后气短

约45%的患者肺活量低于预测正常值的85%。

（四）肺功能障碍

主侧凸在胸段时，易引起肺功能的损害，损伤程度与脊柱侧凸角度（Cobb角）有关。

（五）其他

主侧凸在脊柱下段时，主要症状是疼痛、疲劳、工作能力降低，并有继发脊髓或神经根受压导致瘫痪的可能。

五、辅助检查

（一）X线检查

脊柱的正侧位全长站立位X线是必需的检查手段。Cobb法是从X线片上测量侧凸角度的最常用方法。

（二）MRI检查

MRI检查是检查椎管内病理形态的方法。

（三）实验室检查

血、尿常规，肌酐、血糖、动脉血气分析等。严重侧凸的患者动脉血氧减少，氧分压降低。

（四）心功能测定

有心脏病病史、心功能不全的患者术前均应请心内科医师会诊。其他心功能检查，包括超声心动、多普勒及其他诊断性检查。

（五）肺功能测定

胸廓畸形及僵硬使肺部产生限制性病变。早在15世纪后叶，就已意识到脊柱侧凸患者常伴有呼吸系统疾病并早亡。因此，必须要了解脊柱侧凸患者肺部的病理生理，肺功能的测定对决定患者的治疗和康复及预防并发症是非常重要的。

六、治疗

治疗的主要方法,包括保守治疗和手术治疗。基本原则:矫正畸形,获得稳定,维持平衡,尽可能减少融合范围。

(一)保守治疗

一般主弯 Cobb 角在 40°以下者则宜采用保守治疗。12 岁以下患儿可行保守治疗。主要包括石膏及支具治疗、体育运动、理疗、体疗。最可靠、最有效的保守治疗方法是支具治疗。

1.支具治疗

适宜年龄小,弯度在 20°~40°的患儿,偶尔 40°~60°也可以用。是能有效阻止脊柱侧凸发展的唯一保守治疗方法,但会造成后背部肌肉僵直和萎缩。治疗脊柱侧凸常用的支具有两类:CTLSO 支具(Milwaukee 支具)和 TLSO 支具(胸腰骶支具)。

2.体育运动

改变全身肌肉紧张程度,改善佩戴支具所带来的肌肉僵直和萎缩。

(二)手术疗法

对于侧凸角度较大的患者、支具治疗不能控制畸形的发展、对肺功能障碍的重度脊柱侧凸患者应行手术治疗。年龄>10 岁,Cobb 角>40°应考虑手术治疗。手术的主要目的是矫正脊柱的弯曲,防止侧凸的进展。可通过三维影像技术的帮助,在计算机辅助导航下行侧凸矫正术。

七、术前护理要点

(一)完善各项检查

血、尿常规,肌酐、血糖、动脉血气分析、心功能及肺功能等。

(二)大、小便训练

侧凸畸形矫正术后一般不能早期下床,而患者多不习惯在卧位解大小便。因此,术后常发生排便、排尿困难,增加患者的痛苦和发生尿路感染的机会,大便困难可引起术后腹胀、便秘。所以术前 2 天内护士应指导患者应该学会在卧位大小便。

(三)手术体位的训练

术前应训练患者逐步延长俯卧时间,直到能支持 2 小时以上状态。

(四)备血和补液

纠正水、电解质紊乱及酸碱平衡失调及贫血;血型鉴定及交叉配血试验,备好一定量的全血。

(五)心理护理

患者外形所带来的缺陷会给患者带来巨大的心理压力,陷入深深的自卑和恐惧,护士应通过与患者的密切接触和观察,了解患者及家属对手术的期望、忧虑和心理防御特点,并通过向患者提供有关的信息以矫正患者不正确的认识,解除其不必要的焦虑和恐惧。术前向患者及家属介绍手术的目的、术后能够改善的症状,介绍手术的一般过程、手术时间及手术的安全性,使患者及家属情绪稳定,消除对手术的紧张、恐惧、焦虑等不良心理情绪,积极配合治疗。

八、术后护理要点

(一)专科术后护理

脊柱后凸畸形的患者,下床活动初期护理人员要注意加以保护,由于重心的改变,患者容易出现站立及步态不稳的情况，较容易跌倒。

（二）常见并发症的护理

1.神经并发症

脊柱侧凸矫治的潜在神经并发症是手术的主要障碍之一。对于严重僵硬的脊柱侧凸，手术矫形和在顶椎区放置植入物有很大的危险性，术中可能发生脊髓的损伤。一旦发生神经并发症，治疗应及时恰当。术中不管是通过唤醒试验还是脊髓电生理监护发现有神经功能损害时，应立即暂停手术，检查是否有过度纠正或植入物侵入椎管压迫脊髓，如神经功能仍不恢复，应立刻去除植入物，终止矫形，仅进行原位植骨融合。

术后数小时到术后 2 周出现的神经并发症称为迟发性神经并发症。术后应密切观察患者伤口有无红肿、渗液，患者体温是否升高，血常规化验白细胞情况，检查患者肢体感觉活动情况与术前进行比较等，从而判断是否有脊髓组织充血水肿、硬膜外血肿的形成、伤口感染及术后早期内固定的移位。

2.呼吸功能障碍

术后容易出现呼吸功能障碍的患者主要有肌萎缩、脊旁肌肉萎缩、脑瘫、先天性脊柱畸形及在儿童时期发病的特发性脊柱侧凸。完备的术前肺功能评估、主动和被动呼吸功能训练、术中避免胸膜和肺的损伤加上术后密切观察患者的呼吸情况，可以适当减少术后呼吸衰竭的发生。发现异常，以及时报告医师处理。

3.渗血和血肿

术后应注意观察伤口渗血和引流情况，注意性状和量，并结合患者的生命体征变化综合判断。脊柱侧凸手术因手术创伤大，伤口出血多，易损伤大血管，应严密观察生命体征和渗血、出血情况，注意倾听患者主诉，发现异常，以及时报告医师处理。

4.平衡失代偿

脊柱矫形后的失代偿主要包括矢状面和冠状面的躯干平衡较术前有恶化、原继发弯曲加重或变为结构性、融合区的远端倾斜进入侧凸区、固定区的上方或下方，出现新的交界性后凸或侧凸及平背综合征、曲轴效应等。

（三）胸腰支具佩戴时间

胸腰支具需在术后进行取模，佩戴支具 3 个月。3 个月内不可负重。

九、健康宣教

（一）术后宣教

(1)麻醉清醒后可以开始进行肢体锻炼，如下肢练习股四头肌力量；踝关节跖屈、背伸练习，每天 2～3 次，每组 20～30 次，每次坚持 5 秒，避免术后神经根粘连，同时可保持关节活动度，防止肌肉萎缩等。

(2)术后第 1 天可下床活动。患者下床行走时要佩戴支具，护士应一直在患者身旁保护，应注意长期卧床而引起的直立性低血压，观察患者是否出现头晕、面色苍白等低血压表现。

(3)出院后，外出行走时须佩戴支具。教会患者正确佩戴支具，告知佩戴支具注意事项及佩戴支具的时间。

（二）社区家庭健康指导

(1)术后 3 个月内不做腰背肌锻炼及重体力活动，如抬箱子、移动桌椅等，应以直立行走为

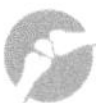

主，可进行简单日常生活。3 个月后可行腰背肌锻炼：可增加腰背肌肌力和耐力，稳定和保护腰椎，缓解肌肉紧张痉挛，减轻疼痛，降低腰椎负荷。改善局部血液循环，降低炎性物质和代谢产物的堆积，促进损伤修复。3～6 个月避免过度冲撞、扭转、跳跃等剧烈活动及提重物，尽可能避免久坐、跑、跳，避免睡软床，避免弯腰拾物，可采取屈膝、下蹲的姿势提取重物，加强腰背肌锻炼半年以上，增强腰部肌肉及脊柱稳定性。

(2)正确的下床活动方法：嘱患者取侧卧位，双腿垂于床下，双臂交替撑床缓慢坐起，不宜仰卧位直接起床，坐起后不可急于下床，床边坐 15～30 分钟。

(3)穿防滑鞋，避免外伤。

(4)室温太低、凉气过重，可导致腰背肌肉及椎间盘周围组织的血运障碍，增加腰痛的机会。室温控制在 26 ℃为宜。

(5)选择合适、舒适的运动鞋，避免穿高跟鞋，以免增加脊柱负担。

(6)日常生活保健：告知患者日常生活应保持正确的站、坐、卧姿。站、卧位时应保持脊柱生理弯曲，翻身时应轴向翻身，坐位时应背部紧靠椅背。日常学习中，背包应以双肩背带书包为宜，调整课桌和座椅的高度，保持端坐学习。

(7)避免体育活动半年至 1 年，禁止剧烈运动，避免过度劳累。

(陈秀秀)

第三十节 脊柱骨折的护理

一、疾病概述

(一)概念

脊柱骨折又称脊椎骨折，占全身各类骨折的 5%～6%。脊柱骨折可以并发脊髓或马尾神经损伤，特别是颈椎骨折-脱位合并有脊髓损伤时能严重致残甚至丧失生命。

(二)相关病理生理

脊柱分为前中后三柱。中柱和后柱包裹了脊髓和马尾神经，该区的损伤可以累及神经系统，特别是中柱损伤，碎骨片和髓核组织可以突入椎管的前半部而损伤脊髓。胸腰段脊柱(T_{10}～L_2)处于两个生理弧度的交汇处，是应力集中之处，也是常见骨折之处。

(三)病因与诱因

主要原因是暴力，多数由间接暴力引起，少数因直接暴力所致。当从高处坠落时，头、肩、臀部或足部着地，地面对身体的阻挡，使身体猛烈屈曲，所产生的垂直分力可导致椎体压缩性骨折，水平分力较大时则可同时发生脊椎脱位。直接暴力所致的脊椎骨折，多见于战伤、爆炸伤、直接撞伤等。

1.病理和分类

暴力的方向可以通过 X、Y、Z 轴，牵拉和旋转；在 X 轴上有屈、伸和侧方移动；在 Z 轴上则有侧屈和前后方向移动。因此，胸腰椎骨折和颈椎骨折分别可以有六种类型损伤。

2.胸、腰椎骨折的分类

(1)单纯性楔形压缩性骨折:脊柱前柱损伤,椎体成楔形,脊柱仍保持稳定。

(2)稳定性爆破型:前柱、中柱损伤。通常是高处坠落时,脊柱保持正直,胸腰段脊柱的椎体因受力、挤压而破碎;后柱不损伤,脊柱稳定。但破碎的椎体与椎间盘可突出于椎管前方,损伤脊髓而产生神经症状。

(3)不稳定性爆破型:前柱、中柱、后柱同时损伤。由于脊柱不稳定,可出现创作后脊柱后突和进行性神经症状。

(4)Chance 骨折:椎体水平状撕裂性损伤。如从高空仰面落下,背部被物体阻挡,脊柱过伸,椎体横形裂开;脊柱不稳定。

(5)屈曲-牵拉型:前柱部分因受压缩力而损伤,而中柱、后柱同时因牵拉的引力而损伤,造成后纵韧带断裂,脊椎关节囊破裂,关节突脱位,半脱位或骨折;是潜在性不稳定型骨折。

(6)脊柱骨折-脱位:又名移动性损伤。脊柱沿横面移位,脱位程度重于骨折。此类损伤较严重,伴脊髓损伤,预后差。

3.颈椎骨折的分类

(1)屈曲型损伤:前柱因受压缩力而损伤,而后柱因牵拉的张力而损伤。前方半脱位(过屈型扭伤),后柱韧带完全或不完全性破裂。完全性者可有棘突上韧带、棘间韧带、脊椎关节囊破裂和横韧带撕裂。不完全性者仅有棘上韧带和部分棘间韧带撕裂。双侧脊椎间关节脱位,因过度屈曲,中后柱韧带断裂,脱位的关节突超越至下一个节段小关节的前方与上方。大多数患者伴有脊髓损伤。单纯椎体楔形(压缩性)骨折,较常见,除椎体压缩性骨折外,还不同程度的后方韧带结构破裂。

(2)垂直压缩损伤:多数发生在高空坠落或高台跳水者。第一颈椎双侧前、后弓骨折,也称 Jefferson 骨折。爆破型骨折,颈椎椎体粉碎骨折,多见于第 C_5、C_6 椎体。破碎的骨折片可凸向椎管内,瘫痪发生率高达 80%。

(3)过伸损伤:过伸性脱位,前纵韧带破裂,椎体横行裂开,椎体向后脱位。损伤性枢椎椎弓骨折,暴力来自颏部,使颈椎过度仰伸,枢椎椎弓垂直状骨折。

(4)齿状突骨折:机制不清,暴力可能来自水平方向,从前向后经颅骨至齿状突。

(四)临床表现

有严重的外伤史,如高空坠落、重物撞击腰背部、塌方事件被泥土、矿石掩埋等。胸腰椎损伤后,主要症状为局部疼痛,站立及翻身困难。腹膜后血肿刺激了腹腔神经节,合并肠蠕动减慢,常出现腹痛、腹胀甚至肠麻痹症状。

检查时要详细询问病史、受伤方式、受伤时姿势、伤后有无感觉及运动障碍。注意多发伤,多发伤患者往往合并有颅脑、胸、腹脏器的损伤。要先处理紧急情况,抢救生命。检查脊柱时暴露面应足够,必须用手指从上至下逐个按压棘突,如发现位于中线部位局部肿胀和明显的局部压痛,提示后柱已有损伤;胸腰段脊柱骨折常可摸到后凸畸形。

(五)辅助检查

1.影像学检查

(1)X 线检查:有助于明确脊椎骨折的部位、类型和移位情况。

(2)CT 检查:用于检查椎体的骨折情况,椎管内有无出血及碎骨片。

(3)MRI 检查:有助于观察及确定脊髓损伤的程度和范围。

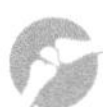

2.肌电图

测量肌的电传导情况，鉴别脊髓完整性的水平。

3.实验室检查

除常规检查外，血气分析检查可判断有通气不足危险患者的呼吸状况。

(六)治疗原则

1.抢救生命

脊柱损伤患者伴有颅脑、胸、腹脏器损伤或并发休克时，首先处理紧急问题，抢救生命。

2.卧硬板床

胸腰椎骨折和脱位，单纯压缩骨折椎体压缩不超过 1/3 者，可仰卧于木板床，在骨折部加枕垫，使脊柱过伸。

3.复位固定

较轻的颈椎骨折和脱位者用枕颌带做卧位牵引复位；明显压缩移位者做持续颅骨牵引复位。牵引重量 3～5 kg，复位后用头颈胸支具固定 3 个月。胸腰椎复位后用腰围支具固定。也可用两桌法或双踝悬吊法复位，复位后不稳定或关节交锁者，可手术治疗，做植骨和内固定。

4.腰背肌锻炼

胸腰椎单纯压缩骨折，椎体压缩不超过 1/3 者，在受伤后 1～2 天开始进行，利用背伸肌的肌力及背伸姿势，使脊柱过伸，借椎体前方的前纵韧带和椎间盘纤维环的张力，使压缩的椎体自行复位，恢复原形状。严重的胸、腰椎骨折和骨折脱位，可通过腰背肌功能锻炼，使骨折获一定程度的复位。

二、护理评估

(一)一般评估

1.健康史

(1)一般情况：了解患者的年龄、职业特点、运动爱好、日常饮食结构、有无酗酒等。

(2)受伤情况：了解患者受伤的原因、部位和时间，受伤时的体位、症状和体征，搬运方式、现场及急诊室急救情况，有无昏迷史和其他部位复合伤等。

(3)既往史与服药史：有无脊柱受伤或手术史。

2.生命体征(T、P、R、BP)与意识

评估患者的呼吸、血压、脉搏、体温及意识情况，包括呼吸形态、节律、频率、深浅、呼吸道是否通畅、患者能否有效咳嗽和排除分泌物；有无心动过缓和低血压；有无出汗，患者皮肤的颜色、温度；有无体温调节障碍。对伴有颅脑损伤的患者，可用格拉斯昏迷量表评估患者的意识情况。排尿和排便情况，患者有无尿潴留或充盈性尿失禁；尿液颜色、量和比重；有无便秘或大便失禁。

3.患者主诉

受伤的时间、原因和部位，受伤时的体位、症状和体征，搬运方式，现场及急诊室急救的情况，有无昏迷史和其他部位的合并伤。患者既往健康情况，有无脊柱受伤或手术史，近期有无因其他疾病而服用药物，应用剂量、时间和疗程。

4.相关记录

疼痛评分、全身皮肤及其他外伤情况。

(二)身体评估

1.视诊

受伤部位有无皮肤组织破损,局部肤色和温度,有无活动性出血及其他复合性损伤的迹象。

2.触诊

评估感觉和运动情况,患者的痛、温、触及位置觉的丧失平面及程度。

3.叩诊

叩诊患肢神经反射是否正常。

4.动诊

肢体感觉,活动和肌力的变化,双侧有无差异,有无腹胀和麻痹性肠梗阻征象。

(三)心理-社会评估

评估患者有无恐惧、紧张心理;评估患者和亲属对疾病的心理承受能力和对相关康复知识的认知程度,家庭及社会支持情况。

(四)辅助检查阳性结果评估

评估患者的影像学检查和实验室检查结果有无异常,以帮助判断病情和预后。

(五)治疗效果的评估

1.术前评估要点

(1)术前实验室检查结果评估:血常规及血生化、腰椎 X 线片、心电图等。

(2)术前术区皮肤、饮食、肠道、用药准备情况。

(3)患者准备:评估患者对手术过程的了解程度,有无过度焦虑或者担忧;对预后的期望值等。

2.术后评估要点

(1)生命体征的评估:术后 24 小时内,密切观察生命体征的变化,进行床边心电监护,每 30 分钟至1 小时记录 1 次,观察有无因术中出血、麻醉等引起血压下降。

(2)体位评估:是否采取正确的体位,以保持脊柱功能位及舒适为标准。

(3)术后感觉,运动和各项功能恢复情况。

(4)功能锻炼情况,如患者是否按计划进行功能锻炼及有无活动障碍引起的并发症出现。

三、主要护理诊断

(一)有皮肤完整性受损的危险

皮肤受损与活动障碍和长期卧床有关。

(二)潜在并发症

潜在并发症,如脊髓损伤。

(三)有失用综合征的危险

失用综合征与脊柱骨折长期卧床有关。

四、护理措施

(一)病情观察与并发症预防

1.脊髓损伤的观察和预防

观察患者肢体感觉、运动、反射和括约肌功能是否随着病情发展而变化,以及时发现脊髓损

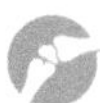

伤征象，报告医师并协助处理。尽量减少搬动患者，搬运时保持患者的脊柱中立位，以免造成或加重脊髓损伤。对已发生脊髓损伤者做好相应护理。

2.疼痛护理

及时评估患者疼痛程度，遵医嘱给予止痛药物。

3.预防压疮

(1)定时翻身：间歇性解除压迫是有效预防压疮的关键，故在卧床期间应每2～3小时翻身1次。翻身时采用轴线翻身法，胸腰段骨折者双臂交叉放于胸前，两护士分别托扶患者肩背部和腰腿部翻至侧卧位；颈段骨折者还需1人托扶头部，使其与肩同时翻动。患者自行翻身时，应先挺直腰背部再翻身，以利用绷紧的躯干肌肉形成天然内固定夹板。侧卧时，患者背后从肩到臀用枕头抵住以免腰胸部脊柱扭转，上腿屈髋屈膝而下腿伸直。两腿间垫枕以防髋内收。颈椎骨折患者不可随意低头、抬头或转动颈部，遵医嘱决定是否垫枕及枕头放置位置。避免在床上拖拽患者，以减少局部皮肤剪切力。

(2)合适的床铺：床单清洁干燥和舒适，有条件的可使用特制翻身床、明胶床垫、充气床垫、波纹气垫等。注意保护骨突出部位，使用垫枕将各肢体保持良肢位并使骨突部位悬空，定时对受压的骨突部位进行按摩。保持个人清洁卫生和床单清洁干燥。

(3)增加营养：保证足够的营养素摄入，提高机体抵抗力。

4.牵引护理

(1)颅骨牵引时，每班检查牵引，并拧紧螺母，防止牵引弓脱落。

(2)牵引重锤保持悬空，不可随意增减或移去牵引重量，定期测量下肢的长度和力线，以免造成过度牵引和骨端旋转。

(3)注意牵引针是否有移位，若有移位应消毒后调整。

(4)保持对抗牵引力：颅骨牵引时，应抬高床头，若身体移位，抵住了床头，以及时调整，以免失去反牵引作用。

(5)告知患者和家属牵引期间牵引方向与肢体方向应成直线，以达到有效牵引。

(二)饮食

给予患者高热量、高蛋白、高纤维素、高钙、富含维生素及果胶成分饮食。如牛奶、鸡蛋、海米、虾皮、鱼汤、骨头汤、新鲜蔬菜和水果等。

(三)用药护理

了解药物不良反应，对症处理用药时观察其用药后效果。根据疼痛程度使用止痛药，并评估不良反应。

(四)心理护理

向患者和家属解释骨折的愈合是一个循序渐进的过程，充分固定能为骨折断端连接提供良好的条件。正确的功能锻炼可以促进断端生长愈合和患肢功能恢复。鼓励患者表达自己的思想，减轻患者及其家属的心理负担。

(五)健康教育

1.指导功能锻炼

脊柱损伤后长期卧床可导致失用综合征，故应根据骨折部位、程度和康复治疗计划，指导和鼓励患者早期活动和功能锻炼。单纯压缩骨折患者卧床3天后开始腰背部肌肉锻炼，开始臀部左右活动，然后要求做背伸动作，使臀部离开床面，随着腰背肌力量的增加，臀部离开床面的高度也逐渐增高。2个月后骨折基本愈合,第3个月可以下地少量活动,但仍以卧床休息为主。3个月后逐渐增加下地活动时间。除了腰背肌锻炼,还应定时进行全身各个关节的全范围被动或主动活动,每天数次,以促进血液循环,预防关节僵硬和肌萎缩。鼓励患者适当进行日常活动能力的训练,以满足其生活需要。

2.复查

告知患者及家属局部疼痛明显加重,或不能活动,应立即到医院复查并评估功能恢复情况。

3.安全指导

指导患者及家属评估家庭环境的安全性,妥善放置可能影响患者活动的障碍物。

五、护理效果评估

(1)患者是否主诉骨折部位疼痛减轻或消失,感觉舒适。

(2)患者皮肤是否保持完整,能否避免压疮发生。

(3)能否避免脊髓损伤等并发症的发生,一旦发生,能否及时发现和处理。

(4)患者在指导下能否按计划进行有效的功能锻炼,能否避免失用综合征的发生。

(陈秀秀)

第三十一节　断(肢)指再植的护理

一、病史

(1)了解离断肢体或手指是属于压砸伤、撕脱伤,还是切割伤。

(2)了解受伤时间,估计离断的肢体或手指缺血时间的长短。

(3)断肢或断指的保存方法,是否经过特殊处理。

(4)是否合并有颅脑、胸部、腹部等重要脏器损伤。

(5)有无全身性慢性疾病,能否耐受较长时间的再植手术。

二、检查

(一)体检

(1)离断肢体或手指的近端创面可有活动性出血。

(2)断肢或断指可分为完全性或不完全性两种,不完全性断肢或断指可有少许组织相连,但肢体远端完全无血运或严重缺血。

(3)严重出血时发生失血性休克。

(二)实验室检查

血、尿常规检查。

(三)特殊检查

必要时做手部和上肢X线拍片。

三、处理

(一)断肢或断指的现场处理

(1)近端创面活动性出血,采用局部加压包扎,一般均可止血。如经加压包扎仍不能止血时,可应用止血带止血。手指离断后可用橡皮条在指根部加压止血。前臂或手掌等处离断,最好选取用气囊止血带,在上臂近端加压,压力不得超过 40.0 kPa(300 mmHg),并记录好止血带的时间,每小时放松 1 次,防止止血带以下的组织缺血时间过长,切忌用止血钳任意钳夹止血,以免加重神经、血管等重要组织的损伤。

(2)创面用无菌敷料或清洁布类包扎,防止再度污染。

(3)不完全离断的肢体,必须采用夹板固定,避免在转送患者过程中加重组织损伤。

(4)离断的肢体或手指应采用干燥冷藏法保存。用无菌纱布包好后,装入塑料袋内密封,周围放置冰块。防止肢体与冰块直接接触或浸泡在液体中。

(5)密切观察全身情况。

(6)根据医疗条件就近治疗,减少肢体缺血时间,有利再植成功。

(二)再植禁忌证

(1)年老体弱或有全身性疾病,不能耐受长时间手术者。

(2)缺血时间过长,特别是天气炎热又未能很好冷藏者。

(3)多段性离断伤。

(4)离断部分的血管床损伤严重,如严重的挤压伤、皮下广泛淤血等。

(5)严重组织挫伤,再植需要缩短肢体过多,或神经根撕脱伤,虽然可以再植,但是再植后无法恢复功能者。

(6)经过低渗、高渗或消毒溶液长时间浸泡过的肢体。

(三)再植适应证

(1)全身情况允许,无头、胸和腹部等重要脏器损伤。

(2)肢体的离断部分保持一定的完整性。

(3)肢体离断后的缺血时间在室温下最好不超过 6~8 小时。

(4)患者有再植要求,同时估计再植后能恢复一定的功能。

(5)具备再植的技术条件。

(四)再植手术的要求

(1)选用连续硬膜外麻醉或连续臂丛麻醉。

(2)彻底清创不能因为要保留再植的长度而采用姑息的方法清创,使清创不彻底,导致术后感染,造成再植失败。

(3)恢复骨支架缩短要适当,应用必要的内固定,做到切实可靠。

(4)缝接血管如缺损过多,可采用血管移植,避免张力过大。静脉的吻合数应多于动脉的吻合数。

(5)如果一期修复肌腱和神经有困难时,可做好标记,固定于伤口附近,防止挛缩,留待二期修复。

(6)要有良好的皮肤覆盖,但应避免张力缝合,影响再植部位的静脉回流。

(7)适当的外固定。

(五)术后处理

(1)严密观察患者全身情况,定时测血压、脉搏及体温,定期查血、尿常规,肝肾功能及血液生化检查等,并做出及时处理。

(2)维持室温 20～25 ℃,室内严格消毒。

(3)患者平卧 10 天,患肢抬至略高于心脏位。

(4)严密观察再植肢体或手指皮温、毛细血管充盈、肢体肿胀及皮肤颜色等情况,并做好记录。

(5)联合应用抗生素,防止感染。

(6)解痉常用方法有:硬膜外或臂丛持续给药 3～5 天,减轻疼痛,扩张血管;罂粟碱 30 mg 肌内注射,每 6 小时 1 次;其他口服药的应用。

(7)抗凝常用药物为低分子右旋糖苷 250～500 mL,每天 2 次静脉滴注。当出血较多时,可以减少用量。肝素的应用要慎重。

(8)破伤风抗毒素 1 500 U,经皮试无变态反应后,肌内注射。

(9)给予多种维生素和轻泻剂通便。

四、疗效评价

(一)治愈

再植后,血运正常,创面愈合,且外形及功能恢复较好。

(二)好转

再植后,血运正常,但功能差。

五、护理问题

(一)焦虑

(1)预感到个体健康受到威胁,形象将受到破坏,如截瘫、截肢等。

(2)疼痛预后不佳,如恶性骨肿瘤、脊髓或神经受损等。

(3)担心社会地位改变。受伤后可能遗留不同程度的残疾或功能障碍,工作将可能改变。

(4)不理解手术程序,担心术后效果。

(5)不理解特殊检查与治疗,如 CT、MRI 检查及高压氧治疗等。

(6)已经或预感到将要失去亲人,如家庭车祸、患者自身病情危重等。

(7)不适应住院环境。

(8)受到他人焦虑情绪感染,如同病室住有焦虑的患者。

(9)经济困难,如骨髓炎患者治疗费用较高且可能迁延难愈,骨与关节结核患者治疗时间较长,费用较高。

(二)自理缺陷

(1)骨折。

(2)医疗限制:牵引、石膏固定等。

(3)瘫痪。

(4)卧床治疗。

(5)体力或耐力下降。

(6)意识障碍,如合并有脑外伤。

(三)疼痛

1.化学刺激

炎症、创伤。

2.缺血、缺氧

创伤、局部受压。

3.机械性损伤

体位不当,组织受到牵拉。

4.温度不宜

热或冷。

5.心理因素

幻觉痛,紧张。

(四)潜在并发症

1.休克(失血性、中毒性)

(1)创伤大、出血量多,尤其是高位断肢。

(2)毒素吸收:肢体严重创伤、高平面断离,尤其是缺血时间较长的断肢。

2.肾衰竭

(1)休克。

(2)肾缺血。

(3)肾中毒。

3.再植肢(指)体血液循环障碍

(1)血管痉挛:吸烟、疼痛、寒冷。

(2)血管栓塞。

(3)血容量不足。

4.便秘

(1)长期卧床,缺少活动。

(2)中枢神经系统引起排泄反应障碍,脊髓损伤或病变。

(3)肠蠕动反射障碍:骨盆骨折、谷类、蔬菜摄入不足、轻泻剂使用时间过长。

(4)机械性障碍:腹部、盆腔及横膈肌等肌肉软弱。年老体弱,缺乏B族维生素,低钾。排便环境改变。

(6)液体摄入不足。

(7)摄入纤维素不足。

(8)正常排泄之解剖结构有机械性的障碍,如痔疮患者排便时疼痛与出血。

(9)心理因素:担心排便导致邻近会阴部的伤口影响(搬运后移位、出血、疼痛),担心床上排便污染房间空气而遭他人嫌弃或不愿给人添麻烦等而未能定时排便。

(五)知识缺乏

缺乏功能锻炼知识。

(1)未接受过专业知识教育。

(2)畏惧。

六、护理目标

（一）焦虑

（1）患者能说出焦虑的原因及自我感受。

（2）患者能运用应付焦虑的有效方法。

（3）患者焦虑有所减轻，表现在生理上、心理上的舒适感有所增加。

（二）自理缺陷

（1）患者卧床期间生活需要能得到满足。

（2）患者能恢复或部分恢复到原来的自理能力。

（3）患者能达到病情允许下的最佳自理水平，如截瘫患者能坐轮椅进行洗漱、进食等。

（三）疼痛

（1）患者疼痛的刺激因素被消除或减弱。

（2）患者痛感消失或减轻。

（四）休克

（1）患者能得到及时观察，出现休克先兆时能得到及时处理。

（2）患者未发生休克。

（五）肾衰竭

（1）患者能得到及时观察，肾衰竭早期即能得到处理。

（2）患者未发生肾衰竭。

（六）再植肢（指）体血液循环障碍

（1）患者无明显血液循环障碍的潜在因素。

（2）患者无明显再植肢（指）体血液循环障碍。

（3）患者一旦出现再植肢（指）体血液循环障碍，能得到及时处理。

（七）便秘

（1）患者便秘症状解除，不适感消失。

（2）患者已重建正常排便形态。

（3）患者身体清洁，感觉舒适。

（八）知识缺乏

（1）患者了解并掌握功能锻炼的方法。

（2）患者再植肢（指）体功能逐步恢复。

七、护理措施

（一）术前护理

1.心理护理

由于再植手术风险大、再植肢体存在功能难以完全复原、外观不同程度的破坏甚至再植肢体不能成活，患者对手术效果担忧。应对患者进行心理护理，使其正视现实，树立信心。

2.体位

患肢或受伤局部抬高、制动，避免不必要的搬动，以减少出血或再损伤。

3.术前准备

改善患者全身情况，如补充血容量等，争取尽早手术。

（二）术后护理

1.体位

绝对卧床休息，避免肢体受压，预防血管痉挛。

2.局部情况的观察与处理

(1)皮肤温度。①正常指标：再植肢(指)皮温应在33～35 ℃，一般比健侧低2 ℃以内。手术结束时皮温一般较低，通常在3小时内恢复。②变化规律之平行曲线：移植组织与健侧组织的皮温相差±(0.5～2.0)℃，0 ℃以内呈平行变化，说明动、静脉吻合口通畅，移植组织血液循环良好。骤降曲线：移植组织与健侧组织的皮温突然相差3 ℃以上时，系动脉栓塞所致，应立即行手术探查；分离曲线：移植组织与健侧组织的皮温相差逐渐增大，一般24～48小时后皮温相差达3 ℃，系静脉栓塞所致。③干扰因素：其一，室温及患肢局部温度干扰：再植的肢体为失神经组织，温度调节功能已丧失，易受外界温度的影响，局部有烤灯时皮温的高低不能反映实际情况。其二，暴露时间的干扰：移植组织一般均用多层纱布、棉垫包裹而保暖。一旦暴露后，皮温即随外界温度的变化而变化，暴露的时间越长，皮温变化越大。其三，因血液循环危象而行减张切开后，组织的渗血渗液也可干扰皮温的测定。④测量要点：测量皮温(包括再植组织和健侧组织)的部位应固定，可用圆珠笔标出，以便定位观察；测量先后次序及每次测量时间要恒定；压力也要恒定。一般应用半导体点温测量计，当压力较大时，点的接触面积较大，测出的温度也较高。

(2)皮肤颜色。①正常指标：再植肢体的皮肤颜色与健侧一致。②变化规律：皮肤颜色变淡或苍白，提示动脉痉挛或栓塞；皮肤出现散在性瘀点，提示静脉部分栓塞或早期栓塞；随着栓塞程度的加重，散在性瘀点相互融合成片，并扩展到整个再植组织表面，提示栓塞已近完全；移植组织的皮肤颜色大片或整片变暗，乃至变为紫黑色，提示静脉完全性栓塞。③干扰因素：光线的明暗。在自然光线下观察皮肤颜色比较可靠；皮肤色素的影响随民族、地域及个体不同而有所差异。

(3)肿胀程度。①正常指标：一般患肢均有微肿为(－)；皮肤肿胀但皮纹存在为(＋)；肿胀明显，皮纹消失为(＋＋)；极度肿胀，皮肤上出现水疱为(＋＋＋)。②变化规律：当血管痉挛或吻合口栓塞时，动脉血液供应不足，组织干瘪；静脉回流受阻或栓塞时，组织肿胀明显；当动、静脉同时栓塞时，肿胀程度不发生变化。③干扰因素：再植肢体的肿胀程度很少受外界因素干扰，因此，肿胀是比较可靠的血液循环观察指标。

(4)毛细血管回流测定。①正常指标：指压皮肤后，皮肤毛细血管迅速回流充盈，在1～2秒内恢复。②变化规律：动脉栓塞时回流消失；静脉栓塞时回流早期增快，后期消失；而不论动脉痉挛或静脉痉挛，肢体毛细血管回流均不会消失，故毛细血管回流是鉴别栓塞或痉挛最重要的指标。③干扰因素：毛细血管很少受外界干扰，对临床判断再植肢体有无血液循环障碍有最直接的价值。

3.并发症的观察与处理

(1)休克：患者经过创伤和长时间的再植手术后，失血较多，加之血液循环恢复后肢体的灌注，术后创面不可避免地渗出等，均可出现血容量不足导致休克。早期表现为烦躁不安或表情淡漠、皮肤黏膜苍白、湿冷、尿量减少、脉搏快而弱。而血压下降后，周围血管痉挛，引起血流变慢，血管吻合口容易栓塞，使再植手术失败。因此，术后患者应每10～15分钟观察呼吸、血压、神志、皮肤黏膜的色泽1次，观察每小时尿量和尿相对密度，以便及早发现休克迹象，从而采取积极有效的措施:补液、输血以纠正贫血与休克。患者还可因肢体严重创伤,缺血时间长而致中毒性休克,可出现中枢神经刺激症状,如神志不清、四肢痉挛、抽搐、口吐白沫、牙关紧闭。不宜使用升压药物,因其对周围血管引起收缩性痉挛,会造成再植肢体和肾脏等脏器的缺血,加重再植肢体组织缺氧,并增加急性肾衰竭发生机会。

(2)急性肾衰竭:是术后的严重并发症,也是导致死亡的主要原因之一。相关因素有长时间低血压、肢体挤压伤、断离肢体缺血时间长、清创不彻底并发感染、升压药物的滥用等。因此应严密观察尿量与尿相对密度、血钾、非蛋白氮、血 pH 等,并准确记录液体出入量。应遵医嘱预防性应用抗生素等药物。

(3)脂肪栓塞综合征:在创伤性断肢患者中有一定的发病率,应引起重视。观察患者有无咳嗽、呼吸困难和低氧血症,皮下、结膜下及眼底有无出血点,是否神志不清、谵语、昏迷,少尿或尿中检查出脂肪滴等。一旦出现,立即报告医师给予抢救。

4.功能训练

(1)上肢(尤其是断掌、断腕)离断再植后:①术后 5 天,即可开始在控制下被动轻度活动手指,包括掌指关节和指间关节。否则,极易发生肌腱粘连,影响功能恢复。应指导和协助患者有控制地进行,活动的力量和幅度由小到大,循序渐进;②术后 3 周,缝合的肌腱已基本愈合,主动和被动活动力量和幅度即可加大。但切忌做粗暴的被动活动或用力主动活动,以免将缝合的肌腱撕脱。并注意防止拇指内收、掌指关节伸直及腕关节屈曲等非功能位,以免严重影响手的功能。

(2)断指再植后:①术后 3 周,对再植手指的关节开始功能锻炼。锻炼的幅度由小到大,次数由少到多。对已行理想内固定的骨折部位也可以做轻度的被动活动,待指骨连接、克氏针拔除后锻炼每天 3～5 次,每次 10～20 分钟,并逐渐加大活动量,用伤手做捏、握、抓的训练,如捏皮球,握擀面棍,拣核桃、火柴梗、花生米等;②术后 3 个月可恢复正常生活与劳动,从而使伤手的功能获得较满意的恢复。

八、健康指导

(一)饮食

合理饮食,增加营养,提高机体抵抗力。

(二)药物

对继续进行神经营养药物治疗的患者,详细介绍药物的用法、剂量、作用,以及可能发生的不良反应和停药指征。

(三)强调功能锻炼

对患者及其家属反复进行指导,嘱其按照功能训练计划进行功能锻炼。

(四)复查

定期复查再植肢(指)体功能恢复情况。

(陈秀秀)

参考文献

[1] 朱文龙.骨科疾病诊治与康复训练[M].北京:中国纺织出版社,2020.
[2] 张建.新编骨科疾病手术学[M].开封:河南大学出版社,2021.
[3] 樊政炎.临床外科与骨科诊疗[M].长春:吉林科学技术出版社,2019.
[4] 夏庆泉.骨科创伤与运动损伤治疗策略[M].郑州:北京名医世纪文化传媒有限公司,2021.
[5] 宰庆书.临床骨科疾病诊治基础与进展[M].昆明:云南科学技术出版社,2020.
[6] 李小六.骨科常见疾病康复评定与治疗手册[M].郑州:北京名医世纪文化传媒有限公司,2021.
[7] 吉旭彬.骨科疾病诊疗思维[M].北京:科学技术文献出版社,2019.
[8] 吴修辉,孙绪宝,陈元凯.实用骨科疾病治疗精粹[M].北京:中国纺织出版社,2020.
[9] 马文辉.骨科疾病临床诊疗[M].长春:吉林科学技术出版社,2019.
[10] 沈尚模.骨科疾病临床诊疗思维[M].昆明:云南科学技术出版社,2020.
[11] 赵立连.临床骨科诊疗学[M].长春:吉林科学技术出版社,2019.
[12] 葛亮.骨科简史[M].上海:上海科学技术出版社,2020.
[13] 徐东.骨科疾病临床诊疗[M].北京:科学技术文献出版社,2019.
[14] 高复峪.现代骨科临床诊疗[M].天津:天津科学技术出版社,2019.
[15] 张拥涛.现代骨科诊疗技术[M].北京:科学技术文献出版社,2020.
[16] 刘军.骨科关键技术[M].济南:山东科学技术出版社,2019.
[17] 刘洪亮.现代骨科诊疗学[M].长春:吉林科学技术出版社,2020.
[18] 王勇.临床骨科疾病诊疗研究[M].长春:吉林科学技术出版社,2020.
[19] (美)查德·E.库克(Chad E.Cook).骨科手法治疗[M].天津:天津科技翻译出版有限公司,2019.
[20] (美)杰拉德·A.马兰加(GERARD A.MALANGA).骨科与运动损伤再生治疗[M].天津:天津科技翻译出版公司,2020.
[21] 杨君礼.骨科诊疗图解[M].郑州:河南科学技术出版社,2019.
[22] 靳安民,汪华桥.骨科临床解剖学[M].济南:山东科学技术出版社,2020.
[23] (瑞士)维克多·瓦尔德拉巴诺.足踝运动骨科[M].辽宁:辽宁科学技术出版社,2019.
[24] 王伟,梁津喜,杨明福.骨科临床诊断与护理[M].长春:吉林科学技术出版社,2020.
[25] 朱定川.实用临床骨科疾病诊疗学[M].沈阳:沈阳出版社,2020.

[26] 侯军华.实用骨科临床[M].上海:上海交通大学出版社,2019.

[27] 李溪.骨科诊疗技术与应用[M].广州:世界图书出版广州有限公司,2020.

[28] 毕成.骨科疾病处置要点[M].昆明:云南科学技术出版社,2019.

[29] (日)金谷文则.损伤控制骨科 多发外伤的治疗策略及手术技巧[M].郑州:河南科学技术出版社,2020.

[30]朱悦.中国医科大学附属第一医院 骨科疾病病例精解[M].北京:科学技术文献出版社,2019.

[31] 武远鹏.临床骨科疾病诊疗学[M].贵阳:贵州科学技术出版社,2019.

[32] 陈世益,冯华.现代骨科运动医学[M].上海:复旦大学出版社,2020.

[33] 刘红喜.简明创伤骨科治疗学[M].长春:吉林科学技术出版社,2019.

[34]覃平.治疗不稳定型骨盆骨折的研究进展[J].当代医药论丛,2021,19(8):15-16.

[35] 赵惠萍.《强直性脊柱炎治疗和调养》出版:中药熏洗干预配合常规护理对强直性脊柱炎患者的影响[J].介入放射学杂志,2022,31(2):I0007.

[36] 王昭琦,王立恒,伊璠,等.经筋刺法治疗对轻中度强直性脊柱炎患者的临床疗效[J].川北医学院学报,2022,37(1):22-26.

[37] 隆静佳,姜岚.1 例高龄股骨髁上骨折伴下肢深静脉血栓患者的护理[J].当代护士:中旬刊,2021,28(4):167-169.

[38] 耿欣,陈文欢,郭林,等.股骨髁上骨折伴同侧膝关节半月板或韧带损伤的特点及相关危险因素分析[J].中华创伤杂志,2021,37(8):694-700.

[39] 房胜才,朱文龙,孙利锋,等.全关节镜下 Latarjet 手术治疗肩关节习惯性前脱位合并关节盂骨缺损临床运用分析——评《肩关节镜手术理论与实践》[J].实用肝脏病杂志,2022,25(1):I0003.

[40] 陈宇,邓小磊,王有雪.穴位贴敷联合小针刀治疗膝关节骨性关节炎疗效及对患者骨代谢炎症因子的影响[J].陕西中医,2022,43(3):363-366.